《陕西传统中药炮制特色技艺》

主编简介

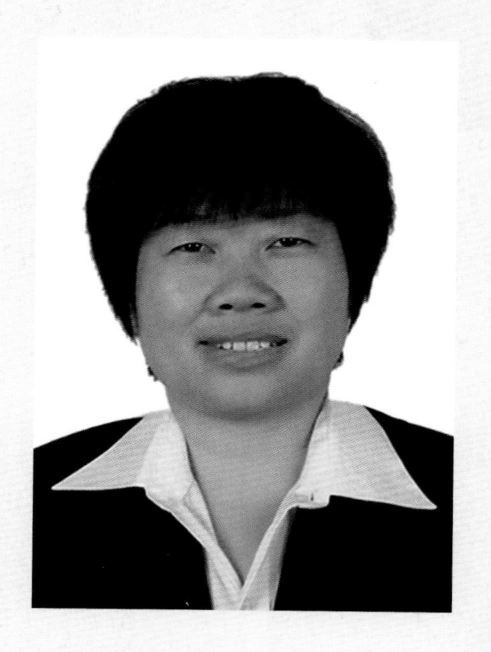

李 雪

中药专业，主任药师，就职于咸阳市食品药品检验检测中心，全国中药特色技术传承人才，陕西省药品生产兼职检查员，陕西省药品监督管理局药学研究、生产和流通管理专家，药品标准编写专家，陕西省药品注册工作专家库成员。历任业务科科长、中药检测科科长、科研科科长，主要从事中药检验和质量标准的研究工作。2023 年参加禹州中药加工炮制技艺师带徒班二期实训，系统实践传统中药加工炮制技术。主持并完成陕西省中医药管理局课题 1 项，主持参与咸阳市科技局课题 2 项，合著 3 部，参编著作 3 部，发表学术论文 10 余篇。

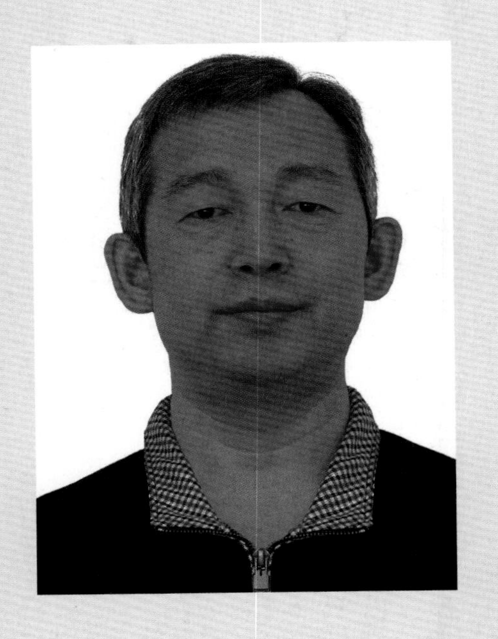

于立伟

执业中药师，执业中医师，天津红日药业北京康仁堂药业传承经理。从事中医临床多年，以及中药房调剂工作，后从事中药采购、验收、产地调研等，擅长中药性状鉴定、临方炮制、中成药制剂等传统中药技术。《吴门医派中药炮制技艺》主编，《全国中药炮制经验与规范集成》副主编，参编《中药材商品规格等级标准图集》《中药材商品规格标准汇编》《道地药材标准汇编》等多部行业著作。

白锋云

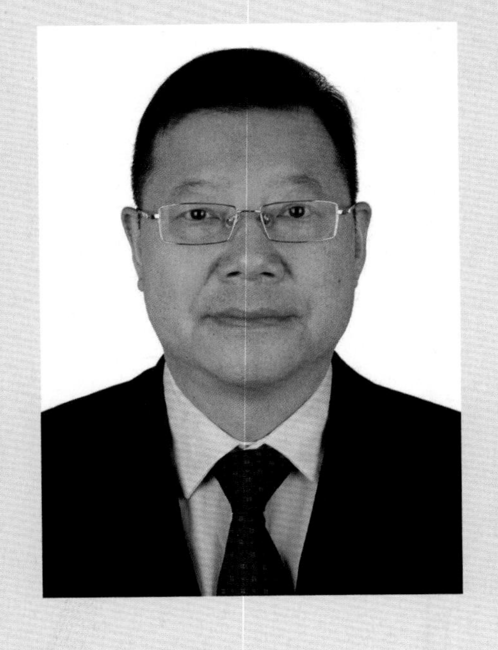

毕业于西北大学，生物系微生物专业，高级工程师，陕西东泰制药有限公司总经理。先后荣获“2019 中国十大杰出民营企业家”“2020 中国优秀民营企业家”“2021 年度中医药产业杰出企业家”“2022 年度大健康产业十大领军人物”“陕西省中医药突出贡献奖先进个人”“第九届陕西省优秀企业家”“2022 年诚信企业家”“陕西省特殊支持计划 – 产业领军人才”等多项殊荣。重视企业创新和人才培养，铸造了东泰制药里程碑式的辉煌成就。

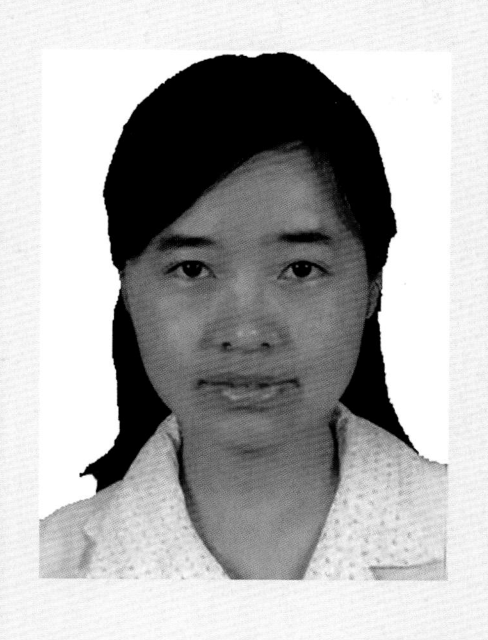

宋艺君

博士，副教授，硕士生导师。研究方向：中药饮片炮制增效机制。中华中医药学会中药炮制分会常务委员，教育部高等学校中药炮制学课程联盟理事，陕西省药品专家库专家，陕西省高等职业院校中药传统技能竞赛裁判员，省级一流课程（中药炮制学）负责人，陕西中医药大学药学院炮制教研室主任，中药炮制学后备学科带头人。主要从事中药炮制学的教学和科研工作。主持青年基金和省科技厅项目各 1 项，省级和校级教学项目 7 项，参与科研项目 6 项，授权发明专利 1 项。参编学术专著、教材 12 部，发表学术论文 50 余篇。

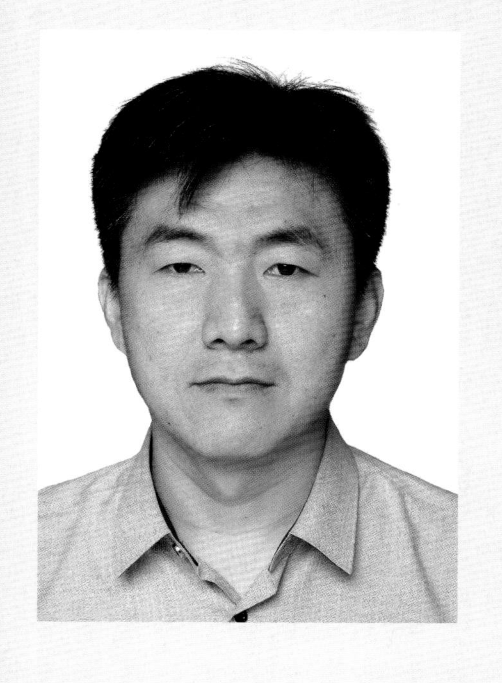

敖　强

中药学本科，从事中药生产与工艺技术研究 20 余年，具有丰富的中药生产实践经验，现任北京康仁堂药业有限公司常务副总经理、北京医药行业协会副会长、北京市顺义区人大代表。从小热爱中医药传统文化，长期致力于中药制剂现代化工艺技术与装备研究，曾多次负责主持中药提取、制剂包装车间的自动化建设与升级改造，率先引入行业内新装备、新技术、新工艺，将传统中成药生产线升级为具备现代先进装备制造水平的自动化生产线。

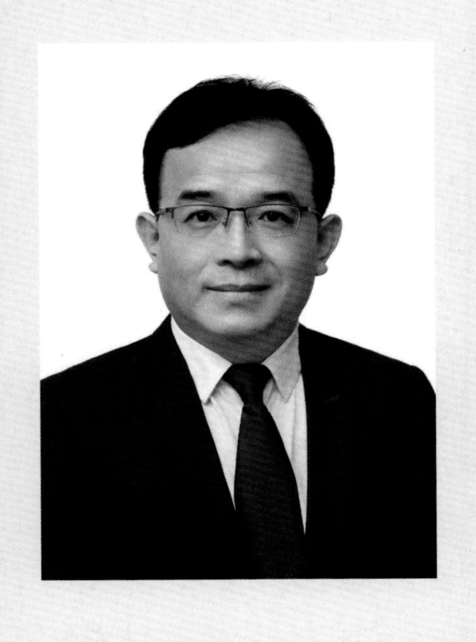

吴小勇

高级工程师，咸阳市食品药品检验检测中心主任，全国食品安全工作先进个人，色谱分析科学与技术专业委员会副主任委员、陕西省市场监督管理局陕西省食品生产技术专家、陕西省药学会药物检测与质量管理专业委员会委员。主持陕西省市场监管系统科研和政策研究项目 5 项、省哲学社会科学研究项目 1 项；参与市级科技计划项目 1 项；主持和作为主要参加者制修订地方标准、团体标准等 6 项；发表学术论文30余篇，其中国家核心期刊12篇；参与编著科普类图书 2 本。

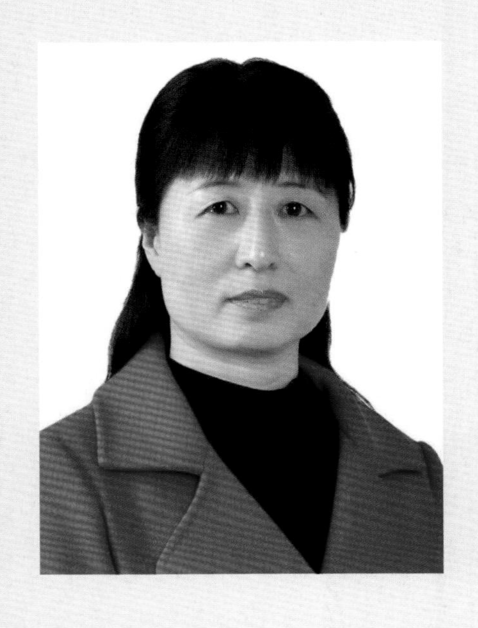

金月茹

执业药师，全国中药特色技术传承人才，安国市职业技术教育中心高级讲师，教育部首批全国职业院校“双师型”教师，河北省中等职业教育高级“双师型”教师，中国医药教育协会专家委员，河北省职业教育技艺技能传承创新平台项目主持人，燕赵英才卡持有人，保定市学术和技术带头人，保定市职业技术教育专家。常年深入市场和产地调研，擅长《中药鉴定学》《中药炮制学》等专业课程的理论教学和实训课的带教。

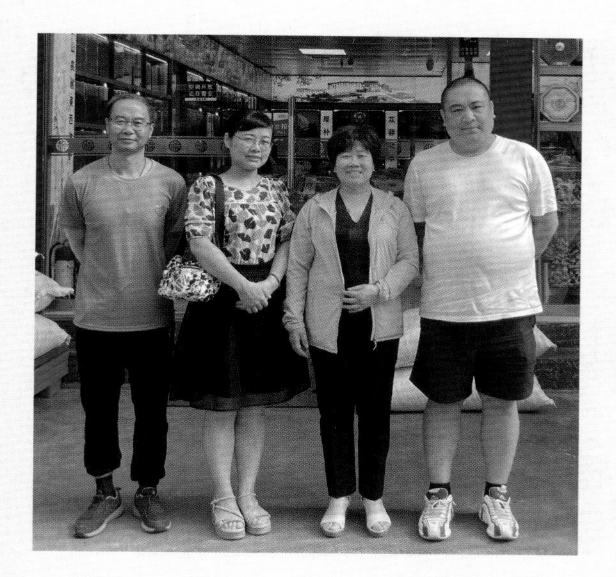

图1　编者拜访老药工传人

左起依次为：陕西康超康健药业有限公司张得胜、陕西中医药大学药学院宋艺君、咸阳市食品药品检验检测中心李雪、原西安市药材公司解放路商店已故老药工李长玉关门弟子樊延浩。

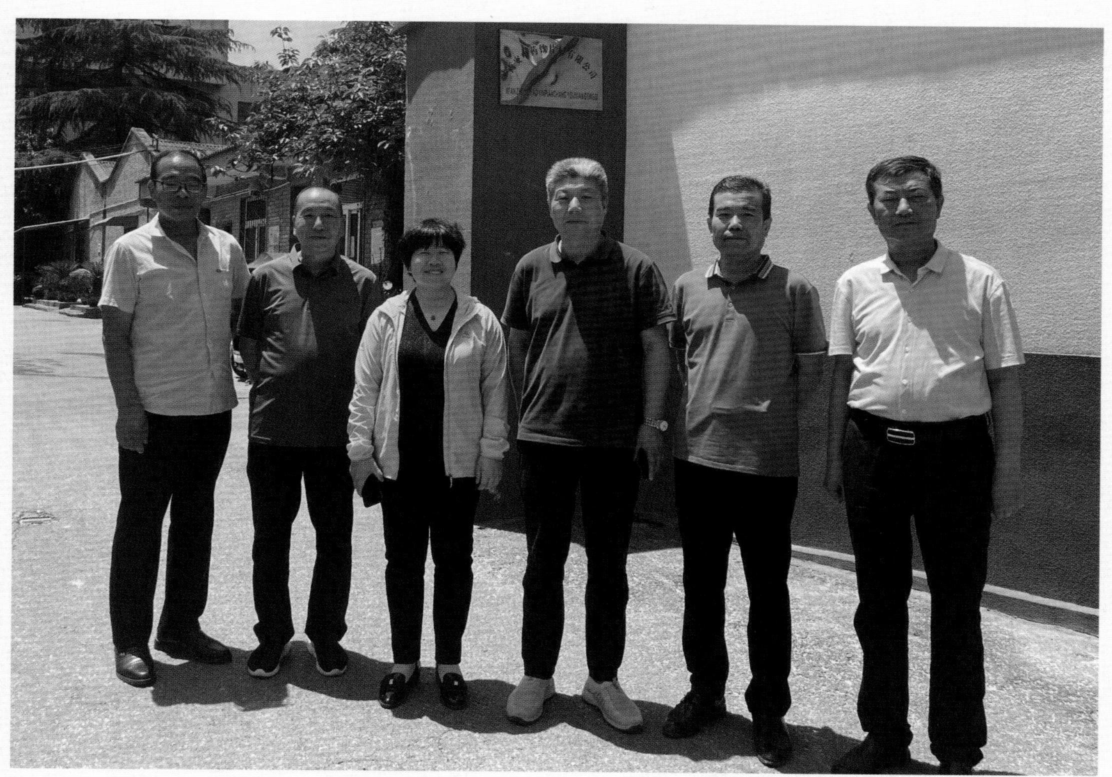

图2　编者拜访老药工传人

左起依次为：西安中药饮片厂有限公司王伟欣、原西安市药材公司已故老药工张益俊之子张德昌、咸阳市食品药品检验检测中心李雪、西安中药饮片厂有限公司王吉仓、肖群昌、马双虎。

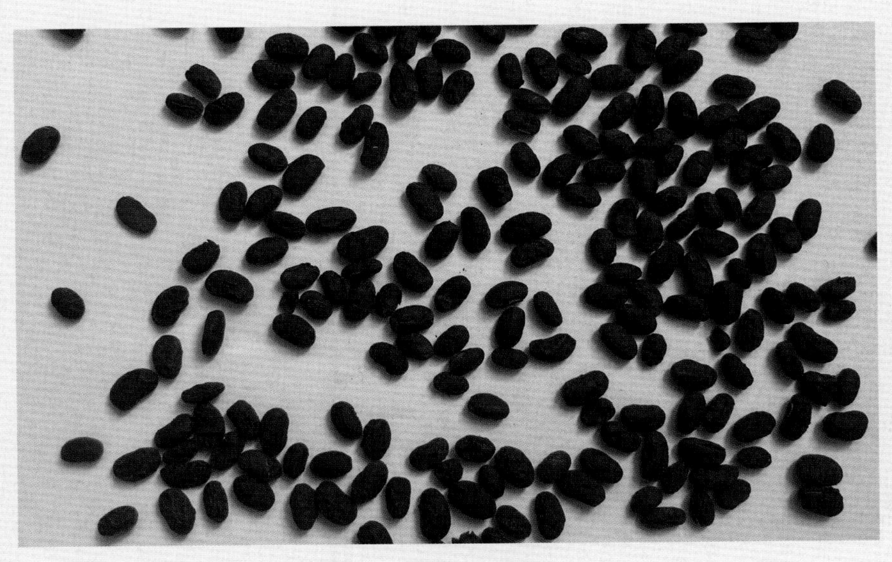

图3　西安中药饮片厂有限公司炮制的淡豆豉

经过2次充分发酵，表面乌黑，表皮皱褶，籽粒肥厚，断茬棕黑，香气四溢。

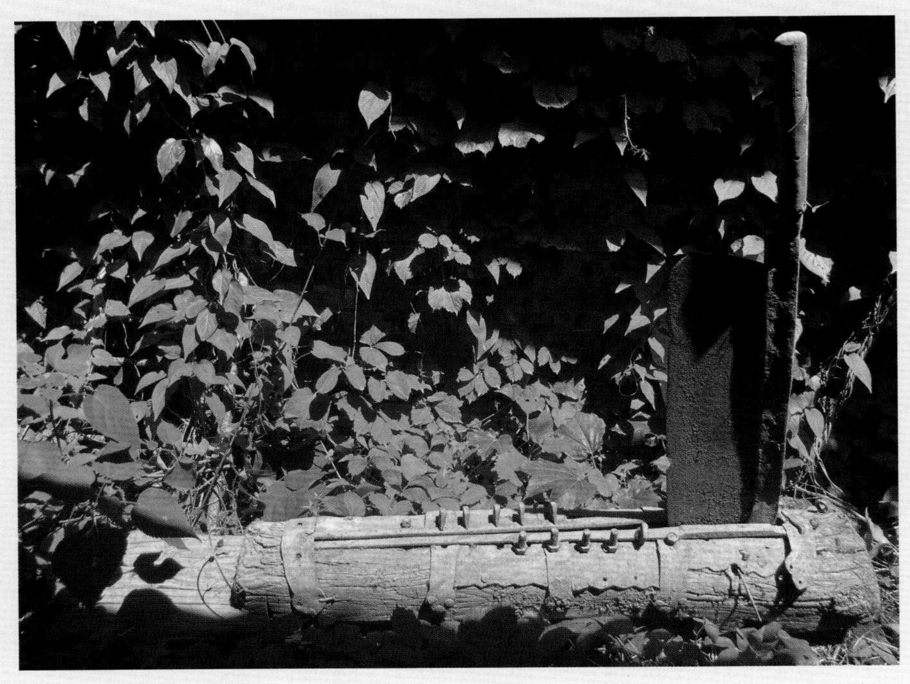

图4　铁质铡刀

底座为木质，总长约1.5米，刀床铁质，其上带有铁楔子，以防止工作时物料打滑。随着现代机械的发展，传统铡刀已闲置多年。

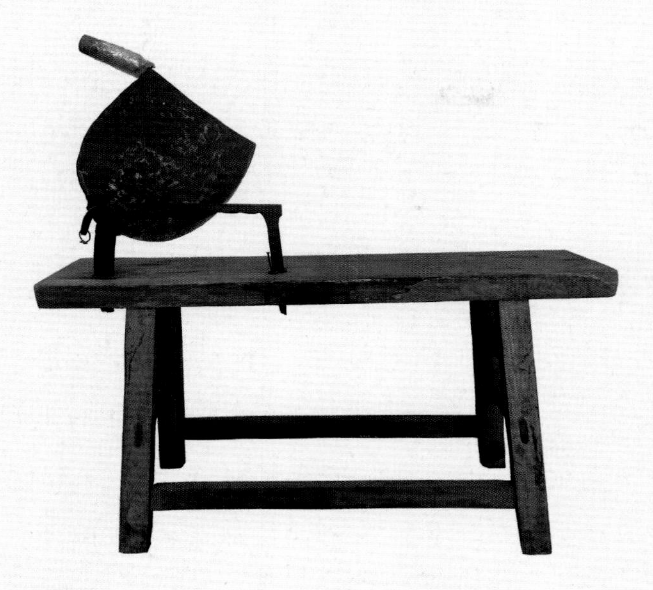

图5　铡药刀

经笔者多方调研走访，陕西地区所使用的铡药刀，主流为禹州药刀。有的药刀还錾刻有“禹县铁业”“高德兴”等款识。禹州刀前后径略大于刀背至刀刃的直径，略呈长方形，整体外形如满月，图中药刀前后横长27厘米，上下最宽处约24厘米。

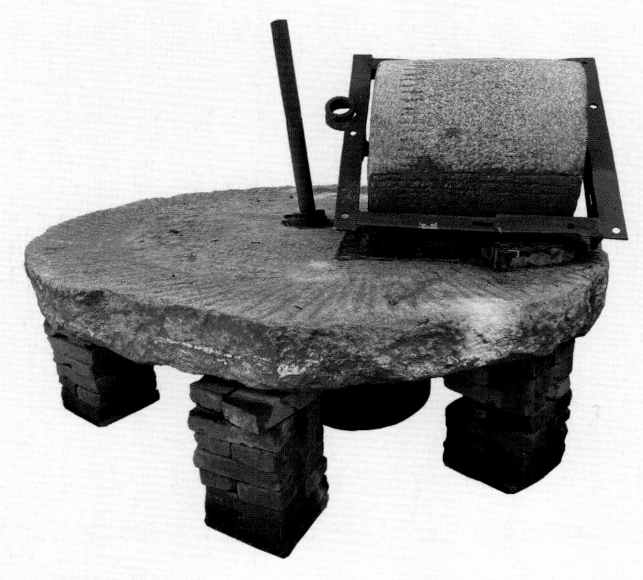

图6　石磙与石碾

石磙与碾盘皆为大理石材质，原本为畜力带动，后安装齿轮设备，改造成电动石磨。随着社会的发展，这种设备已成为历史。

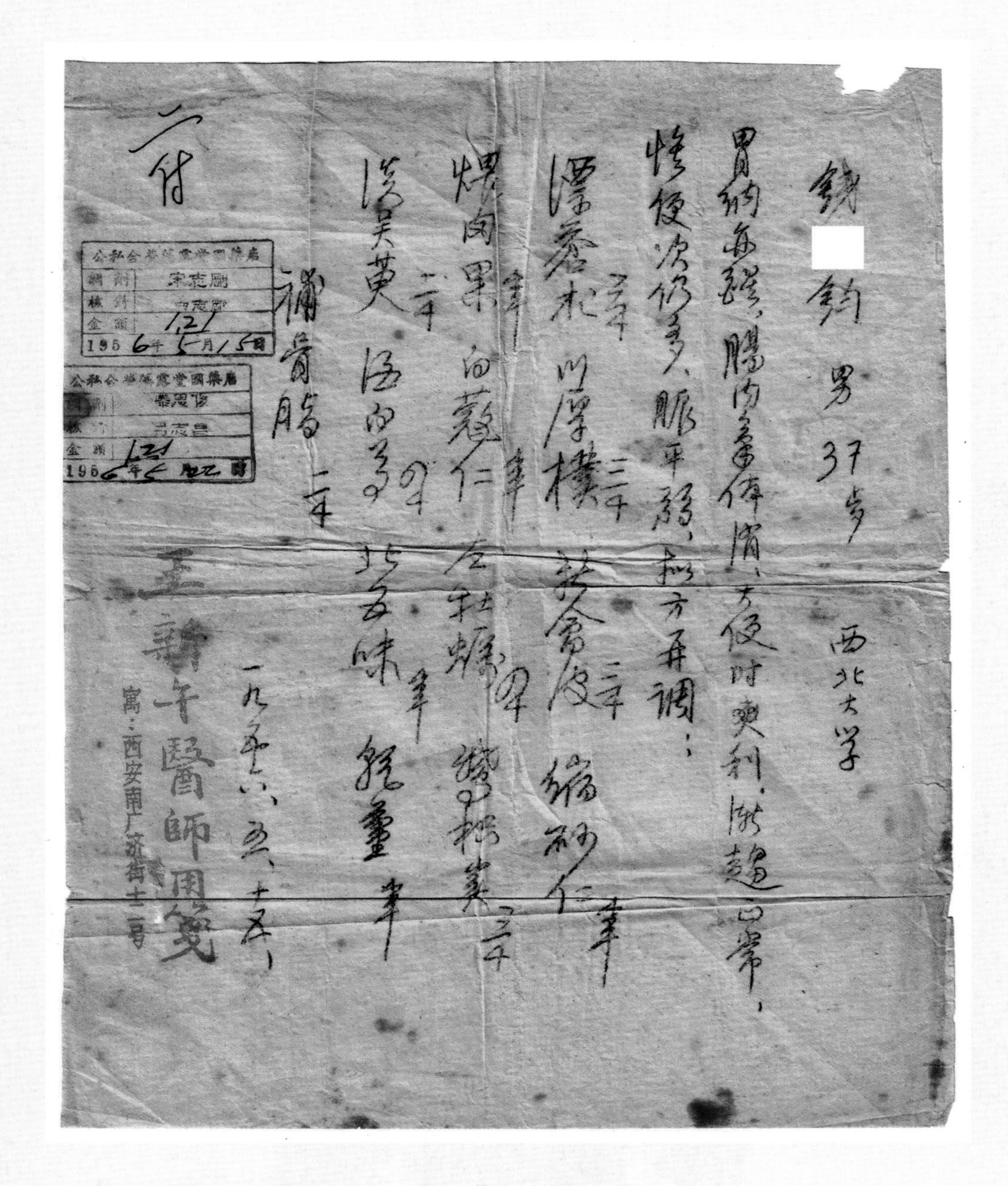

图 7　王新午手写处方

中华人民共和国成立初期，陕西近代名医王新午著有《王新午医话医案》，其中有丰富的炮制品的临床使用。上图为王新午手写处方，戳记显示该方于1956年在公私合营藻露堂国药店调剂。

陕西传统中药炮制特色技艺

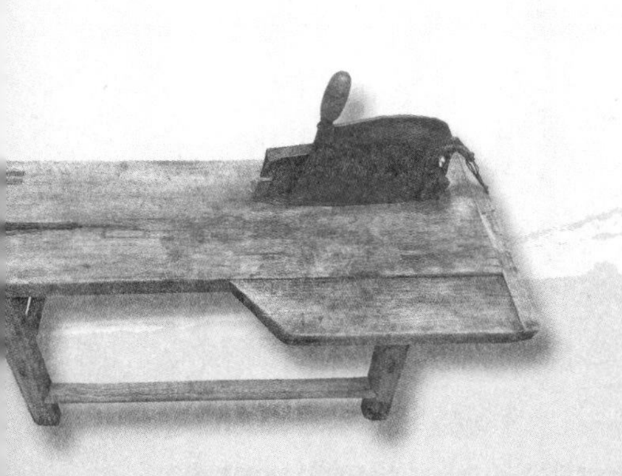

主编 李雪

于立伟 白锋云 宋艺君

敖强 吴小勇 金月茹

陕西新华出版
陕西科学技术出版社
Shaanxi Science and Technology Press

图书在版编目（CIP）数据

陕西传统中药炮制特色技艺 / 李雪等主编 . — 西安 : 陕西科学技术出版社 , 2024.5

ISBN 978-7-5369-8822-4

Ⅰ . ①陕… Ⅱ . ①李… Ⅲ . ①中药炮制学 Ⅳ .①R283

中国国家版本馆 CIP 数据核字（2023）第 187882 号

陕西传统中药炮制特色技艺

SHAANXI CHUANTONG ZHONGYAO PAOZHI TESE JIYI

主编 李 雪 于立伟 白锋云 宋艺君 敖 强 吴小勇 金月茹

责任编辑 赵文欣
封面设计 徐媛媛

出 版 者 陕西科学技术出版社
西安市曲江新区登高路 1388 号陕西新华出版传媒产业大厦 B 座
电话（029）81205187 传真（029）81205155 邮编 710061
http://www.snstp.com
发 行 者 陕西科学技术出版社
电话（029）81205180 81205178
印　　刷 陕西金和印务有限公司
规　　格 787mm × 1092mm 16 开本
印　　张 36.75 插页 8
字　　数 710 千字
版　　次 2024 年 5 月第 1 版
2024 年 5 月第 1 次印刷
书　　号 ISBN 978-7-5369-8822-4
定　　价 248.00 元

《陕西传统中药炮制特色技艺》编委会

主　　编　李　雪　于立伟　白锋云　宋艺君　敖　强　吴小勇　金月茹

副 主 编　张志强　孙　颖　袁芬越　王　波　逯安新　甘军委　郭永红　刘　刚　孟庆贺　赵晓波　宋焕亭　王建华　赵重博　张得胜　郭　涛

参编人员　刘　馨　廉艳峰　赵晓娟　南永刚　李雨萌　张伟娜　管庚宸　付毛毛　李　雪　张志峰　龚国庆　段昌辉

参编单位　咸阳市食品药品检验检测中心

天津红日康仁堂药品销售有限公司

陕西东泰制药有限公司

陕西中医药大学

北京康仁堂药业有限公司

安国市职业技术教育中心

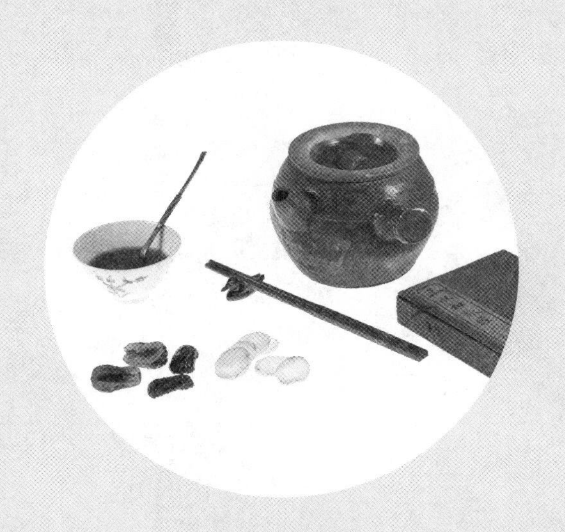

序　一

中医、中药博大精深，源远流长，护佑国人数千年，华夏子孙繁衍生息，中医药屡立奇功。中华人民共和国成立后，随着国家的提倡和中医药在几次重大疫情中的优异表现，更加赢得了世人的信赖和关注。

然而在很多人的认知里，中药就是从自然界里采摘回来的花花草草，经过煎煮变成药汤后用于临床治疗。其实，中药在使用前还有一个非常重要的环节：中药炮制。

什么是炮制？最简单的理解就是将原始的草根树皮等中药材加工成可用饮片的过程。药材要经过炮制后才被称为饮片，这才是中医生使用的中药，是在中医理论指导下形成的治病武器。

炮制有很多目的，但首先就是将生药变为熟药。古人云："炮生为熟，令人无腹疾，有异于禽兽。"这也是文明的肇始！中医先贤在了解天然药性的基础上，运用中医药理论，通过炮制手段达到制毒增效的目的，使中医生得到质量稳定可靠的药物。

中药炮制技艺是驯服药物的特殊技艺，是把充斥在自然万物中的能量驯化为临床治疗疾病的能量的方法。炮制的神奇所在是很多经过炮制的饮片被现代研究证实其具有科学合理性，千余年前的药物炮制方法虽然在表述方式上与现代不同，但其效果竟然相同，并且能通过疗效证实中医药理论的超前性。

这套对药物加工整理驯化的技艺伴随着中医走过了数千年，并在不同地理环境的人群中使用，具有不同的特点和特色，从而形成了不同的流派，共同支撑着中医、中药的疗效！

陕西是中华文明发源地之一，我国任何优秀传统文化都绕不开她，独特的地形地貌，孕育了丰富的物种资源，使之享有"秦地无闲草"之美誉，也在此基础上形成了中药炮制技艺独特的方法和技法。

陕西分三大块：陕北是农牧交汇之地，生活着很多少数民族；关中是农耕民族的核心区；

陕南是南方汉民族核心区。这三大区域，饮食习惯不同，生活风俗不同，人体体质不同，进而导致的疾病也不同，在治疗的方法和药物需求上也有所不同，形成了特有的中药炮制方法。随着社会的发展，这些传统炮制技艺传承下来的越来越少，甚至到了失传的边缘。

陕西咸阳市李雪主任药师是全国中药特色技术传承人才、药品标准编写专家，由于在食品药品检验部门工作，常年关注中医中药的发展，尤其专注于对陕西传统中药炮制特色技艺的挖掘和整理，实地亲测，探访各路传人，并编撰整理出《陕西传统中药炮制特色技艺》一书，全面梳理了中华人民共和国成立初期陕西传统中药炮制方法，透过这本书的内容，我们可以看到陕西中药炮制的特色、特点，了解中药炮制的思维方式，进而走入中医的殿堂。

北京中医药大学特聘临床专家

西北濒危药用植物国家级实验室特聘教授、研究生导师

陕西省非物质文化遗产关中传统炮制技艺传承人

陕西省中医药专家协会理事兼副秘书长

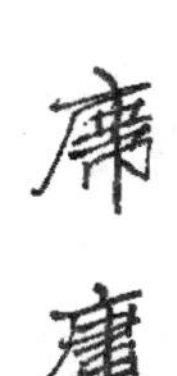

2023 年 7 月 18 日于西安

序　二

《陕西传统中药炮制特色技艺》终于面世出版了。

李雪老师作为全国中药特色技术传承人才，于全国各地游学数载，遍访同行师友，学验俱丰，尤其对陕西中药炮制技术情有独钟，多年来搜集整理地方炮制技艺，针对中华人民共和国成立初期的陕西炮制文献进行了全面的搜集和整理，并走访了当地多家百年老字号药铺的老药工及其后人，访谈炮制技艺，细心整理，历时七年，数易其稿，终于付梓。

该书系统梳理了中华人民共和国成立初期至90年代的地方炮制文献及书稿，并辅以2020版《中国药典》的部分内容。

本书所整理的传统文献，大都已成孤版绝本，如今经过整理，重见天日，同时收录了过去百年老字号的某些炮制秘法，此乃行业幸事。

陕西西安，作为十三朝古都，无论是大秦，或是大汉、大唐，都代表着当时中国乃至世界的最先进的文化，《陕西传统中药炮制特色技艺》的出版，是对陕西省炮制及相关文献与技艺的传承，亦是对以往相关著作的补充与完善。书中不仅梳理了炮制技艺，并且对饮片的炮制目的及实际应用亦做了简要提示并注明出处。

相信本书的出版，对于陕西省中药炮制技艺的传承与发展，以及中药行业的生产、科研、教学，或是医生的临床应用，都大有裨益。

于立伟

2023年7月10日

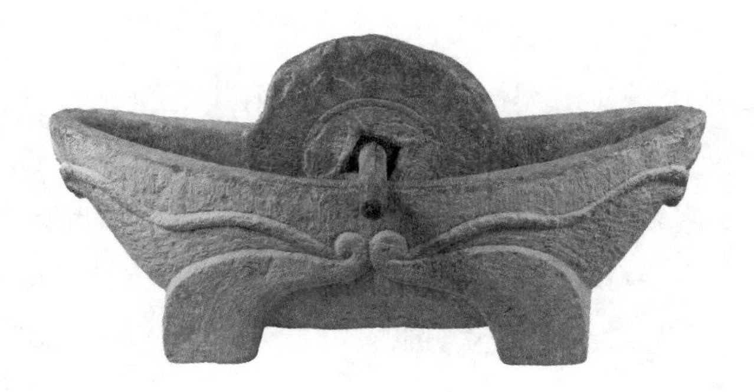

前 言

陕西西安，自古帝王都，先后有周、秦、汉、唐等13个王朝在此建都，历时长达1180年，作为丝绸之路的起点，历史上曾经是中国文化与政治中心，也是中华文明、医药文化的重要源头之一，文化积淀极为深厚，是中国医药学理论体系形成、发展与成熟的重要地域。

先秦至今，陕西先后诞生了一大批伟大的医药学家，如春秋时的医缓、医和；战国时的扁鹊；西汉的淳于意、楼护；隋唐的巢元方、孙思邈、杨上善、张宝藏、王冰、王焘、蔺道人、宋清、韦慈藏；宋代的寇宗奭、石泰；明代的刘纯、杨珣、康佐、武之望；清代的叶逢春、薛宝辰、王学温、陈尧道，当代的黄竹斋、米伯让、郭谦亨、张学文、郭诚杰、杜雨茂、傅贞亮、雷忠义等，他们的诊疗经验和用药经验无疑对陕西产生着深远影响。

在华夏医药文明的发展进程中，陕西有多部中医药奠基之作留存于世。成书于唐显庆四年（659年）的《新修本草》（即《唐本草》）是世界上第一部国家药典，也是第一部记载中药炮制的药典；我国历史上第一部临床医学百科全书——药王孙思邈的《千金方》中，也都收载了丰富的中药炮制相关内容。

（一）编写缘由及历史背景

1. 中医药的发展迎来崭新局面：

党的十八大以来，习近平总书记就中医药工作作出了一系列重要论述和重要指示，党中央、国务院作出了战略部署和顶层设计，颁布了《中华人民共和国中医药法》，出台了《中医药发展战略规划纲要（2016—2030年）》，印发了《促进中医药传承创新发展的意见》，实施中医药振兴发展重大工程，中医药发展迎来了天时、地利、人和的大好局面。中药炮制是中国传统医药的特色制药技术，作为我国中医药重要发祥地的陕西，更是沉淀了弥足珍贵的传统技艺，对于散于民间濒临绝版文献的挖掘、整理和抢救迫在眉睫。

2. 多部珍贵文献机缘巧合出现：

一个偶然的机会，得遇天津红日康仁堂药品销售有限公司于立伟老师所收藏的陕西炮制文献，其中，有的是手写油印版，有的是繁体字，有的是内部资料，有的是尚未出版的书稿，有的已经残缺，有的已是绝版。作为一个陕西人，由衷感谢于老师对我省这些文献的收藏和分享，使我们陕西中药人能够有幸对相关炮制技艺得以学习和传承。本书的编撰亦可谓是抢救性地挖掘和整理。

（二）内容概述及炮制特色

本书为辑录陕西传统中药炮制特色技艺及临床用药经验的实用性图书，是业界了解陕西传统中药饮片炮制特色的重要途径。书中将中华人民共和国成立后陕西（包括关中、陕南和陕北）的15部与中药炮制相关的文献进行整理，其中，老药工炮制经验及中医临床使用类5部、学术教材类3部、标准规范类3部、相关文献类4部。

部分饮片炮制特色如下：

1. **炒制**：如炒防风、炒荆芥、炒牛膝、炒丹参、炒三棱、炒小蓟、炒菊花、炒五味子、炒杜仲、炒吴茱萸、炒羌活、炒青皮、炒苦楝皮、炒石榴皮、炒生姜、炒白头翁、炒木瓜、炒地榆、炒椿皮、炒闹羊花、炒桑白皮、炒知母、炒石膏、炒地龙等，是地方用药一大特色。

2. **土制**：如土炒白术、土炒白芍、土炒当归、土炒苍术、土炒木鳖子、土炒甘遂、土炒罂粟壳、土煨肉豆蔻、土制马钱子等，可谓特色之一。

3. **酒制**：如酒补骨脂、酒苦参、酒车前子、酒菟丝子、酒柴胡、酒川楝子、酒生地、酒赤芍、酒炒黄柏、酒龙胆、酒仙茅、酒川芎、酒百部、酒知母、酒防风、酒金银花、酒荷叶、酒炒蒲公英、酒薤白、酒三颗针等。

4. **独特的地方炮制技艺**：如豆浆制珍珠、制大黄、油水蛭、黑豆制商陆、面粉炒甘遂等。

具体内容，详见各品种项下。

（三）实地访谈及相关考察

笔者在本书编撰过程中，多方寻找当年的老药工，多次拜访西安藻露堂药业集团有限责任公司旗下西安中药饮片厂有限公司（原西安市药材公司加工厂）老药工的传人张德昌（西安市药材公司仓库已故老药工张益俊之子）、吴遵社（已故老药工吴志明之子）及几位在西安中药饮片厂有丰富经验的药工（王伟欣、肖群昌、王吉仓、马双虎）（见图2），进行了广泛深入的交流；拜访了西安鸿杏林药材市场德福兴店樊延浩（原西安市药材公司解放路商店已故老药工李长玉的关门弟子）（见图1），一起探讨了当年的特色切制方法和辅料的特色制备方法；拜访了西安德济医药有限责任公司王建华老师，有幸见到了已故西安名老中医王新午老先生的处方（见图7）。

（四）结语

本书由具有丰富中药炮制经验的老师和中药专业人员共同编撰，对中华人民共和国成立初期50年代至90年代，陕西传统中药炮制技艺进行了全面梳理，使众多濒临失传的中药炮制技艺得以传承。

本书的出版，为抢救、挖掘陕西省传统中药特色技艺提供了有益的思路和方法，为医疗机构的临方炮制、饮片炮制规范的制定，学科传承与创新，科研思路的建立等提供了珍贵的文献资料，可供广大中医药从业人员及爱好者研究参考。

在编写过程中，笔者组织人员进行编写及校对，其中，于立伟完成10万字以上的编写任务，白锋云完成7万字以上的编写任务，敖强、吴小勇、金月茹、甘军委分别完成6万字以上的编写任务，袁芬越、赵晓波完成4万字以上的编写任务，其他人员均不同程度完成了各自的相关工作。另外，因参编人员较多，编委会只显示主编相关单位。感谢所有参与、支持本书编写的各位老师和同仁。

由于编者能力有限，书中不妥或错误之处在所难免，敬请业界同仁提出宝贵意见，深表感谢！

本书的出版得到了陕西东泰制药有限公司的大力支持，在此表示衷心的感谢！

编者

2023年7月

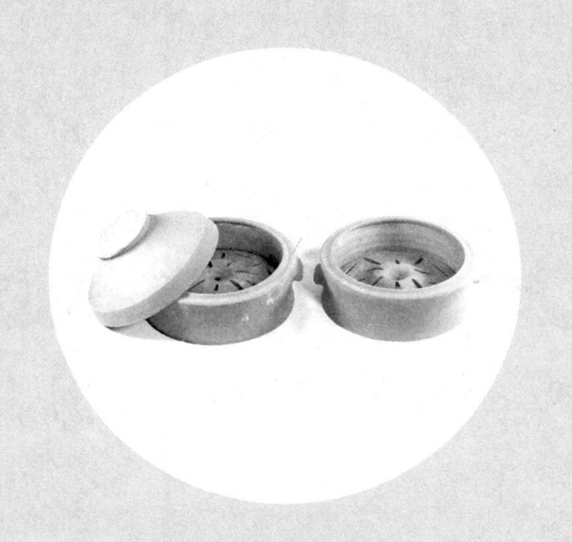

目录

四画

王天无云木五太车瓦水贝
牛升片化分月丹乌凤火巴

五画

玉功甘艾石龙北生仙
白瓜冬玄半母丝

六画

老地芒亚西百页当肉朱竹伏自血
全合决问关灯安寻阳防红

七画

麦玛远赤芜芫芸花芥苍芡苎芦苏
杜豆两连吴牡何伸皂佛谷龟辛羌
沙没沉诃补灵阿陈附忍鸡

八画

青玫苦茄枇板松枫刺枣郁虎昆明
罗败知使侧佩金乳鱼狗夜闹卷炉
油泽建降参细

九画

玳珍珊荆茜荜草茵茯
芜胡荔南枳柏栀枸威厚砂牵轻鸦
韭虻骨钟钩香秋重信鬼禹追胆胖
独急姜前首洋穿祖神络

十画

十一画

十二画

十三画

十四画

十五画

赭蕤蕲槲樟蝼墨稻僵鹤燕

十六画

薤薏薄橘

十七画

藁檀

十八画

藕藜藤覆瞿翻

十九画

藿蟾鳖

二十一画

麝

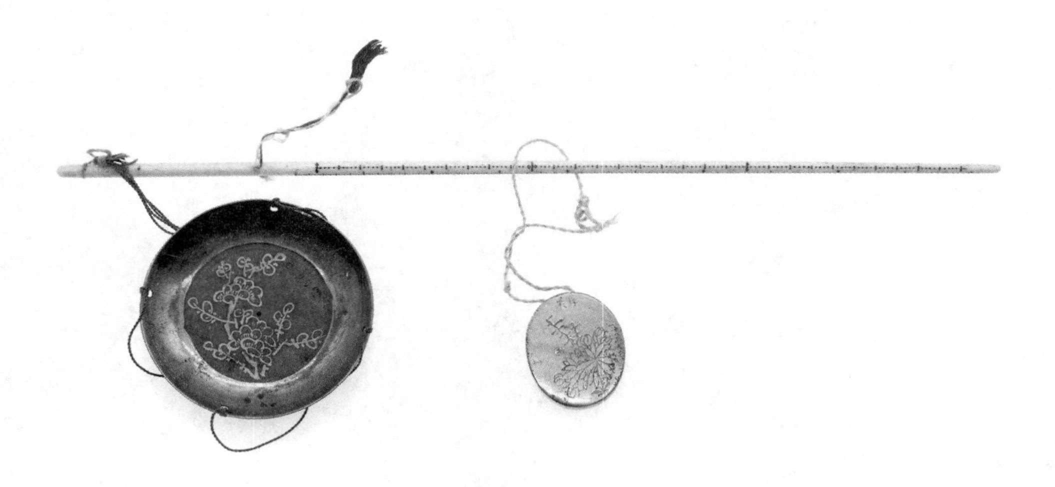

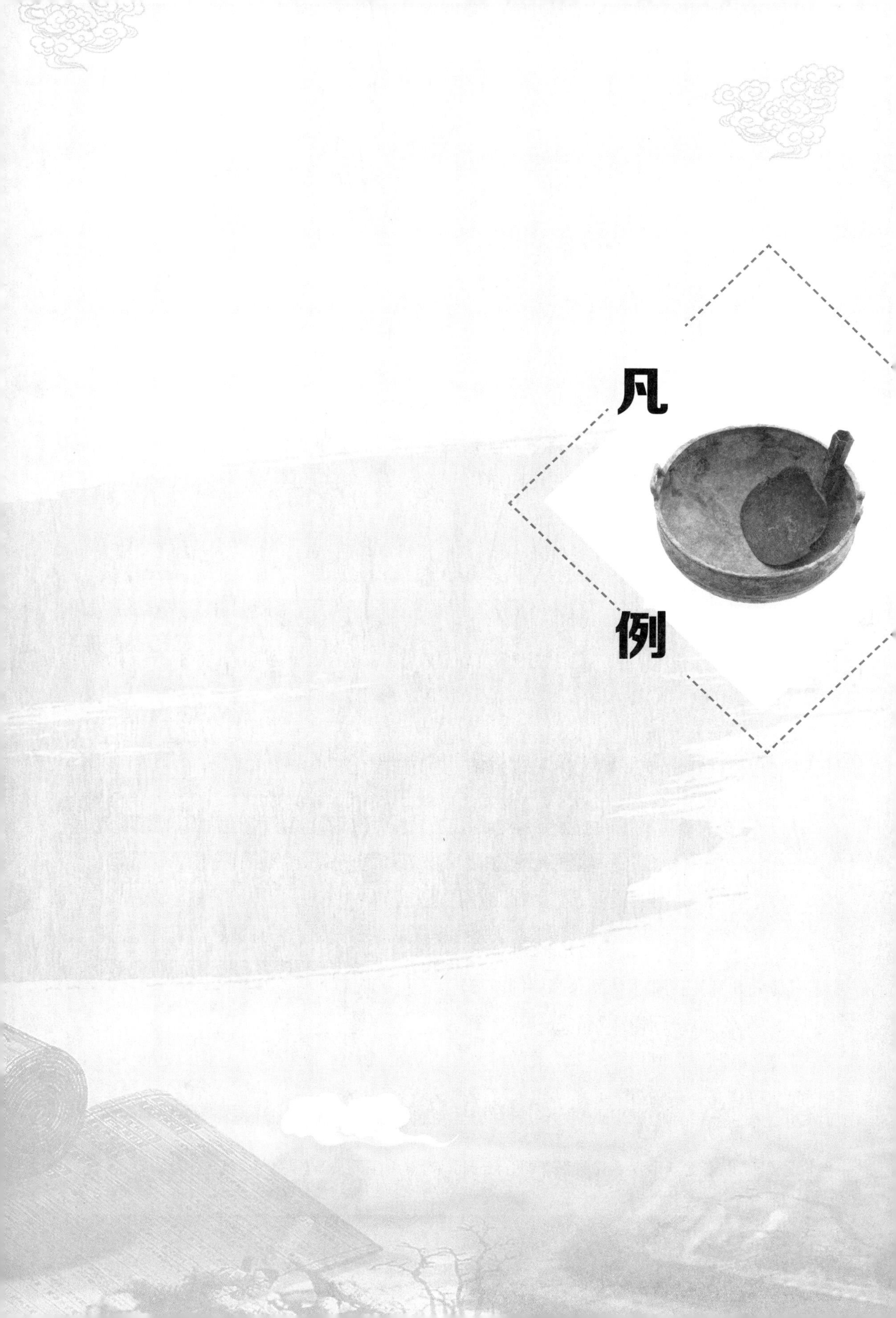

凡例

1. 本书主要由凡例、陕西中药炮制方法概要、各论、附录及拼音索引构成，辑录中药 672 种（涉及品规约 2000 种），其中引用文献均为简写，具体相关信息见附录一（收录文献及简写一览表）。

2. 本书将所收录文献中的炮制通则、炮制凡例等相关内容，经过重新整理，汇编为“陕西中药炮制方法概要”专篇。

3. 各论中的品种名称按中文笔画顺序编排，后附汉语拼音索引。

4. 本书各论根据品种不同，按顺序可分别列有①品名；②处方用名；③来源；④炮制方法；⑤炮制目的；⑥处方应付；⑦注意；⑧应用；⑨附注等。每项包含的条文按引用文献的时间顺序由远及近排列。

【品名】包括中文名和汉语拼音，如引用文献所用名称与《中华人民共和国药典》2020 年版一部（本篇以下简称《中国药典》）不同，则使用《中国药典》名称；《中国药典》没有收载的，选择常用名。

因历史原因，个别品种同一品名下曾收载多个来源或多个规格，为了保持文献原貌，仍会收入该品名项下，品名后加括号，内注明除了品名之外其他的名称，并以楷体标注。比如：防己（广防己、木防己、汉防己、汉中防己）；品名有别名的，后加括号，用宋体标注。

【处方用名】系指中医处方所写的中药名称，包括原文献中此项所用名称。个别品种因历史上存在多来源或同物异名情况，需注意甄别。

【来源】包括药材原植（动）物的科名、植（动）物名、拉丁学名、药用部位及采收季节和产地加工等，矿物药注明类、族、矿石名或岩石名、主要成分。

特别说明：

（1）收录文献中没有【来源】项的品种，列《中国药典》【来源】项，二者均没有的，只保持原有内容。

（2）因历史原因，有的文献【来源】没有拉丁学名，有的拉丁学名和（或）【来源】与《中国药典》（2020 年版）有异，为了保持文献原貌，整理时未予改动。

（3）因“同名异物、同物异名”情况复杂，个别品种的【来源】当时文献未有记载。

【炮制方法】编写原则如下：

（1）按先“生”后“熟”（净制、切制、炮炙）的次序排列，每条炮制方法均标注文献出处。

（2）仅有 1 个炮制规格，饮片名称和标题一致的，不再列举炮制品名称。

（3）不同文献所记载的条文，内容相同时，予以合并，并注明出处。

（4）饮片名称相同、炮制方法不同的同名异制情况在阅读时需留意。

【炮制目的】对应【炮制方法】顺序排列，其他编写原则同【炮制方法】。

【应用】主要汇集炮制后的饮片临床用药经验，除个别特殊品种外，简单净制、切制的饮片规格未予收录。

【附注】对品种各项有需要补充说明的内容在此项中予以陈述，其中内容后有出处的为文献内容，无出处的为编者注。

5. 附录包括“收录文献及简写一览表”“收录文献的历史背景简介”。

6. 原文献数字之间的“-”统一修改为“～”；表示温度的“°”修改为“℃”。

7. 繁体字统一更换为规范的简体字；不规范的简化字也改为规范的简化字，如“年令”改为“年龄”，“射香”改为“麝香”等；适当修改一些异体字，如“稜”改为“棱”；部分品种参考《中国药典》予以修改，如“闹洋花”改为“闹羊花”。

8. 原文献中明显的错误直接予以修改，明显的标点符号缺失者直接补入，不再赘述。

9. 竖排版改为横版，之前因为竖版而用的“右”改为“上”，“右列”改为“上述”。

10. 所引用文献中，个别药物条目如“炙黄芪”，原在“黄芪”下，“姜半夏”“清半夏”“法半夏”等，原在“半夏”条，今参考《中国药典》进行了调整，均予以单列，目录中为了便于查询，分级排列，将其前空 1 个字距。

11. 原文献中虎骨、犀角等药物现已被国家明令禁止使用，为了保存文献原貌，该部分内容未做删减，仅作为历史文献留存。

12. 本书文献所涉及的计量单位，均保留原文献内容。1979 年 1 月 1 日之前出版的文献，采用旧市制度量衡，1979 年 1 月 1 日之后的文献，采用新的度量衡。

相关说明如下：

（1）1979 年 1 月 1 日前，执行旧市制度量衡。

质量单位：

1 斤 =16 两 =500 克。

1 两 =10 钱 =31.25 克。

一钱 =10 分 =3.125 克。

一分 =10 厘 =0.3125 克。

长度单位：

1 米 =3 尺 =100 厘米。

1 尺 =10 寸 =33.33 厘米。

1 寸 =10 分 =3.33 厘米。

1 分 =10 厘 =0.33 厘米。

另外在本书中，尚有文献使用“分”“厘”等长度单位：

1 厘米 =3 市分。

1 毫米 =3 市厘。

1 市厘（简称 1 厘）=0.33 毫米。

上文中的“分”不是“分米”的简称，“厘”也不是“厘米”的简称。同时尤为需要注意的是，质量单位的“分”“厘”与长度单位的“分”“厘”不要混淆，需要根据具体内容的文意去判断。

（2）1979 年 1 月 1 日后，采用新的度量衡。

质量单位：

1 公斤 =2 斤 =1000 克。

1 斤 =500 克 =10 两。

1 两 =50 克 =10 钱。

1 钱 =5 克 =10 分。

1 分 =0.5 克 =10 厘。

长度单位：

1 米 =10 分米。

1 分米 =10 厘米。

1 厘米 =10 毫米。

陕西中药炮制方法概要

第一章　净 制

（一）挑选

1. 挑拣：把药物按大小不同的规格挑选，以便分类，或拣净非药用部分（去芦，抽心，去皮）及杂质等。（1964）

2. 挑：挑拣去非药用部分或分开不同的药用部分。如人参去芦、麻黄去根、山茱萸去核等。或将药材按大小、粗细分类分级挑拣，便于加工处理。（1965、1966）

3. 挑选：分离不同的药用部分和杂质，或将药材按大小粗细分开，以便于制作处理。（1975）

（二）筛选

1. 筛：利用铁丝的（或竹的）筛子以除去药料的细小部分。（1957）

2. 筛或罗：用一定孔眼的箩或筛，除去夹杂的砂土等异物，或使药物大小趋于一致。（1964）

3. 筛选：根据情况，利用不同筛号，筛去药材中夹杂的泥沙灰屑等杂物。（1975）

（三）风选

利用风力使药材不同部分与杂质分离。（1975）

（四）淘洗

1. 洗：生药用水洗涤。除特殊指定者外，时间不能太长，以免有效成分溶于水中，降低疗效；但多数生药要浸润后，才能切制饮片。为防止成分消失，可以逐渐在药料上喷洒适量水分，或加水以能覆没药料为度，润湿至八成捞出置容器中盖严，使之变软，以利切制（如配制成药时，并不需要泡软，个别的只用水洗净即可）。（1957）

2. 洗：用清水洗净药物表面的泥土或不净物。除特殊规定者外，一般时间不宜过长，以免有效成分溶于水中，降低药效。（1964、1965、1966）

3. 淘洗：用清水淘去或洗净药材附着的泥土砂石等杂质，淘洗时勿使药材在水中浸泡过久，以免减失药效。（1975）

（五）浸漂

1.漂：带有盐分的药料，用水洗叫做“漂”。（1957）

2.漂：将药物浸于较多的水中，荡涤并经常换水，以除去药物表面的杂质或盐分，还可以除去某些治病不需要的物质。（1964）

3.漂：将药材置水中荡涤，或几经换水，以漂去某些毒质、盐分杂质，如漂肉苁蓉。（1965、1966）

4.浸漂：将药材在较多量的水中浸泡，或多翻动、多换水，以漂去药材某些毒质或盐分和腥臭味等。（1975）

（六）簸

1.簸：利用柳条制的簸箕，内盛生药，借摇摆扬簸之力，以簸除杂质，如蔓荆子、藁本、白前、车前子、橘核等多种生药，都可用此洁净。（1957）

2.簸：用簸箕借摇摆颠动之力，使杂质与药物分开，或借药物起伏的风力，除去灰土。（1964）

3.簸：用簸箕借摇摆颠动之力，使药材和杂质按轻重不同而分开，或借药材起伏的风力，除去杂质灰土。（1965）

4.簸：利用药材和杂质的轻重不同，经过扬簸，使其杂质分离。（1966）

（七）剪切

除去药材残留的非药用部分。（1975）

（八）刮除

1.刮：用刀或竹刀刮去药物的栓皮或表皮，如黄柏、厚朴刮去粗皮。（1964）

2.刮：刮去药材外附着的非药用部分。如肉桂去栓皮等。（1965、1966）

3.刮除：刮去药材表面非药用的粗皮或杂质。（1975）

（九）剔除

挖去药材中不能药用的腐朽部分和缝中夹杂的泥沙等。（1975）

（十）挖

用刀除去药物内心，如金樱子、枳壳等挖去内瓤。（1964、1965）

（十一）揉搓

系使药材破碎而过筛，或使成小团，或使药材表皮脱落。（1975）

（十二）研

用乳钵研成极细的粉末。（1964）

（十三）刷净

1. 刷：刷除附着在中药表面的杂质，是一种最常用的洁净方法。（1957）

2. 刷：刷除药物表面的绒毛或杂质，如枇杷叶、石韦等去毛。（1964）

3. 刷：刷除药材外附生的绒毛和杂质，如枇杷叶去毛，陈皮刷去杂质等。（1965、1966）

4. 刷净：刷除药材表面的绒毛和附着的泥土等。（1975）

（十四）火燎

1. 燎：将药材在火焰上短时加热，使表面毛茸迅速受热焦化而内部不受影响。如鹿茸燎毛。（1965、1966）

2. 火燎：将药材在无烟火焰上短时灼烧，使药材表面绒毛迅速受热焦化而内部不受影响。（1975）

（十五）压碾

1. 碾或撞：用石碾、推槽或撞毛机来粉碎药物或除去非药用部分，如香附去皮毛，白蒺藜去刺等。（1964）

2. 碾：除去药材外附生的非药用部分或碾成粉末，如香附去须根，蒺藜去刺等。（1965、1966）

3. 压碾：除去药材外面的刺、毛、皮部分，或将药材制成粗末、细粉，或制成绒。

关于粗末细粉规定如下：

极细粉应过 130～150 目筛；细粉应过 80～100 目筛；粗末应过 16 目筛。（1975）

【附注】以上规定与《中国药典》2020 年版不一致，请引起注意。

（十六）提净

1. 提净：系通过重结晶的方法，除去药材中的杂质。（1965、1966、1975）

2. 提净：提净法是指将某些矿物药经过溶解、过滤、重结晶处理后除去杂质的方法。有些药物与辅料加水共煮后，滤去杂质，将滤液置阴凉处，使之重新结晶，如芒硝。或将药物置空气中，使之风化失去结晶水，如：风化硝。有的药物先适当破碎、加水，加热溶化后，滤去杂质，将滤液置于搪瓷盆中，加一定米醋，再将容器隔水加热，使液面析出结晶物，随析随捞，至析尽为止；或将原药与醋共煮后，滤去杂质，将滤液加热蒸发至一定浓度后再使之自然干燥，如硇砂。（1987）

第二章　切 制

（一）喷

药物不宜用水浸泡，但又需湿润者，可用喷壶淋水少许，也有在炒炙时喷洒清水、蜜水、盐水或酒、醋等。(1964)

（二）浸泡

1. 泡：药料以液体浸渍叫做“泡”。有的药先用醋或酒泡，可以帮助有效成分的溶解，使它易被人体吸收；也有为了制剂的目的而泡的。(1957)

2. 浸或渍（俗称渗）：质松或经水泡而有损疗效的药物，用适量清水、酒或醋，使其渐渐渗透而被吸尽，取出，稍晾后加工切制。(1964)

3. 泡：用清水、药液或加以其他辅料较长时间地浸泡药物，使水分渗入组织而使之柔软，便于切制或除去毒质及非药用成分。水或药液以淹没药物为度。应根据不同季节、气候、品种来掌握泡的时间。(1964)

4. 浸：浸的时间一般较泡为短，水量较少。凡药材用水稍浸即柔润可加工切制的，或用水泡有损药效的，均可采用本法。(1965、1966)

5. 泡：将药材放在水中浸泡，使其柔润，便于切片，或加辅料浸泡，除去毒性。泡时注意应按大小、粗细、软硬分类处理，并应适当掌握季节、气温等，以免影响质量。(1965、1966)

6. 浸泡：将药材浸泡于清水中，至一定程度捞出，再闷润至全部软化，以便切制。制作时应参照具体品种，将药材大小粗细软硬分开，并注意季节气温，掌握浸泡时间，切防伤水，影响质量。一般用于质地坚硬药材。(1975)

（三）润

1. 润：将药材浸泡七八成，捞出，置适宜容器内盖严，让水分徐徐渗入组织内部，使内外湿度均匀，便于切制。唯操作时应掌握温度和时间，以免发酵或霉变。(1965、1966)

2. 润：经水浸后放筐中，上盖湿布，使水分缓缓渗入药内，达到切片目的。(1972 西)

3. 湿润：将药材在清水中略浸，捞出，或喷淋清水后，置适宜的容器内，保持湿润状态，使水分徐徐渗入药材内部，使其软化，以便切制。制作时应注意季节、气温、时间，以免发酵或霉坏。(1975)

（四）渥或闷

将浸泡湿润后的药物，堆积起来用麻袋盖渥或装于密闭容器中，使水分慢慢渗入内部而达到内外均匀。(1964)

（五）切片

将软化后的药材，根据其质地软硬和个子大小厚薄等不同，切制成如下规格的片、段、块、丝。

极薄片：3 厘以下（1 毫米以下）。

薄片：3 厘～1 分（1～3.33 毫米）。

厚片：1～2 分（3.33～6.66 毫米）。

段：3～5 分长的段（10～16.66 毫米的段）。

小块：3 分左右立方块（边长 10 毫米左右的立方块）。

大块：6 分左右立方块（边长 20 毫米左右的立方块）。

细丝：1～2 分宽（3.33～6.66 毫米宽）。

宽丝：2～3 分宽（6.66～10 毫米宽）。（1975）

【附注】以上规定与《中国药典》2020 年版不一致，请引起注意。

（六）切或剪

将大块药物切或剪成横、纵、斜的节、片、块等。（1964）

（七）镑片

1. 镑：用金属制成的锉形工具或刨子、镑片机，把坚硬药物刮镑成极薄的片或锉粉末，便于配料或服用。（1964）

2. 镑片：将坚硬的药材镑成极薄片。（1975）

（八）锉末

将坚硬的药材用木锉锉成粗末。（1975）

（九）捣或砸

通常在临配方前，将药物放在铜臼内，以金属锤把药物砸碎。（1964）

（十）刨片

利用刨刀将某些树干类药物刨成极薄片，以便煎熬。如檀香、松节、苏木等。（1987）

（十一）刨劈

系将木质药材刨成薄片，或劈成小棒状，使易于煎出有效成分。（1975）

（十二）劈或剁

将大块药物劈成小块，以便使用或再次加工。（1964）

（十三）劈、砍，砸

将大块药材劈（包括砍、砸等）成小块，便于使用。（1965、1966）

另外，关于切制品的规格，记载如下：

1. 圆片：系将浸润透的药材整成把或个，用压板压好，放切药刀下顶头切之，其厚薄度可分 3 类：薄片，约 1 市厘厚；普通片，约 3 市厘厚；厚片，约 5 市厘厚。

2. 直片：系将浸润透的药料，整成把或个，用压板压好，放切药刀下顶头切之，这类饮片，切薄的多，如枳壳等。

3. 斜片：系将浸润透的药料，与切药刀成九十度的倾斜度切之。这类饮片有切厚的，如山药；有切普通的，如川牛膝、玄参；有切薄片，如桂枝等。

注：原文“与切药刀成九十度的倾斜度切之”，此处存疑。

4. 顺长片：系将浸润透的药料，整成把，用压板压好，放切药刀下顺纹切之。切普通的，如广木香；切薄的，如当归身等。

5. 丝：系将浸润透的药料，整成把，用压板压好，放切药刀下切之。这类丝一般为 1 市厘 5 毫宽，如陈皮、黄柏等。

6. 咀：（一名节）系将浸润透的药料，整成把，用压板压好，放切药刀下切之。这类节一般为 1～3 分长，如麻黄等。

7. 骰子块：（即四方块）系将浸润透的药料整好，用压板压住放切药刀下切之。这类块一般为宽、长各 3～4 分，如神曲等。（1957）

第三章　炮 炙

（一）清炒

1. 炒的种类方法：

（1）微炒：操作前先将铁锅适当加热，然后置药于锅内，不断搅拌，以文火炒至药物本身发热略变其生药气味为度。片刻即可，过度则变焦。

（2）炒焦：将药料的小块或薄片，置于铁锅或砂锅内，适当加热并搅拌炒至色泽发黑黄，可以嗅到药料发散固有的气味为止。

（3）炒炭：药料置锅内经高温炒拌，使它部分炭化，即“外面枯黑、内部焦黑”。（1957）

2. 炒：可分为单炒或辅料拌炒两大类，单炒系将药物置锅内加热，不断翻动，炒至一定程度时，取出晾凉，根据炒时掌握的火力、时间及治疗上的要求，分以下 3 种：

（1）微炒：以文火炒至药物外部微黄，略变其生药气味为度。

（2）炒焦：以较强的火力炒至药物色泽焦黄，内部微变色为度。

（3）炒炭：以武火急炒，使其“外面焦黑、内部焦黄”，存性，破坏生药中的某些成分而适当地改变其固有性能，但不能灰化，以免药性消失。（1964）

3. 炒：将药材置锅内加热，不断翻炒至一定要求。

清炒：清炒时不加辅料，根据炒的时间和温度分为炒黄、炒焦和炒炭 3 种。

（1）炒黄系将药材炒至表面微黄色或能嗅到药材固有的气味为度，如炒白芍、炒杏仁、炒麦芽等。

（2）炒焦系将药材炒至表面焦褐色，如焦山楂、焦白术等。

（3）炒炭系将药材炒至表面黑色，内部焦褐色，但需存性。如地榆炭、侧柏炭等。（1965、1966）

4. 炒：是药物常用的加热法，目的在转变药物性能，一般用铁锅炒。

（1）清炒：不加辅料，文火炒时，勤翻快铲，使药片炒至微焦发出香气味为度，如炒荆芥、炒黄芩等。

（2）炒炭：用较旺火力炒至外焦黑似炭、内呈老黄色（或棕褐色），俗称炒存性，如侧柏、山楂等，取其止血止泻之功。（1972 西）

5. 清炒：炒时不加辅料，根据炒的时间和温度不同分为炒黄、炒焦等。炒黄系将药材、生片炒至表面微黄或炒至能嗅到药材固有的气味为度，炒焦系将药材、生片炒至表面焦褐色。（1975）

6. 清炒法：不加辅料的炒法称为清炒法。操作方法是：将净选或切制后的药物置锅内，以不同的火力加热，并不断翻动，使药物均匀受热至所需程度，取出放凉。根据药物受热程度不同，又分为炒黄、炒焦、炒炭 3 种。

（1）炒黄：将药置锅内，用文火或中火加热，不断翻动，炒至药物表面呈黄色或较原色加深，或发泡鼓起，或种皮爆裂而发出炸裂声，并透出固有气味，取出放凉。

（2）炒焦：将药物置锅内，用中火加热，不断翻动，炒至药物表面呈焦黄或焦褐色，并有焦香气味，取出，放凉。

（3）炒炭：将药物置锅内，用武火或中火进行加热，不断翻动，炒至药物表面焦黑色，内部焦褐色，喷淋水少许，取出，放凉。操作时要掌握好火候，注意“炒炭存性”。（1987）

（二）烘或焙

1. 烘或焙：将药物置近火处或烘房，使之干燥。（1964）

2. 烘焙：烘焙法是指将药物用文火处理，使之干燥的方法。注意适应于某些昆虫类药物，以便粉碎和贮存。

（1）烘：是将药物置于近火处或利用烘箱等干燥设备使水分徐徐蒸发。

（2）焙：是将药物置于金属板上或锅内，用文火加热，不断翻动，焙至药物颜色变黄或加深，质地酥脆为度。

烘焙时，注意一定要用文火，以免将药物烘焙焦。（1987）

（三）炮

1. 炮：常用的有炮姜，系将川干姜或南干姜切成小块，置于高热的铁锅中急炒片刻，迅速取出，使表面焦黑并部分炭化，但内部的挥发性物质则不易散失。（1957）

2. 炮：将药物切成小块，放于高热的锅内，用武火急炒，使药物表面焦黑炭化，而里面没有大的变化，则有效成分不易散失（如炮姜炭）。（1964）

3. 炮：系将药材埋在热炭灰中，炮至鼓爆裂为度，或置高热的铁锅中，急炒使药材焦黄，炮至鼓裂，如炮姜等。（1965、1966）

（四）麸炒

1. 麸子炒：将锅加热至微红（以少量麸皮撒入，立即炭化为度），加入需要量的麸皮，麸皮发生浓烟，即加入药料，均匀炒拌，使色泽一致（呈微黄），取出，筛或簸去麸皮即可。（1957）

2. 麸炒：先将锅加热，撒入规定量的麸皮，至冒烟时加入药材、生片，急速翻动，炒至药材表面呈微黄色，取出，筛去麸皮。（1965、1966、1975）

3. 麸炒：将药片和蜜炙麸皮同炒，其法先烧热铁锅成青色，后撒入适量麸待冒烟起倒入药片拌炒，使药呈微黄色为度。筛去麸皮用。（1972 西）

4. 麸炒：药物与麦麸拌炒的方法称为麸炒。

麸炒的操作方法：取麸皮，撒在热锅内，加热至冒烟时投入药物，不断迅速翻动，炒至药物表面呈黄色或微黄色，取出，筛去麸皮，放凉。除另有规定外，净药材每 100 公斤，用麸皮 10～15 公斤。（1987）

（五）米炒

1. 米炒：将米倒入用水喷湿的锅内，加热使米贴附锅底上，待冒烟时，倒入药材，轻轻翻炒至药材变色，取出，筛去米粒即成。（1965、1966）

2. 米炒：将米倒入经水喷湿的锅内，加热使米贴附锅壁上，俟冒烟时，加入药材，轻轻翻炒至药材色变微黄，取出，除去米粒。（1975）

3. 米炒：药物加米同炒的方法称为米炒。

米炒的操作方法：将锅烧热，撒上浸湿的米，使其平贴锅上，中火加热至冒烟时投入药物，轻轻翻动米上的药物，炒至药物色变微黄，取出，除去米粒。炮制昆虫类药物，一般炒至米呈焦黄色或焦褐色；炮制植物药，主要观察饮片的色泽，一般炒至黄色为度。

一般每100公斤药物，用米20公斤（先用水将米浸湿）。（1987）

（六）土炒

1.将黄土过筛除去夹杂物后置锅内（其量必须能盖覆药）使热，再加入药料炒拌，叫做“土炒”。（1957）

注：原文标题为“砂土炒”，辅料为“细砂或黄土”，今分做“砂炒”’与“土炒”两条。

2.土炒：通常用伏龙肝细粉或净黄土，置锅内炒至轻松发泡，加入药材，共炒至药材表面挂匀土色，取出，筛去土即成。（1965）

3.土炒操作与（1965）类同，辅料仅用伏龙肝细粉。（1966）

4.土炒：通常用黄土细粉（或用灶心土细粉）置锅内炒至发泡，加入药材、生片，共炒至药材、生片表面显土色，取出，筛去土。（1975）

5.土炒：药物加入灶心土（伏龙肝）同炒，称为土炒。

土炒的操作方法：将碾细过筛的灶心土（或黄土）置锅内加热至发泡，土呈灵活状态时投入药物，共炒至药物表面呈土色，透出土香气时取出，筛去土，放凉。（1987）

（七）砂炒

1.将细砂过筛除去夹杂物后置锅内（其量必须能盖覆药）使热，再加入药料炒拌，叫做“砂炒”。（1957）

2.砂烫：系将药材、生片，置于加热的净砂子锅内，拌炒至药材表面鼓起或酥脆为度，筛取药材。（1965、1966、1975）

3.砂炒：药物用热砂同炒的方法称为砂炒，亦称砂烫。砂炒的操作方法：取洁净的砂子置锅内，用武火加热至滑利、容易翻动时，投入药物，不断翻炒至药物泡酥或鼓起取出，筛去砂，放凉或趁热投入醋中略浸。砂的用量以炒药时能掩盖部分药物为宜。（1987）

（八）蛤粉炒

1.蛤粉炒：

（1）蛤粉炒：例如炒阿胶时，将蛤粉置锅内炒热，加入阿胶碎粒，使它体积膨胀而变脆，易于粉碎，并可矫味矫臭。（1957）

（2）蛤粉炒：取蛤粉置锅内，中火或武火炒热后，投入药物，不断翻动，烫至泡酥或

鼓起为度，筛取药材。每 100 公斤药物，用蛤粉 20～50 公斤。(1987)

2. 蛤粉烫：系将药材、生片，置于加热的蛤粉锅内，拌炒至药材表面鼓起或酥脆为度，筛取药材。(1965、1966、1975)

（九）滑石粉炒

1. 滑石粉烫：系将药材、生片，置于加热的滑石粉锅内，拌炒至药材表面鼓起或酥脆为度，筛取药材。(1966、1975)

2. 滑石粉炒：取滑石粉置锅内，中火或武火炒热后，投入药物，不断翻动，烫至泡酥或鼓起为度，筛取药材。每 100 公斤药物，用滑石粉 20～50 公斤。(1987)

（十）煮

1. 煮：将药物加水或其他辅料，置锅内共热，有的是使药物与辅料共煮至吸尽液体为度；也有用辅料共煮一定时间后，将药物捞出，弃去剩余药液。(1964)

2. 煮：系将药材与水或辅料（如醋、姜、甘草、黑豆、白矾等）共煮的加工方法。通常有二：一为与辅料同煮至辅料完全吸尽，如醋商陆、醋狼毒等；另一种为与辅料共煮至一定程度后捞出，弃去汤，如川乌、草乌与甘草、黑豆汤煮至无白心为度等。(1965、1966)

3. 煮制：系将药材与水或液体辅料共煮的制作方法，通常与辅料煮至完全吸尽，或煮至药材内无白心为度，毒剧药材煮制后，弃去剩余的汁液。(1975)

（十一）蒸制

1. 蒸：隔水加热，利用蒸气达到改变药效及增加治疗作用的目的。(1957)

2. 蒸：隔水加热或加酒及其他辅料，将药物置蒸笼内，于水锅上利用水蒸气加热，至一定程度时取出。(1964)

3. 蒸：系将药材置适宜的容器内于水锅中加热，利用水蒸气的方法。如蒸玄参、蒸桑螵蛸等。(1965、1966)

4. 蒸制：系将药材置适宜的容器内，利用水蒸气加热，蒸至一定要求的制作方法。(1975)

5. 蒸：将净选后或加入辅料的药物，置木甑或蒸罐内，用水蒸气蒸制的方法称为蒸法。

操作方法：将药物洗净润透或拌匀辅料后置蒸制容器内，加热蒸至一定程度取出。(1987)

（十二）燉制

1. 炖：将药材与辅料如酒等拌匀置罐内或适宜容器内，坐水锅中，隔水加热，燉透为度。如熟大黄、酒制山萸肉等。(1965、1966)

2. 燉制：系将药材与液体辅料拌匀，装于适宜密闭的容器内，置水锅中隔水加热，炖至一定要求的制作方法。(1975)

（十三）酒炙

1. 酒炒：药料置于锅内加热，随炒随撒黄酒或绍兴酒，待色变焦黄并嗅到药料固有的气味即可，用酒量按药的性质而不同。“酒炒”，有时候也叫“酒炙”。（1957）

2. 酒炙：通常用黄酒，用量根据该药材项下的规定。酒炙的方法是先将黄酒与药材拌匀，稍闷或不闷，倒入锅内加热炒至药材表面微黄色。（1965、1966）

3. 酒炒：加黄酒 15% 炒（以每斤净药计算）。（1972 西）

4. 酒制：通常用黄酒，用量根据各药材有关项下的规定。其方法，先将黄酒与药材、生片拌匀，稍闷，再根据要求，用炒、燉、蒸制等方法制作处理。（1975）

5. 酒炙：将净选或切制后的药物，加入定量酒拌炒的方法称酒炙法。

酒炙的方法：取净药材，加酒拌匀、闷透，待酒被吸尽后，置锅内用文火炒干，取出，放凉。除另有规定外，净药材每 100 公斤，用黄酒 10 公斤。（1987）

（十四）醋炙

1. 醋炒：“醋炒”有时候也叫“醋炙”，将药料置于锅内加热，随炒随撒不掺水的米醋，并均匀搅拌，使药料表面微黄即可。或先使醋被药料吸收后再入锅炒。所用醋量按药性和要求而定。（1957）

2. 醋炙：通常用米醋，用量根据各该药材项下的规定。炙法与酒炙同。醋炙的方法是先将米醋与药材拌匀，稍闷或不闷，倒入锅内加热炒至药材表面微黄色。（1965、1966）

3. 醋炒：加醋 15%（以每斤净药计算）。（1972 西）

4. 醋制：通常用米醋，用量根据各药材有关项下的规定。醋制的方法，先将醋与药材、生片拌匀，稍闷，再根据要求，用炒、煮制等方法制作处理。（1975）

5. 醋炙：将净选或切制后的药物，加入定量米醋拌炒的方法称为醋炙法。醋炙的操作方法：取净药材，加醋拌匀，润透，置锅内炒至一定的程度时，取出，放凉。除另有规定外，每 100 公斤药材，用米醋 20 公斤。（1987）

（十五）盐炙

1. 盐水炒：泽泻有时用盐水炒，将泽泻切成片，拌以盐的水溶液，被吸收后，在锅中加热炒至微黄。（1957）

2. 盐水炙：取规定量的食盐，加水溶解澄清，与药材拌匀后炒，或先将药材炒至一定程度时再喷淋盐水炒（食盐加水的量应当适当掌握，以便能喷洒或搅拌均匀湿润为度）。（1965、1966）

3. 盐水炒：食盐 2% 化水炒（以每斤净药计算）。（1972 西）

4. 盐水制：取规定量的食盐，加水适量溶化澄清，与药材、生片拌匀，稍闷，再根据要求，用炒、煮制等方法制作处理，或先将药材、生片炒至一定程度时喷淋盐水炒干。（1975）

5. 盐炙：将净选或切制后的药物，加入定量食盐的水溶液拌炒的方法称为盐炙法。

盐炙的操作方法：

（1）取净药材，用盐水拌匀或喷洒均匀，闷透，置锅内文火炒至一定程度，取出、放凉。

（2）将药材生片炒至一定程度时喷淋盐水，炒干。除另有规定外，每100公斤药物，用盐量为2～3公斤。（1987）

（十六）姜炙

1. 姜汁炙：系将药材与鲜姜汁或姜汁与水拌匀，置锅内用文火炒制。如黄连、山栀子、竹茹等。（1965、1966）

2. 姜汁炒：用生姜25%捣汁拌水炒（以每斤净药计算）。（1972西）

3. 姜汁制：取规定量的生姜捣烂，加水适量压榨，取汁与药材、生片拌匀，再根据要求，用炒、煮制等方法制作处理。亦有用生姜片与药材共煮的。（1975）

4. 姜炙：将净选或切制后的药物，加入定量姜汁拌炒的方法称为“姜炙法”。

姜炙的操作方法：取定量的生姜捣烂，加水适量压榨，取汁与药材生片拌匀。置锅内文火炒至姜汁被吸尽或至规定程度时取出，晾干。或用生姜片与药材共煮。除另有规定外，每100公斤净药材用生姜10公斤或干姜3公斤。（1987）

（十七）蜜炙

1. 蜜炙：通常用炼熟的蜂蜜，用量根据各该药材项下规定。将药材与炼熟的蜜及开水少许，拌匀，稍闷，置锅内用文火炒，使蜜炙入药材组织内部，至水分去尽，不黏手为度。如蜜炙甘草、蜜炙桑皮等。（1965、1966）

2. 蜜炙：即加炼蜜拌炒，其法：先将炼蜜放锅内待化开略加清水，然后放药反复拌炒，炒至蜜汁尽，再喷酒少许，清水炒干，以不黏手为度。（1972西）

3. 蜜炙：取规定量的炼蜜，至锅内化开后，加开水少许，与药材、生片拌匀，稍闷，用文火炙至蜜不黏手为度。（1975）

4. 蜜炙：将净选或切制后的药物，加入定量炼蜜拌炒的方法称为“蜜炙法”。

蜜炙的操作方法：取规定量的炼蜜，置锅内化开，加适量开水稀释，加入净药材，饮片拌匀，闷透，置锅内文火炒至规定程度时，取出放凉。除另规定外，每100公斤净药材用炼蜜25公斤。（1987）

（十八）油炙

1. 酥炙（油炙）：通常用油脂，用量根据各该药材项下规定。酥炙方法有二：

（1）油脂拌炒。如酥淫羊藿；

（2）油炸。如油虎骨等。（1965、1966）

2. 酥制（油制）：用量根据各该药材项下的规定，制作方法通常有二：

（1）油脂制：取羊脂置锅内加热熔化后，加入药材、生片共炒至一定要求。

（2）取酥油或植物油涂在药材表面，置炭火上徐徐烘烤至药材色黄酥脆。（1975）

3. 油炙：将净选或切制后的药物，与定量食用油脂加热处理的方法称为“油炙法”，又称“酥炙法”。

油炙的操作方法：油炙通常有 3 种操作，即油炒、油炸和油脂涂酥烘烤。

（1）油炒：将羊脂切碎，置锅内加热，炼油去渣，然后取药材与羊脂油拌匀，用文火炒至油被吸尽，药物表面油亮时取出，摊开晾凉。

（2）油炸：取植物油，倒入锅内加热，至沸腾时，倾入药物，用文火炸至一定程度取出，沥去油，碾碎。

（3）油脂涂酥烘烤：将动物骨类锯成短节，放炉火上烘热，用酥油涂布，加热烘烤，待酥油渗入骨内后，再涂、再烤，如此反复操作，直至骨质酥脆，凉后碾碎。（1987）

（十九）米泔水炙

1. 米泔水浸炒：

（1）米泔水浸炒：如茅苍术，可先切片，用米泔水浸透，取出干燥后，在锅中炒拌即得。

（2）米泔水浸：只浸不炒，为“米泔水浸”，可以溶解茅苍术中的一部分刺激性物质。（1957）

2. 米泔水炙：用米泔水与药材拌匀，稍闷后，置锅内加热炒至药材微黄色为度。（1965、1966）

3. 米泔水制：用米泔水与药材、生片拌匀，稍闷，置锅内加热炒至药材表面微黄色为度。（1975）

（二十）鳖血炙

1. 鳖血炙：系将药材与新鲜鳖血拌匀，置锅内用文火微炒。如柴胡、青蒿等。（1965、1966）

2. 鳖血制：系将药材、生片以新鲜鳖血拌匀，稍闷，置锅内用微火炒干。（1975）

（二十一）药汁炙

药汁制：系先将辅料药材煎汁与药材、生片拌匀，稍闷，再根据要求用炒、蒸、煮制等

方法制作处理。（1975）

（二十二）豆腐制

将药材、生片置规定量豆腐中，再根据要求用煮、蒸制的方法制作处理。（1975）

（二十三）制炭

系将药材、生片，用炒制或闷煅方法制作，但要求炭化而须存性。制炭方法通常有二：

1. 炒炭：依炒制法，炒至药材表面黑色，内呈焦褐色；

2. 煅炭：将药材、生片置铁锅内密闭，加热煅至透，俟凉后取出。（1975）

（二十四）煅

1. 煅：高温度的加热处理叫做“煅”。含有大量无机物药料，如龙骨、龙齿、炉甘石、礞石、牡蛎等，置于耐火制成的罐中，热到“里外都红”，意即罐和药料都要烧红，温度在700～800℃以上，大部分已变成氧化物，主要目的是易于研成细粉，同时把有机物烧尽，能使药料洁净。（1957）

2. 煅：将药物置坩埚内或直接用武火煅烧，至红透为度，多用于贝壳、金属及矿石类，使之酥脆，以便粉碎制剂。（1964）

3. 淬：药物经过煅烧后，迅即投入米醋或其他药液中，使之酥脆。（1964）

4. 煅：系将药材用火煅烧，通常分为两种：

（1）直火煅：将药材直接在无烟的炉火上煅红透，块粒细小的药材，可置坩埚等适宜的容器内，煅至内外红透为度。如自然铜、石决明等。

（2）闷煅：将药材置煅锅内，上面覆盖一锅，结合处用黄泥封固，上压重物，加热煅透为止。如生地黄炭、干漆炭等。（1965、1966）

5. 淬：系将药材煅后，趁热迅速投入醋或黄酒中使之酥脆的方法。如赭石、自然铜等。（1965、1966）

6. 煅淬：系将药材直接放在无烟的炉火中，或适宜的容器内，高温加热，煅烧至药材红透为度；或煅后趁热投入规定量的液体辅料中，使之酥脆的制作方法。（1975）

7. 煅法：将药物直接放于无烟炉火中或置于适当的耐火容器内煅烧的一种方法称为煅法。有些药物煅红后，还要趁热投入液体辅料中淬。根据操作方法和要求不同，煅法又可分为明煅、煅淬和闷煅（扣锅煅）。

（1）明煅法：将药物直接放在煅炉火上煅烧或装于适宜的耐火容器内进行煅烧的方法称明煅法。

操作方法：质坚的矿物药可直接放在炉火上煅至红透，取出放凉。含结晶水的矿物药、动物药及化石类药物需装入耐火容器内煅透、放凉。大量生产采用平炉或反射炉煅。有些煅烧时爆裂的矿物药可在容器上加盖（但不密闭）或用反射炉。

（2）煅淬法：将药物按明煅烧至红透，趁热投入定量的淬液或冷水中，骤然冷却，使之酥脆的一种方法称为煅淬。

（3）扣锅煅法（密闭煅法）：药物在高温缺氧条件下煅烧成炭的方法称为扣锅煅。又称为密闭煅、闷煅、暗煅。适用于煅至质地疏松，炒炭易于灰化的药物。

操作方法：将药物置于锅中，上盖一较小的锅，两锅在结合处用盐泥封严，锅盖上压一重物，防止锅内气体膨胀而冲开锅盖，待泥稍干后，加热煅烧至透为度（全部炭化）。亦有在两锅沿封闭处留一小孔，用筷子塞住，在煅火上煅烧，时时观察小孔处的烟雾，当有白烟至黄烟转呈青烟减少时，降低火力，煅至基本无烟时，离火，待冷却后，取出药物。（1987）

（二十五）煨

1. 煨的方法有两种：

（1）虚煨：将面粉或草纸，加水和湿，裹于药料的表面，稍干后，置弱火中烘烤，或铺于铁丝网上用火烤，使面、纸的表面干黄，冷后剥除。如生姜可用此法煨制。经验上认为"煨"能减少一点药料的刺激性，使治疗作用平缓，叫做"虚煨"，可以理解为药料中部分的挥发物及油脂，被面、纸吸收，所以应当徐徐煨烤，防止药料烧焦。

（2）煨制：另一种"煨"的方法，是将药料用湿面包裹埋在热灰中（木灰或草灰，余烬不能太多，以免将药料烧毁），如肉豆蔻等的煨制。（1957）

2. 煨：药物裹上稠面糊或湿纸，待微干后，置微弱火上烘焙，至表面焦黄即可，也有埋入热草木灰中煨的，借此来除去药物部分或全部油质。（1964）

3. 煨：系将药材用湿润面粉包裹，在炒热的滑石粉锅内煨至外皮焦黄色为度，或置弱火上烘焙，至表面焦黄色亦可；也有层层隔纸加热以除去部分油质。如煨肉豆蔻、煨木香等。（1965、1966）

4. 煨制：取适量的辅料置于锅内加热后，加入药材、生片拌炒或用湿纸层层包裹，埋在热灰中加热，以除去部分油质的制作方法。（1975）

5. 煨：煨法是指将药物用湿面或湿纸包裹，置于热火灰中或用吸油纸与药物隔层分放进行加热的方法。（1987）

（二十六）所用辅料规定如下

蜜——炼蜜（见正文蜂蜜项下）。

麸——小麦麸皮。

米——小米或大米。

豆腐——市售的豆腐或豆腐干。

油——以芝麻制的油。

酒——以粮食酿制的黄酒（如绍兴酒）。

白酒——以粮食酿制的白酒。

醋——以粮食酿制的食用醋。

姜——鲜生姜。

盐——食用盐。

水——洁净的冷水。

土——不含杂质的黄土或灶心土。

砂——经水洗净的砂粒。（1975）

第四章　其他

（一）燀

1. 沸燀：将药材投入沸水中翻动片刻，捞起，以分离药材表面附着的外皮。（1975）

2. 燀法（水烫）：将药物置沸水中浸煮短暂时间，取出分离种皮的方法称燀法。

操作方法：先将水煮沸，再将药物连同有孔盛器，一齐投入沸水中，加热烫至种皮由皱缩到膨胀，易于挤脱时，立即取出，浸漂于冷水中，捞起搓开种皮与仁，晒干，簸去或筛去种皮。（1987）

（二）制霜

1. 霜：药物经加工处理而产生的白色粉状物（百草霜为黑色）谓“霜”。一种是榨去药物中的油质，如巴豆霜；另一种是用风化方法制成白霜，如玄明粉。（1964）

2. 制霜：系将药材经过特殊加工而产生的白色粉状物谓之“霜”。如西瓜内装芒硝后产生的白色粉末为西瓜霜，又如巴豆、千金子榨去油质后所得之粉状物为巴豆霜、千金子霜等。（1965）

3. 制霜：系压榨去药材内所含的油质。（1975）

（三）制绒

将药物压碎成绒状，以缓和药性或便于调剂和制剂。（1987）

（四）水飞

1. 水飞：系湿法研磨分取药材极细粉的方法。可将药材与水（或药液）共研细，加入多量水搅拌，较粗的粉即下沉，细粉混悬于水中，倾出，粗粉再研再飞，倾出的混悬液沉淀后，分出，干燥。多用于矿物药。（1975）

2. 水飞：水飞法是指某些不溶于水的矿物药，利用粗细粉末在水中的悬浮性的不同而将细粉分离的方法。

水飞的方法：将药物置乳钵内，加适量清水，研磨成糊状，再加多量水搅拌，粗粉即下沉，即时倾出混悬液。下沉的粗粒再研磨，如此反复操作，直至研细为止。最后将不能混悬的杂质弃去。将倾出的混悬液合并静置，待完全沉淀后倾去上面的清水，将干燥沉淀物研磨成极细粉末。水飞法的药有朱砂、雄黄、滑石等。（1987）

（五）发芽

1. 生芽：将谷类或豆类的种子，用水泡胀后，在一定的温度下，使其发芽。如谷芽、麦芽、大豆黄卷等。（1964）

2. 发芽：发芽法是指将成熟的果实及种子，在一定的温度和湿度条件下，促使其萌发幼芽的方法称为发芽法。

发芽的方法：选取成熟饱满的果实或种子，用清水浸泡适度，捞出置于能排水的容器内，用湿物盖严，每日淋水 2～8 次，以保持湿润，在 18～25℃约经 3 日，即能生出芽，待芽长 1 厘米左右时取出干燥。用发芽法的药物有麦、稻、粟、大豆等。（1987）

（六）发酵

发酵法是指药物在一定的温度和湿度条件下，利用微生物的繁殖，使其表面生出黄白色霉衣（菌丝）的一种炮制方法。（1987）

（七）制曲

系将药材碾末与辅料或面粉混合湿润制块，经过发酵而成。如六曲、沉香曲等。（1965）

（八）法制

1. 制：中药的“制”，有两种意义：一为数种药料混合粉碎，配制各项成药，相当于新药的各种制剂；另一为单味药用其他药料处理，适当改变固有的治疗功效，也称为“制”，又叫“法制”“药制”等。（1957）

2. 法制：即如法炮制，一般均按规定操作方法和所加辅料进行加工，也称为“制”。如法半夏、制乌头等。（1964）

3. 法制：系一种特殊的加工方法，一般加有其他药料，按照各该药材项下的规定操作。如法半夏等。（1965）

4. 法制：系一种特殊加工方法，意义是如法炮制，一般加有其他药料，按照各该药材项

下规定操作，如法半夏等。(1966)

(九) 复制

1. 复制：利用多种辅料的一种较复杂的制作方法。多用于炮制有毒性的药材，以减少毒性及副作用，所用辅料，根据该药材项下规定制作。(1975)

2. 复制：复制法是指将一种药物加入不同的辅料，按规定操作程序反复炮制的方法。(1987)

(十) 拌衣

1. 药拌：加入其他药料拌制。如朱麦冬、朱茯神等。(1965)

2. 拌衣：将药物表面湿润使辅料黏附于表面，而起到一定的治疗作用。如朱砂拌茯苓、远志，以增强宁心安神的作用，青黛拌灯心草用于清肝凉血。(1987)

(十一) 干馏

干馏法：将药物置容器内用火烤灼（不加水）使之产生液汁的方法。其目的是为制备适合临床需要的药物。干馏的温度一般为 120～450℃。干馏的药物有：竹沥、黑豆馏油。(1987)

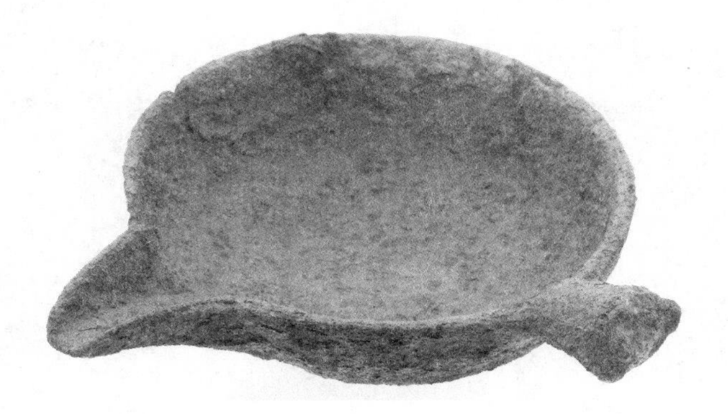

各论

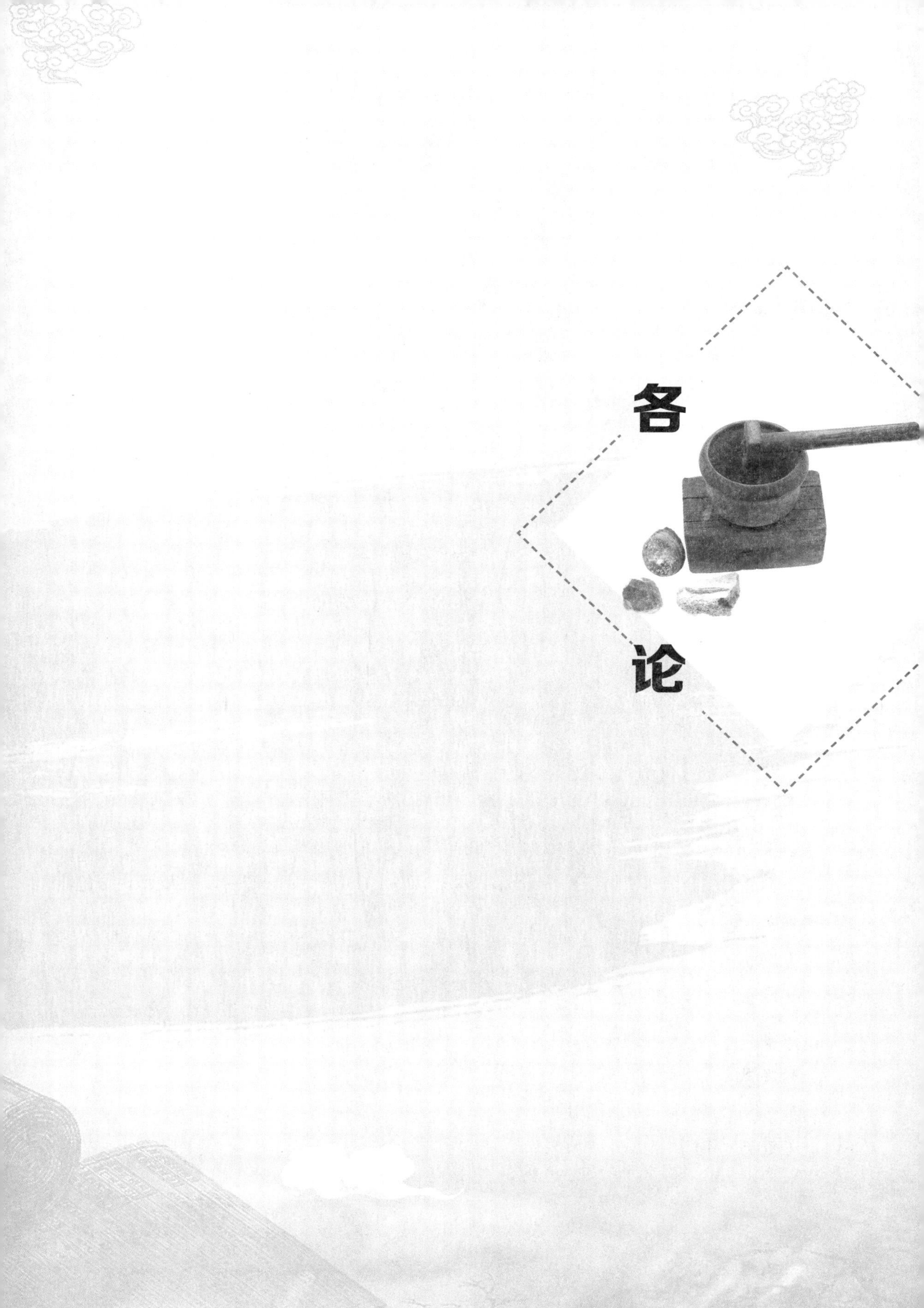

一枝蒿
Yizhihao

【处方用名】一枝蒿，一苗蒿。

【炮制方法】

拣净杂质，清水洗净，捞出，润透，切段，晒干。（1975）

丁香
Dingxiang

【处方用名】丁香，公丁香，大花丁香。

【来源】

1. 本品系桃金娘科常绿乔木植物丁香树的干燥花蕾，多系栽培。（1965）

2. 本品为桃金娘科植物丁香 *Eugenia caryophyllata* Thunb. 的干燥花蕾。当花蕾由绿色转红时采摘，晒干。（2020）

【炮制方法】

1. 取原药拣净杂质，反复簸净即成。（1964、1972 中）

2. 拣去杂质，筛去灰屑，用时捣碎即成。（1965）

3. 拣净杂质，筛簸净，用时捣碎即可。（1966）

4. 拣净杂质，簸去灰屑，用时捣碎。（1975）

【处方应付】

写母丁香、鸡舌香付母丁香；余付公丁香。（1964、1972 中）

【注意】

畏郁金。（1965、1975）

人中白

Renzhongbai

【炮制方法】

煅人中白

1. 拣去杂质，清水漂 5～7 天（每天换水 1 次），晒干，装入坩埚内，煅至红透即成。(1964)

2. 拣净杂质，清水漂 10 天（每天换水 1 次），捞出，晒干，置坩埚内，放入无烟炉火中煅至红透，取出，晾凉。(1975)

【炮制目的】

煅人中白

漂煅：去其臭味，使药物纯洁。(1975)

【应用】

（一）煅人中白

人中白散，化痞膏，八宝珍珠散。《成方配本》

（二）人中白（焙）

灭癌散。《榆林中医》

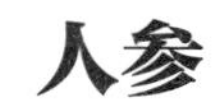

人参

Renshen

【处方用名】 人参，吉林参，大力参，石柱参，人参须，棒槌，白人参，白糖参。

【来源】

1. 本品为五加科多年生草本植物人参的干燥根。栽培者为园参，野生者为野山参。因加工的方法不同，品名规格各异。(1965)

2. 本品为五加科植物人参 *Panax ginseng* C. A. Mey. 的干燥根和根茎。多于秋季采挖，洗净经晒干或烘干。栽培的俗称“园参”，播种在山林野生状态下自然生长的称“林下山参”，习称“籽海”。(2020)

【炮制方法】

（一）吉林参

去芦，将药料放笼内加热蒸 15 分钟，取出，趁热切斜薄片，晾干（若蒸的时间过长，则色易变，应注意）。(1957)

（二）白参

1. 除去芦头，剪小块即成。（1964、1966）

2. 除去芦头，剪成小块。（1965）

3. 去芦，须软切斜薄片，晾干。（1975，白人参）

（三）白糖参

去芦，剪成小块。（1975）

（四）人参须

切段。（1975）

【炮制目的】

除芦为防止催吐，切片剪小块便于应用。（1966）

【处方应付】

1. 按处方要求分别付给。（1964）

2. 注明高丽参、白糖参、人参须按要求付给，余付人参。（1975）

【注意】

1. 参芦能催吐，必须去净。（1964）

2. 反藜芦，畏五灵脂。（1965、1975）

【应用】

人参去芦

虎骨木瓜丸，石斛夜光丸，大活络丹，鳖甲煎丸，补心丹，归脾丸，人参养荣丸，补中益气丸，参茸卫生丸，薯蓣丸，乌梅丸，八珍益母丸，妇科回生丹，牛黄镇惊丸，灵宝如意丹，一捻金。《成方配本》

【附注】

本条“人参”项下原有“太子参”一条，按文意，移至石竹科太子参项下。

八角茴香

Bajiaohuixiang

【处方用名】八角茴香，八角，大茴，大茴香，八角茴，西大茴，西大香。

【来源】

1. 本品为木兰科常绿小乔木植物八角茴香的干燥成熟果实。多系栽培。（1965）

2. 本品为木兰科植物八角茴香 *Illicium verum* Hook. f. 的干燥成熟果实。秋、冬二季果实由绿变黄时采摘，置沸水中略烫后干燥或直接干燥。（2020）

【炮制方法】

1. 取原药拣净杂质，筛去浮土即成。（1964、1972 中）
2. 筛去泥屑，拣去果柄及杂质即成。（1965）
3. 取原药材，筛去泥屑及种子，拣净杂质即得。（1966）
4. 拣净杂质及果柄，筛去灰屑及种子。（1975）

九节菖蒲

Jiujiechangpu

【处方用名】九节菖蒲，节菖蒲，菖蒲。

【来源】

本品系毛茛科多年生草本植物菊叶双瓶梅的干燥地下根状茎。均系野生。（1965）

【炮制方法】

1. 拣去杂质，簸去灰屑即成。（1965）
2. 拣净杂质，簸去灰屑。（1975）

九香虫

Jiuxiangchong

【来源】

本品为蝽科昆虫九香虫 *Aspongopus chinensis* Dallas 的干燥体。11 月至次年 3 月前捕捉，置适宜容器内，用酒少许将其闷死，取出阴干；或置沸水中烫死，取出，干燥。（2020）

【炮制方法】

（一）九香虫

拣净杂质，筛去灰屑。（1975）

（二）焙九香虫

拣净杂质，文火微焙即成。（1964、1972 中）

儿茶
Ercha

【处方用名】儿茶，孩儿茶，方茶，黑儿茶，孩茶，方儿茶。

【来源】

1. 本品系豆科常绿乔木植物儿茶的枝干的干燥浸膏，或茜草科藤本植物儿茶钩藤带叶嫩枝的干燥浸膏。前者习称“儿茶膏（黑儿茶）”，后者习称“方儿茶（棕儿茶）”。(1965)

2. 本品为豆科植物儿茶 *Acacia catechu*（L. f.）Willd. 的去皮枝、干的干燥煎膏。冬季采收枝、干，除去外皮，砍成大块，加水煎煮，浓缩，干燥。(2020)

【炮制方法】

1. 刷净浮土，捣碎或研细粉即成。(1964、1972 中)

2. 拣净杂质，刷去灰屑，铗成小块或研成细粉即成。(1965)

3. 拣净杂质，刷净灰屑，研成小块，研成细粉即得。(1966)

4. 拣净杂质，刷净，用时捣碎。(1975)

【应用】

人中白散[俗名（绿袍散）]，吹喉凤衣丸，七厘散，三黄宝蜡丸，黎峒丸，九龙丹，正骨紫金丹，八宝珍珠散，虎骨熊油膏，大众丹，万应锭。《成方配本》

【附注】

文献记载的来源与《中国药典》不一致，应引起注意。

三七
Sanqi

【处方用名】三七，广三七，汉三七，滇三七，参三七，旱三七，三七粉。

【来源】

1. 本品为五加科多年生草本植物参三七的干燥根部。均为栽培。(1965)

2. 本品为五加科植物三七 *Panax notoginseng*（Burk.）F. H. Chen 的干燥根和根茎。秋季花开前采挖，洗净，分开主根、支根及根茎，干燥。支根习称“筋条”，根茎习称“剪口”。(2020)

【炮制方法】

（一）三七块

1. 刷净浮土，酒剂捣成豆粒大碎块。(1964)

2. 刷净捣成豆粒大碎块（酒剂用）。（1966，捣碎）

（二）三七粉

1. 刷净浮土，汤剂砸细粉冲服。（1964）

2. 洗净，干燥，研为细粉即成。（1965）

3. 刷净砸成细粉（冲服用）。（1966，砸粉）

4. 原药碾为细粉。（1975）

5. 磨粉。（1991）

（三）三七片

1. 洗净，蒸透，取出，及时切片干燥即成。（1965）

2. 洗净蒸透，取出及时切片，干燥即得。（1966，切片）

【注意】

本品质坚实，可研细粉或捣碎块备用。（1964）

三棱

Sanleng

【处方用名】三棱，京三棱，荆三棱，生三棱，醋三棱，炙三棱。

【来源】

1. 本品为黑三棱科多年生草本植物黑三棱或小黑三棱的干燥块茎。习称为“荆三棱”。另有一种黑三棱，系莎草科多年生草本植物的块茎。质量较次。均系野生。（1965）

2. 本品为黑三棱科植物黑三棱的干燥块茎。（1987）

3. 本品为黑三棱科植物黑三棱 *Sparganium stoloniferum* Buch. –Ham. 的干燥块茎。冬季至次年春采挖，洗净，削去外皮，晒干。（2020）

【炮制方法】

（一）三棱

1. 清水泡透（约 7～8 天），晾至约五成干，闷透，切 5 厘片，晒干即成。（1964、1972 中，生用）

2. 拣去杂质，用水浸泡，捞出，闷润透，切 5 厘片，晒干即成。（1965）

3. 水泡渥 7～8 天，晾干约五成干，润透，切 5 厘片，晒干即成。（1966，生三棱）

4. 拣净杂质，清水泡七至八成，捞出，闷润至内外湿度均匀，切薄片，晒干。（1975，生三棱）

5. 除去杂质，浸泡七至八成，润透，切薄片，干燥。（1987，生三棱）

（二）醋三棱

1. 将药料置瓷缸、瓦瓮或水池中（忌用铁器，以免生锈损坏药材），注入清水浸泡（若浸液发生泡沫即须更换），夏日 3 天，春、秋 4 天，冬季 5 天，然后捞放筛内，晾至七八成干，装入坛内渥 3~5 天（注意检查、勿令发霉），润透，切为普通圆片，晒干，再按常规药 10 斤、醋 0.5 斤微炒。（1957）

2. 取三棱片，用米醋拌匀（每斤用醋 2 两半），晾干，微炒至带黄色为度。（1964、1966、1972 中，醋炒）

3. 取三棱片 10 斤，用醋 2 斤拌匀，稍润，置锅内用文火炒至微黄色取出放凉即成。（1965）

4. 取三棱片，加醋拌匀，微晾，置锅内文火炒至微黄色，取出，晾干。每三棱片 100 斤，用醋 10～15 斤。（1975）

5. 取三棱片，加醋拌匀，置锅内文火炒至微黄色，取出，晾干。每 100 公斤三棱片用醋 15 公斤。（1987）

【炮制目的】

醋三棱

1. 醋炒增强破血消积作用。（1964）

2. 醋炙入肝，增强疗效。（1966）

3. 醋制：缓和破血烈性，并增强止痛消瘀。（1975）

3. 本品既能散血行气，又可软坚散结，为血中气药。醋炙后主入血分，增强破血软坚和止痛作用。（1987）

【处方应付】

1. 不注明生者付醋炒三棱。（1964、1965、1972 中）

2. 不注明生者，付醋三棱。（1975、1987）

【注意】

1. 浸液起泡沫时，须更换新水。（1964）

2. 孕妇忌服。（1965）

3. 孕妇忌服，畏牙硝。（1975）

【应用】

（一）炒三棱

圣济鳖甲丸。《成方配本》

（二）醋三棱

妇科回生丹。《成方配本》

三颗针
Sankezhen

【来源】

本品为小檗科植物拟獴猪刺 *Berberis soulieana* Schneid.、小黄连刺 *Berberis wilsonae* Hemsl.、细叶小檗 *Berberis poirelii* Schneid. 或匙叶小檗 *Berberis vernae* Schneid. 等同属数种植物的干燥根。春、秋二季采挖，除去泥沙和须根，晒干或切片晒干。（2020）

【炮制方法】

（一）三颗针

原药湿润后，切丝生用。（1970）

（二）酒三颗针

酒炒用。（1970）

（三）盐三颗针

盐水炒。（1970）

干姜
Ganjiang

【处方用名】干姜，姜炭，均姜。

【来源】

1. 本品为姜科多年生草本植物姜的干燥地下根状茎。均系栽培。（1965）

2. 本品为姜科植物姜 *Zingiber officinale* Rose. 的干燥根茎。冬季采挖，除去须根和泥沙，晒干或低温干燥。趁鲜切片晒干或低温干燥者称为“干姜片”。（2020）

【炮制方法】

（一）干姜

1. 清水泡六七成湿，放入筛内，用麻袋盖渥一二日，润透，切普通长片，晒干。（1957）

2. 清水洗净，浸泡五至六成，湿布盖渥，润透，切 5 厘片，阴干即成。（1964、1972 中，生用）

3. 拣去杂质，用水浸泡，捞出，闷润透后，切片，晒干即成。（1965）

4. 拣去杂质，用水浸泡，捞出，闷润透后，切小方块，晒干即成。（1965）

5. 选大块老姜，切片晒干。（1972 西，干姜片）

6. 拣净杂质，清水泡四至五成，捞出，润透，切薄片，晒干。（1975）

7. 拣净杂质，清水泡四至五成，捞出，润透，切小块，晒干。（1975）

（二）姜炭

1. 取干姜润透，切 3～4 分厚的碎块，武火炒至外部枯黑存性为度。（1964，炒炭）

2. 取姜块，置锅内用武火炒至黑色，存性，喷淋清水少许，取出，晾干即成。（1965）

3. 取干姜块，置锅内武火炒至外呈焦黑色，内呈焦褐色，须存性，喷水少许，取出，晾凉。（1975）

【炮制目的】

（一）干姜

生用：发散。（1975）

（二）姜炭

1. 姜炭能止血。（1965）

2. 姜炭：止血。（1975）

【处方应付】

1. 注明炮姜、姜炭则分别付给；余付生干姜。（1964、1972 中）

2. 注明炮、炭者，按要求付给，余付干姜。（1975）

【注意】

孕妇内服宜慎；炒炭防复燃。（1975）

【应用】

（一）干姜炭

回阳固崩汤。《榆林中医》

（二）姜炭

加味四物汤。《榆林中医》

【附注】

1. “均姜”的“均”疑为“筠”简化而来。

2. 相关文献干姜项下炮制品包括炮姜，而《中国药典》2020 年版干姜项下有姜炭，炮姜另列，为了不分裂原文，有的内容包含炮姜。

炮姜

Paojiang

【来源】

本品为干姜的炮制加工品。（2020）

【炮制方法】

1. 将干姜泡湿后切成小块，与黄土共放锅内，炒至黑色为度。（1957）

2. 取过筛的细净黄土，炒至发泡后，倒入干姜块，炒至土色略变，筛去黄土即成。（1964）

3. 取伏龙肝细粉，置锅内炒至发泡时，倒入干姜块，炒至土色略变，鼓起，取出，筛去土即成。（1965）

4. 取过筛的细净黄土，炒至发泡后，倒入干姜块，炒至土色略变，筛去黄土即成。（1972 中列为炒炭，按炮制方法，改为“炮姜”）

5. 取砂子置锅内加热，倒入干姜片或块，炒至鼓裂，取出，筛净砂子。（1975）

【炮制目的】

炮：守中。（1975）

【应用】

（一）炮姜

1. 附子理中丸，大胃丸。《成方配本》

2. 方药（妇科常用处方——痛经）。《处方选》

3. 痰饮。《王新午》

（二）炮姜炭

阳和汤化裁。《处方选》

干漆

Ganqi

【处方用名】 干漆，煅干漆，干漆炭。

【来源】

1. 本品为漆树科 Anacardiaceae 植物漆树 *Rhus verniciflua* Stokes. 所分泌的树脂(漆)。（1962）

2. 本品为漆树科植物漆树的分泌物，经加工而制得。（1987）

3. 本品为漆树科植物漆树 *Toxicodendron vernicifluum*（Stokes）F. A. Barkl. 的树脂经加工后的干燥品。一般收集盛漆器具底留下的漆渣，干燥。（2020）

【炮制方法】

干漆炭

（一）炒炭

1. 原药炒至无烟后用。（1962、1970）

2. 取干漆置锅内炒至枯焦，烟尽，取出放冷。（1987）

（二）煅炭

1. 放入锅内盖严煅至无烟成炭色。（1957）

2. 原药砸成碎块，放入锅内，上再覆盖一锅，于上锅底上贴一张白纸，结合处用盐泥封严，武火加热至泥干，白纸显焦黄色，滴水即沸腾时，即为煅透，停火，次日取出，放冷即成。（1964、1972 中）

3. 剁成碎块置锅内，上覆盖一锅，接口处用盐泥封固，上锅底贴湿白纸一片，武火煅至呈焦黄色时，停火，俟凉后，去泥，取出，剁成小块。（1975）

4. 取净干漆块置锅内，上覆盖一锅，接口处用盐泥封固，上锅底贴湿白纸一片，武火煅至呈焦黄色时，停火，待冷后取出，碾碎。（1987）

【炮制目的】

干漆炭

1. 干漆生用有大毒，煅后可解其毒。（1964）

2. 煅：降低毒性。（1975）

3. 本品辛温有毒，伤营血，损脾胃，不宜生用。煅后降低其毒性和刺激性。（1987）

【注意】

1. 停火后应冷透才可揭锅，注意反性复燃。煅时防止漏气，冒烟处应立即封严，否则成品变灰。（1964、1972 中）

2. 孕妇忌服。（1975）

【应用】

干漆灰

大黄䗪虫丸。《成方配本》

干蟾

Ganchan

【处方用名】干蟾，干虾蟆，炙干蟾，制干蟾。

【原料加工】

1. 一般选择冬季或三四月，捕捉脊背有疙瘩之活或死虾蟆，用绳串起风干或烘干均可。（1964、1972中）

2. 将活虾蟆之腹部靠手心放平，向地面摔死后，风干或烘干的。（1964、1972中）

【炮制方法】

（一）清炒干蟾

清水洗净，文火焙至焦黄色，剪碎块即成。（1964、1972中）

（二）砂炒干蟾

清水洗净，捞出，晒干，去头足，切大方块，再取砂子置锅内加热，倒入干蟾块，武火炒至呈黄色，取出，筛净砂子，晾凉。（1975）

【注意】

1. 农历五月前后，原料加工则易生蛆腐烂。（1964、1972中）

2. 如活蟾应除去内脏通风干燥。（1975）

土贝母

Tubeimu

【来源】

本品为葫芦科植物土贝母 *Bolbostemma paniculatum*（Maxim.）Franquet 的干燥块茎。秋季采挖，洗净，掰开，煮至无白心，取出，晒干。（2020）

【炮制方法】

1. 拣净杂质，用时捣碎即成。（1964、1972中）

2. 拣净杂质，筛去灰屑，用时捣碎。（1975）

土荆皮

Tujingpi

【处方用名】土荆皮，土槿皮，金钱松皮。

【来源】

本品为松科植物金钱松 *Pseudolarix amabilis*（Nelson）Rehd. 的干燥根皮或近根树皮。夏季剥取，晒干。（2020）

【炮制方法】

拣净杂质，筛去灰屑。（1975）

【注意】

不可内服。（1975）

【附注】

品名：土槿皮。（1975）

土茯苓

Tufuling

【处方用名】土茯苓，土苓，仙遗粮。

【来源】

1. 本品为百合科攀缘状灌木植物土茯苓的干燥块茎。均系野生。（1965）

2. 本品为百合科植物光叶菝葜 *Smilax glabra* Roxb. 的干燥根茎。夏、秋二季采挖，除去须根，洗净，干燥；或趁鲜切成薄片，干燥。（2020）

【炮制方法】

1. 清水泡一二日，捞出埋黄土内四五日，并经常洒水，使土湿，俟润透，取出，洗净泥土，切薄片，晒干。（1957）

2. 去净须根，清水浸泡（夏季 4～5 日，春秋 7～8 日，冬季 10 天以上），洗净，切 5 厘片，晒干即成。（1964、1972 中）

3. 用水浸泡，夏季每日换水 1 次，春、秋季每 2 日换水 1 次，冬季 3 日换水 1 次，防止发臭。均以泡透为度，捞出切片，及时晒干即成。产地已切片者，筛去灰屑即成。（1965）

4. 拣净杂质，除去须根，清水浸泡（按季节不同每 1～3 日换水 1 次，防水发臭）至透，捞出，切薄片，晒干。产地已切好片者，拣净杂质，筛去灰屑。（1975）

【注意】

1. 按季节温度换水，以防发臭。（1964）

2. 阴虚肾亏禁用，服药后忌茶水。（1965）

3. 服药时忌饮茶。（1975）

土鳖虫（䗪虫）
Tubiechong

【处方用名】土鳖虫，苏土元，南土鳖，鳖虫，土元，簸箕虫。

【来源】

1. 本品系鳖蠊科昆虫地鳖雌虫的干燥全体。均系野生。（1965）

2. 本品为鳖蠊科昆虫地鳖 *Eupolyphaga sinensis* Walker 或冀地鳖 *Steleophaga plancyi*（Boleny）的雌虫干燥体。捕捉后，置沸水中烫死，晒干或烘干。（2020）

【炮制方法】

1. 取原药拣净杂质，罗去浮土即成。（1964、1972 中）

2. 拣去杂质，罗去浮土即成。（1965）

3. 用沸水洗净，晒干即可。（1966）

4. 拣净杂质，切段，筛去灰屑。（1975）

【注意】

1. 孕妇忌用。（1965）

2. 孕妇忌服。（1975）

大风子
Dafengzi

【处方用名】大风子，大风子仁，大枫子，大风子霜。

【炮制方法】

（一）大风子

1. 除去种子皮壳。（1957）

2. 砸破，剥去硬壳，取仁即成。（1964、1972 中）

3. 取原药材，碾碎或捣破，除壳取仁。（1966）

4. 拣净杂质，用时砸破取仁。（1975，大风子仁）

（二）大风子霜

1. 取原药材，取仁，压榨除油即成。（1966）

2. 取大风子仁，碾碎，用吸油纸包数层，置火炉旁，上压重物，如此反复换纸数次，至油尽，碾细过筛，亦有用压榨法。（1975）

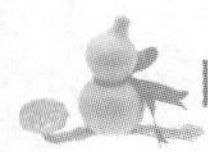

【炮制目的】

（一）大风子

除杂质。（1966）

（二）大风子霜

1. 除油，降低毒副作用。（1966）

2. 制霜：降低毒性。（1975）

【处方应付】

1. 写大风子即付大风子仁。（1964）

2. 不注明霜者，付大风子仁。（1975）

【注意】

内服宜慎。（1975）

【附注】

品名：大枫子。（1957）

大血藤
Daxueteng

【处方用名】大血藤，红藤，大活血。

【来源】

本品为木通科植物大血藤 *Sargentodoxa cuneata*（Oliv.）Rehd. et Wils. 的干燥藤茎。秋、冬二季采收，除去侧枝，截段，干燥。（2020）

【炮制方法】

截成长段，清水泡至五成，捞出，润透，切薄片，晒干。（1975）

大豆黄卷
Dadouhuangjuan

【处方用名】大豆黄卷，大豆卷，豆黄卷，豆卷。

【来源】

本品为豆科植物大豆 *Glycine max*（L.）Merr. 的成熟种子经发芽干燥的炮制加工品。取

净大豆，用水浸泡至膨胀，放去水，用湿布覆盖，每日淋水 2 次，待芽长至 0.5～1 厘米时，取出，干燥。（2020）

【炮制方法】

（一）大豆黄卷

1. 选择颗粒饱满之黑大豆，泡数小时后，将水倒出，移入瓦盆内，上盖湿布，置于温暖处，每天淘 1 次（夏季 2～3 夜），并淋水数次，至芽长 3 分时，剥去黑皮，洗净，晒干即成。（1964）

2. 选择颗粒饱满之黑或黄大豆，清水泡至外皮微皱，捞出，移入排水瓮内，每日淋水 1～2 次，至发芽约长 2～3 分取出，晒干。（1975）

（二）炒大豆黄卷

用黑大豆生 5 分长芽，剥去黑皮，晒干，微炒。（1957）

【注意】

1. 生芽时若外壳脱离，则豆粒易腐烂。并应经常保持湿润，勿使豆皮干燥皱缩。芽如过长，则抽出嫩叶，而影响疗效。黄豆芽不能代用。（1964）

2. 黄豆芽菜不能代用。（1957）

【附注】

品名：豆黄卷。（1964）

大皂角

Dazaojiao

【处方用名】大皂角，皂角，皂荚，皂角肉。

【来源】

1. 本品为豆科 Leguminosae 植物皂荚树 *Gleditsia sinensis* Lam. 成熟的荚果。（1962）

2. 本品为豆科植物皂荚 *Gleditsia sinensis* Lam. 的干燥成熟果实。秋季果实成熟时采摘，晒干。（2020）

【炮制方法】

（一）大皂角

1. 捣碎后拣去外皮及种子，生用。（1962）

2. 刮去外黑皮，打破荚缝，除去种子，取荚肉即成。（1964）

3. 拣净杂质，清水洗净，捞出，晒干，用时砸破去子（子另用）及筋。（1975，皂角肉）

（二）炒大皂角

1. 捣碎后拣去外皮及种子，炒用。（1962）

2. 微炒。（1964）

（三）大皂角炭

1. 采集皂荚刷净泥灰，去皮弦、种子，炼存性用。（1970）

2. 取皂角肉，置锅内武火炒至焦黑色，须存性，喷水少许，取出，晾凉。（1975，皂角炭）

【炮制目的】

（一）炒大皂角

炒为去烈性，使药性缓和。（1964）

（二）大皂角炭

炒炭：减缓药性，并可止血。（1975）

【处方应付】

不注明炭者，付皂角肉。（1975）

【注意】

1. 必须除去种子。（1964）

2. 孕妇忌服。（1975）

【附注】

品名：

1. 皂角。（1964、1975）

2. 皂荚。（1970）

大青叶

Daqingye

【处方用名】大青叶，大兰叶，板蓝根叶。

【来源】

1. 本品为十字花科 2 年生草本植物菘蓝的干燥叶。多系栽培。（1965）

2. 本品为十字花科植物菘蓝 *Isatis indigotica* Fort. 的干燥叶。夏、秋二季分 2～3 次采收，除去杂质，晒干。（2020）

【炮制方法】

1. 拣净杂质，清水润湿，切 2 分长节，晒干即成。（1964、1972 中）

2. 除去杂质及梗，切碎即成。（1965）

3. 洗净晒干。（1972 西）

4. 拣净杂质，清水洗净，捞出，切段，晒干。（1975）

【附注】

品名：大青叶（板蓝根之苗）。（1972 西）

大青盐

Daqingyan

【处方用名】大青盐，青盐，戎盐，斗子青盐。

【来源】

本品为卤化物类石盐族湖盐结晶体，主含氯化钠（NaCl）。自盐湖中采挖后，除去杂质，干燥。（2020）

【炮制方法】

1. 取原药用。（1964、1972 中）

2. 加水溶化后，除去沉淀等杂质。（1964、1972 中）

3. 拣净杂质，筛去灰屑。（1975）

大枣

Dazao

【处方用名】大枣，红枣，枣。

【来源】

本品为鼠李科植物枣 *Ziziphus jujuba* Mill. 的干燥成熟果实。秋季果实成熟时采收，晒干。（2020）

【炮制方法】

1. 清水淘净，晾干，用时劈破去核即成。（1964）

2. 清水洗净，晒干，用时劈破去核即成。（1966）

3. 晒干备用。（1972 西）

4. 拣净杂质，清水洗净，捞出，晒干，用时劈开。（1975）

【应用】

（一）大枣去皮核

人参养荣丸，薯蓣丸。《成方配本》

（二）**大枣去核**

1. 枇杷膏，香砂养胃丸，砂锅丸。《成方配本》

2. 中风。《王新午》

（三）**焦枣**

归脾七焦汤，归脾止血汤，治赤白带下方。《榆林中医》

大黄

Dahuang

【处方用名】 大黄，生大黄，生军，川军，西大黄，南大黄，西宁大黄，箱黄，西吉，九军，锦纹，锦文大黄，锦纹大黄，马蹄大黄，酒军，酒大黄，熟大黄，九蒸大黄，焦大黄，大黄炭，制大黄。

【来源】

1. 本品为蓼科 Polygouaceae 植物药用大黄 *Rheum officinale* Baillon. 的根与根茎。（1962）

2. 本品为蓼科多年生草本植物掌叶大黄、唐古特大黄或药用大黄的干燥地下根状茎。野生或栽培。（1965）

3. 本品为蓼科植物掌叶大黄、唐古特大黄或药用大黄的干燥根及根茎。（1987）

4. 本品为蓼科植物掌叶大黄 *Rheum palmatum* L.、唐古特大黄 *Rheum tanguticum* Maxim. ex Balf. 或药用大黄 *Rheum officinale* Baill. 的干燥根和根茎。秋末茎叶枯萎或次春发芽前采挖，除去细根，刮去外皮，切瓣或段，绳穿成串干燥或直接干燥。（2020）

【炮制方法】

（一）**大黄**

1. 以清水浸透，取出，晾至湿润合适，顺纹切普通片，阴干。（1957）

2. 以清水浸软，顺纹切成片，晒干或烘干生用。（1962）

3. 按大中小分类，过大的还须敲碎，大的泡四至五成（水量以刚淹没为度），以此水泡中等个，最后取小个淘净便可，麻袋盖渥，润透，切厚约 8 厘顺片，晒干即成。（1964，生军）

4. 拣去杂质，用水浸泡，约至六成透，捞出，闷润，至内外湿度均匀，切成 8 厘薄纵片或切成小方块，干燥即成。（1965）

5. 按大小分类，泡四至五成透（水量以刚淹没为度），捞出盖渥润透为度，切 8 厘米顺片，晒干即成。（1966，生军）

6. 以清水浸软，顺纹切成片，晒干或烘干生用。（1970）

7. 拣净杂质，大小分开，清水略泡，捞出，浸润至透，切薄片，晒干。（1975，生大黄）

8. 除去杂质，洗净润透，切厚片或块，晾干。（1987）

（二）酒大黄

1. 大黄片用黄酒喷匀，入锅炒干，注意勿焦。（1957）

2. 用黄酒将大黄片喷匀，入锅炒干（火候不可过高，冒微烟即止）。（1962、1970）

3. 取大黄片，用黄酒拌匀（每斤用酒 2 两），微炒即成。（1964、1966，酒军）

4. 取大黄片 10 斤用黄酒 1 斤，喷洒均匀，微闷，置锅内用文火微炒，取出晾干即成。（1965）

5. 取大黄片，用黄酒拌匀（每斤用酒 2 两），微炒即成。（1972 中，酒军）

6. 取大黄片，黄酒拌匀，稍润，置锅内文火微炒，取出，晾干。每大黄 100 斤，用黄酒 12 斤。（1975）

7. 取大黄片，黄酒拌匀，稍润，置锅内文火微炒，取出，晾干。（1987）

8. 酒炙。（1991）

（三）熟大黄

1. 用水浸润后的大黄，切成骰子块待干，黄酒拌浸（药 1 斤，黄酒 2 两），再蒸数小时使成黑色，干燥供用。或以切片时剥下的四周厚片切成块，如法制成。（1957）

2. 将大黄片或大黄块，微火炒干，再以黄酒拌浸（药 1 斤，黄酒 2 斤）后蒸数小时，使成黑色，干燥供用。（1962，制大黄）

3. 将润透的大黄，切成约 3 分的小方块，晒干，用黄酒拌匀（每斤用酒 2 两），蒸数小时，晒干，置缸内，再用黄酒拌匀，如此反复蒸晒 9 次，至断面呈乌黑色为度，晒干即成。亦称熟大黄。[1964，九军（熟大黄）]

4. 取切成小块的大黄 10 斤用黄酒四至五斤，拌匀，置罐内或适宜的容器内，密封坐锅中，隔水炖透，至呈乌黑色，取出晾干即成。（1965）

5. 将润透的大黄，切成 3 分大的小方块，晒干置罐中，用黄酒拌匀，如此反复蒸晒 9 次，至断面成乌黑色为度，晒干即成，亦称熟大黄。[1966，九军（熟大黄）]

6. 系将大黄片或大黄块，微火炒干，再以黄酒拌浸（药 1 斤，黄酒 2 斤）后蒸数小时，使成黑色，干燥供用。（1970）

7. 按大中小分类，过大的还须敲碎，大的泡四至五成（水量以刚淹没为度），以此水泡中等个，最后取小个淘净便可，麻袋盖渥，润透，切厚约 8 厘顺片，晒干，用黄酒拌匀（每斤用酒 2 两)，蒸数小时，晒干，置缸内，再用黄酒拌匀，如此反复，蒸晒 9 次，至断面呈乌黑色为度，晒干即成。亦称熟大黄。(1972 中)

8. 取大黄小块，黄酒拌匀至吸尽，反复蒸晒至断面呈黑褐色，晒干。每大黄 100 斤，用黄酒 25 斤。(1975)

9. 取大黄块，黄酒拌匀至吸尽，反复蒸晒至断面呈黑褐色，晒干。每 100 公斤大黄，用黄酒 25 公斤。(1987)

(四) 焦大黄

取大黄片，置锅内武火炒至焦褐色，喷水少许，取出，晾干。(1975)

(五) 大黄炭

1. 大黄片用文火炒黑成炭。(趁热微喷水) 存性。(1957)

2. 取大黄片，置锅内用武火炒至外面焦褐色，存性，喷洒清水，取出晾干即成。(1965)

3. 取大黄片，置锅内用武火炒至外面焦褐色，但须存性，喷淋清水，取出晒干即得。(1966)

4. 取大黄片，置锅内武火炒至焦褐色，喷水少许，取出，晾干。(1987)

【炮制目的】

(一) 酒大黄

1. 酒炒引药上行，清头目之火。(1965)

2. 酒制升提，引药上行，治上焦热证，酒缓和大黄的寒性。(1966)

3. 酒炒：引药上行，清头目风热。(1975)

4. 酒制引药上行，清上焦实热。(1987)

(二) 熟大黄

1. 蒸熟制其寒，可使药性下行而通肠导滞。(1965)

2. 酒制升提，引药上行，治上焦热证，酒缓和大黄的寒性。(1966)

3. 熟用：缓和其寒性，泻下力较缓。(1975)

4. 泻下作用缓和，活血祛瘀作用增强。(1987)

(三) 焦大黄

炒焦：止血。(1975)

(四) 大黄炭

1. 炒炭，取其止血。使稍有泻下作用，适合于老年人。(1965)

2. 炒炭后其泻下作用极弱，并有止血作用。(1987)

【处方应付】

1. 写酒军付酒炒大黄；熟大黄、九蒸大黄付九军；余皆付生大黄。（1964、1972中）

2. 写酒军付酒炒大黄，写熟军付熟大黄，其余皆付生大黄。（1965）

3. 注明熟、酒、焦者按要求付给，余付大黄片。（1975）

4. 注明熟、酒、焦大黄，按要求付给，余付大黄片。（1987）

【注意】

1. 泡的水不能更换，以免有效成分损失。浸泡时间应严格掌握，伤水片子发黑，不透则发白。（1964）

2. 孕妇慎服。（1965）

3. 孕妇内服宜慎。（1975）

【应用】

（一）酒大黄

1. 润肠丸，当归龙荟丸，木香槟榔丸，磨铁散。《成方配本》

2. 沆瀣单。《处方选》

3. 加味理中汤，孔氏利胆汤，治热淋效方，止痛如神汤加减。《榆林中医》

（二）熟大黄

1. 大活络丹，礞石滚痰丸，搜风顺气丸，泻青丸，大黄䗪虫丸。《成方配本》

2. 止痛汤，桃红当归汤，凉血止痛汤。《榆林中医》

（三）制大黄

1. 正骨紫金丹，妇科回生丹。《成方配本》

2. 肝炎五号，砂叩合剂。《处方选》

大戟（红大戟、京大戟）
Daji

【处方用名】红大戟，红芽大戟，杭大戟，京大戟，醋大戟。

【来源】

1. 本品为大戟科 Euphorbiaceae 植物京大戟 *Euphorbia pekinensis* Rupr 的根。（1962，大戟）

2. 本品为茜草科多年生草本植物红芽大戟的干燥根。均系野生。（1965，红大戟）

3. 本品为茜草科植物红大戟 *Knoxia valerianoides* Thorel et Pitard 的干燥块根。秋、冬二季采挖，除去须根，洗净，置沸水中略烫，干燥。（2020，红大戟）

4. 本品为大戟科植物大戟 *Euphorbia pekinensis* Rupr. 的干燥根。秋、冬二季采挖，洗净，晒干。（2020，京大戟）

【炮制方法】

（一）大戟

1. 清水泡 2 小时后，取出，用麻袋盖渥 1 宿，润透，切普通片，晒干。（1957，红芽大戟）

2. 切片，生用。（1962）

3. 拣去杂质，用水洗净，润透后切 2 分节即成。（1965，红大戟）

4. 拣净杂质，清水洗净，捞出，润透，切段，晒干。（1975，生大戟）

（二）醋大戟

1. 醋炒：

（1）醋炒用。（1962）

（2）清水洗净，渥数小时，切 2 分长节，晒干，用米醋拌匀（每斤用醋 4 两），文火炒至微黄色为度。（1964、1966、1972 中）

（3）取净大戟，加醋拌匀至吸尽，置锅内文火炒至微干，取出，晾干。每大戟 100 斤，用醋 20～25 斤。（1975）

2. 醋煮：

（1）用醋煮透，晒干，即供药用。（1957，醋红芽大戟）

（2）清水洗净，渥数小时，切 2 分长节，晒干，直接与米醋共煮至醋干为度，晒干即成。（1964、1972 中）

（3）取切过的净大戟 10 斤，用醋 3 斤浸拌，置锅中以文火煮至醋吸尽为度，取出晒干即成。（1965，醋大戟）

（4）清水洗净，渥数小时，切 2 分长节，晒干，直接与米醋共煮（每斤用醋 8 两），至醋干为度，晒干即可。（1966）

（5）以净大戟与醋共煮至醋尽，取出，晒干。每大戟 100 斤，用醋 20～25 斤。（1975）

【炮制目的】

醋大戟

1. 醋制可解毒，并迅速发挥疗效。（1964、1966）

2. 醋制降低毒性。（1975）

【处方应付】

1. 写大戟、红芽大戟皆付醋制大戟。(1964、1972 中)

2. 一般醋炙后用,写大戟者皆付醋大戟。(1965)

3. 不注明生者,付醋大戟。(1975)

【注意】

1. 体虚气弱及孕妇皆禁忌服。(1965、1975)

2. 反甘草。(1965、1975)

【应用】

杭大戟(焙)

太乙紫金锭,周氏回生丹。《成方配本》

【附注】

据本书所收载文献,未对红大戟和京大戟进行品名上的划分,即本条大戟包括红大戟和京大戟,而现行版《中国药典》2020 年版已分列,特此说明。

大蓟

Daji

【处方用名】大蓟,大蓟草,马刺草,大蓟炭。

【来源】

1. 本品为菊科多年生草本植物大蓟的干燥全草。均系野生。(1965)

2. 本品为菊科植物蓟的干燥地上部分或根。(1987)

3. 本品为菊科植物蓟 *Cirsium japonicum* Fisch. ex DC. 的干燥地上部分。夏、秋二季花开时采割地上部分,除去杂质,晒干。(2020)

【炮制方法】

(一)大蓟

1. 洗净泥土,切为咀,晒干。(1957)

2. 切碎后生用。(1962、1970)

3. 清水洗净,去根,润透,切 3 分长节,阴干即成。(1964、1972 中,生用)

4. 拣净杂质,清水洗净,闷润,切 3 分长节,晾干即成。(1965)

5. 洗净晒干,生用。(1972 西)

6. 拣净杂质,清水洗净,捞出,润透,切段,晒干。(1975、1987)

（二）炒大蓟

切碎后炒用。（1962、1970）

【处方应付】

1. 不写炭者付生大蓟。（1964、1965）

2. 不注明炭者，付大蓟。（1975、1987）

大蓟炭

Dajitan

【来源】

本品为大蓟的炮制加工品。（2020）

【炮制方法】

1. 炒黑留存性。（1957）

2. 取节倒入热锅内，不断翻动，文火炒至焦黄色发出香气为度。（1964、1972 中，炒炭）

3. 洗净晒干，炒炭用。（1972 西）

4. 取净大蓟段，置锅内武火炒至焦黑色，须存性，喷水少许，取出，晾凉。（1975）

5. 取净大蓟段，置锅内武火炒至焦黑色，喷水少许，取出放凉。（1987）

6. 制炭。（1991）

【炮制目的】

1. 炒炭能止血。（1964、1972 中）

2. 炒炭增强止血作用。（1965、1987）

3. 炒炭：增强止血。（1975）

【注意】

1. 炒炭后摊于地上，隔夜再装药斗。（1964、1972 中）

2. 炒炭防复燃。（1975）

【应用】

荷叶丸。《成方配本》

大腹皮

Dafupi

【处方用名】大腹皮，腹皮，腹毛。

【来源】

本品为棕榈科植物槟榔 *Areca catechu* L. 的干燥果皮。冬季至次春采收未成熟的果实，煮后干燥，纵剖两瓣，剥取果皮，习称“大腹皮”；春末至秋初采收成熟果实，煮后干燥，剥取果皮，打松，晒干，习称“大腹毛”。（2020）

【炮制方法】

制大腹皮

1. 砸软后，按常规以甘草水洗净，晒干。（1957）

2. 石碾轻碾后，去净杂质及散碎的槟榔块，用甘草水（每斤用甘草 1 两）洗净，晒干，搓团即成。（1964）

3. 取大腹皮，用石碾轻碾后，筛净杂质，用甘草水（每斤用甘草 1 两）洗净晒干，搓团即成。（1966）

4. 拣净杂质，轧软，筛出灰屑，再以甘草水洗净，捞出，晒干，揉团。每大腹皮 100 斤，用甘草 6 斤。（1975）

【炮制目的】

1. 除杂质，除毒性，便煎服。（1966）

2. 甘草水洗：去毒。（1975）

小茴香

Xiaohuixiang

【处方用名】小茴香，小茴，小香，茴香，茴香子，盐茴香，盐小茴香。

【来源】

1. 本品为伞形科 Umbelliferae 植物茴香 *Foeniculum vulgare* Mill. 的果实。（1962）

2. 本品为伞形科多年生草本植物小茴香的干燥成熟果实。均系栽培。（1965）

3. 本品为伞形科植物茴香的干燥成熟果实。（1987）

4. 本品为伞形科植物茴香 *Foeniculum vulgare* Mill. 的干燥成熟果实。秋季果实初熟时采割植株，晒干，打下果实，除去杂质。（2020）

【炮制方法】

（一）小茴香

1. 原药生用。（1962、1970）

2. 拣净杂质，罗净土即成。（1964，生用）

3. 拣去杂质，筛去泥屑即成。（1965）

4. 拣去杂质，筛去浮土即得。（1966，生用）

5. 拣净杂质，罗去浮土即成。（1972 中，生用）

6. 拣净杂质，筛去灰屑。（1975，茴香）（1987，小茴香）

（二）盐小茴香

1. 除去尘土，以盐水拌匀，放锅微炒。（1957）

2. 盐水炒用。（1962、1970）

3. 取拣净的小茴香，用盐水拌匀（每斤用盐 5 钱），晒干，炒至黄色即成。（1964、1972 中，盐炒）

4. 取净茴香 10 斤，用盐 5 两化水拌匀，略闷，置锅内以文火炒至微黄色，取出，晾凉即成。（1965，盐茴香）

5. 取拣净的小茴香，用盐水拌匀，每斤用盐 5 钱，晒干，炒至黄色为度。（1966，盐炙）

6. 取净茴香，盐水拌匀，微润，置锅内文火微炒，取出，晾凉。每茴香 100 斤，用盐 3 斤。（1975，盐茴香）

7. 取净小茴香，盐水拌匀，微润，置锅内文火炒至微黄色，取出，晾凉。每 100 公斤茴香，用盐量 2 公斤。（1987）

8. 盐水炙。（1991）

【炮制目的】

盐小茴香

1. 盐炒：减少辛味，引药入肾，疗疝痛。（1965）

2. 盐炙入肾。（1966）

3. 盐炙缓和辛散之性，引药入肾，温肾暖肝，用于疝气疼痛。（1987）

【处方应付】

1. 不写生者皆付盐炒小茴香。（1964、1972 中）

2. 不注明生者，付盐茴香。（1975、1987）

【应用】

（一）炒小茴香

1. 木香金铃丸，黑锡丹，调经丸。《成方配本》

2. 复元丹，四圣散。《榆林中医》

（二）盐小茴香

1. 妙济丹（即坎离妙济丹），杨氏还少丹。《成方配本》

2. 枣豆汤。《榆林中医》

（三）醋茴香

三味调经汤。《榆林中医》

【附注】

品名：茴香。（1962、1965、1975）

小蓟

Xiaoji

【处方用名】 小蓟，小蓟草，小蓟炭，刺儿菜。

【来源】

1. 本品系菊科多年生草本植物刺儿菜的干燥全草。均系野生。（1965）

2. 本品为菊科植物刺儿菜或刻叶刺儿菜的干燥地上部分。（1987）

3. 本品为菊科植物刺儿菜 *Cirsium setosum*（Willd.）MB. 的干燥地上部分。夏、秋二季花开时采割，除去杂质，晒干。（2020）

【炮制方法】

（一）小蓟

1. 洗净泥土，切为咀，晒干。（1957）

2. 切段生用。（1962、1970）

3. 清水洗净，去根，切 3 分长节，阴干即成。（1964，生用）

4. 拣净杂质，清水淘洗，稍润后切段晒干即成。（1965）

5. 清水洗净，去根润透，切 3 分长段，阴干即成。（1966，生用）

6. 洗净晒干，生用。（1972 西）

7. 拣净杂质，清水洗净，捞出，去根切段，晒干。（1975）

8. 拣净杂质，清水洗净，稍润，去根切段，晒干。（1987）

（二）小蓟炭

1. 炒黑留存性。（1957）

2. 取节倒入热锅内，不断翻动，文火炒至焦黄色发出香气为度。（1964，炒炭）

3. 取小蓟段置锅内文火炒至焦黑色存性为度，清水喷淋。取出，晾干即成。（1965）

4. 取切段的小蓟，倒入热锅内，不断翻动，文火炒至焦黄色，迸发出香气为度。（1966，炒炭）

5. 洗净晒干，炒炭用。（1972 西）

6. 取净小蓟段，置锅内武火炒至焦黑色，须存性，喷水少许，取出，晾凉。（1975）

7. 取净小蓟段，置锅内武火炒至黑褐色，喷清水少许，取出，放凉。（1987）

（三）炒小蓟

炒用。（1962、1970）

【炮制目的】

小蓟炭

1. 炒炭能止血。（1964）

2. 炒炭增强止血作用。（1965、1987）

3. 炒炭止血。（1966）

4. 炒炭：增强止血。（1975）

【处方应付】

1. 不写炭者付生小蓟。（1964、1965）

2. 不注明炭者，付小蓟。（1975、1987）

【注意】

1. ①鲜货不能渥，以免变色。②炒炭后摊于地上，隔夜再装药斗。（1964）

2. 炒炭防复燃。（1975）

【应用】

小蓟炭

荷叶丸。《成方配本》

山羊血

Shanyangxue

【炮制方法】

刷净，捣碎，去净肠膜。（1975）

山豆根

Shandougen

【处方用名】山豆根，豆根，广豆根，豆根片。

【来源】

1. 本品系豆科蔓生灌木植物广豆根的干燥根部。均系野生。（1965）

2. 本品为豆科植物越南槐 *Sophora tonkinensis* Gagnep. 的干燥根和根茎。秋季采挖，除去杂质，洗净，干燥。（2020）

【炮制方法】

1. 清水泡七八成湿，放筛内，麻袋盖渥 1 宿，俟润透，切斜薄片，晒干。（1957）

2. 清水泡 4～5 小时，盖渥润透，去芦，切 5 厘片，晒干即成。（1964、1972 中）

3. 拣净杂质，除去残茎，分开大小条，用水浸泡，捞出，润透后，切 5 厘片，晒干即成。（1965，广豆根）

4. 拣净杂质，去芦，清水泡七至八成，捞出，润透，切薄片，晒干。（1975）

【附注】

品名：广豆根。（1965）

山茱萸

Shanzhuyu

【处方用名】山茱萸，山萸，萸肉，蒸山萸，净萸肉，枣皮，制山萸肉，酒萸肉。

【来源】

1. 本品为山茱萸科落叶小乔木山茱萸除去果核的干燥成熟果肉。栽培或野生。（1965）

2. 本品为山茱萸科植物山茱萸的干燥成熟果肉。（1987）

3. 本品为山茱萸科植物山茱萸 *Cornus officinalis* Sieb. et Zucc. 的干燥成熟果肉。秋末冬初果皮变红时采收果实，用文火烘或置沸水中略烫后，及时除去果核，干燥。（2020）

【炮制方法】

（一）**山萸肉**

1. 拣去杂质，去核即成。（1965）

2. 取原药材，洗净，除去杂质和果核。（1987）

（二）酒萸肉

1. 除核，清水洗净，先以黄酒喷匀，药 10 斤，用黄酒 30 两，待酒渗入后，蒸约 2 小时，至色变黑红为度。（1957）

2. 拣净硬核及果柄等杂质，用黄酒拌匀（每斤用酒 4 两），润透，蒸约 2 小时，摊在席上晾干，入缸再用黄酒拌匀，如此反复蒸晾至黑亮为度。（1964、1972 中，蒸山茱萸）

3. 取净山萸肉 10 斤，用黄酒 2.5 斤拌匀，装罐内或适宜容器内，密封，坐水锅中，隔水加热，炖至酒吸尽，取出，晾干即成。（1965，蒸山萸）

4. 拣除核、柄杂质，用黄酒拌匀（每斤用酒 4 两），润透蒸约 2 小时，晾干，再用黄酒拌匀，如此反复蒸至黑亮为度。（1966）

5. 用黄酒拌后，蒸至黑色时用。（1970）

6. 拣净杂质及核，簸去果柄，黄酒拌匀，置罐或适宜容器内，密闭，隔水炖 2 小时，取出，晒干。每山萸肉 100 斤，用黄酒 25 斤。（1975）

7. 取山茱萸肉，用黄酒拌匀，置适当容器内，密封，隔水加热，炖至酒吸尽，取出干燥。每 100 公斤山萸肉，用黄酒 20 公斤。（1987，制山茱萸肉）

（三）制山茱萸肉

1. 山萸肉，蒸 4～6 小时，闷 6～8 小时，使颜色紫黑，取出干燥。（1987，制山茱萸肉）

2. 蒸制。（1991）

【炮制目的】

酒萸肉

1. 酒蒸增强滋补作用。（1964）

2. 除核除滑精作用，酒蒸助药效。（1966）

3. 酒蒸：增强温肾益精作用。（1975）

4. 经制后，增强温肾益精作用。（1987）

【处方应付】

1. 不注明生者皆付蒸山茱萸。（1964、1972 中）

2. 不注明生者付酒蒸山萸肉。（1965）

3. 处方不注明生者皆付蒸山茱萸。（1966）

【注意】

核能滑精，必须拣净。（1964、1965、1972 中）

【应用】

酒萸肉

搜风顺气丸，明目地黄丸，杞菊地黄丸，耳鸣耳聋丸，知柏地黄丸（原名知柏地八味丸），麦味地黄丸，桂附八味丸，金匮肾气丸，杨氏还少丹，参茸卫生丸，培坤丸，妇科回生丹。《成方配本》

山药

Shanyao

【处方用名】光山药，生山药，怀山药，薯蓣，土炒山药，炒山药。

【来源】

1. 本品为薯蓣科多年蔓生草本植物山药的干燥块根。栽培与野生。（1965）

2. 本品为薯蓣科植物薯蓣的干燥根茎。（1987）

3. 本品为薯蓣科植物薯蓣 *Dioscotea opposita* Thunb. 的干燥根茎。冬季茎叶枯萎后采挖，切去根头，洗净，除去外皮和须根，干燥，习称“毛山药”；或除去外皮，趁鲜切厚片，干燥，称为“山药片”；也有选择肥大顺直的干燥山药，置清水中，浸至无干心，闷透，切齐两端，用木板搓成圆柱状，晒干，打光，习称“光山药”。（2020）

【炮制方法】

（一）山药

1. 清水泡软，捞出晒至皮硬，再用麻袋盖渥 1 宿，俟润透，切斜片或普通片，晒干。（1957）

2. 用竹刀刮去外皮和须根后，排列于烘箱内，点燃硫黄，立即封严，待熏透（约 1 昼夜），取出，压出水分，边晒边用木板搓，至条圆挺直为度，即为光山药。（1964、1966、1972 中）

3. 取光山药清水泡六至七成，晒至皮硬，再渥 5～6 小时，润透，切 1 分斜片，晒干即成。（1964、1972 中，生用）（1966，生山药）

4. 拣净杂质，分开大小个，用水泡透后，捞出，晾晒，切斜片，干燥即成。（1965）

5. 拣净杂质，大小分开，清水泡六至七成，捞出，润透，晒至五成干，闷润至内外湿度均匀，切厚片，晒干。（1975，生山药）

6. 除去杂质，分开大小，清水泡六至七成，捞出润透，晒至五成干，闷润至内外湿度均匀，切厚片，干燥。（1987）

（二）麸炒山药

1. 山药片 10 斤、麦麸 2 斤，共放锅内炒黄。（1957）

2. 将锅烧热后，撒入麸皮炒至冒浓烟时，倒入山药片，文火拌炒至色变米黄，筛去麸皮即成。（1964、1972 中，炒用）

3. 将麸皮（每 10 斤山药用麸皮 1 斤）撒于加热的锅内，俟烟冒出时，加入山药片，炒至淡黄色，取出，筛去麸皮，放凉即成。（1965，炒山药）

4. 将锅烧热撒入麸皮，炒至冒浓烟时倒入山药片，文火拌炒至色变米黄，筛去麸皮即得。（1966，炒山药）

5. 将锅加热至微红，撒入麸皮，倒入山药片，武火炒至色变微黄，即时取出，筛去麸皮。每山药 100 斤，用麸皮 10 斤。（1975，炒山药）

6. 将锅加热，撒入麸皮，待冒烟时倒入山药片，炒至色变黄色时取出，筛去麸皮。（1987，炒山药）

7. 麸炒。（1991）

【炮制目的】

（一）山药

生用：益阴。（1975）

（二）麸炒山药

1. 麸炒增强健胃功能。（1964）

2. 麸炒加强补脾健胃功能。（1966）

3. 麸炒：健脾胃。（1975）

【处方应付】

不注明炒者付生山药。（1964、1965、1972 中、1975、1987）

【应用】

炒山药

1. 搜风顺气丸，明目地黄丸，杞菊地黄丸，耳鸣耳聋丸，石斛夜光丸，参桂鹿茸丸，六味地黄丸，壮元丹（俗名打虎壮元丹），滋阴百补丸，无比山药丸，猪肝散，知柏地黄丸（原名知柏地八味丸），麦味地黄丸，桂附八味丸，金匮肾气丸，杨氏还少丹，参茸卫生丸，薯蓣丸，月华丸，大胃丸，液金丹，小儿健脾丸，消积皂矾丸。《成方配本》

2. 补肾地黄散。《处方选》

3. 止泻助胃丸，保胎良方，健脾化虫散。《榆林中医》

山柰

Shannai

【处方用名】山柰，沙姜，山奈，三奈。

【来源】

1. 本品为姜科多年生草本植物山奈的干燥根状茎。均系栽培。（1965）

2. 本品为姜科植物山柰 *Kaempferia galanga* L. 的干燥根茎。冬季采挖，洗净，除去须根，切片，晒干。（2020）

【炮制方法】

1. 簸除土，临时捣碎用。（1957）

2. 拣净杂质，簸去浮土，用时捣为碎块即成。（1964、1972 中）

3. 拣去杂质，筛净灰屑即成。（1965）

4. 拣净杂质，筛去灰屑，用时捣碎。（1975）

【附注】

品名：山奈。（1957）

山楂

Shanzha

【处方用名】山楂，山查，生山楂，东山楂，南山楂，北山楂，米山楂，山里红，炒山楂，焦山楂，焦楂。

【来源】

1. 本品为蔷薇科落叶灌木或小乔木植物山楂或野山楂的干燥成熟果实。栽培或野生。（1965）

2. 本品为蔷薇科植物山里红、山楂或野山楂的干燥成熟果实。（1987）

3. 本品为蔷薇科植物山里红 *Crataegus pinnatifida*. Bge. var. *major* N. E. Br. 或山楂 *Crataegus pinnatifida* Bge. 的干燥成熟果实。秋季果实成熟时采收，切片，干燥。（2020，山楂）

4. 本品为蔷薇科植物野山楂 *Crataegus cuneata* Sieb.et Zucc. 的干燥成熟果实。秋季果实成熟时采收，置沸水中略烫后干燥或直接干燥。（卫生部药品标准中药材第一册 1992 年版，南山楂）

【炮制方法】

（一）净山楂

1. 产地加工切片者，用时除核即可。（1957，净山楂）

2. 取鲜果实切 1～2 分厚片（每个约 5 片），晒干，筛去核即成。（1964、1972 中，生用）

3. 拣去杂质，筛去脱落的核即成。（1965）

4. 取生山楂果切片及晒干，除去脱落种核，即为生山楂。（1966，生山楂）

5. 拣净杂质及核（核另用），筛去灰屑。（1975，生山楂）

6. 除去杂质及核（核另用），筛去灰屑。（1987，山楂）

（二）山楂核

1. 纯用核。（1964、1972 中）

2. 核另用。（1975）

（三）炒山楂

1. 取拣净的山楂，置锅内以文火炒至外面呈淡黄色，取出，放凉即成。（1965）

2. 取山楂片，置锅内文火炒至微黄色，取出，晾凉。（1975）

3. 取净山楂片，置锅内文火或中火炒至微黄色，取出，放凉。（1987）

（四）焦山楂

1. 系将除核山楂片放锅内加热炒为黑红色。（1957）

2. 取净山楂片，文火炒至焦黄色即成。（1964、1972 中，炒焦）

3. 取拣净的山楂，置锅内用武火炒至表面焦黑色，内部黄褐色为度，喷淋清水，取出，晾干即成。（1965）

4. 取生山楂炒至焦黄色即为焦山楂。（1966）

5. 取山楂片，置锅内武火炒至焦褐色，晾凉。（1975）

6. 取净山楂片，置锅内武火炒至外表焦褐色，内部焦黄色，取出，放凉。（1987）

【炮制目的】

（一）炒山楂

1. 炒：缓和药性。（1975）

2. 本品炒后缓和药性，增强消食化积的作用。（1987）

（二）焦山楂

1. 炒焦助其止痢。（1966，生山楂）

2. 炒焦：止痢止泻。（1975）

3. 炒焦味苦，有消积止痢的功效。（1987）

【处方应付】

1. 写南山楂付南山楂；焦者付焦山楂；余付生东楂片；注明核者付纯核。（1964）

2. 注明焦、炒、核者，按要求付给，余付生山楂。（1975、1987）

【应用】

（一）炒山楂

1. 午时茶。《成方配本》

2. 和中散。《处方选》

3. 闭经。《处方选》

（二）焦山楂（焦楂）

1. 阿魏丸（即阿魏化痞丸），六合定中丸，建神曲，玉液金丹。《成方配本》

2. 凉化汤。《处方选》

3. 平胃消食顺气汤，五香丸合半夏泻心汤加减，香蔻和中丸，藿焦饮，清热利湿汤，治寒痢方，治虚寒痢方，治休息痢方，治噤口痢方，加味当归芍药汤，生焦楂合剂。《榆林中医》

（三）熟山楂

痢疾。《王新午》

【附注】

1. 品名：山查。（1957、1966）

2. 注意《中国药典》2020 年版“山楂”来源不包括南山楂。

山慈菇

Shancigu

【处方用名】山慈菇，山慈姑，茅茨姑。

【来源】

本品为兰科植物杜鹃兰*Gremastra appendiculata*（D. Don）Makino、独蒜兰*Pleione bulbocodioides*（Franch.）Rolfe 或云南独蒜兰 *Pleione yunnanensis* Rolfe 的干燥假鳞茎。前者习称“毛慈菇”，后二者习称“冰球子”。夏、秋二季采挖，除去地上部分及泥沙，分开大小置沸水锅中蒸煮至透心，干燥。（2020）

【炮制方法】

拣净杂质，筛去灰屑，用时捣碎。（1975）

【附注】

品名：山慈姑。（1975）

千年健
Qiannianjian

【处方用名】千年健，年见，广年见，年健，广年健。

【来源】

1. 本品为天南星科多年生草本植物千年健的干燥根茎。均为野生。（1965）

2. 本品为天南星科植物千年健 *Homalomena occulta*（Lour.）Schott 的干燥根茎。春、秋二季采挖，洗净，除去外皮，晒干。（2020）

【炮制方法】

1. 清水泡 2～3 小时，取出，晾去水分，再用麻袋盖渥 1 宿，润透，切为斜片，晒干。（1957）

2. 清水泡五至六成，盖渥润透，切 5 厘斜片，晒干即成。（1964）

3. 洗净，稍浸捞出，润透切片即成。（1965）

4. 拣净杂质，清水泡六至七成，捞出，润透，切斜薄片，晒干。（1975）

【注意】

阴虚内热不宜用。（1965）

千里光
Qianliguang

【来源】

本品为菊科植物千里光 *Senecio scandens* Buch.-Ham. 的干燥地上部分。全年均可采收，除去杂质，阴干。（2020）

【炮制方法】

拣去杂质，湿润，切段，晒干。（1975）

千金子
Qianjinzi

【处方用名】千金子，续随子。

【来源】

1. 本品为大戟科 2 年生草本植物续随子的干燥成熟种子。多系栽培。（1965）

2. 本品为大戟科植物续随子 *Euphorbia lathyris* L. 的干燥成熟种子。夏、秋二季果实成

熟时采收，除去杂质，干燥。（2020）

【炮制方法】

1. 去净杂质，用时捣破即成。（1964、1972 中，生用）

2. 拣去杂质，用时打碎即成。（1965）

3. 取拣洗净的千金子，用时捣破。（1966，生用）

4. 拣净杂质，筛去灰屑，用时捣碎。（1975）

【处方应付】

1. 写千金子付千金子；写千金霜付千金霜。（1964、1972 中）

2. 内服用千金子霜。（1965）

3. 不注明霜者，付千金子。（1975）

【注意】

1. 本品有毒，操作时应慎重，操作完毕须将工具彻底洗净。（1964）

2. 操作中注意工具管理，防止中毒。（1966）

3. 孕妇忌服。（1965、1975）

千金子霜

Qianjinzishuang

【处方用名】千金子霜，千金霜。

【来源】

本品为千金子的炮制加工品。（2020）

【炮制方法】

1. 取净千金子轻压，搓去硬壳，簸净；取仁碾轧成细泥状，用十数层麻纸包裹，置炉台旁使受热，并加压榨出油，换纸，直至油尽为度（一般换 3～4 次纸即成）。（1964、1972 中，制霜）

2. 取拣净的千金子，搓去外壳，碾碎，用吸油纸包裹。加热或蒸后，压榨去油，碾细，过筛即成。（1965）

3. 取净千金子，轻压破后，搓去硬壳，簸净取仁碾轧，成细泥状，用十数层麻纸包裹，置炉台旁使受热并加压榨出油，换纸，直至油尽为度（一般换纸约 3～4 次）。（1966，制霜）

4. 取净千金子，搓破，簸净硬壳，取仁碾碎，用吸油纸包数层，置火炉旁，上压重物，如此反复换纸数次，至油尽，碾细过筛。（1975，千金霜）

5. 压榨法。（1975，千金霜）

【炮制目的】

1. 制霜为除去油，使药力缓和。（1964，制霜）

2. 制霜去油，使药力缓和。（1966）

3. 制霜：降低毒性。（1975，千金霜）

【应用】

千金子霜

周氏回生丹。《成方配本》

川牛膝

Chuanniuxi

【处方用名】川牛膝，川牛夕，蒸牛夕，酒炒牛夕，拐膝，牛膝，蒸牛膝。

【来源】

1. 本品为苋科多年生草本植物头序杯苋或毛杯苋的干燥根。栽培或野生。（1965）

2. 本品为苋科植物川牛膝 *Cyathula officinalis* Kuan 的干燥根。秋、冬二季采挖，除去芦头、须根及泥沙，烘或晒至半干，堆放回润，再烘干或晒干。（2020）

【炮制方法】

（一）川牛膝

1. 生用。（1964、1975）

2. 拣去杂质，用水浸泡，捞出，闷润透，去芦，切 5 厘斜片，阴干即成。（1965）

3. 拣净杂质，除去芦头，洗净晒干，生用。（1966）

（二）酒川牛膝

1. 将药料用清水淘后，捞出、晒干，再以黄酒浸蒸（药 10 斤，酒 1 斤）约 1 小时，去芦头，切斜片。（1957）

2. 拣净杂质，除去芦头，洗净晾干，用黄酒喷洒（每斤用酒 4 两，加水少许），润透后，蒸约 1 小时，切 5 厘斜片，阴干即成。（1964，川牛膝，蒸用）

3. 每 10 斤用黄酒 1 斤 9 两，加少量的水，浸润透，蒸约 1 小时，取出，切斜片即成。（1965，酒蒸牛膝）

4. 蒸用，拣净杂质，除去芦头，洗净晒干，用黄酒喷洒（每斤用黄酒 4 两，加水少许）润透后，蒸约 1 小时，切 5 厘斜片阴干即成。（1966，川牛膝）

5. 拣净杂质，去芦，清水淘净，微晾，用黄酒拌匀至吸尽，置容器内蒸约 1 小时，取出，切薄片，晒干。每川牛膝 100 斤，用黄酒 20 斤。（1975）

【炮制目的】

酒川牛膝

1. 酒蒸补肝肾、强筋骨。（1965）

2. 酒制：增强活血。（1975）

【处方应付】

1. 单写牛膝付川牛膝；不注明生者皆付熟牛膝；写怀牛膝付炒怀牛膝。（1964）

2. 不注明生者，皆付熟牛膝。（1965）

3. 不注明生者，付蒸川牛膝。（1975）

【注意】

1. 川牛膝蒸后，为保持滋润，需放瓷坛内密封。（1964）

2. 孕妇慎服。（1965）

3. 孕妇忌服。（1975）

【应用】

川牛膝（酒洗）

舒筋活络汤。《榆林中医》

川乌

Chuanwu

【处方用名】川乌，川乌片，生川乌，生乌头，川乌头。

【来源】

1. 本品为毛茛科植物乌头的干燥母根。（1987）

2. 本品为毛茛科植物乌头 *Aconitum carmichaelii* Debx. 的干燥母根。6 月下旬至 8 月上旬采挖，除去子根、须根及泥沙，晒干。（2020）

【炮制方法】

生川乌

1. 生用。（1964）

2. 拣净杂质，洗净灰屑，晒干即成。（1966、1970）

3. 拣净杂质，筛去灰屑，用时捣碎。（1975）

【炮制目的】

降低毒性，切制饮片。（1966）

【处方应付】

不注明生者皆付制川乌。（1964、1975、1987）

【注意】

生川乌有大毒，用时应慎重。（1964）

【应用】

（一）川乌

阳和解凝膏，消痞狗皮膏，万应膏，阿魏化痞膏，壮元丹（俗名打虎壮元丹），回生救急散。《成方配本》

（二）生川乌

千里追风丸，立止牙痛散，拔毒生肌膏。《成方配本》

制川乌

Zhichuanwu

【处方用名】制川乌，制乌片。

【来源】

本品为川乌的炮制加工品。（2020）

【炮制方法】

1. 与甘草、皂角、生姜（药 10 斤，甘草、皂角、生姜各 0.5 斤，均捣碎）水浸泡（春、秋 7～8 天，夏 6 天，冬 10 天），每日换水 1 次，夏日换水 2 次，泡后再将药料捞放锅内，注入清水，加热煮沸约 1 小时，将药料捞放芦席上晾至六七成干，复装坛内渥 1 宿，取出，切薄片，晒干。（1957）

2. 取净川乌与甘草混合（每 10 斤用甘草 0.5 斤），加水浸泡（夏季 5 天，春秋 6 天，冬季 7 天），每天换水 2 次，纵切两半，加甘草生姜同煮（每 10 斤用甘草、鲜姜各 0.5 斤），至熟透无白心，口尝不麻舌为度；晾至五至六成干，再入缸闷至内外水分均匀，切 5 厘片，晒干即成。（1964，制用）

3. 取干净川乌与甘草混合（每 10 斤用甘草 0.5 斤），加水浸泡（夏季 5 天，春季 6 天，冬季 7 天），每天换水 2 次，后纵切两半，加甘草生姜同煮（每 10 斤用甘草、鲜姜各 0.5 斤），至熟透无

白心，口尝不麻舌为度，晒至五至六成干再入缸闷至内外水分均匀，切5厘片，晒干即成。(1966)

4. 取净川乌，用凉水浸漂，每日换水2～3次，泡至口尝稍有麻辣感为度。取出，用甘草、黑豆煎汤共煮透，至内无白心为止，取出，除去甘草、黑豆，晾晒、闷润后切片，晒干即得。每川乌100斤，用甘草5斤，黑豆10斤。(1970)

5. 取净生川乌与甘草，用清水泡漂（一般夏5天，春秋6天，冬7天），每天换水2次，不换配料，至透，捞出，与配料共置锅内加水煮至内无白心，嚼之微麻舌，取出，晒至五成干，闷润至内外湿度均匀，切薄片，晒干。每生川乌100斤，泡时用甘草5斤，煮时用甘草、生姜各5斤。(1975)

6. 取净川乌，大小分开，用水浸泡至内无干心，取出，加水煮沸4～6小时（或蒸6～8小时），至取大个及实心者切开内无白心、口尝微有麻舌感时，取出晾至六成干或闷润后切片、干燥。(1987)

【炮制目的】

1. 甘草、生姜制：降低毒性。(1975)

2. 本品制后可降低毒性，保证药用安全。(1987)

【注意】

1. 如仍有白心，味麻辣，示毒性未去尽，需再炮制。(1964)

2. 孕妇忌服，反贝母、半夏、栝楼、白及、白蔹，畏犀角。(1975)

【应用】

1. 虎骨木瓜丸，双丢拐，牛黄镇惊丸。《成方配本》

2. 启痿丹。《处方选》

3. 西园桂附丸，紫朴分消散。《榆林中医》

【附注】

品名：川乌头。(1957)

川芎

Chuanxiong

【处方用名】川芎，芎䓖，老川芎，抚芎。

【来源】

1. 本品为伞形科多年生草本植物川芎的干燥根块茎。均系栽培。(1965)

2. 本品为伞形科植物川芎 *Ligusticum chuanxiong* Hort. 的干燥根茎。夏季当茎上的节盘显著突出，并略带紫色时采挖，除去泥沙，晒后烘干，再去须根。（2020）

【炮制方法】

（一）川芎

1. 用清水浸泡，并经常换水，保持清洁，至湿透有七成时取出用麻袋盖渥 1 宿，晒至色发白后再渥，润透，切普通片，阴干。（1957）

2. 清水洗净，泡六至七成，盖渥润透，切 1 分片，晒干即成。（1964、1972 中）

3. 拣去杂质，大小个分开，用水浸泡五至六成透，闷润至透，微晒外干，切成 1 分厚片，干燥即成。（1965）

4. 拣净杂质，按大小分类，清水洗净，泡六至七成，盖渥润透，切 1 分片晒干即成。（1966）

5. 原药切片生用。（1970）

6. 拣净杂质，大小分开，清水泡六至七成，捞出，闷润至内外湿度均匀，切薄片，晒干。（1975）

（二）酒川芎

1. 临用时按处方喷以少许黄酒，谓之“酒川芎”。（1957）

2. 酒炒。（1962、1970）

【应用】

（一）酒川芎

1. 薯蓣丸。《成方配本》

2. 沆瀣单，活血开凝汤。《处方选》

3. 痰饮。《王新午》

（二）川芎（酒洗）

香兰已痛汤。《榆林中医》

川楝子

Chuanlianzi

【处方用名】川楝子，金铃子，楝实，楝子，苦楝实，苦楝肉，川楝，炒川楝肉。

【来源】

1. 本品为楝科落叶乔木植物川楝子的干燥成熟果实。多系野生。（1965）

2. 本品为楝科植物川楝 *Melia toosendan* Sieb. et Zucc. 的干燥成熟果实。冬季果实成熟时采收，除去杂质，干燥。（2020）

【炮制方法】

醋川楝子

1. 夹碎，用醋徐徐浸湿（每 10 斤用醋 4 两），微炒，使醋渗入为度。（1957）

2. 清水洗净，晒干，砸（或铗）成碎块，浸入米醋内（每 10 斤用醋 1.5 斤），待醋被吸干后，以文火炒至微带黄色即成。（1964、1972 中）

3. 拣去杂质，清水洗净，晒干，铰成碎块，浸入米醋，每 10 斤用醋 1.5 斤，待醋吸干后，入锅内以文火炒至微带深黄色，取出晾凉即成。（1965）

4. 洗净，晒干，砸成碎块，浸入米醋内（每斤用醋 1.5 斤），待醋吸尽后，以文火炒至微带黄色为度。（1966）

5. 拣净杂质，砸碎，加醋拌匀，微润，置锅内文火微炒，取出，晾干。每川楝子 100 斤，用醋 15 斤。（1975）

6. 醋炙。（1991）

【炮制目的】

醋川楝子

增强止痛作用。（1964、1966、1972 中、1975）

【处方应付】

不注明生者付给醋炒川楝子。（1964、1965、1966、1972 中）

【应用】

酒川楝子

黑锡丹［川楝子（1 两酒蒸去皮）］。《成方配本》

川槿皮

Chuanjinpi

【处方用名】川槿皮，木槿皮。

【炮制方法】

拣净杂质，清水泡至五成，洗净，捞出，润透，切细丝，晒干。（1975）

女贞子

Nüzhenzi

【处方用名】女贞子，冬青子，熟女贞子。

【来源】

1. 本品为木犀科常绿大灌木或小乔木植物女贞的干燥成熟果实。栽培或野生。（1965）

2. 本品为木犀科植物女贞的干燥成熟果实。（1987）

3. 本品为木犀科植物女贞 *Ligustrum lucidum* Ait. 的干燥成熟果实。冬季果实成熟时采收，除去枝叶，稍蒸或置沸水中略烫后，干燥；或直接干燥。（2020）

【炮制方法】

（一）女贞子

1. 拣去杂质，洗净，晒干即成。（1965）

2. 采后放笼内蒸 2～4 小时，去笼闷 1 天，取出晒干备用。（1972 西）

3. 取原药材，除去杂质和梗叶，洗净，干燥。用时捣碎。（1987）

4. 蒸制。（1991）

（二）酒女贞子

1. 拣去杂质，清水淘净，晾干，用黄酒拌匀（每斤用酒 2 两），润透，蒸约 10 分钟，晒干，用时略捣碎。（1964、1972 中）

2. 取净女贞子 10 斤，加黄酒 2 斤拌匀，置罐内或适宜容器内，密闭，坐水锅中，隔水炖至酒吸尽，取出，干燥即成。（1965）

3. 拣净杂质及柄，清水淘净，捞出，黄酒拌匀，置罐或适宜容器内，密闭，隔水，炖至酒吸尽，取出，晒干。每女贞子 100 斤，用黄酒 20 斤。（1975）

4. 取净女贞子，用黄酒拌匀，稍闷后，置蒸罐内或其他蒸药容器内密封，隔水炖或直接通入蒸汽蒸至酒吸尽后，色泽黑润时，取出干燥。每 100 公斤女贞子，用黄酒 20 公斤。（1987）

【炮制方法】

酒女贞子

1. 酒制：增强补肝肾强腰膝。（1975）

2. 酒制后，增强补肝肾、强腰膝的功效。（1987）

马牙槟榔

Mayabinglang

【处方用名】马牙槟榔，马槟榔。

【炮制方法】

1. 拣净杂质，筛去灰屑，用时捣碎。（1975）

2. 去壳取仁用。（1975）

马齿苋
Machixian

【处方用名】马齿苋，马齿菜，马苋菜，马子菜，长寿菜。

【来源】

1. 本品系马齿苋科 1 年生草本植物马齿苋的干燥全草。均系野生。（1965）

2. 本品为马齿苋科植物马齿苋 *Portulaca oleracea* L. 的干燥地上部分。夏、秋二季采收，除去残根和杂质，洗净，略蒸或烫后晒干。（2020）

【炮制方法】

1. 拣净杂质，除去残根，用水洗净，微润切断晒干即成。（1965）

2. 洗净开水烫过晒干用。（1972 西）

3. 拣净杂质，清水洗净，捞出，切段，晒干。（1975）

【注意】

1. 鲜者可用 1~2 两捣汁服；亦可外用，捣烂涂敷患处。（1965）

2. 孕妇内服宜慎。（1975）

马宝
Mabao

【来源】

本品系马科脊椎动物马的胃肠中的结石。均系饲养。（1965）

【炮制方法】

1. 取原药捣碎后，再研细粉即成。（1964、1972 中）

2. 刷净，研成细粉。（1975）

马勃
Mabo

【处方用名】马勃，马屁勃，马粪包。

【来源】

1. 本品系马勃科植物马勃菌的干燥子实体。均系野生。（1965）

2. 本品为灰包科真菌脱皮马勃 *Lasiosphaera fenzlii* Reich.、大马勃 *Calvatia gigantea*

（Batsch ex Pers.）Lloyd 或紫色马勃 *Calvatia lilacina*（Mont. et Berk.）Lloyd 的干燥子实体。夏、秋二季子实体成熟时及时采收，除去泥沙，干燥。（2020）

【炮制方法】

1. 撕去硬蒂，剪小块即成。（1964、1972 中）

2. 除去硬皮，剪成方块，筛去细末即成。（1965）

3. 拣净杂质，除去硬蒂，剪成块。（1975）

【注意】

硬蒂不能药用。（1964、1972 中）

马钱子

Maqianzi

【处方用名】马钱子，番木鳖，制马钱子。

【来源】

1. 本品为马钱科常绿乔木植物马钱的干燥成熟种子。野生或栽培。（1965）

2. 本品为马钱科植物云南马钱或马钱的干燥成熟种子。（1987）

3. 本品为马钱科植物马钱 *Strychnos nux-vomica* L. 的干燥成熟种子。冬季采收成熟果实，取出种子，晒干。（2020）

【炮制方法】

（一）生马钱子

除去杂质。（1987）

（二）制马钱子

1. 取砂子，置锅内炒热后，加入拣净的马钱子，炒至呈深黄色并全部鼓起，取出，筛去砂子，去毛，碾碎或踉成细粉即成。（1965）

2. 取砂子，炒热后，倒入拣净的马钱子炒至焦黄色并膨起时取出，筛去砂子刮去毛，碾成细粉即可。（1966）

3. 取砂子置锅内加热，倒入马钱子，武火炒至鼓起，断面呈棕褐色（勿使变黑褐色），取出，筛净砂子，撞去毛，用时捣碎。（1975）

4. 取砂子置锅内加热，倒入马钱子，武火炒至鼓起并呈棕褐色或深棕色。取出，筛净砂，撞去毛，用时捣碎。（1987）

5. 烫制。（1991）

（三）土制马钱子

1.（即番木鳖）先将黄土炒热后，再放药入锅内，炒至发开为度（黄土须掩盖药）。（1957）

2. 将细净黄土炒热后，倒入马钱子，炒至焦黄色全部鼓起发胀为度；筛去黄土，刮净绒毛，砸碎即成。（1964）

3. 取细净黄土，炒热后，倒入拣净的马钱子炒至焦黄色并膨起时取出，筛去黄土刮去毛，碾成细粉即可。（1966）

（三）油炸马钱子

1. 以清油炸焦用。（1957）

2. 用油炸至断面呈棕褐色用。（1975、1987）

【炮制目的】

（一）制马钱子

1. 降低毒性，便于去毛制粉。（1966）

2. 炒去毛：降低毒性。（1975）

3. 砂炒降低毒性，去毛，质变酥脆，易于粉碎。（1987）

（二）土制马钱子

1. 制为减轻毒性，便于去毛、制剂或压粉。（1964）

2. 降低毒性，便于去毛制粉。（1966）

【注意】

1. 本品有大毒，内服忌用生品。（1964）

2. 须经炮制后，方可入药内服。（1965）

3. 孕妇忌服；生品忌内服。（1975）

【应用】

（一）制马钱子

1. 双丢拐。《成方配本》

2. 捉虎丹，风湿丸，活血丸。《处方选》

3. 接骨丹，活血祛风丸。《榆林中医》

（二）马钱子（炙）

消肿散。《榆林中医》

（三）马钱子（童便浸 21 日，香油煎，趁热去皮）

神仙双丢拐。《榆林中医》

马兜铃

Madouling

【处方用名】马兜铃，兜铃，马斗铃，斗铃，炙马兜铃，炙兜铃，蜜炙斗铃，炙斗铃。

【来源】

1. 本品为马兜铃科多年生缠绕或匍匐状细弱草本植物北马兜铃或马兜铃的干燥成熟果实。均系野生。（1965）

2. 本品为马兜铃科植物北马兜铃或马兜铃的干燥成熟果实。（1987）

3. 本品为马兜铃科植物北马兜铃 *Aristolochia contorta* Bge. 或马兜铃 *Aristolochia debilis* Sieb. et Zucc. 的干燥成熟果实。秋季果实由绿变黄时采收，干燥。（2015）

【炮制方法】

（一）马兜铃

1. 搓碎去筋，筛净泥土即成。（1965）

2. 生用。（1970）

3. 拣净杂质，搓碎，筛去灰屑，除去果柄及筋。（1975）

4. 除去果柄、筋及杂质，筛去灰屑，搓碎。（1987，生马兜铃）

（二）蜜马兜铃

1. 干燥揉碎，每 10 斤，以蜜 2.5 斤与适量水共炙。（1957）

2. 去果柄，拣净杂质，切碎。待蜜炼开后（每斤用蜜 6 两），倒入切碎的兜铃，文火炙至色变老黄，蜜不黏手为度。（1964、1972 中）

3. 取净马兜铃 10 斤，加熟蜜 4 斤与开水少许，拌匀，稍闷，置锅内用文火炒至不黏手为度，取出晾凉即成。（1965）

4. 去果柄，拣净杂质，切碎，待蜜炼开后（每斤用蜜 6 两）倒入，文火炒至色变老黄，不黏手为度。（1966）

5. 蜜炙。（1970、1991）

6. 取蜂蜜置锅内化开，倒入净斗铃，不断翻动，文火炙至蜜不黏手，取出，晾凉。每马兜铃 100 斤，用蜂蜜 40 斤。（1975，炙马兜铃）

7. 取蜂蜜置锅内化开，倒入净马兜铃，文火炙至蜜不黏手，取出，晾凉。每 100 公斤马兜铃，用炼蜜 30 公斤。（1987，炙马兜铃）

【炮制目的】

蜜马兜铃

1. 蜜炙润肺燥，可增强止咳化痰作用。（1964、1966）

2. 蜜炙：增强润肺止咳。（1975）

3. 蜜炙缓和苦寒之性，增强润肺止咳的功效，并可矫味，避免呕吐。（1987）

【处方应付】

1. 不写生者付炙兜铃。（1964、1975）

2. 不注明生者，付炙马兜铃。（1987）

【附注】

《中国药典》2020年版未予收载。

马蔺子

Malinzi

【炮制方法】

1. 簸净杂质即成。（1964）

2. 拣净杂质，筛去灰屑。（1975）

马鞭草

Mabiancao

【处方用名】马鞭草，紫顶龙牙草。

【来源】

1. 本品为马鞭草科多年生草本植物马鞭草的干燥全草。均系野生。（1965）

2. 本品为马鞭草科植物马鞭草 *Verbena Officinalis* L. 的干燥地上部分。6～8月花开时采割，除去杂质，晒干。（2020）

【炮制方法】

1. 清水喷洒后，放筛内，用麻袋盖渥1宿，润透，切5分长咀，晒干。（1957）

2. 清水洗净，切4～5分长节，晒干即成。（1964）

3. 拣去杂质，洗净，除去须根，闷润后切段，晒干即得。（1965）

4. 拣净杂质，除去残根，清水洗净，捞出，润透，切段，晒干。（1975）

【注意】

1. 孕妇忌服。（1965、1975）

2. 外用适量，以鲜草捣烂敷患处，熏洗亦可。（1965）

王不留行

Wangbuliuxing

【处方用名】王不留行，王不留，炒不留，留行子，炒王不留，炒王不留行。

【来源】

1. 本品为石竹科 1 年生或 2 年生草本王不留行的干燥成熟种子。均系野生。（1965）

2. 本品为石竹科植物麦蓝菜的干燥成熟种子。（1987）

3. 本品为石竹科植物麦蓝菜 *Vaccaria segetalis*（Neck.）Garcke 的干燥成熟种子。夏季果实成熟、果皮尚未开裂时采割植株，晒干，打下种子，除去杂质，再晒干。（2020）

【炮制方法】

（一）王不留行

1. 清水淘净晒干即可。（1972 西）

2. 取原药材，除去杂质。（1987）

（二）炒王不留行

1. 炒至崩裂即可使用。（1957）

2. 拣净杂质，罗去浮土，文火炒至爆花即成。（1964、1972 中）

3. 簸净杂质，置锅内用文火炒至爆开白花六七成，取出，放凉即成。（1965）

4. 拣净杂质，罗去浮土，文火炒至爆花即成。（1966）

5. 火炒爆裂后用。（1970）

6. 拣净杂质，筛去灰屑，置锅内文火炒爆花六至七成，取出，晾凉。（1975）

7. 取净王不留，置锅内用文火炒至爆花六至七成，取出，放凉。（1987）

8. 清炒。（1991）

（三）滑石粉炒王不留行

拣净杂质，筛去灰屑，置锅内用滑石粉炒爆花六至八成，取出，晾凉。（1975）

【炮制目的】

炒王不留行

1. 便于煎服。（1966）

2. 炒，易煎出药效。(1975)

3. 本品炒后爆裂发泡，易于粉碎或煎出有效成分。(1987)

【注意】

孕妇忌服。(1965、1975)

【附注】

品名：王不留。(1991)

天仙子

Tianxianzi

【处方用名】天仙子，莨菪子。

【来源】

本品为茄科植物莨菪 *Hyoscyamus niger* L. 的干燥成熟种子。夏、秋二季果皮变黄色时，采摘果实，暴晒，打下种子，筛去果皮、枝梗，晒干。(2020)

【炮制方法】

拣净杂质，筛去灰屑。(1975)

【注意】

内服宜慎。(1975)

【附注】

品名：莨菪子。(1975)

天仙藤

Tianxianteng

【来源】

本品为马兜铃科植物马兜铃 *Aristolochia debilis* Sieb. et Zucc. 或北马兜铃 *Aristolochia contorta* Bge. 的干燥地上部分，秋季采割，除去杂质，晒干。(2015)

【炮制方法】

1. 清水喷湿，用麻袋盖渥 1 宿，润透，切为咀，晒干。(1957)

2. 拣净杂质，喷水润透，切约 3 分长节，晒干即成。(1964)

3. 拣净杂质，清水洗净，捞出，切段，晒干。(1975)

【附注】

品名：

1. 马兜铃藤。（1975）

2.《中国药典》2020 年版未予收载。

天冬
Tiandong

【处方用名】 天冬，天门冬，肥天冬，炙天冬，明天冬，朱天冬。

【来源】

1. 本品为百合科攀缘状多年生草本植物天门冬的干燥块根。野生或栽培。（1965）

2. 本品为百合科植物天冬 *Asparagus cochinchinensis*（Lour.）Merr. 的干燥块根。秋、冬二季采挖，洗净，除去茎基和须根，置沸水中煮或蒸至透心，趁热除去外皮，洗净，干燥。（2020）

【炮制方法】

（一）天冬

1. 清水洗后，捞放筛内，用麻袋盖渥 1 宿，润透，切普通片，晒干。（1957）

2. 洗净泥沙，堆置竹筛上，盖渥润透，切 1 分片，晒干即成。（1964、1972 中，生用）

3. 拣去杂质，用水洗净，润透后切片或切段，晒干即成。（1965）

4. 洗净，置竹筛上，盖渥润透，切 1 分片，晒干即成。（1966，生用）

5. 拣净杂质，清水淘净，捞出，润透，稍晾，切薄片，晒干。（1975）

（二）蜜炙天冬

待蜜炼开后（每斤用蜜 1 两），倒入天冬片，炙至蜜不黏手为度。（1964、1966、1972 中）

（三）朱拌天冬

取天冬片，喷水湿润后，用朱砂拌匀（每斤用朱砂 3 钱），晾干即成。（1964、1966、1972 中，朱拌）

【炮制目的】

（一）蜜炙天冬

1. 蜜炙可润燥止嗽。（1964）

2. 蜜炙润燥止嗽。（1966）

（二）朱拌天冬

1. 朱砂拌可镇心安神。（1964）

2. 朱拌镇心安神。（1966）

【处方应付】

注明蜜炙者付蜜炙天冬；朱者付朱拌天冬；余付生天冬。（1964、1972中）

【附注】

品名：天门冬。（1957、1964、1965、1973、1975）

天花粉
Tianhuafen

【处方用名】天花粉，花粉，瓜蒌根，栝楼根。

【来源】

1. 本品为葫芦科多年生宿根草质藤本植物栝楼的干燥块根。野生或栽培。（1965）

2. 本品为葫芦科植物栝楼 *Trichosanthes kirilowii* Maxim. 或双边栝楼 *Trichosanthes rosthornii* Harms 的干燥根。秋、冬二季采挖，洗净，除去外皮，切段或纵剖成瓣，干燥。（2020）

【炮制方法】

1. 清水泡六七成湿，捞放筛内，晾去水分，再用麻袋盖渥1宿，润透，切厚片，晒干。（1957）

2. 按大小分类，清水泡五至六成，堆置竹筛上，渥透，晾去水分，切约8厘片，晒干即成。（1964、1966、1972中）

3. 拣去杂质，大小块分开，用水浸泡五至六成透后，捞出，晾晒至外皮无水分，润透切片，晒干即成。（1965）

4. 拣净杂质，大小分开，清水泡五至六成，捞出润透，切薄片，晒干。（1975）

【注意】

1. 反乌头、草乌。（1965）

2. 反乌头。（1975）

【附注】

药品天花粉即以栝蒌根切片晒干使用，实际制作是将栝蒌根捣汁澄粉，晒干而成；外观晶莹洁白，颜色鲜明，绝无纤尘，沸汤冲调后，清澈如玉色。伪品多掺入杂质，如山芋粉、绿豆粉等，冲后则色白而腻，不澄清。真品因在加工中几经淘洗，磨滤，澄清，渣滓皆去，苦寒本性已消除净尽，故不复有寒中滑泄之弊。（1965）

天竺黄

Tianzhuhuang

【处方用名】天竺黄，天竹黄，竺黄，片竹黄。

【来源】

本品为禾本科植物青皮竹 *Bambusa textilis* McClure 或华思劳竹 *Schizostachyum chinense* Rendle 等秆内的分泌液干燥后的块状物。秋、冬二季采收。（2020）

【炮制方法】

1. 取原药拣净杂质，去灰屑即成。（1964）

2. 取原药拣净杂质，筛去灰屑即成。（1972 中）

3. 拣净杂质。（1975）

【附注】

品名：

1. 天竹黄。（1964、1973）

2. 竺黄。（1975）

天南星

Tiannanxing

【处方用名】天南星，南星，生南星，南星片，虎掌南星。

【来源】

1. 本品为天南星科多年生草本植物天南星、东北天南星或异叶天南星的干燥球状块茎。野生或栽培。（1965）

2. 本品为天南星科植物天南星、异叶天南星或东北天南星的干燥块茎。（1987）

3. 本品为天南星科植物天南星 *Arisaema erubescens*（Wall.）Schott、异叶天南星 *Arisaema heterophyllum* Bl. 或东北天南星 *Arisaema amurense* Maxim. 的干燥块茎。秋、冬二季茎叶枯萎时采挖，除去须根及外皮，干燥。（2020）

【炮制方法】

生天南星

1. 清水洗净，晒干，剪小块即成。（1964、1972 中，生用）

2. 拣净杂质，洗去灰屑，晒干即成。（1965）

3. 拣去杂质，洗净，晒干即得。（1966，生南星）

4. 拣净杂质，清水洗净，捞出，晒干，用时捣碎。（1975）

5. 取原药材拣净杂质，洗净干燥。（1987）

【炮制目的】

生用：消肿止痛。（1975）

【处方应付】

不注明生者，付制南星。（1964、1972 中、1975、1987）

【注意】

1. 生者内服宜慎。（1965）

2. 孕妇内服宜慎。（1975）

制天南星

Zhitiannanxing

【处方用名】制天南星，制南星。

【来源】

本品为天南星的炮制加工品。（2020）

【炮制方法】

1. 清水浸泡，保持清洁，每天换水 2 次，至一定时间（春秋约 4 日，夏季 2 日，冬季 5 日），再按本品 10 斤，生姜、皂角、甘草各 4 两，共入锅内煮熟，以口尝不麻舌为度，捞放筛内，晾去水分，装坛内渥 1～2 日，切薄片，晒干。（1957）

2. 将天南星用水浸泡 3～7 日，每日换水 2 次，至无麻辣感后取出，置于生姜水内煮透后，切片晒干即得。（1962，制南星）

3. 取大小均匀的天南星，与配料（每 10 斤用皂角、甘草各 0.5 斤）加水浸泡（夏季 5 天，冬季 7 天），每天换水 2 次，不换配料，泡至水清不起白沫为度；置锅内与配料（每 10 斤用白矾、生姜各 0.5 斤）加水共煮，至无白心、口尝不麻舌为度，晒四至五成干，闷 1 天，切 5 厘片，晒干即成。（1964、1972 中，制用）

4. 取拣净的天南星，用凉水浸漂，避免日晒，数日后，如起白沫，每 10 斤天南星加白矾 3 两 2 钱，泡 1 日后，再行换水，至口尝无麻辣感为度，取出，置锅内与水共煮，至沸，再加入甘草碎末、生姜片各 2% 及 1% 白矾粉同煮，煮至无白心时停火，闷 1 宿后淘出甘草生姜

渣，横切1.5分圆片，晒干即成。（1965，制南星）

5. 取大小均匀的天南星，与配料（每10斤用皂角、甘草各0.5斤）加水浸泡（夏季5天，冬季7天），每天换水2次，不换配料。泡至水清不起白沫为度。置锅内与配料（每10斤用生姜、白矾各0.5斤），加水共煮，至无白心，口尝无麻舌为度，晒至四至五成干，闷1天，切5厘片，晒干即成。（1966，制南星）

6. 用水浸泡3～7日，每日换水2次，至无麻辣感后取出，置生姜水内煮透，切片晒干即可。（1970）

7. 取净天南星，大小分开，与配料用清水泡漂（一般夏5天、春秋6天、冬7天），每天换水2～3次，不换配料，至水清不起白沫时，捞出与配料共置锅内加水煮至内无白心，嚼之微麻舌，取出，晒至五成干，闷润至内外湿度均匀，切薄片，晒干。每天南星100斤，泡时加皂角、甘草各5斤，煮时加白矾、生姜各5斤。（1975）

8. 取净生南星，大小分开，与配料，用清水泡漂（一般夏天5天、春秋6天、冬天7天）。每天换水2～3次，不换配料，至水清不起白沫时，捞出与配料共置锅内加水煮至内无白心，嚼之微麻舌，取出，晒至五成干，闷润至内外湿度均匀，切薄片，晒干。每100公斤天南星，泡时加皂角、甘草各5公斤，煮时加白矾、生姜各5公斤。（1987）

【炮制目的】

1. 制为降低其燥烈性和毒性。（1964）

2. 制：降低毒性，增强祛痰作用。（1975）

3. 制后可降低毒性，增强化痰作用。（1987）

【处方应付】

不注明生者，付制天南星。（1964、1972中、1975、1987）

【注意】

甘草用量不宜大，否则成品色黄。（1964）

【应用】

（一）制天南星

1. 大活络丹，乾元丹。《成方配本》

2. 白玉饼。《榆林中医》

（二）炒南星

加味三拗汤。《处方选》

天麻

Tianma

【处方用名】天麻，明天麻，川天麻，赤箭。

【来源】

1. 本品为兰科多年生寄生草本植物天麻的干燥块茎。均系野生。（1965）

2. 本品为兰科植物天麻 *Gastrodia elata* Bl. 的干燥块茎。立冬后至次年清明前采挖，立即洗净，蒸透，敞开低温干燥。（2020）

【炮制方法】

（一）天麻

1. 清水洗后，用面汤泡五六小时，取出，晾去水分，用麻袋盖渥 1 宿（夏季应缩短时间，以免发霉），润透，切薄片，晒干。（1957）

2. 微火烘软后，切片生用。（1962）

3. 按大小分类，质坚个大的温水泡 40 分钟，小的约 20 分钟，润透使软，切 5 厘片，晒干即成。（1964、1966、1972 中）

4. 热水泡后，盖渥 1 夜切片。（1964、1966、1972 中）

5. 拣去杂质，分开大小个，用水泡至约七成透，捞出，稍晾，再润至内外湿度均匀，切 5 厘片，及时晒干即成。（1965）

6. 拣净杂质，大小分开，温水泡至七成，捞出，润透，切薄片，晒干。（1975）

（二）煨天麻

煨熟用。（1962）

【应用】

煨天麻

1. 小儿化痰散。《处方选》

2. 健脾祛风散。《榆林中医》

天葵子

Tiankuizi

【处方用名】天葵子，紫背天葵。

【来源】

本品为毛茛科植物天葵 *Semiaquilegia adoxoides*（DC.）Makino 的干燥块根。夏初采挖，洗净，干燥，除去须根。（2020）

【炮制方法】

1. 拣去杂质，簸净浮土，用时微捣即成。(1964)

2. 拣净杂质，清水淘净，捞出，晒干。(1975)

天然冰片（右旋龙脑）

Tianranbingpian

【处方用名】天然冰片，冰片，梅片，龙脑香，正梅片，老片。

【来源】

本品为樟科植物樟 *Cinnamomum camphora*（L.）Presl 的新鲜枝、叶经提取加工制成。(2020)

【炮制方法】

1. 原药用时研细粉即成。(1964、1966、1972 中)

2. 原药应用。(1975)

【注意】

1. 须装瓷瓶内密封，勿使泄气。用时才能研细粉。(1964、1972 中)

2. 孕妇内服宜慎。(1975)

【附注】

品名：冰片。(1964、1966、1973、1975)

无名异

Wumingyi

【处方用名】无名异，土子。

【炮制方法】

拣净杂质，用时捣碎。(1975)

无花果

Wuhuaguo

【处方用名】无花果。

【炮制方法】

拣净杂质及果柄，筛去灰屑，用时捣碎。(1975)

云母石
Yunmushi

【处方用名】云母石，云母，千层纸。

【来源】

1. 本品为单斜晶系片状白云母矿石。(1965)
2. 本品为单斜晶系白云母矿石。(1987)

【炮制方法】

(一)云母石

1. 刷净泥砂，捣碎即成。(1965)
2. 捣碎，拣净杂质，筛去灰屑。(1975)
3. 取原药材，除去杂质。(1987)

(二)煅云母石

1. 煅用。(1975)
2. 取净药材，置耐火容器内煅至红透，取出放凉，碾碎。(1987)

【炮制目的】

煅云母石

本品煅后质地酥脆，易于粉碎或煎出有效成分。(1987)

云雾草
Yunwucao

【炮制方法】

拣净杂质，切段，筛去灰屑。(1975)

木瓜
Mugua

【处方用名】木瓜，南木瓜，宣木瓜，川木瓜，皱皮木瓜。

【来源】

1. 本品为蔷薇科落叶灌木植物木瓜的干燥成熟果实。均系栽培。(1965)

2. 本品为蔷薇科植物贴梗海棠 *Chaenomeles speciosa*（Sweet）Nakai 的干燥近成熟果实。夏、秋二季果实绿黄时采收，置沸水中烫至外皮灰白色，对半纵剖，晒干。（2020）

【炮制方法】

（一）木瓜

1. 清水洗后，以笼蒸 2～3 小时，晾去水分，切薄片，阴干。（1957）

2. 清水泡五至六成，润透，切片，晒干即成。（1964、1972 中）

3. 用水泡至八成透，捞出，润透后或蒸透切片，晒干即成。（1965）

4. 取原药材，加水浸泡五至六成，蒸 20 分钟，趁热切片，阴干或晒干。（1966）

5. 取原药材，加水浸泡五至六成，润透切片，晾干即成。（1966）

6. 生用。（1970）

7. 拣净杂质，清水泡至六成，洗净，捞出，润透，切薄片或蒸透及时切薄片，晒干。（1975）

（二）炒木瓜

炒用。（1970）

【应用】

蒸木瓜

虎骨木瓜丸，万灵膏，金衣祛暑丸。《成方配本》

木耳
Muer

【处方用名】木耳，黑木耳。

【炮制方法】

（一）木耳

拣净杂质，筛去灰屑。（1975）

（二）炒木耳

取细黄土置锅内加热至发泡，倒入净木耳，武火炒至鼓起质脆，取出，筛净土，晾凉。（1975）

（三）木耳炭

炒炭用。（1975）

【炮制目的】

烫脆：便于粉碎。（1975）

木芙蓉叶

Mufurongye

【处方用名】芙蓉叶，木芙蓉叶。

【来源】

本品为锦葵科植物木芙蓉 *Hibiscus mutabilis* L. 的干燥叶。夏、秋二季采收，干燥。（2020）

【炮制方法】

拣净杂质及柄，切宽丝，筛去灰屑。（1975）

【附注】

品名：芙蓉叶。（1975）

木香（川木香、广木香）

Muxiang

【处方用名】木香，广木香，川木香，云木香，新木香，煨木香。

【来源】

1. 本品为菊科多年生高大草本植物木香的干燥根。多系栽培。（1965）

2. 本品为菊科植物木香 *Aucklandia lappa* Decne. 的干燥根。秋、冬二季采挖，除去泥沙和须根，切段，大的再纵剖成瓣，干燥后撞去粗皮。（2020, 木香）

3. 本品为菊科植物川木香 *Vladimiria souliei*（Franch.）Ling 或灰毛川木香 *Vladimiria souliei*（Franch.）Ling var. *cinerea* Ling 的干燥根。秋季采挖，除去须根、泥沙及根头上的胶状物，干燥。（2020, 川木香）

【炮制方法】

（一）木香（川木香、广木香）

1. 清水渗润透，先截为短节，再顺纹切为薄片，阴干。（1957，广木香）

2. 清水泡七八成湿，取出，再用麻袋盖渥一二日，润透，顺纹切为薄片，阴干。（1957，川木香）

3. 去净芦头，用少量水渍，勤加搅拌，使药料渐渐渗透，以水吸尽为度；截成 8 分长节后，切 5 厘顺片，阴干即成。（1964、1966、1972 中）

4. 拣去杂质，洗净泥土，切成碎块即成。（1965）

5. 拣净杂质，清水淘净，捞出，置容器内，用少量水浸润至透，渥 1 天，切薄顺长片，晾干。（1975，广木香）

6. 拣净杂质，清水泡至五成，捞出，润透，切薄片，晾干。（1975，川木香）

7. 除去杂质，洗净，稍泡，闷润，切薄顺长片，晾干。（1987）

（二）煨木香

木香切片后，及时在铁丝匾中用一层草纸、一层木香间隔，平铺数层，置炉火旁，或烘干，室内烘煨至木香中所含的挥发油渗纸上，取出即得。（1966）

（三）麸皮煨木香

1. 取麸皮置锅内加热后，倒入广木香片，文火炒至微变色，取出，筛去麸皮，晾凉。每广木香 100 斤，用麸皮 20 斤。（1975）

2. 取麸皮置锅内加热后，倒入木香片，用文火炒至微变色，取出，筛去麸皮，晾凉。每 100 公斤木香，用麸皮 20 公斤。（1987）

【炮制目的】

（一）煨木香

煨用去其部分辛气，缓和破气作用。（1966）

（二）麸皮煨木香

1. 煨：缓和行气，增强止泻痢。（1975）

2. 本品温中行气多生用。煨后缓和行气，增强止泻。（1987）

【处方应付】

1. 注明川木香付川木香、越巂木香；广木香付老木香、新木香、云木香；单写木香即付川木香。（1964、1972 中）

2. 注明川木香，付川木香、越巂木香；广木香付老木香、新木香、云木香。（1965）

3. 注明广、新者，付云木香；注明煨付煨木香，余付川木香。（1975、1987）

【注意】

1. 忌用水泡，否则气味损失，影响疗效。（1964、1972 中）

2. 广木香避免水泡，否则气味损耗，影响疗效。（1975）

【应用】

煨木香

久泄效方，治寒痢方，治虚寒痢方，治休息痢方，复元丹，清热止泻汤。《榆林中医》

【附注】

品名：土木香

【来源】

1. 本品为菊科（Compositae）植物土木香（*Inula helenium* Linn.）的根。（1962）

2. 本品为菊科植物土木香 *Inula helenium* L. 的干燥根。秋季采挖，除去泥沙，晒干。（2020，土木香）

【炮制方法】

切片生用。（1962，土木香）

木贼

Muzei

【处方用名】木贼，木贼草，涩草，锉草，节骨草。

【来源】

1. 本品系木贼科多年生常绿草本植物木贼的干燥全草。均系野生。（1965）

2. 本品为木贼科植物木贼 *Equisetum hyemale* L. 的干燥地上部分。夏、秋二季采割，除去杂质，晒干或阴干。（2020）

【炮制方法】

1. 清水洗后，取出，用麻袋盖渥 1 宿，润透，切为咀，晒干。（1957）

2. 去根及枯枝等杂质，清水洗净，渥约 10～20 分钟，切 2～3 分长节，阴干，筛去末即成。（1964、1972 中）

3. 拣净杂质，除去残根，用水洗净，略润后，切成 3 分长节，阴干即成。（1965）

4. 拣去杂质，清水洗净，渥约 10～20 分钟，除去残根，切约 2～3 分长节，阴干，筛去土即得。（1966）

5. 去杂草扎成小捆晒干即可。（1972 西）

6. 拣净杂质，除去残根及枯茎，清水洗净，捞出，润透，切段，晒干。（1975）

【注意】

1. 必须洗渥后才能切片，太干滑刀口，且易破碎。切后忌晒，以防色发白，影响质量。（1964、1972 中）

2. 本品干切滑刀，且易破碎，故洗后，宜渥后切，忌晒，否则色发白。（1966）

木通
Mutong

【处方用名】木通，细木通。

【来源】

本品为木通科植物木通 *Akebia quinata*（Thunb.）Decne.、三叶木通 *Akebia trifoliata*（Thunb.）Koidz. 或白木通 *Akebia trifoliata*（Thunb.）Koidz. var. *australis*（Diels）Rehd. 的干燥藤茎。秋季采收，截取茎部，除去细枝，阴干。（2020）

【炮制方法】

1. 清水浸透，捞出，用麻袋盖渥 1 宿，润透，切薄片，晒干。（1957）

2. 按茎粗细分类，清水泡八成，盖渥润透，切 5 厘圆片，阴干即成。（1964、1972 中）

3. 按茎粗细分类，清水浸泡八成，盖渥润透，切 5 厘圆片，晾干即成。（1966）

4. 截成长段，粗细分开，清水泡至六成，捞出，润透，切薄片，晒干。（1975）

【注意】

孕妇忌服。（1975）

木槿花
Mujinhua

【炮制方法】

拣净杂质，筛去灰屑。（1975）

木蝴蝶
Muhudie

【处方用名】木蝴蝶，玉蝴蝶，千张纸，云故纸，云故子。

【来源】

1. 本品为紫葳科高大乔木植物木蝴蝶的干燥成熟种子。均系野生。（1965）

2. 本品为紫葳科植物木蝴蝶 *Oroxylum indicum*（L.）Vent. 的干燥成熟种子。秋、冬二季采收成熟果实，暴晒至果实开裂，取出种子，晒干。（2020）

【炮制方法】

1. 拣净杂质，筛去浮土即成。（1964）

2. 拣去杂质，筛去灰屑即成。（1965）

3. 拣净杂质，筛去灰屑。（1975）

木鳖子

Mubiezi

【处方用名】木鳖子，川木鳖，土木鳖，木别，木别子，川木别，土木别，制木鳖，制木别。

【来源】

1. 本品为葫芦科草质藤本植物木鳖的干燥成熟种子。多系野生。（1965）

2. 本品为葫芦科植物木鳖 *Momordica cochinensis*（Lour.）Spreng. 的干燥成熟种子。冬季采收成熟果实，剖开，晒至半干，除去果肉，取出种子，干燥。（2020）

【炮制方法】

（一）木鳖子仁

1. 取原药去壳用仁即成。（1964，外用）

2. 拣净杂质，用时去壳捣碎即成。（1965）

3. 取原药材，除壳取仁捣碎用。（1966，外用）

4. 砸破硬壳，取仁，用时捣碎。（1975）

（二）土炒木鳖子

1. 与黄土以武火炒至皮鼓起为度，倒出剥皮，捣碎。（1957）

2. 原药用砂土炒至气味焦香，爆裂为度；砸破硬壳，取仁即成。（1964，内服）

3. 取拣净的木鳖子，置炒热的砂土内炒至气味焦香，爆裂为度，去壳即成。（1965）

4. 原药用砂土炒至气味焦香，爆裂为度，砸破硬壳，取仁捣碎即成。（1966，内服）

【处方应付】

外敷皆付生木鳖子；内服付炒木鳖子。（1964）

【应用】

制川木鳖（制木鳖子）

1. 小金丹。《成方配本》

2. 启痿丹。《处方选》

3. 新订消瘰丸。《榆林中医》

五加皮
Wujiapi

【处方用名】五加皮，加皮。

【来源】

1. 本品为五加科落叶灌木植物细柱五加的干燥根皮。均系野生。(1965)

2. 本品为五加科植物细柱五加 *Acanthoppanax gracilistylus* W. W. Smith. 的干燥根皮。夏、秋二季采挖根部，洗净，剥取根皮，晒干。(2020)

【炮制方法】

1. 清水洗后，用麻袋盖渥 1 宿，润透，切普通片，晒干。(1957)

2. 拣去木心，洗净，渥半天，切片，晾干即成。(1964、1972 中)

3. 拣净木心及杂质，用水洗净，稍润后切片晒干即成。(1965)

4. 拣去木心，洗净润渥半天，切片晒干即成。(1966)

5. 拣净杂质，除去残留木心，清水洗净，捞出，润透，切薄片，晒干。(1975)

五谷虫
Wuguchong

【处方用名】五谷虫，谷虫。

【炮制方法】

拣去杂质，清水淘净，晒干，文火炒至微黄色即成。(1964、1972 中)

五灵脂
Wulingzhi

【处方用名】五灵脂，灵脂，灵脂块，生灵脂，炒灵脂，灵脂米，醋灵脂，酒灵脂，炙灵脂，糖灵脂，血灵脂。

【来源】

1. 本品系鼯鼠科鼯鼠类动物的干燥粪便。均系野生。(1965)

2. 本品为鼯鼠科动物复齿鼯鼠的干燥粪便。(1987)

【炮制方法】

(一)五灵脂

1. 拣除泥沙杂质剁成小块(灵脂块)即成。(1965)

2. 拣净杂质砂石即得。(1966)

3. 拣净杂质,刷去灰屑,剁成小块。(1975,生五灵脂)

4. 除去杂质,块状者砸成小块。(1987,生五灵脂)

(二)炒灵脂

原药敲碎如扁豆大小,清炒。(1970)

(三)醋五灵脂

1. 拣去砂土,置锅内微炒,再喷以醋(药 10 斤,醋 1 斤)。(1957)

2. 筛去浮土,拣净砂石杂质,用米醋拌匀(每斤用醋 2 两),润透,文火炒至带黄色为度。灵脂块须先砸成 2～3 分宽方块,再如上法炒之。(1964、1972 中)

3. 取净五灵脂 10 斤,置锅内用文火炒热时喷淋米醋 1.5 斤,再炒至稍变色,有光泽为度,取出晾凉即成。(1965,醋灵脂)

4. 取净灵脂用醋拌匀(每斤用醋 2 两)润透,文火炒至带黄色为度。(1966,醋灵脂)

5. 醋炒。(1970)

6. 取净五灵脂,置锅内文火微炒,用醋喷匀,再炒至微干,取出,晾凉。每五灵脂 100 斤,用醋 10 斤。(1975,炒五灵脂)

7. 取净五灵脂,炒热,喷醋,再炒至微干并呈焦黑点,取出。每 100 公斤五灵脂,用醋 10 公斤。(1987)

8. 醋炙。(1991)

(四)酒五灵脂

酒炒。(1970)

【炮制目的】

醋五灵脂

1. 醋炒增强止痛散瘀作用和矫臭。(1964、1965)

2. 生用行血,醋炙性和止痛,制其腥臭。(1966)

3. 醋炒:增强止痛,并可矫味。(1975)

4. 醋炒引药入肝,增强散瘀止血之功,并可矫味。(1987)

【处方应付】

1. 写五灵脂、灵脂米、炒灵脂皆付醋炒灵脂米；写糖灵脂、灵脂块、血灵脂皆付醋炒血灵脂。（1964、1972 中）

2. 注明生、血者，按要求付给，余付炒灵脂米。（1975）

3. 注明生、血者，按要求付给，余付炒五灵脂。（1987）

【注意】

恶人参。（1965）

【应用】

炒五灵脂

小金丹，四消丸，妇科回生丹。《成方配本》

五味子

Wuweizi

【处方用名】五味子，北五味子，炙五味，蒸五味，北五味，辽五味。

【来源】

1. 本品为五味子科 Schizandraceae 植物北五味子树 *Schizandra chinensis* Baill. 的果实。（1962）

2. 本品为木兰科多年生木质藤本植物北五味子的干燥成熟果实。均系野生。（1965）

3. 本品为木兰科植物五味子 *Schisandra chinensis*（Turcz.）Baill. 的干燥成熟果实。习称“北五味子”。秋季果实成熟时采摘，晒干或蒸后晒干，除去果梗和杂质。（2020）

【炮制方法】

（一）五味子

1. 拣去杂质，去梗即成。（1965）

2. 拣净杂质及柄，筛去灰屑。（1975，生五味子）

（二）蜜五味子

1. 洗净泥土，置煮沸的蜂蜜锅内拌匀，辽五味每 10 斤，用蜜 24 两，放笼上蒸 1~2 小时，发黑红色为度，取出，晒干。（1957）

2. 蜜炙用。（1962、1970）

3. 拣净果柄等杂质，待蜜炼开后（每斤用蜜 1.5～2 两），倒入五味子，不断搅拌，炙至

蜜不黏手为度。(1964，蜜炙)

4. 取拣净的五味子 10 斤，加熟蜜 1 斤与开水少许，拌匀，置锅内用文火炒至不黏手为度，取出，晾凉即成。(1965)

5. 拣簸净果柄杂质，待蜜炼开后（每斤用蜜 1.5～2 两），倒入五味子，不断搅拌，炙至蜜不黏手为度。(1966，蜜炙)

6. 拣净果柄等杂质，待蜜炼开后（每斤用蜜 1.5～2 两），倒入五味子，不断搅拌，炙至蜜不黏手为度。(1972 中，蜜炙)

7. 取蜂蜜置锅内化开，倒入净五味子，不断翻动，文火炙至蜜不黏手，取出，晾凉。每五味子 100 斤，用蜂蜜 10 斤。(1975，炙五味子)

8. 蜜炙。(1991)

（三）蒸五味子

1. 用黄酒拌匀（每斤用酒 2 两），润透，蒸 30～40 分钟，摊在席上晾干，入缸再用黄酒拌匀，如此反复蒸晾至黑亮为度，晒干即成。(1964，酒蒸)

2. 取拣净的五味子 10 斤，加黄酒 2 斤拌匀，置蒸罐内或适宜容器内，密闭，坐水锅中，隔水炖至酒吸尽，取出，晒干即成。(1965)

3. 用黄酒拌匀（每斤用酒 2 两）润透，蒸 30～40 分钟，晾干再用黄酒拌匀，如此反复蒸至黑亮为度。(1966，酒蒸)

4. 用黄酒拌匀（每斤用酒 2 两），润透，蒸 30～40 分钟，蒸黑即成。(1972 中，酒蒸)

5. 取净五味子，黄酒拌匀，置罐或适宜容器内密闭，隔水炖至酒吸尽，取出，晒干。每五味 100 斤，用黄酒 20 斤。(1975)

【炮制目的】

（一）蜜五味子

1. 蜜炙增强镇咳作用。(1964、1966)

2. 蜜炙：润肺止咳。(1975)

（二）蒸五味子

1. 酒蒸增强滋肾作用。(1964、1966)

2. 酒制：滋肾涩精。(1975)

【处方应付】

1. 写生者付生五味子；蒸者付蒸五味子；其余皆付炙五味子。(1964、1966、1972 中)

2. 写生者付生五味子；蒸者付蒸五味子；其余皆付蜜五味子。用时捣碎。(1965)

【注意】

本品不论生熟，用时均应捣碎核。（1957）

【应用】

（一）炙五味子

五子衍宗丸，无比山药丸，麦味地黄丸，人参养荣丸，杨氏还少丹，噙化上清丸，二母宁嗽丸。《成方配本》

（二）炒五味子

四神丸。《成方配本》

【附注】

品名：北五味。（1965）

五倍子

Wubeizi

【处方用名】 五倍子，棓子，五倍，蚊蛤。

【来源】

1. 本品为漆树科 Anacardiaceae 植物盐肤木 *Rhus javanica* L. *R. semialata* Murr. 的叶或小叶上由五倍子蚜虫刺伤而形成的囊状虫瘿。（1962）

2. 本品为漆树科植物盐肤木 *Rhus chinensis* Mill.、青麸杨 *Rhus potaninii* Maxim. 或红麸杨 *Rhus punjabensis* Stew. var. *sinica*（Diels）Rehd. et Wils. 叶上的虫瘿，主要由五倍子蚜 *Melaphis chinensis*（Bell）Baker 寄生而形成。秋季采摘，置沸水中略煮或蒸至表面呈灰色，杀死蚜虫，取出，干燥。按外形不同，分为“肚倍”和“角倍”。（2020）

【炮制方法】

（一）五倍子

1. 砸碎生用。（1964）

2. 采后把寄生于内部之虫煎死晒干即可。（1972 西）

3. 拣净杂质，砸碎生用。（1972 中）

4. 敲开，除去虫卵生用。（1975）

（二）炒五倍子

1. 拣净杂质，文火炒至微黄色为度，砸碎，连皮带子供药用。（1964、1972 中）

2. 打碎炒用。（1962、1970）

3. 拣净杂质，文火炒至微黄色，取出，晾凉，用时敲开，除去虫卵。（1975）

【炮制目的】

炒五倍子

1. 炒黄为便于粉碎。（1964、1972 中）

2. 炒：增强收涩止血作用。（1975）

【处方应付】

不注明生者付炒五倍。（1964、1972 中、1975）

【注意】

本品必须砸碎后入药。（1964、1972 中）

【应用】

（一）**焙五倍子**

太乙紫金锭。《成方配本》

（二）**炒五倍子**

太乙紫金锭。《成方配本》

太子参
Taizishen

【处方用名】太子参，孩儿参。

【来源】

1. 本品为石竹科多年生草本植物孩儿参的干燥块根。多为栽培。（1965）

2. 本品为石竹科植物孩儿参 *Pseudostellaria heterophylla*（Miq.）Pax ex Pax et Hoffm. 的干燥块根。夏季茎叶大部分枯萎时采挖，洗净，除去须根，置沸水中略烫后晒干或直接晒干。（2020）

【炮制方法】

1. 将生药置筛内，用清水洗净晾干，即可使用。（1957）

2. 拣净杂质，用时折成节即成。（1964、1972 中）

3. 拣去杂质，摘除残留须根，筛去浮土即成。（1965）

4. 拣净杂质，清水淘净，捞出，润透，切段，晒干。（1975）

【注意】

反藜芦。（1975）

【附注】

1. 炮制方法第 1 条自“人参”条目中转移而来。

2. 品名：孩儿参。（1975）

太白三七
Taibaisanqi

【处方用名】太白三七，甜七，甜三七。

【炮制方法】

酒泡。（1970）

【附注】

品名：甜七、甜三七。（1970）

车前子
Cheqianzi

【处方用名】车前子，车前仁，车前，炒车前，炒车前子，盐车前子。

【来源】

1. 本品为车前科多年生草本植物车前或平车前的干燥成熟种子。均系野生。（1965）

2. 本品为车前科植物车前或平车前的干燥成熟种子。（1987）

3. 本品为车前科植物车前 *Plantago asiatica* L. 或平车前 *Plantago depressa* Willd. 的干燥成熟种子。夏、秋二季种子成熟时采收果穗，晒干，搓出种子，除去杂质。（2020）

【炮制方法】

（一）车前子

1. 拣去杂质，筛去泥屑即成。（1965）

2. 子可生用。（1970）

3. 洗净晒干，生用。（1972 西）

4. 拣净杂质，罗去灰屑。（1975，生车前子）

5. 除去杂质，筛去灰屑。（1987，生车前子）

（二）炒车前子

炒至微焦用。（1970）

（三）**盐车前子**

1. 微炒，并随炒随喷以盐水（每 10 斤，用盐 5 两，水适量）。（1957）

2. 拣净杂质，过罗，将净车前子炒热后，喷洒盐水（每斤用盐 5 钱），待盐水炒干即成。（1964、1972 中，盐炒）

3. 取净车前子 10 斤，置锅内用文火炒至鼓起，用盐 4 两加适量水化开喷淋，再略炒取出，晾干即成。（1965）

4. 拣净杂质，过筛，将净车前子炒热后，喷洒盐水（每斤用盐 5 钱），待盐水炒干即成。（1966）

5. 洗净晒干，盐水炒用。（1972 西）

6. 取净车前子，置锅内，文火炒至鼓起，喷淋盐水再略炒，取出，晾干。每车前子 100 斤，用盐 3 斤。（1975）

7. 取车前子，置锅内文火炒至鼓起，有爆裂声时，喷洒盐水，炒干。每 100 公斤车前子，用盐 2 公斤。（1987）

8. 盐水炙。（1991）

（四）**酒车前子**

洗净晒干，酒浸用。（1972 西）

【炮制目的】

盐车前子

1. 盐炒引药入肾。（1964）

2. 盐炙助下降入肾。（1966）

3. 盐炒：入肾助其利水作用。（1975）

4. 本品经加热炒裂后，易于煎出有效成分。盐炙入肾增强清热利尿作用。（1987）

【处方应付】

1. 不注明生者皆付炒车前子。（1964、1972 中）

2. 不注明生者，付盐车前子。（1975、1987）

【注意】

1. 车前子黏性极强，配方时必须用纱布袋包扎，以免煎剂成黏液而无法过滤。盐水炒时，所用水之量不宜过多，应刚使食盐溶解即成，否则黏成糊块。（1964、1965、1972 中）

2. ①盐炒时，水量不宜过多，应刚使盐溶解，否则黏成糊块。②车前黏性极强，配方时必须用纱布袋包扎，以免煎成黏液，无法过滤。（1966）

3. 须用布包煎。（1975）

【应用】

（一）炒车前子

1. 八正散。《成方配本》

2. 汗闭。《王新午》

3. 益气止淋汤。《榆林中医》

（二）盐车前子

壮元丹（俗名打虎壮元丹）。《成方配本》

（三）酒车前子

搜风顺气丸。《成方配本》

（四）车前子（酒蒸）

永健丸。《榆林中医》

车前草

Cheqiancao

【来源】

1. 夏、秋二季当叶正茂盛时采收，全株拔起，去净杂草及须根，泥土，晒干即成。（1965）

2. 本品为车前科植物车前 *Plantago asiatica* L. 或平车前 *Plantago depressa* Willd. 的干燥全草。夏季采挖，除去泥沙，晒干。（2020）

【炮制方法】

1. 清水洗净，切为咀，晒干。（1957）

2. 拣净杂质，去净根及泥屑，切段即成。（1965）

3. 拣净杂质，清水洗净，捞出，切段，晒干。（1975）

瓦松

Wasong

【来源】

本品为景天科植物瓦松 *Orostachys fimbriata*（Turcz.）Berg. 的干燥地上部分。夏、秋二季花开时采收，除去根及杂质，晒干。（2020）

【炮制方法】

拣净杂质，清水洗净，捞出，去根，切段，晒干。（1975）

瓦楞子

Walengzi

【处方用名】瓦楞子，魁蛤，蚶子壳，瓦垅子，煅瓦楞，煅瓦楞子。

【来源】

1. 本品系蚶科软体动物魁蚶、泥蚶或毛蚶的贝壳。多系野生。（1965）

2. 本品为蚶科动物毛蚶、泥蚶或魁蚶的贝壳。（1987）

3. 本品为蚶科动物毛蚶 *Arca subcrenata* Lischke、泥蚶 *Arca granosa* Linnaeus 或魁蚶 *Arca inflata* Reeve 的贝壳。秋、冬至次年春捕捞，洗净，置沸水中略煮，去肉，干燥。（2020）

【炮制方法】

（一）瓦楞子

1. 清水洗净，打碎即成。（1964、1972 中，生用）

2. 洗净，晒干，碾碎即成。（1965）

3. 拣净杂质，清水洗净，捞出，晒干，碾成粗末。（1975）

4. 取原药材，洗净，晒干，碾碎或碾粉。（1987）

（二）煅瓦楞子

1. 放砂锅（或坩埚）中置火上煅透，捣碎。（1957）

2. 取净瓦楞子装入坩埚内，武火煅至红透，迅速倒入米醋内淬之（每斤用醋 4 两），晾干，捣碎即成。（1964、1972 中，煅用）

3. 取洗净的瓦楞子，置坩埚内或在无烟的炉火中煅红，取出，晾凉，碾碎即成。（1965）

4. 取净瓦楞子，置锅内武火煅至红透，取出，晾凉，碾成粗末。（1975）

5. 取净瓦楞子，置耐火容器内，武火煅烧红透，质酥脆，取出放凉，碾碎。（1987）

6. 煅制。（1991）

【炮制目的】

煅瓦楞子

1. 煅透为烧尽部分有机物质和去污消毒作用。（1964、1972 中）

2. 煅：增强制酸作用。（1975）

3. 生用化痰消积。煅后质酥，易碎，增强止酸作用。（1987）

【处方应付】

不注明生者即付煅瓦楞子。(1964、1972 中、1975、1987)

【应用】

煅瓦楞子

1. 虚损(一)。《王新午》

2. 胃痛散。《榆林中医》

水红花子

Shuihonghuazi

【处方用名】水红花子,水蓼子。

【来源】

本品为蓼科植物红蓼 *Polygonum orientale* L. 的干燥成熟果实。秋季果实成熟时割取果穗,晒干,打下果实,除去杂质。(2020)

【炮制方法】

拣净杂质,筛去灰屑。(1975)

水菖蒲

Shuichangpu

【炮制方法】

(一)水菖蒲

切片生用。(1970)

(二)炒水菖蒲

炒用。(1970)

水银

Shuiyin

【处方用名】水银,汞,活水银,煅水银,制水银。

【来源】

矿石中自然汞,或由含汞矿物制成。(1965)

【炮制方法】

（一）水银

原药应用。（1975，活水银）

（二）制水银

1. 取铅加热溶化后（每10斤用铅2斤），加入水银，搅匀，冷后即成。（1964、1972中）

2. 取铅2两置铁勺内化开后，倒入水银10两，搅匀倒出，去渣，放凉即为煅水银。（1965）

3. 取铅置锅内加热熔化，除去铅灰，加入水银，搅匀，倒出，晾凉。每水银100斤，用铅20斤。（1975）

【炮制目的】

制水银

铅制：易研粉。（1975）

【注意】

1. ①恶砒霜。②有大毒，不宜内服。（1965）

2. 畏砒霜。（1975）

水葱

Shuicong

【炮制方法】

拣净杂质，清水洗净，捞出，切段，晒干。（1975）

水蛭

Shuizhi

【处方用名】水蛭，医用蛭。

【来源】

1. 本品系水蛭科水生环节动物水蛭的干燥全体。均系野生。（1965）

2. 本品为水蛭科动物蚂蟥 *Whitmania pigra* Whitman、水蛭 *Hirudo nipponica* Whitman 或柳叶蚂蟥 *Whitmania acranulata* Whitman 的干燥全体。夏、秋二季捕捉，用沸水烫死，晒干或低温干燥。（2020）

【炮制方法】

（一）水蛭

洗净，晒干切段即成。（1965）

（二）焙水蛭

拣净杂质，整条或切 1～2 分长节，文火焙至显焦黄色为度。（1964、1972 中）

（三）烫水蛭

取滑石粉置锅内炒热，加入净水蛭段，炒至微鼓起，取出，筛去滑石粉，晾凉即成。（1965）

（四）砂烫水蛭

拣净杂质，清水洗净，捞出，润透，切段，晒干，再取砂子置锅内加热，倒入水蛭段，文火炒至鼓起，呈黄色，取出，晾凉。（1975）

（五）油水蛭

取净水蛭段置锅内用猪油炸至焦黄色，取出，晾凉即成。（1965）

【炮制目的】

砂烫水蛭

砂烫：为杀死虫卵，并可矫味。（1975）

【注意】

1. 水蛭卵生命力强，故焙时应火力小，时间长，以防虫卵未死。焙后易粉碎，并可除去部分腥臭气。（1964、1972 中）

2. 孕妇忌服。（1965、1975）

【应用】

油熏黑水蛭

大黄䗪虫丸。《成方配本》

水獭肝

Shuitagan

【处方用名】水獭肝，獭肝。

【炮制方法】

清水洗净，捞出，微润，去掉筋膜，晒干。（1975）

贝母（川贝母、浙贝母等）

Beimu

【处方用名】川贝母，贝母，川贝，松贝，青贝，炉贝，尖贝，太贝，新贝，象贝，浙贝，元宝贝，平贝，浙贝母，大贝。

【来源】

1. 本品为百合科植物罗氏贝母或卷叶贝母的干燥鳞茎。多系野生。（1965，川贝母）

2. 本品为百合科多年生草本植物浙贝母的干燥鳞茎。多系栽培。（1965，浙贝母）

3. 本品为百合科植物川贝母 *Fritillaria cirrhosa* D. Don、暗紫贝母 *Fritillaria unibracteata* Hsiao et K. C. Hsia、甘肃贝母 *Fritillaria przewalskii* Maxim.、梭砂贝母 *Fritillaria delavayi* Franch.、太白贝母 *Fritillaria taipaiensis* P. Y. Li 或瓦布贝母 *Fritillaria unibracteata* Hsiao et K. C. Hsia var *wabuensis*（S. Y. Tang et S. C. Yue）Z. D. Liu，S. Wang et S. C. Chen 的干燥鳞茎。按性状不同分别习称“松贝”“青贝”“炉贝”和“栽培品”。夏、秋二季或积雪融化后采挖，除去须根、粗皮及泥沙，晒干或低温干燥。（2020，川贝母）

2. 本品为百合科植物平贝母 *Fritillaria ussuriensis* Maxim. 的干燥鳞茎。春季采挖，除去外皮、须根及泥沙，晒干或低温干燥。（2020，平贝母）

3. 本品为百合科植物新疆贝母 *Fritillaria walujewii* Regel 或伊犁贝母 *Fritillaria pallidiflora* Schrenk 的干燥鳞茎。5～7 月间采挖，除去泥沙，晒干，再去须根和外皮。（2020，伊贝母）

4. 本品为百合科植物浙贝母 *Fritillaria thunbergii* Miq. 的干燥鳞茎。初夏植株枯萎时采挖，洗净。大小分开，大者除去芯芽，习称“大贝”；小者不去芯芽，习称“珠贝”。分别撞擦，除去外皮，拌以煅过的贝壳粉，吸去擦出的浆汁，干燥；或取鳞茎，大小分开，洗净，除去芯芽，趁鲜切成厚片，洗净，干燥，习称“浙贝片”。（2020，浙贝母）

5. 本品为百合科植物湖北贝母 *Fritillaria hupehensis* Hsiao et K. C. Hsia 的干燥鳞茎。夏初植株枯萎后采挖，用石灰水或清水浸泡，干燥。（2020，湖北贝母）

【炮制方法】

1. 去心用。（1957，川贝母）

2. 捣碎用。（1957，浙贝母）

3. 拣净杂质，去心，捣成豆粒样小块即成。元宝贝个大，须用水渗七至八成，盖渥润透，切 8 厘片，晒干。（1964、1972 中，贝母）

4. 拣去杂质，用水稍泡，捞出，闷润后掰瓣去心，晒干即成。（1965，川贝母）

5. 拣去杂质或去心，用水浸泡，捞出，润透后切 8 厘片，晒干即成。（1965，浙贝母）

6. 拣杂质，川贝、尖贝去心，捣豆粒大块即成。象贝、元宝贝、浙贝较大，常用水洗七至八成，盖渥润透，切 8 厘片晒干。（1966，贝母）

7. 拣净杂质，筛去灰屑，去心，用时捣碎。（1975，川贝母）

8. 拣净杂质，筛去灰屑，清水泡五至六成，捞出，润透，去心，切薄片，晒干。（1975，浙贝母）

【炮制目的】

去心，免烦。（1975）

【处方应付】

1. 写象贝、大贝、元宝贝付浙贝母；写尖贝、川贝付川贝母；太贝付太贝母；单写贝母者皆付浙贝母。（1964）

2. 注明太贝付太贝母，其余皆付川贝母。（1965）

3. 写贝母付浙贝母。（1965）

4. 注明太贝、尖贝按要求付给，余付川贝母。（1975）

【注意】

1. 本品切片，忌用水泡，渗七至八成即成。（1964）

2. 反乌头、草乌。（1965）

3. 反乌头。（1975）

【附注】

1. 品名：

（1）川贝母【处方用名】太贝、尖贝、川贝、新贝。（1975）

（2）浙贝母【处方用名】象贝、浙贝、大贝。（1975）

2. 因上述“贝母”类与今命名不同，在收录文献历史上名称划分不清晰，本书保持原文献内容记载，《中国药典》2020 年版收载贝母类为川贝母、平贝母、伊贝母、浙贝母、湖北贝母。特此说明。

牛黄

Niuhuang

【处方用名】牛黄，西黄，丑宝，西牛黄，京牛黄。

【来源】

1. 本品系洞角科脊椎动物黄牛的胆囊中的结石。为大家畜。（1965）

2. 本品为牛科动物牛 *Bos taurus domesticus* Gmelin 的干燥胆结石。宰牛时，如发现有牛黄，即滤去胆汁，将牛黄取出，除去外部薄膜，阴干。(2020)

【炮制方法】

1. 原药用时研细粉冲服，或作成药用。(1964、1972 中)

2. 将牛黄在乳钵中研成极细粉末，做成丸散剂配料。(1970)

3. 原药应用。(1975)

【应用】

六神丸，犀黄丸，梅花点舌丹，黎峒丸，八宝珍珠散，大活络丹，回天再造丸，卧龙丹，英神普救丸，局方至宝丹，万氏牛黄清心丸，安宫牛黄丸，牛黄解毒丸，赛金化毒散，回春丹（原名小儿万病回春丹或五粒回春丹），至圣保元丹，牛黄抱龙丸，牛黄镇惊丸，万应锭，回生救急散，乾元丹，千金散。《成方配本》

牛蒡子

Niubangzi

【处方用名】牛蒡子，牛子，大力，鼠粘子，恶实，炒牛蒡子。

【来源】

1. 本品为菊科 2 年生草本植物牛蒡的干燥成熟果实。野生或栽培。(1965)

2. 本品为菊科植物牛蒡 *Arctium lappa* L. 的干燥成熟果实。秋季果实成熟时采收果序，晒干，打下果实，除去杂质，再晒干。(2020)

【炮制方法】

(一) 牛蒡子

1. 拣去杂质，筛去泥屑即成。(1965)

2. 生用。(1970)

(二) 炒牛蒡子

1. 微炒捣碎。(1957)

2. 取净牛蒡子置锅内用文火炒至微鼓起，外面微黄色并微有香气，取出，放凉即成。(1965)

3. 炒捣用。(1970)

4. 洗净炒至微黄为度，用时捣碎。(1972 西)

5. 拣净杂质，筛去灰屑，置锅内文火炒至鼓起，取出，晾凉，用时捣碎。（1975）

6. 清炒。（1991）

【炮制目的】

炒牛蒡子

炒：缓和药性。（1975）

【注意】

用时必须捣碎。（1965）

【应用】

炒牛蒡子（炒牛子）

1. 银翘散，犀角解毒丸，五福化毒丹，回生救急散。《成方配本》

2. 清肺平喘汤。《榆林中医》

【附注】

品名：牛子。（1991）

牛膝

Niuxi

【处方用名】牛膝，牛夕，怀牛膝，怀膝，炒牛膝，蒸牛膝，酒炒牛膝。

【来源】

1. 本品为苋科 Amaranthaceae 植物牛膝 *Achyranthes bidentata* Bl. 的根。（1962）

2. 本品为苋科多年生草本植物牛膝的干燥根。均为栽培。（1965）

3. 本品为苋科植物牛膝 *Achyranthes bidentata* Bl. 的干燥根。冬季茎叶枯萎时采挖，除去须根和泥沙，捆成小把，晒至干皱后，将顶端切齐，晒干。（2020）

【炮制方法】

（一）牛膝

1. 先用清水洗后，晾去水分，去芦，切为咀，晾干。（1957）

2. 生用。（1962、1964、1970）（1966，怀牛膝）

3. 拣去杂质，除去芦头，清水洗润，捞出，闷透，切 3 分长节，晒干即成。（1965）

4. 去芦，切段。（1975，生怀牛膝）

（二）酒牛膝

1. 炒用：除去芦头，清水洗净，润透，切 3 分长节，晒干，用黄酒喷洒（每斤用酒 2 两），

润透后，用文火微炒即成。(1964)

2. 取牛膝10斤，用黄酒1斤喷洒润后，用文火微炒即成。(1965)

3. 除去芦头，清水洗净，润透，切3分长节，晒干，用黄酒喷洒（每斤用酒2两），润透后以文火微炙即成。[1966，怀牛膝（炒用）]

4. 取怀牛膝段，黄酒拌匀，微润，置锅内文火微炒，取出，晾干。每怀牛膝100斤，用黄酒10斤。(1975，酒怀牛膝)

（三）炒牛膝

炒黄用。(1962、1970)

（四）牛膝炭

炒炭用。(1962、1970)

（五）盐牛膝

盐水炒用。(1962、1970)

【炮制目的】

酒牛膝

1. 切制饮片，酒制补肝肾、强筋骨。(1966)

2. 酒制：增强补肝肾、强筋骨。(1975，酒怀牛膝)

【处方应付】

1. 单写牛膝付川牛膝；不注明生者皆付熟牛膝；写怀牛膝付炒怀牛膝。(1964)

2. 不注明生者付酒炒牛膝。(1965)

3. 不注明生者，付酒怀牛膝。(1975)

【注意】

1. 孕妇慎服。(1965)

2. 孕妇忌服。(1975)

3. 补筋健骨、滋肝肾用怀牛膝。(1965)

【应用】

牛膝（酒洗）

加味地黄丸，催生引衣方。《榆林中医》

【附注】

品名：怀牛膝。(1965、1975)

升麻

Shengma

【处方用名】升麻，绿升麻，炙升麻。

【来源】

1. 本品为毛茛科多年生草本植物升麻的干燥根茎。均系野生。（1965）

2. 本品为毛茛科植物大三叶升麻 *Cimicifuga heracleifolia* Kom.、兴安升麻 *Cimicifuga dahurica*（Turcz.）Maxim. 或升麻 *Cimicifuga foetida* L. 的干燥根茎。秋季采挖，除去泥沙，晒至须根干时，燎去或除去须根，晒干。（2020）

【炮制方法】

（一）升麻

1. 清水泡透，切斜片，晒干。（1957）

2. 清水浸泡六至七成，盖渥，并不断淋水，润透，切 5 厘斜片，晒干即成。（1964、1966、1972 中，生用）

3. 拣去杂质，略泡洗净，捞出，润透，切片，晒干即成。（1965）

4. 切为斜厚片，生用。（1970）

5. 拣净杂质，清水泡六至七成，洗净，捞出，润透，切薄片，晒干。（1975）

（二）蜜炙升麻

1. 待蜜炼开后（每斤用蜜 2 两），倒入生麻片，不断翻动，炙至色变老黄，蜜不黏手为度。（1964、1966、1972 中，蜜炙）

2. 取升麻片 10 斤，加炼熟的蜂蜜 1 斤 4 两与开水少许，拌匀，稍润，置锅内文火炒至不黏手为度，取出放凉即成。（1965，炙升麻）

3. 切为斜厚片，炙用。（1970）

4. 取蜂蜜置锅内化开，倒入升麻片，不断翻动，文火炙至蜜不黏手，取出，晾凉。每升麻 100 斤，用蜂蜜 25 斤。（1975，炙升麻）

【炮制目的】

蜜炙升麻

1. 蜜炙能缓和发散作用。（1964、1965、1966）

2. 蜜炙：缓和升发作用。（1975）

【处方应付】

不注明炙者付生升麻。（1964、1965、1972 中、1975）

【应用】

（一）炙升麻

1. 补中益气丸。《成方配本》

2. 治虚寒痢方，槐花胶艾六合汤，治宫颈癌验方。《榆林中医》

（二）醋升麻

补气利水汤。《榆林中医》

片姜黄

Pianjianghuang

【处方用名】片姜黄，片子姜黄。

【来源】

本品为姜科植物温郁金 *Curcuma wenyujin* Y. H. Chen et C. Ling 的干燥根茎。冬季茎叶枯萎后采挖，洗净，除去须根，趁鲜纵切厚片，晒干。（2020）

【炮制方法】

1. 拣去杂质，清水淘净，切薄片，晒干即成。（1964）

2. 拣净杂质，清水淘净，捞出，晒干，用时捣碎。（1975）

化橘红

Huajuhong

【处方用名】化橘红，毛橘红，毛桔红，七爪橘红，广橘红。

【来源】

1. 本品为芸香科常绿乔木植物柑橘或柚的干燥未成熟或已成熟的外层果皮。均系栽培。橘类橘红：系将成熟果实用刀铇下外层果皮晒干或阴干即得。柚类橘红：约于10月间采摘未成熟的果实。先投入沸水中，即捞出，将果皮割成5～7瓣，除去白色的中果皮，晒干或阴干，再以水润透，对折以木板压平，再焙干即得。（1965）

2.本品为芸香科植物化州柚 *Citrus grandis* ‘Tomentosa’ 或柚 *Citrus grandis*（L.）Osbeck 的未成熟或近成熟的干燥外层果皮。前者习称“毛橘红”，后者习称“光七爪”“光五爪”。夏季果实未成熟时采收，置沸水中略烫后，将果皮割成5~7瓣，除去果瓤和部分中果皮，压制成形，干燥。（2020）

【炮制方法】

1. 刷净浮土，剪小块即成。(1964)

2. 拆开把，拣净杂质，清水淘净，捞出，润透，切宽丝，晒干。(1975)

【附注】

品名：橘红。(1964、1975)

分心木
Fenxinmu

【处方用名】分心木，胡桃格，胡桃夹。

【炮制方法】

拣净残壳，筛去灰屑。(1975)

月季花
Yuejihua

【处方用名】月季花，月月红。

【来源】

本品为蔷薇科植物月季 *Rosa chinensis* Jacq. 的干燥花。全年均可采收，花微开时采摘，阴干或低温干燥。(2020)

【炮制方法】

(一) 月季花

1. 洗净晒干，生用。(1972 西)

2. 拣净杂质及柄，筛去灰屑。(1975)

(二) 醋炒月季花

1. 洗净晒干，醋炒用。(1972 西)

丹参
Danshen

【处方用名】丹参，血丹参，紫丹参，丹参片，醋丹参，酒丹参，赤参，丹参炭。

【来源】

1. 本品为唇形科多年生草本植物丹参的干燥根。多系野生。(1965)

2.本品为唇形科植物丹参 *Salvia miltiorrhiza* Bge. 的干燥根和根茎。春、秋二季采挖，除去泥沙，干燥。(2020)

【炮制方法】

(一)丹参

1.清水洗后，麻袋盖渥 1 宿，润透，切为普通片，簸去须毛，晒干。(1957)

2.切片生用。(1962)

3.拣去杂质，洗净泥沙，盖渥 1 夜，渥透，切 5 厘片，晒干即成。(1964、1966、1972 中，生用)

4.拣去杂质，除去残茎及须根，洗净，捞出，闷润透，切 5 厘片，晒干即成。(1965)

5.拣净杂质，清水淘净，捞出，润透，切薄片，晒干。(1975)

(二)炒丹参

切片炒用。(1962)

(三)醋丹参

1.取丹参片，用米醋拌匀(每斤用醋 2 两)，稍晾，文火微炒即成。(1964、1972 中，醋炒)

2.取丹参片，10 斤用醋 1 斤 4 两拌匀，微晾，用文火微炒即成。(1965)

3.取丹参片，用米醋拌匀(每斤用醋 2 两)，稍晾，微炒即成。(1966，醋炒)

4.取丹参片，加醋拌匀，微润，置锅内文火微炒，取出晾干。每丹参 100 斤，用醋 10 斤。(1975)

(四)酒丹参

1.切片酒炒用。(1962)

2.取丹参片，用黄酒拌匀(每斤用黄酒 2 两)，稍晾，文火微炒即成。(1964、1972 中，酒炒)

3.取丹参片，10 斤用黄酒 1 斤 4 两拌匀，微晾，用文火微炒即成。(1965)

4.取丹参片，用黄酒拌匀(每斤用黄酒 2 两)，稍晾，微炒即成。(1966，酒炒)

5.取丹参片，加黄酒拌匀，微润，置锅内文火微炒，取出晾干。每丹参 100 斤，用黄酒 10 斤。(1975)

(五)丹参炭

取丹参片，置锅内武火炒至焦黑色，须存性，喷水少许，取出，晾凉。(1975)

【炮制目的】

(一)醋丹参

1.醋炒平肝消积聚。(1964、1965)

2. 醋炙平肝消积聚。(1966)

3. 醋炒：入肝止痛。(1975)

(二)酒丹参

1. 酒炒促行血。(1964、1965)

2. 酒炙促进行血。(1966)

3. 酒炒：增强活血祛瘀。(1975)

(三)丹参炭

炒炭：止血。(1975)

【处方应付】

1. 注明酒者付酒炒丹参；醋者付醋炒丹参；不注明者付生丹参。(1964、1972 中)

2. 注明酒炒付酒丹参，醋炒者付醋丹参，不注明者皆付生丹参。(1965)

3. 注明醋、酒、炭者，按要求付给，余付丹参。(1975)

【注意】

反藜芦。(1965、1975)

【应用】

醋炒丹参

养血调经丸。《成方配本》

乌药
Wuyao

【处方用名】乌药，台乌，天台乌药，台乌药，台药，天台乌。

【来源】

1. 本品为樟科常绿落叶灌木乌药的干燥根。均系野生。(1965)

2. 本品为樟科植物乌药 *Lindera aggregata*(Sims)Kos-term. 的干燥块根。全年均可采挖，除去细根，洗净，趁鲜切片，晒干，或直接晒干。(2020)

【炮制方法】

1. 清水泡 10~20 天，并经常换水，保持清洁，使润透后，取出，切薄片，晒干。(1957)

2. 清水泡约 7 天，并经常换水，浸透，切约 5 厘圆片，晒干即成。现已多在产地加工。(1964、1966、1972 中)

3. 拣去杂质，分开大小条，用水浸泡透，根据季节注意换水，防止发臭，捞出后及时切2厘片，晒干即成。(1965)

4. 拣净杂质，清水泡透（根据季节，注意换水，防止发臭），捞出，切薄片，晒干。产地加工好的，拣净杂质，筛去灰屑。(1975)

乌梢蛇

Wushaoshe

【处方用名】乌梢蛇，乌蛇，乌虫，乌梢蛇肉，制乌梢蛇。

【来源】

1. 本品系游蛇科陆栖爬行动物乌风蛇除去内脏的干燥体。均系野生。(1965)

2. 本品为游蛇科动物乌梢蛇的干燥体。(1987)

3. 本品为游蛇科动物乌梢蛇 *Zaocys dhumnades*（Cantor）的干燥体。多于夏、秋二季捕捉，剖开腹部或先剥皮留头尾，除去内脏，盘成圆盘状，干燥。(2020)

【炮制方法】

（一）乌梢蛇

1. 生用。(1957)

2. 拆除撑蛇的木棍，去头，剪约5分长节即成。(1964、1972中，生用)

3. 去骨用。(1964、1972中，生用)

4. 清水洗刷干净，除去竹棒，剁去头，切段，晒干。(1975，生乌梢蛇)

5. 清水洗刷干净，除去竹棒、头及鳞片，切寸段。(1987，生乌梢蛇)

（二）酒乌梢蛇

1. 以药10斤，用黄酒2.5斤浸润，晒干。(1957)

2. 黄酒微浸（每斤用酒2两），晾干即成。(1964、1972中，酒浸)

3. 取剁去头、温水洗净切段的净蛇身10斤，用黄酒2斤浸泡均匀，至酒吸尽，置锅内用文火炒至微黄色，取出，放凉即成。(1965，炙乌梢蛇)

4. 取净乌梢蛇10斤，用黄酒5斤浸泡约24小时，连盆放入笼屉内蒸约1小时至酒吸尽，取出，除去皮骨，切块，晒干即成。(1966，制乌梢蛇肉)

5. 取乌梢蛇段，黄酒拌匀至吸尽，置锅内文火炒至微黄色，取出，晾干。每乌梢蛇100斤，用黄酒15斤。(1975，制乌梢蛇)

6. 取乌梢蛇段，黄酒拌匀至吸尽，置锅内文火炒至微黄色，取出。每 100 公斤乌梢蛇，用黄酒 20 公斤。（1987，制乌梢蛇）

【炮制目的】

酒乌梢蛇

1. 酒制：增强祛风活血。（1975）

2. 酒炙后能增强祛风通络作用，并能矫臭、防腐，利于服用和保存。（1987）

【处方应付】

1. 不写酒制付生乌梢蛇。（1972 中）

2. 不注明生者，付制乌梢蛇。（1975、1987）

乌梅

Wumei

【处方用名】乌梅，乌梅肉，酸梅，建乌梅，乌梅炭，红梅，乌梅子，酸枚。

【来源】

1. 本品为蔷薇科落叶乔木植物梅的干燥未成熟果实。多系栽培。（1965）

2. 本品为蔷薇科植物梅的干燥近成熟果实。（1987）

3. 本品为蔷薇科植物梅 *Prunus mume*（Sieb.）Sieb. et Zucc. 的干燥近成熟果实。夏季果实近成熟时采收，低温烘干后闷至色变黑。（2020）

【炮制方法】

（一）乌梅

1. 洗净泥沙杂质，晒干即成。（1964，生用）

2. 拣净杂质，洗净，晒干即得。（1965）

3. 取原药材，洗净泥沙、杂质，晒干即成。（1966，生用）

4. 拣净杂质。（1975，生乌梅）

5. 取原药材，除去杂质，洗净，干燥。（1987）

（二）乌梅肉

1. 去核仁，取果肉用。（1964）

2. 取净乌梅，喷水稍闷，敲破去核，剥取净肉即成。（1965）

3. 取原药材，洗净泥沙，去核仁，取果肉用。（1966，生用）

4. 取净乌梅，清水喷匀，微润，砸破，去核取肉，晒干。(1975)

5. 取净乌梅，水润使之软或蒸软，砸破，去核取肉，晒干。(1987)

(三)乌梅炭

1. 取净乌梅，武火炒至焦黑色即成。(1964、1966，炒炭)

2. 取净乌梅，置锅内用武火炒至皮肉鼓起，黏质已枯，喷淋清水，取出，晒干即成。(1965)

3. 取净乌梅，置锅内武火炒至焦黑色，须存性，喷水少许，取出，晾凉。(1975)

4. 取净乌梅，置锅内武火炒至皮肉鼓起呈焦黑色，取出，放凉。(1987)

【炮制目的】

乌梅炭

1. 炒炭能止血。(1964)

2. 炒炭收涩止泻。(1966)

3. 炒炭：增强止血。(1975)

4. 炒炭具收敛止血作用。(1987)

【处方应付】

1. 注明去核仁或肉者付乌梅肉；炭者付乌梅炭；其余皆付生乌梅。(1964)

2. 注明肉、炭者，按要求付给，余付生乌梅。(1975、1987)

【注意】

须装瓷罐内盖紧。(1964)

【应用】

(一)乌梅肉

杀虫丸，噙化上清丸，乌梅丸。《成方配本》

(二)炒乌梅

止血饮。《榆林中医》

凤仙透骨草

Fengxiantougucao

【炮制方法】

除去根及杂质，洗净，捞出，切段，晒干。(1975)

凤尾草

Fengweicao

【炮制方法】

拣净杂质，除去残根，清水喷润，切段，晒干。(1975)

凤凰衣

Fenghuangyi

【处方用名】凤凰衣，蛋膜皮。

【炮制方法】

1. 拣净硬壳，文火焙至酥脆时，研细粉即成。(1964、1972 中)

2. 拣净硬壳杂质，清水洗净，捞出，晒干。(1975)

火麻仁

Huomaren

【处方用名】火麻仁，麻仁，大麻仁，净麻仁。

【来源】

1. 本品为大麻仁 1 年生草本植物大麻的干燥成熟种仁。多系栽培。(1965)

2. 本品为桑科植物大麻 *Cannabis sativa* L. 的干燥成熟果实。秋季果实成熟时采收，除去杂质，晒干。(2020)

【炮制方法】

1. 拣净杂质，捣碎即成。(1964、1972 中)

2. 拣去杂质及残留外壳，取净仁即成。(1965)

3. 拣净杂质，筛去灰屑，除去硬壳。(1975)

【注意】

须装瓷罐内盖紧，用时再捣，以免泛油和虫蛀。(1964)

【应用】

火麻仁（炒）

半夏利膈汤。《榆林中医》

巴豆

Badou

【处方用名】巴豆，生巴豆，巴豆仁，巴米，江子。

【来源】

1. 本品为大戟科常绿乔木植物巴豆的干燥成熟种子。多系栽培。（1965）

2. 本品为大戟科植物巴豆的干燥成熟果实。（1987）

3. 本品为大戟科植物巴豆 *Croton tiglium* L. 的干燥成熟果实。秋季果实成熟时采收，堆置2～3天，摊开，干燥。（2020）

【炮制方法】

生巴豆

1. 拣净杂质，用黏稠的米汤或面汤浸拌，置烈日下暴晒或烘裂，搓去皮，簸取净仁即成。（1965）

2. 取巴豆，用稠面汤拌匀，取出，置烈日上曝晒至巴豆硬壳裂开时，去壳，取净仁。（1975）

3. 曝晒后，搓去外壳，取仁。（1987）

【处方应付】

不注明霜者，付巴豆仁。（1987）

【注意】

1. 恶牵牛，孕妇及体虚者禁用。（1965）

2. 孕妇忌服，畏牵牛；操作时宜慎，操作完毕后，须将工具及手用冷水洗净，吸过巴豆油的纸宜烧毁，以免发生事故。（1975）

【应用】

拔毒生肌膏，阿魏化痞膏。《成方配本》

巴豆霜

Badoushuang

【处方用名】巴豆霜，巴霜。

【来源】

本品为巴豆的炮制加工品。（2020）

【炮制方法】

1.①少量制法：先将皮除去捣碎，裹于黄纸内压尽油质，至纸上无油晕为度。②多量制法：除皮后，与面粉以文火共炒，去尽油质，至面呈油黄色为度。（1957）

2.①取巴豆簸净，与热稠面汤拌匀，立即置烈日下曝晒至90%以上硬壳开裂时，除去外壳及未破裂者；取净仁捣成泥状，用7～9层麻纸包裹，上下用新砖压榨出油，更换麻纸，如此反复压至霜色发白，纸上无油即成。②大量生产采用机器压碎，去硬壳；取仁放笼上蒸后，压出油，再蒸，反复蒸压至油尽为度（约4～5次即成）。（1964）

3.取净巴豆仁，碾碎，用多层吸油纸包裹，加热微炕，压榨去油后，碾细过筛即成。（1965，巴豆霜）

4.①取原药材簸净，与热稠面汤拌匀，立即置烈日下暴晒至90%以上硬壳开裂时，除去外壳及未破裂者，取净仁捣成泥状。用7～9层麻纸包裹，上下用新砖压榨出油，更换麻纸，如此反复压至霜色发白，纸上无油即成。②大量生产系用机器压炸碎，去硬壳，取仁放蒸笼上蒸后，压出油，再蒸，反复蒸压约4～5次至油尽为度。（1966）

5.取净巴豆轻压，搓去硬壳，簸净，取仁碾轧成细泥状，用十数层麻纸包裹，置炉台旁使受热，并加压榨出油，换纸直至油尽为度（一般换3～4次纸即成）。（1972中）

6.取巴豆仁，碾碎，用吸油纸包数层，置火炉旁，上压重物，如此反复，换纸数次，至油尽，碾细过筛。每巴豆仁1斤，去油0.3斤。（1975）

7.取巴豆仁，碾碎，用吸油纸包数层，使用压榨法，如此反复，换纸数次，至油尽，碾细过筛。每巴豆仁1斤，去油0.3斤。（1975）

8.取净巴豆仁，碾如泥状，经微热后，压去部分油脂，制成松散粉末或碾碎，用吸油纸包数层，置火炉旁，上压重物，如此反复换纸数次，至油尽，碾细过筛。每公斤巴豆仁，去油0.3公斤。（1987）

【炮制目的】

1.制霜为降低毒性，使不吐，免滑肠。（1966）

2.制霜：降低毒性，泻下力缓。（1975、1987）

【处方应付】

写巴霜或注明去油者付巴豆霜；生者付生巴豆。（1964）

【注意】

1.本品有大毒，操作时宜谨慎，操作完毕后须将工具彻底洗净；手脸必须用冷水冲洗；吸过巴豆油的麻纸宜烧毁，以免发生中毒。（1964）

2. 本品有大毒，操作宜慎，工具、手指必须清水洗净，吸油后的纸须烧烟。防中毒。（1966）

【应用】

1. 万亿丸，九龙丹，英神普救丸，保赤散，七珍丹，白玉饼。《成方配本》

2. 鳖甲化痞丸，代针散。《榆林中医》

巴戟天

Bajitian

【处方用名】巴戟天，巴戟，杭巴戟，巴戟肉，肥巴戟，肥巴吉，巴吉肉，盐巴吉，盐巴戟。

【来源】

1. 本品为茜草科缠绕或攀缘藤本植物巴戟天的干燥根。野生或栽培。（1965）

2. 本品为茜草科植物巴戟天的干燥根。（1987）

3. 本品为茜草科植物巴戟天 *Morinda officinalis* How 的干燥根。全年均可采挖，洗净，除去须根，晒至六七成干，轻轻捶扁，晒干。（2020）

【炮制方法】

（一）巴戟肉

1. 拣去杂质，用热水泡透后，趁热抽去木心，切段干燥即成。（1965）

2. 拣去杂质，清水泡至五成，洗净，置笼内蒸软，取出，除去木心，切段，晒干。（1975、1987，巴戟天）

（二）盐巴戟天

1. 拣净杂质，洗净，晾干，用盐水浸渍（每斤用盐 5 钱，化水），浸透后抽取木心，取肉切 2 分长节，晒干即成。（1964、1972 中）

2. 取净巴戟 10 斤，用盐 3 两 2 钱，加适量水化开，拌匀，置笼屉内蒸透，抽去木心，干燥即成。（1965，盐巴戟）。

3. 拣净杂质，洗净晒干，用盐水浸渍（每斤用盐 5 钱化水）。浸透后，抽出木心，取肉切 2 分长节，晒干即成。（1966，盐炙）

4. 取净巴戟天段，盐水喷匀，微润，文火微炒，取出，晒干。每巴戟天 100 斤，用盐 2.5

斤。（1975，盐巴戟天）

5.取净巴戟天段，盐水喷匀，微润，文火炒干。每100公斤巴戟，用盐量2公斤。（1987）

（三）制巴戟天

取巴戟天10斤、甘草10两置锅内加水煎汤，捞出甘草渣，再把拣净的巴戟天倒在锅中煮至松软，取出，趁热抽去木心，晒干即成。（1965，炙巴戟）

（四）酒巴戟天

1.用清水浸透，抽去心，再以黄酒浸泡2小时，晒干。（1957）

2.用黄酒浸制。（1964、1972中）

3.用清水浸透，抽去木心，再以黄酒浸泡2小时，晒干即成。（1966）

【炮制目的】

（一）盐巴戟天

1.盐炙增强补肾功能。（1965）。

2.除木心，盐炙增强补肾作用。（1966）

3.盐炒：入肾，增强补肾作用。（1975）

4.盐炙后功能专入肾，增强补肾阴的作用。（1987）

（二）制巴戟天

甘草炙降低其毒性。（1965）

（三）酒巴戟天

酒炙增强舒筋活血除风湿作用。（1966）

【处方应付】

1.不注明酒者付盐制巴戟肉。（1964、1972中）

2.不注明生者，付盐巴戟天。（1975、1987）

【应用】

（一）盐巴戟天

无比山药丸。《成方配本》

（二）酒巴戟天

永健丸。《榆林中医》

（三）巴戟肉（酒洗）

金锁丹。《榆林中医》

玉竹
Yuzhu

【处方用名】玉竹，萎蕤，生玉竹，炙玉竹。

【来源】

1. 本品为百合科多年生草本植物玉竹的干燥地下根状茎。均系野生。(1965)

2. 本品为百合科植物玉竹 *Polygonatum odoratum*（Mill.）Druce 的干燥根茎。秋季采挖，除去须根，洗净，晒至柔软后，反复揉搓、晾晒至无硬心，晒干；或蒸透后，揉至半透明，晒干。(2020)

【炮制方法】

（一）玉竹

1. 清水洗后，用麻袋盖渥 1 宿，润透，切普通片，晒干。(1957)

2. 拣去杂质，洗净，微晾，润透，切 3 分长节，晒干即成。(1964、1972 中，生用)

3. 拣去杂质，洗净，捞出，闷润至内外湿度均匀，切约 2 分长节，晒干即成。(1965)

4. 拣净杂质，润透微晾洗净，切 3 分长节，晒干即成。(1966，生用)

5. 切片晒干，生用。(1970)

6. 拣净杂质，清水洗净，捞出，润透，切厚片，晒干。(1975)

（二）蜜玉竹

1. 每 10 斤用蜜 40 两，按常规炮制。(1957)

2. 待蜜炼开后（每斤用蜜 1.5～2 两），倒入净玉竹节，不断翻动，文火炙至色变老黄、蜜不黏手为度。(1964、1966、1972 中，蜜炙)

3. 取玉竹节 10 斤，用炼熟的蜂蜜 1.5 斤加开水少许，置锅内以文火炙至色变黄，握之不黏手为度，取出，晾凉即成。(1965，蜜炙)

4. 蜜炙用。(1970)

5. 取蜂蜜至锅内化开，倒入玉竹片，不断翻动，文火炙至蜜不黏手，取出，晾凉。每玉竹 100 斤，用蜂蜜 10 斤。(1975，炙玉竹)

【炮制目的】

蜜玉竹

1. 蜜炙增强补肺润燥功能。(1964、1965、1966)

2. 蜜炙：增强滋阴润燥。(1975)

【处方应付】

1. 不注明炙者付生玉竹。(1964、1965、1972 中)

2. 不注明炙者，付玉竹。(1975)

【应用】

(一) 蒸玉竹

保胎散。《成方配本》

(二) 蜜玉竹

汗闭。《王新午》

玉米须

Yumixu

【处方用名】玉米须，苞谷婴。

【炮制方法】

鲜干均可。(1972 西)

功劳叶

Gonglaoye

【处方用名】功劳叶，十大功劳。

【炮制方法】

1. 拣净杂质，筛去浮土即成。(1964、1972 中)

2. 拣净杂质及梗，筛去灰屑。(1975)

甘松

Gansong

【处方用名】甘松，香松，甘松香。

【来源】

1. 本品为败酱科多年生矮小草本植物甘松香的干燥根状茎及根。均系野生。(1965)

2. 本品为败酱科植物甘松 *Nardostachys jatamansi* DC. 的干燥根及根茎。春、秋二季采挖，除去泥沙和杂质，晒干或阴干。(2020)

【炮制方法】

1. 拣净杂质，切碎。（1957）

2. 拣净杂质即成。（1964、1972 中）

3. 拣去杂质，筛去泥屑即成。（1965）

4. 拣净杂质，切段，筛净灰屑。（1975）

甘草
Gancao

【处方用名】甘草，生甘草，粉甘草，粉草，甘草梢，甜草根，甜甘草。

【来源】

1. 本品为豆科多年生草本植物甘草的干燥根和根状茎。均系野生。（1965）

2. 本品为豆科植物甘草、胀果甘草或光果甘草的干燥根及根茎。（1987）

3. 本品为豆科植物甘草 *Glycyrrhiza uralensis* Fisch.、胀果甘草 *Glycyrrhiza inflata* Bat. 或光果甘草 *Glycyrrhiza glabra* L. 的干燥根和根茎。春、秋二季采挖，除去须根，晒干。（2020）

【炮制方法】

（一）甘草

1. 清水浸泡后（春、秋 2 日，夏 1 日，冬 3 日），用麻袋盖渥 1 宿，润透，切普通片或斜片，晒干。（1957）

2. 带皮货用清水浸泡（夏季 1 昼夜，春秋 2 昼夜，冬季 3 昼夜，条细者时间可适当减少），粉甘草一潦即可，堆渥 5～6 小时并淋水 1～2 次，润透，切 8 厘圆片或斜片，晒干即成。（1964、1972 中，生用）

3. 拣去杂质，洗净，用水浸泡至八成透时，捞出，润透后切片，干燥即成。（1965）

4. 将带皮货清水浸泡（夏季 1 昼夜，春季 2 昼夜，冬季 3 昼夜），堆渥 5～6 小时，并淋水 1～2 次，润透切 8 厘圆形或斜形片，晒干即成。（1966，生甘草）

5. 拣净杂质，粗细分开，清水泡六至七成，捞出，润透，切薄片，晒干。[1975，甘草（带皮）]

6. 除去杂质，洗净，润透，切厚片，干燥。（1987）

（二）粉甘草

1. 将粗壮质纯的甘草刮去外皮，淋水，渥，润透切半寸长段，用时捣烂即可。（1966，粉甘草）

2. 用清水洗润后即可切制，切普通片或斜片，晒干。（1957，粉甘草）

3. 清水淘净，捞出，润透，切薄片，晒干。（1975，粉甘草）

注：粉甘草的第2、第3条，实为甘草，别名粉甘草，并非炮制去皮的粉甘草。因名称相同，故列在粉甘草项下。

【炮制目的】

1. 生用泻火解毒。（1964）

2. 生用清火，炙用温中。（1965）

3. 除杂质，制饮片，生泻火解毒，蜜炙润肺温中补气。（1966）

4. 生用清热解毒。（1975）

【处方应付】

1. 不注明炙者付生甘草。（1964、1965、1972 中）

2. 不注明炙者，付甘草。（1975、1987）

【注意】

反大戟、芫花、甘遂、海藻。（1965、1975）

【应用】

甘草梢

治热淋效方，通淋汤。《榆林中医》

炙甘草

Zhigancao

【处方用名】炙甘草，炙草。

【来源】

本品为甘草的炮制加工品。（2020）

【炮制方法】

1. 蜜炙者（药 10 斤，蜜 40 两），按常规炮制。（1957）

2. 待蜜炼开后（每斤用蜜 4 两），倒入甘草片，不断翻动，炙至色变老黄，蜜不黏手为度。（1964、1966、1972 中，蜜炙）

3. 取甘草片 10 斤，加炼熟的蜂蜜 3 斤与开水少许，拌匀，稍闷，置锅内用文火炒至变为深黄色不黏手为度，取出放凉即成。（1965，蜜炙甘草）

4. 取蜂蜜置锅内化开，倒入甘草片，不断翻动，文火炙至蜜不黏手，取出，晾干。每甘草 100 斤，用蜂蜜 30 斤。（1975）

5. 取蜂蜜置锅内化开，倒入甘草片，不断翻动，文火炒至黄色，蜜不黏手时取出，晾凉。

每100公斤甘草，用炼蜜25～30公斤。（1987）

6. 蜜炙。（1991）

【炮制目的】

1. 蜜炙温中补气。（1964，蜜炙）

2. 炙后：温中补气。（1975）

3. 蜜炙增强补脾益气的作用。（1987）

【应用】

1. 拨云退翳丸，大活络丹，痧药，归脾丸，人参养荣丸，补中益气丸，脚鱼归脾丸，十全大补丸，参茸卫生丸，薯蓣丸，紫雪丹，噙化上清丸，附子理中丸，香砂养胃丸，参苓白术散，香砂六君子丸，枳实消痞丸，大胃丸，女金丹，玉液金丹，培坤丸，调经养荣丸，胎产金丹，宁坤丸，养血调经丸，八珍益母丸，毓麟珠，妇科回生丹，小儿健脾丸，消积皂矾丸，芦荟丸。《成方配本》

2. 甘草泻心汤加减，药方（循环系病症——高血压），药方（循环系病症——冠心病），阳和汤化裁，胃苓散，益脾镇惊散。《处方选》

3. 泄泻（三），脘痛（二）。《王新午》

4. 鸡鸣丸，止咳喘方，生脉散加味，养肺滋阴汤，六君子加姜辛五味汤，肺肾双补祛痨丸，香砂开郁散，加味甘芍汤，沉香降气散加味，五香丸合半夏泻心汤加减等。《榆林中医》

甘遂

Gansui

【处方用名】甘遂，生甘遂，炙甘遂，制甘遂，煨甘遂，醋甘遂。

【来源】

1. 本品为大戟科 Euphorbiaceae 植物甘遂 *Euphorbia kansui* Liou. 的块根。（1962）

2. 本品为大戟科多年生肉质草本植物甘遂的干燥根。多系野生。（1965）

3. 本品为大戟科植物甘遂的干燥块根。（1987）

4. 本品为大戟科植物甘遂 *Euphorbia kansui* T. N. Liou ex T. P. Wang 的干燥块根。春季开花前或秋末茎叶枯萎后采挖，撞去外皮，晒干。（2020）

【炮制方法】

（一）生甘遂

1. 拣净杂质，除去须根，剪段。（1975，生甘遂）

2. 除去杂质，洗净，切段，晒干。（1987）

（二）土炒甘遂

1. 除去须根，截成节，用黄土以微火炒至药发胀，呈黄色为度。（1957）

2. 去须根，截成 3 分长节，取过罗的细黄土，炒至发泡后，倒入甘遂节，文火炒至发胀呈深黄色为度，筛去黄土即成。（1964）

3. 用过罗的细黄土置锅内炒至发烫后，倒入去净须根截成 3 分长小段的甘遂节，文火炒至发胀呈深黄色为度，筛去黄土即成。（1965，土甘遂）

4. 去须根，截成 3 分长节，取过罗的细黄土，炒至发泡后，倒入甘遂节，文火炒至发胀后呈黄色为度。筛除黄土即得。（1966）

（三）面粉炒甘遂

1. 除去须根，截成节，用面粉以微火炒至药发胀，呈黄色为度。（1957）

2. 用面粉以微火炒至色黄为度。（1962）

（四）醋甘遂

1. 取洗净的甘遂，放入缸盆内，加醋（每 10 斤甘遂用醋 5 斤），浸透，倒入锅内，用微火炒至微干，取出晒干即成。（1965）

2. 醋炒。（1970）

3. 取甘遂段，加醋拌匀至吸尽，置锅内文火炒至微干，取出，晾干。每甘遂 100 斤，用醋 30 斤。（1975，制甘遂）

4. 取甘遂段，加醋拌匀至吸尽，置锅内文火炒至微干，取出，晾干。每 100 公斤甘遂，用醋 30 公斤。（1987）

5. 醋炙。（1991）

（五）煨甘遂

1. 截成节，面裹煨透用。（1962）

2. 用湿面裹之，埋于深灰中煨透，去面即可。（1964、1966）

【炮制目的】

（一）土炒甘遂

为除油，降低毒性，防止呕吐。（1966）

（二）醋甘遂

1. 炙后可降低其毒性，因甘遂毒性大部分蕴藏在油内，故必须炙透，否则服后呕吐。（1965）

2. 醋制：降低毒性。（1975）

3. 本品苦寒有毒，作用猛烈，为泻水逐饮之峻药，易伤正气。醋炙能降低毒性，缓和泻下作用。（1987）

【处方应付】

不注明生者，付制甘遂。（1975、1987）

【注意】

孕妇忌服，反甘草。（1975）

【应用】

（一）煨甘遂

驱水散。《处方选》

（二）甘遂（烧存性）

雄黄膏。《榆林中医》

艾叶

Aiye

【处方用名】艾叶，生艾叶，艾蒿，蕲艾，祁艾，陈艾，焦艾，艾叶炭，炒艾炭，醋艾，醋艾炭。

【来源】

1. 本品系菊科多年生草本植物艾的干燥叶。栽培或野生。（1965）

2. 本品为菊科植物艾 *Artemisia argyi* Levl. et Vant. 的干燥叶。夏季花未开时采摘，除去杂质，晒干。（2020）

【炮制方法】

（一）艾叶

1. 除梗。（1957）

2. 拣净梗及杂质，筛去浮土即成。（1964，生用）

3. 拣净杂质，去梗，筛去灰屑即成。（1965）

4. 拣去杂质，去梗，筛去灰屑即得。（1966）

5. 生用。（1970）

6. 拣净杂质、枯叶及梗，筛去灰屑。（1975）

（二）焦艾叶

焦用即按常规炒焦以醋喷匀（药 10 斤，醋 40 两）。（1957，焦用）

（三）醋艾炭

1. 取净艾叶武火炒至焦黑色时，喷洒米醋（每斤用醋 4 两），续炒片刻，取出，喷水少许，灭净火星即成。（1964，炒炭）（1966，艾炭）

2. 取净艾叶 10 斤，置锅内用武火炒至黑色，用米醋 1.5 斤喷洒，取出，晾干即成。防止复燃，3 日后贮存。（1965，艾炭）。

3. 取净艾叶，置锅内武火炒至焦黑色，须存性，用醋喷匀，再炒至微干，取出，晾凉。每艾叶 100 斤，用醋 20 斤。（1975，艾叶炭）

（四）艾叶炭

1. 炒炭用。（1970）

2. 制炭。（1991）

【炮制目的】

醋艾炭

1. 炒炭取其止血；用醋引药入肝。（1957、1966）

2. 醋炒炭，止痛止血。（1975）

【处方应付】

1. 凡内服不注明生者付醋炒艾叶；外用皆付生艾叶。（1964）

2. 内服不注明生者皆付艾炭；外用皆付生艾叶。（1965）

3. 不注明生者，付艾叶炭；外用付生艾叶。（1975）

【注意】

焦艾叶须放阴凉处，隔夜再装药斗，防止复燃。（1964）

【应用】

（一）焦艾叶

1. 乌鸡白凤丸。《成方配本》

2. 治鼻衄方，调经养荣汤。《榆林中医》

（二）醋艾炭

玉液金丹，培坤丸，调经养荣丸（即妇女养荣丸），艾附暖宫丸，保产无忧散，调经种子丸。《成方配本》

（三）艾叶炭

1. 艾叶炭，先兆流产症。（《处方选》）

2. 止血良方，固胎饮，保胎良方。《榆林中医》

（四）黑艾叶

加味易黄汤。《榆林中医》

（五）艾叶（醋炙）

除痰通经汤。《榆林中医》

（六）艾叶（醋炒）

枣豆汤。《榆林中医》

石韦

Shiwei

【处方用名】石韦，石韦叶。

【来源】

1. 本品系水龙骨科多年生常绿草本植物庐山石韦或有柄石韦的干燥全草。均系野生。（1965）

2. 本品为水龙骨科植物庐山石韦 *Pyrrosia sheareri*（Bak.）Ching、石韦 *Pyrrosia lingua*（Thunb.）Farwell 或有柄石韦 *Pyrrosia petiolosa*（Christ）Ching 的干燥叶。全年均可采收，除去根茎和根，晒干或阴干。（2020）

【炮制方法】

1. 用清水潮湿，刷净毛，切普通片，晒干。（1957）

2. 除去须根，洗净微渥，展开叶片，刷净背面毛茸，切丝，晒干即成。（1964、1972 中）

3. 拣净杂质，去毛后，用水喷润切段，晒干即成。（1965）

4. 拣净杂质，去根，清水喷润，刷净毛，切段，晒干。（1975）

5. 拣净杂质，去根，砂烫后撞去毛，喷润后切段，晒干。（1975）

石决明

Shijueming

【处方用名】石决明，生石决明，生石明，煅石明，煅石决明。

【来源】

1. 本品系鲍科软体动物九孔鲍的贝壳，均系野生。（1965）

2. 本品为鲍科动物杂色鲍（九孔鲍）、盘大鲍或羊鲍的贝壳。（1987）

3. 本品为鲍科动物杂色鲍*Haliotis diversicolor* Reeve、皱纹盘鲍*Haliotis discus hannai* Ino、羊鲍*Haliotis ovina* Gmelin、澳洲鲍*Haliotis ruber*（Leach）、耳鲍*Haliotis asinina* Linnaeus或白鲍*Haliotis laevigata*（Donovan）的贝壳。夏、秋二季捕捞，去肉，洗净，干燥。（2020）

【炮制方法】

（一）石决明

1. 清水洗净，捣碎即成。（1964、1972中，生用）

2. 用水洗净，晒干碾碎如小豆大，即成。（1965）

3. 用水刷洗净，晒干捣碎即成。（1966）

4. 拣净杂质，清水刷洗干净，捞出，晒干，碾成粗末。（1975，生石决明）

5. 取原药材，洗净，干燥，碾碎和碾粉。（1987）

（二）煅石决明

1. 放火上煅至红透研粉用。（1957）

2. 取净石决明按大小套好，放砂锅内或直接置火上，煅至红透为度，晾凉，微捣即成。（1964、1972中，煅用）

3. 取刷洗的石决明，置无烟的炉火上或坩埚内煅烧，内服的煅至灰白色，外用的煅至白色，取出，晾凉，碾碎即成。（1965）

4. 取净石决明按大小套好放砂锅内，或无烟的炉火上煅烧至红透，取出晾凉，碾碎即成。（1966）

5. 取净石决明，置锅内武火煅至微红，取出，晾凉，碾成粗末。（1975）

6. 取净石决明放于炉火上，煅至灰白色取出，冷后研碎。（1987）

7. 煅制。（1991）

【炮制目的】

煅石决明

1. 煅补肝虚，药易煎出。（1966）

2. 煅：便于粉碎。（1975）

3. 本品煅后质疏松，便于粉碎和煎出有效成分。（1987）

【处方应付】

不注明生者，付煅石决明。（1964、1975、1972中、1987）

【注意】

1. 煅时火力不宜太大，防止煅得过分而灰化。(1964、1972 中)

2. 煅时火力不宜过大，以免灰化。(1966)

3. 煅酥即成，不宜太过。(1975)

【应用】

煅石决明

明目地黄丸，黄连羊肝丸，琥珀还睛丸，明目上清丸，痔漏丸。《成方配本》

石莲子

Shilianzi

【处方用名】石莲子，石莲肉。

【来源】

本品为睡莲科 Nymphaeaceae 植物莲 *Nelumbo nucifera* Gaertn. 的干燥成熟果实。均系栽培。主产于湖南、湖北、福建、江苏、浙江等地。收集坠入水中沉于泥内的果实，洗净，晒干；或秋末冬初莲房干枯时，割下莲房，取出果实，选择黑色坚硬者即得。[1963，石莲子(甜石莲)]

【炮制方法】

炒石莲子

取原药文火炒 10～20 分钟，趁热除去外壳，取仁即成。(1964)

【炮制目的】

炒热为便于去壳。(1964)

石菖蒲

Shichangpu

【处方用名】石菖蒲，菖蒲，朱菖蒲，九节菖蒲，山菖蒲。

【来源】

1. 本品为天南星科 Araceae 植物石菖蒲 *Acorus gramineus* Soland. 的根茎。(1962，菖蒲)

2. 本品为天南星科多年生草本植物石菖蒲的干燥根状茎。均系野生。（1965）

3. 本品为天南星科植物石菖蒲 *Acorus tatarinowii* Schott 的干燥根茎。秋、冬二季采挖，除去须根和泥沙，晒干。（2020）

【炮制方法】

（一）石菖蒲

1. 清水洗后，晒干。（1957）

2. 切片生用。（1962，菖蒲）

3. 拣净砂石等杂质即成。（1964，生用）

4. 拣净杂质，用水浸泡，润透切片，晒干即成。（1965）

5. 拣净杂质即成。（1966，生用）

（二）炒菖蒲

炒用。（1962）

（三）朱拌石菖蒲

1. 以石菖蒲 10 斤，用朱砂 2 两，水适量，放钵内摇拌均匀。（1957）

2. 清水喷湿，用朱砂粉拌匀（每斤用朱砂粉 3 钱），晾干即成。（1964、1966，朱拌）

【炮制目的】

朱拌石菖蒲

朱拌加强安神镇惊作用。（1966）

【处方应付】

写菖蒲、石菖蒲、节菖蒲付九节菖蒲；不注明朱拌者皆付生菖蒲。（1964）

【附注】

品名：菖蒲。（1964、1966）

石斛

Shihu

【处方用名】石斛，鲜石斛，川石斛，草石斛，金钗石斛，金耳环石斛，霍石斛。

【来源】

1. 本品系兰科多年生草本植物石斛的新鲜或干燥地上茎。野生或栽培。（1964）

2. 本品为兰科植物金钗石斛 *Dendrobium nobile* Lindl、霍山石斛 *Dendrobium huoshanense*

C. Z. Tang et S. J. Cheng、鼓槌石斛 *Dendrobium chrysotoxum* Lindl. 或流苏石斛 *Dendrobium fimbriatum* Hook. 的栽培品及其同属植物近似种的新鲜或干燥茎。全年均可采收，鲜用者除去根和泥沙；干用者采收后，除去杂质，用开水略烫或烘软，再边搓边烘晒，至叶鞘搓净，干燥。霍山石斛 11 月至翌年 3 月采收，除去叶、根须及泥沙等杂质，洗净，鲜用，或加热除去叶鞘制成干条；或边加热边扭成螺旋状或弹簧状，干燥，称霍山石斛枫斗。（2020）

【炮制方法】

（一）鲜石斛

1. 鲜石斛用时剪下，洗净切片。（1964）

2. 鲜石斛用时剪下洗净切段。（1966，生用）

3. 用时去根，洗净，拭去薄膜，切段。（1975）

（二）干石斛

1. 清水洗净，切为咀，晒干。（1957，草石斛）

2. 清水喷匀，装入麻袋内渥 1 宿，润透，切为咀，晒干。（1957，金钗石斛）

3. 去根，洗净，切 2～3 分长节，晒干即成。细石斛可不洗。（1964、1966，生用）

4. 石斛用水浸泡至七八成透，闷润除去杂质及残根、黑枝，切成 2～3 分节，晒干去膜即成。（1965）

5. 拣净杂质，除去残根，清水洗净，捞出，润透，切段，晒干，簸净膜皮（金耳环石斛例外）。（1975，石斛）

（三）砂烫石斛

1. 石斛用水浸泡至七八成透，闷润除去杂质及残根、黑枝，切成 2～3 分节，晒干去膜，用砂土烫至鼓起，洗净，闷透切 3 分长节即成。（1965）

2. 将砂炒热，加入石斛炒至膨胀，取出以水刷去砂土及附着物，去根切 1 寸长段晒干即成。（1966，砂烫）

【处方应付】

1. 写耳环石斛付耳环石斛；麦石斛付麦石斛；金石斛、霍石斛、细黄草皆付金石斛。（1964）

2. 注明鲜耳环、霍者，按要求付给，余付石斛。（1975）

【附注】

品名：金钗石斛。（1957）

石楠叶

Shinanye

【炮制方法】

1. 去掉杂质，剪约 3 分宽丝即成。（1964、1972 中）

2. 拣净杂质，清水洗净，捞出，稍润，切宽丝，晒干。（1975）

石楠藤

Shinanteng

【来源】

本品为蔷薇科 Rosaceae 植物石南 *Photinia serrulata* Lindl. 的枝条。（1962）

【炮制方法】

1. 清水泡四五小时，取出，用麻袋盖渥 1 宿，润透，切为咀，晒干。（1957）

2. 将叶拣出（石南叶）后，原药切段生用。（1962）

3. 拣净杂质，清水泡八成，润透，切约 3 分长段，晾干即成。（1964、1972 中）

4. 拣净杂质，清水泡至六成，洗净，捞出，润透，切薄片，晒干。（1975）

【附注】

1. 品名：石南藤。（1957、1962、1964、1972 中）

2. 历史【来源】存在同名异物现象，选录供参考：①石南藤　本品为胡椒科植物石南藤 *Piper wallichi*（Mig. ）Hand. -Mazz. var. *hupehense*（DC.）Hand.-Mazz. 的干燥带叶茎枝。《中华人民共和国卫生部药品标准中药成方制剂第一册》；②石南藤　本品为蔷薇科植物石楠 *Photinia serrulata* Lindl. 的干燥嫩枝。《中华人民共和国卫生部药品标准中药成方制剂第六册》

石榴皮

Shiliupi

【处方用名】石榴皮，石榴皮炭。

【来源】

1. 本品为石榴科 Punicaceae 植物石榴 *Punica granatum* L. 的果皮。（1962）

2. 本品为石榴科植物石榴 *Punica granatum* L. 的干燥果皮。秋季果实成熟后收集果皮，晒

干。（2020）

【炮制方法】

（一）石榴皮

1. 生用。（1962、1970）

2. 剥去内部荚膜洗净晒干。（1972 西）

3. 拣净杂质，清水洗净，捞出，润透，切丝，晒干。（1975）

（二）炒石榴皮

炒用。（1962、1970）

石膏
Shigao

【处方用名】石膏，生石膏。

【来源】

1. 本品为含水硫酸钙的矿石。（1965）

2. 取原材，洗净，晒干，打碎，拣去杂石，碾粗粉。（1987）

3. 本品为硫酸盐类矿物石膏族石膏，主含含水硫酸钙（$CaSO_4 \cdot 2H_2O$），采挖后，除去杂石及泥沙。（2020）

【炮制方法】

生石膏

1. 清水洗净，捣粗粉即成。（1964、1972 中，生用）

2. 去净杂石，洗净泥土，碾碎即成。（1965）

3. 拣净杂质，洗净泥土，捣粗粉即可。（1966）

4. 刷净，砸碎，碾成粗末。（1975）

【处方应付】

1. 注明煅者付煅石膏，余付生石膏。（1964、1972 中）

2. 不注明煅者，付生石膏；外用付煅石膏。（1975、1987）

【应用】

（一）生石膏

1. 清胃黄连丸，紫雪丹，二母宁嗽丸。《成方配本》

2. 加味麻杏石甘草汤，麻黄连翘赤小豆汤加减，化腐生肌散，五虎糖浆，清热散，柴胡葛根散。《处方选》

（二）炒石膏

疮疡。《王新午》

（三）生石膏（水飞）

生肌散。《榆林中医》

【附注】

品名：石羔。（1957）

煅石膏

Duanshigao

【来源】

本品为石膏的炮制品。（2020）

【炮制方法】

1. 放火上煅透。（1957）

2. 取净石膏块置炉火内，武火煅至红透，以色白质酥为度，晾凉，捣粉过筛即成。（1964、1972 中，煅用）

3. 取净石膏块，置坩埚内，在无烟炉火中，煅至酥软状，取出，放凉，碾成细粉即成。（1965）

4. 取净石膏块，置无烟火炉中，强火煅至红透，酥松状色白为度，取出放凉，捣粉过筛。（1966）

5. 取净石膏块，置无烟炉火中煅至红透，取出，晾凉，碾成粗末。（1975）

【炮制目的】

1. 煅以减轻其寒性。（1964，煅用）

2. 煅制生肌，收敛减轻寒性，不致伤胃。（1966，生石膏）

3. 煅：易碎，主收敛。（1975）

4. 本品生用清热泻火，生津止渴。煅后有收敛生肌的功能，外用治疮口不敛、湿疹、烫伤等。（1987）

【处方应付】

1. 注明煅者付煅石膏，余付生石膏。（1964、1972 中）

2. 不注明煅者，付生石膏；外用付煅石膏。（1975、1987）

【应用】

1. 提毒散，青蛤粉，红升丹，防风通圣丸，大众丹。《成方配本》

2. 解毒丹，腋臭粉，祛湿止痒散。《处方选》

3. 脚气粉，蛤粉膏。《榆林中医》

石燕
Shiyan

【处方用名】石燕，生石燕，煅石燕。

【炮制方法】

（一）生石燕

洗净泥土，捞出，晒干，用时捣碎。（1975）

（二）煅石燕

煅用。（1975）

【处方应付】

不注明煅者，付生石燕。（1975）

石蟹
Shixie

【处方用名】石蟹，生石蟹，煅石蟹。

【炮制方法】

（一）生石蟹

洗净泥土，捞出，晒干，用时捣碎。（1975）

（二）煅石蟹

煅用。（1975）

【处方应付】

不注明煅者，付生石蟹。（1975）

【注意】

孕妇忌服。（1975）

龙齿
Longchi

【处方用名】龙齿，生龙齿，青龙齿，煅龙齿，朱龙齿。

【来源】

1. 本品为古代大型动物的牙齿化石。(1965)

2. 本品为古代哺乳动物，如三趾马、犀类、鹿类、牛类、象类等的牙齿化石。(1987)

【炮制方法】

(一) 龙齿

1. 取原药洗净，晒干，捣碎生用。(1964、1972 中)

2. 刷净泥土，打碎即成。(1965)

3. 刷净泥土，碾成粗末。(1975，生龙齿)

4. 取原材，除去泥土及杂质，打碎。(1987)

(二) 煅龙齿

1. 置火上煅透，放冷，研为粉末，或捣碎。(1957)

2. 取原药洗净，晒干，煅用。(1964、1972 中)

3. 取刷净的犬齿，在无烟炉子上或坩埚内煅红，取出放凉，碾碎即成。(1965)

4. 取净龙齿置坩埚内，放入无烟炉火中煅至红透，取出，晾凉，碾成粗末。(1975)

5. 取净龙齿，置耐火容器内，武火煅至红透，取出放凉，碾碎。(1987)

6. 煅制。(1991)

(三) 朱龙齿

先用少量水湿润后拌朱砂用 (每斤用朱砂 4 钱)。(1964、1972 中)

【炮制目的】

煅龙齿

1. 煅：易碎。(1975)

2. 生用镇惊安神，煅后增强安神收敛作用，易于粉碎。(1987)

【处方应付】

1. 不注明生者皆付煅龙齿；注明朱者付朱龙齿。(1964、1972 中)

2. 不注明生者，付煅龙齿。(1975、1987)

【注意】

朱砂须拌匀，否则药效不一致。(1964、1972 中)

龙骨

Longgu

【处方用名】龙骨，生龙骨，五花龙骨，煅龙骨。

【来源】

1. 本品为古代大型哺乳动物（如象类、犀牛类、三趾马等）的骨骼化石。（1965）

2. 本品为古代哺乳动物，如三趾马、犀、鹿、牛、象类的骨骼化石，或象类门齿的化石。（1987）

【炮制方法】

（一）生龙骨

1. 取原药洗净，捣碎生用。（1964、1972 中）

2. 刷净泥土，碾碎即成。（1965）

3. 刷净泥土，捣碎即可。（1966）

4. 拣净杂质，筛去灰屑，碾成粗末。（1975，生龙骨）

5. 取原药材，除去杂质及泥土，打碎。（1987）

（二）煅龙骨

1. 置火上煅透，放冷，研为粉末，或捣碎。（1957）

2. 除去表面的泥土杂质，装入坩埚内或直接置火上煅至红透为度，晾凉，捣粗粉即成。（1964、1972 中）

3. 取生龙骨，在无烟炉火或坩埚内煅红，取出，放凉，碾碎即成。（1965）

4. 取净龙骨，放在无烟火炉上或装入坩埚中，煅至红透，取出晾凉，碾碎即成。（1966）

5. 取净龙骨置坩埚内，放入无烟炉火中煅至红透，取出，晾凉，碾成粗末。（1975）

6. 取净龙骨敲成小块，装入耐火容器内，武火煅至红透，取出放凉，碾碎。（1987）

7. 煅制。（1991）

【炮制目的】

（一）生龙骨

生用镇惊作用较大。（1964）

（二）煅龙骨

1. 煅用固精涩肠作用较强。（1964）

2. 除净泥土，粉碎，煅制收敛性强。（1966）

3. 煅：增强固涩。（1975）

4. 生用潜阳镇惊，安神。煅后增强收敛涩精、生肌的功能，便于粉碎，易煎出有效成分。（1987）

【处方应付】

1. 注明生者付生龙骨；不注明生者付煅龙骨。（1964、1972 中）

2. 不注明生者，付煅龙骨。（1975、1987）

【应用】

煅龙骨

1. 猪肝散，金锁固精丸，参茸卫生丸。《成方配本》

2. 脐脓散。《处方选》

3. 惊痫。《王新午》

4. 七味豆蔻散，安神固精汤，玉露丹，水陆扶正膏，九味止血散，敛疮收口方。《榆林中医》

龙胆

Longdan

【处方用名】龙胆，龙胆草，胆草，胆草根。

【来源】

1. 本品为龙胆科 Gentianaceae 植物龙胆 *Gentiana scabra* Bge. 的根及根茎。（1962）

2. 本品为龙胆科多年生草本植物龙胆或三花龙胆的干燥根部。均系野生。（1965）

3. 本品为龙胆科植物条叶龙胆 *Gentiana manshuric* Kitag.、龙胆 *Gentiana scabra* Bge.、三花龙胆 *Gentianatriflora* Pall. 或坚龙胆 *Gentiana rigesceras* Franch. 的干燥根和根茎。前 3 种习称“龙胆”，后 1 种习称“坚龙胆”。春、秋二季采挖，洗净，干燥。（2020）

【炮制方法】

（一）龙胆

1. 清水洗后，用麻袋盖渥 1 宿，润透，切普通片，晒干。（1957，龙胆草）

2. 原药湿润后切成段生用。（1962，龙胆草）

3. 拣净杂质，取根及根茎，清水洗净，盖渥，润透，切 1 分长节，晒干即成。（1964、1972 中）

4. 拣去杂质，除去残茎，洗净，润透后切段，干燥即成。（1965）

5. 拣去杂质及残茎，洗净润透切 1 分长段，晒干即可。（1966）

6. 拣净杂质，除去残茎，清水淘净，捞出，润透，切段，晒干。(1975)

（二）**酒龙胆**

酒炒用。(1962)

【应用】

酒龙胆

当归龙荟丸。《成方配本》

龙眼肉

Longyanrou

【处方用名】龙眼肉，元肉，桂园肉，桂元肉，桂圆肉。

【来源】

1. 本品为无患子科常绿乔木植物龙眼的假种皮。均系栽培。(1965)

2. 本品为无患子科植物龙眼 *Dimocarpus longan* Lour. 的假种皮。夏、秋二季采收成熟果实，干燥，除去壳、核，晒至干爽不黏。(2020)

【炮制方法】

1. 除去外壳及核，取净果肉即成。(1964)

2. 拣净杂质及残留的核、壳即成。(1965)

3. 除去壳及内核，取净果肉即得。(1966)

4. 拣净杂质及残留的核、壳。(1975)

【注意】

须装瓷罐内盖紧。(1964)

龙葵

Longkui

【处方用名】龙葵，老鸦酸浆草，野辣子，天仙果，天茄子。

【炮制方法】

1. 洗净晒干生用。(1972 西)

2. 拣净杂质，洗净，捞出，润透，切段，晒干。(1975)

3. 拣净杂质，筛去灰屑。(1975)

【附注】

品名：龙葵（又名天茄子、野辣子）。（1972 西）

北刘寄奴

Beiliujinu

【处方用名】刘寄奴，寄奴。

【来源】

1. 本品为玄参科 Scrophulariaceae 植物阴行草 *Siphonostegia chinensis* Benth. 的全草。（1962）

2. 本品系玄参科 1 年生草本植物刘寄奴的干燥全草。均系野生。（1965）

3. 本品为玄参科植物阴行草 *Siphonostegia chinensis* Benth. 的干燥全草。秋季采收，除去杂质，晒干。（2020）

【炮制方法】

1. 去根，清水喷匀，盖渥 1 宿润透，切为咀，晒干。（1957）

2. 原药切碎生用。（1962）

3. 切去根，洗净，盖渥 2～3 小时，润透，切 4～5 分长节，晒干即成。（1964、1972 中）

4. 拣净杂质，用水稍浸，润透，切 5～6 分节，晒干即成。（1965）

5. 晒干即可。（1972 西）

6. 拣净杂质，除去残根，清水洗净，捞出，润透，切段，晒干。（1975）

【附注】

品名：刘寄奴。（1957、1962、1964、1965、1972 西、1972 中、1975）

北沙参

Beishashen

【处方用名】北沙参，东沙参，辽沙参，条沙参。

【来源】

1. 本品为伞形科 2 年生草本植物珊瑚菜的干燥根。野生与栽培。（1965，北沙参）

2. 本品为伞形科植物珊瑚菜 *Glehnia littoralis* Fr. Schmidt ex Miq. 的干燥根。夏、秋二季采挖，除去须根，洗净，稍晾，置沸水中烫后，除去外皮，干燥。或洗净直接干燥。（2020，北沙参）

【炮制方法】

1. 折5分长咀用。(1957，北沙参)

2. 拣净杂质，去芦，折5分节长，簸去浮土即成。(1964、1966、1972中，北沙参)

3. 拣去杂质，除去茎基，洗净，略润，切段，干燥即成。(1965，北沙参)

4. 拣净杂质，清水淘净，迅速捞出，润透，稍晾，切段，晒干。(1975，北沙参)

【注意】

反藜芦。(1965、1975)

【附注】

品名：沙参。(1957)

生姜

Shengjiang

【处方用名】生姜，姜，生姜片，鲜姜，煨姜，姜皮，煨生姜。

【来源】

本品为姜科植物姜 *Zingiber officinale* Rosc. 的新鲜根茎。秋、冬二季采挖，除去须根和泥沙。(2020)

【炮制方法】

(一) 生姜

1. 取鲜姜洗净泥土，用时切片即成。(1964)

2. 选大块老姜，生用。(1972西)

3. 洗净泥土，用时切薄片。(1975)

(二) 姜皮

1. 即取鲜姜刮下之皮。(1964)

2. 拣净杂质，清水洗净，捞出，晒干。(1975,生姜皮)

(三) 煨姜

1. 即取鲜姜包裹绵纸，蘸水使湿，埋于热灰中，煨到纸呈焦黄色为度。(1964，煨姜)

2. 取净生姜用绵纸包裹数层，蘸水令湿，埋于热灰中，煨熟，取出，除去纸，切薄片。(1975)

(四) 炒生姜

选大块老姜，炒至外黑内黄用。(1972西)

【炮制目的】

煨姜

煨后：暖胃和中，减轻发散作用。(1975)

【处方应付】

1. 注明姜皮、煨姜则分别付之，其余皆付生姜。(1964)

2. 不注明煨者，付生姜。(1975)

【应用】

(一) **生姜炭**

加味痛泻要方，加味生化汤。《榆林中医》

(二) **煨姜**

千金调经散。《榆林中医》

【附注】

姜皮指的是干品还是鲜品？笔者根据陕西地方文献与《中国药典》2020年版一部进行对比如下：

1. 品名：姜。(1972西)

原文包括2种情况：选大块老姜，生用；选大块老姜，切片晒干。依据《中国药典》2020年版一部，前者为“生姜”，后者应为“干姜”品种下的“干姜片”，故今按文意分列于“生姜”和“干姜”条目下。

2. 姜皮。

(1)《中药饮片炮制规范》1964年版，“生姜”条目下包括“姜皮”(即取鲜姜刮下之皮)，指的是鲜品。(1964)

(2)《陕西省药品标准》1975年版“中药饮片炮制部分·3”收载了“生姜”与“生姜皮”2个条目，其“生姜皮”指的是干品(拣净杂质，清水洗净，捞出，晒干)。

(3)《中国药典》2020年版一部“生姜”饮片项下包括“姜皮”(取净生姜，削取外皮)，应为鲜品。为了避免在名称上造成误会和混淆，故此本书将“姜皮”依据药典列于“生姜”条目下，并注明炮制方法及出处。

仙茅

Xianmao

【处方用名】仙茅，仙茅参。

【来源】

本品为石蒜科植物仙茅 *Curculigo orchioides* Gaertn. 的干燥根茎。秋、冬二季采挖，除去根头和须根，洗净，干燥。（2020）

【炮制方法】

（一）仙茅

拣净杂质，刷去浮土即成。（1964）

（二）酒仙茅

拣净杂质，清水洗净，捞出，黄酒拌匀，微润，置锅内文火炒至微干，取出，晾干。每仙茅 100 斤，用黄酒 10 斤。（1975）

【炮制目的】

酒仙茅

酒炒：增强暖精散寒。（1975）

仙鹤草

Xianhecao

【处方用名】仙鹤草，龙芽草。

【来源】

1. 本品系蔷薇科多年生草本植物龙芽草的干燥地上全草。均系野生。（1965）

2. 本品为蔷薇科植物龙芽草 *Agrimonia pilosa* Ledeb. 的干燥地上部分。夏、秋二季茎叶茂盛时采割，除去杂质，干燥。（2020）

【炮制方法】

1. 截去粗根，以清水喷匀，用麻袋盖渥 1 宿，润透，切为咀，晒干。（1957）

2. 拣净杂质，除去须根，洗净微渥，切 2～3 分长节，晒干即成。（1964、1972 中）

3. 拣净杂质，除去残根，洗净润透后切段，晾干即成。（1965）

4. 拣净杂质，除去残根，洗净微渥，切 2～3 分长节，晒干即成。（1966）

5. 去须根杂草切片，晒干即可。（1972 西）

6. 拣净杂质，除去残根，清水洗净，捞出，润透，切段，晒干。（1975）

白及
Baiji

【处方用名】白及，白芨，白及子，肥白及。

【来源】

1. 本品为兰科多年生草本植物白及的干燥块茎。野生或栽培。(1965)

2. 本品为兰科植物白及 *Bletilla striata*（Thunb.）Reichb. f. 的干燥块茎。夏、秋二季采挖，除去须根，洗净，置沸水中煮或蒸至无白心，晒至半干，除去外皮，晒干。(2020)

【炮制方法】

1. 清水泡浸后，用麻袋盖渥 1 宿，润透，切普通片，晒干。(1957)

2. 拣净杂质，去掉毛须，捣碎即成。(1964、1966、1972 中)

3. 拣去杂质，用水浸泡，捞出，晒至外皮稍硬，以不黏刀为度，切片，晒干即成。(1965)

4. 用水浸泡捞出，晾后切片晒干。(1966)

5. 研细粉冲服。(1972 中)

6. 拣净杂质，清水泡至六成，捞出，置笼内蒸透，取出，切薄片，晒干。(1975)

【注意】

1. 反乌头、草乌。(1965)

2. 反乌头。(1975)

【附注】

品名：白芨。(1957)

白木耳
Baimuer

【炮制方法】

原药应用。(1975)

白术
Baizhu

【处方用名】白术，于术，生白术，贡术，天生术，炒白术，土白术，土炒白术，焦白术。

【来源】

1. 本品为菊科多年生草本植物白术的根状茎。多系栽培，冬季生晒之白术称“冬术”。浙

江于潜栽培的白术称“于术”或“于潜白术”。(1965)

2. 本品为菊科植物白术的干燥根茎。(1987)

3. 本品为菊科植物白术 *Atractylodes macrocephala* Koidz. 的干燥根茎。冬季下部叶枯黄、上部叶变脆时采挖，除去泥沙，烘干或晒干，再除去须根。(2020)

【炮制方法】

(一)白术

1. 清水渗透，用麻袋盖渥 1 宿，切直片，晒干。(1957)

2. 清水浸七至八成，渥 1 夜，微晾，切约 1 分顺片，晒干即成。(1964、1966、1972 中，生用)

3. 拣去杂质，用水浸泡，浸泡时间应根据季节、气候变化及白术大小适当为度，捞出，晾晒，润透后及时切片，晒干即成。(1965)

4. 生用。(1970)

5. 拣净杂质，清水泡至七成，捞出，润透，切薄顺片，晾干。(1975，生白术)

6. 除去杂质，清水泡至七成，捞出，润透，切顺片，干燥。(1987，生白术)

(二)土炒白术

1. 按常规以土微炒。(药 10 斤，土 3 斤)。(1957，炒白术)

2. 取过筛的细净黄土，炒至发泡后，倒入白术片，炒至土色略变，筛去黄土即成。(1964、1966、1972 中，土炒)

3. 取白术 10 斤，用伏龙肝细粉 2 斤(有个别地区用净黄土)置锅内炒热，加入白术片，炒至外面挂有土色，嗅到固有香气逸出为度，取出，筛去土，放凉即成。(1965)

4. 土炒。(1970)

5. 取细黄土，置锅内加热至发泡，倒入白术片，武火炒至挂匀土色，发出香气，取出，筛净黄土。每白术 100 斤，用黄土约 150 斤。(1975，土白术)

6. 取细黄土，置锅内加热至发泡，倒入白术片，武火炒至挂匀土色，发出香气，取出，筛去土。(1987，土白术)

7. 土炒。(1991)

(三)麸炒白术

1. 待锅热至微红时，撒入麸皮(每斤用麸皮 2 两)，炒至冒烟，倒入白术片，炒至黄色为度，筛去麸皮即成。(1964、1966、1972 中，麸炒)

2. 取白术 10 斤，用麸皮 1 斤先撒于加热的锅内，俟烟冒出再加入白术片，微炒至淡黄色，取出，筛去麸皮即成。(1965，炒白术)

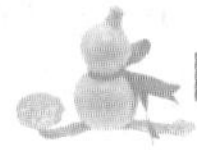

3. 将锅加热至微红，撒入麸皮，倒入白术片，武火炒至黄色，取出，筛去麸皮。每白术片100斤，用麸皮15斤。（1975）

4. 将锅烧至微红，撒入麸皮，待冒烟时投入白术片，武火炒至黄色，取出，筛去麸皮。（1987）

（四）米炒白术

米炒。（1970）

（五）焦白术

1. 按常规以土炒焦（药10斤，土3斤）。（1957）

2. 取白术片，武火炒至焦黄色存性为度。（1964、1966、1972中，炒焦）

3. 取白术片，置锅内用武火炒至焦黄色，喷淋清水，取出晾凉即成。（1965）

4. 取白术片，置锅内武火炒至焦褐色，取出，晾凉。（1975、1987）

【炮制目的】

（一）土炒白术

1. 土炒除去油质。（1964、1965、1966）

2. 土炒，增强补脾止泻作用。（1975、1987）

（二）麸炒白术

1. 麸炒增强健脾作用。（1964、1965、1966）

2. 麸炒：醒脾和胃。（1975）

3. 本品生用健脾燥湿，麸炒缓和燥性，醒脾和胃，增强健脾作用。（1987）

（三）焦白术

1. 炒焦增强温中和止血、止泻作用。（1964、1965、1966）

2. 炒焦：和中止血。（1975、1987）

【处方应付】

1. 注明生者付生白术，焦者付焦白术，麸炒者付麸炒白术，其余皆付土炒白术。（1964、1965、1972中）

2. 注明生、土、焦者，按要求付给，余付麸炒白术。（1975、1987）

【应用】

（一）炒白术

1. 橘半枳术丸。《成方配本》

2. 砂叩合剂，黄芪建中汤加减，实脾饮，五苓散加减，益肾复劳汤加减，加味平胃散，分水丹，复方理脾散，胃苓散，益脾镇惊散。《处方选》

3. 脘痛。《王新午》

4. 六君子加姜辛五味汤，加味和中丸。《榆林中医》

（二）土炒白术

1. 明目上清丸，五苓散，大活络丹，回天再造丸，参桂鹿茸丸，归脾丸，猪肝散，人参养荣丸，补中益气丸，脚鱼归脾丸，金锁固精丸，十全大补丸，参茸卫生丸，薯蓣丸，防风通圣丸，藿香正气丸，附子理中丸，沉香化滞丸，健脾丸，香砂养胃丸，参苓白术散，香砂六君子丸，枳实消痞丸，大胃丸，胃苓丸，保和丸，建神曲，女金丹，玉液金丹，培坤丸，调经养荣丸，胎产金丹，宁坤丸，养血调经丸，八珍益母丸，毓麟珠，妇科回生丹，保胎散，牛黄镇惊丸，小儿健脾丸，乾元丹，消积皂矾丸。《成方配本》

2. 补中益气汤加减（人参补中丸）。《处方选》

（三）焦白术

1. 方药［用于流产（各种流产）］。《处方选》

2. 中风。《王新午》

3. 加味五皮饮，三香止痛汤，风水汤，治腹痛验方，理中平胃汤，水泻汤。《榆林中医》

白石英

Baishiying

【处方用名】白石英，生白石英，煅白石英。

【炮制方法】

（一）白石英

拣净杂质，清水洗净，捞出，晒干，碾成粗末。（1975，生白石英）

（二）煅白石英

取净白石英置坩埚内，放入无烟炉火中煅至红透，倒入醋盆内淬之，捞出，晒干，碾成粗末。每白石英100斤，用醋30斤。（1975）

【炮制目的】

煅白石英

醋煅：易碎，增强降逆。（1975）

【处方应付】

不注明生者，付煅白石英。（1975）

白石脂

Baishizhi

【处方用名】白石脂，生白石脂，煅白石脂。

【炮制方法】

（一）白石脂

1. 拣净杂质，捣细粉即成。（1964，生用）

2. 拣净杂质，用时捣碎。（1975，生白石脂）

（二）煅白石脂

1. 取净白石脂装入坩埚内，武火煅至红透，迅速倒入米醋内淬之（每斤用醋 4 两）即成。（1964、1972 中，煅用）

2. 取净白石脂捣成粉末，与米醋拌匀（每斤用醋 4 两），捻成铜子大小的饼状，装入坩埚，煅至红透，晾凉。用时捣碎即成。（1964、1972 中，煅用）

3. 取净白石脂，碾成细粉，加水拌匀，做成饼状，晒干，放入无烟炉火中煅至红透，取出，投入醋盆内淬之，取出，晾干，用时捣碎。每白石脂 100 斤，用醋 30 斤。（1975）

【炮制目的】

煅白石脂

1. 煅后敛涩作用更强。（1964）

2. 醋煅：增强收敛。（1975）

【处方应付】

1. 内服药皆付煅石脂，外用散剂皆付细粉。（1964）

2. 不注明生者，付煅白石脂。（1975）

【注意】

1. 严格掌握醋量，过多则发黏。（1964）

2. 畏肉桂、桂枝、桂子。（1975）

白头翁

Baitouweng

【处方用名】白头翁，头翁，毛姑朵花。

【来源】

1. 本品为毛茛科 Ranunculaceae 植物白头翁 *Pulsatilla chinensis*（Bge.）Reg. 的根。（1962）

2. 本品为毛茛科多年生草本植物白头翁的干燥根。均系野生。（1965）

3. 本品为毛茛科植物白头翁 *Pulsatilla chinensis*（Bge.）Regel 的干燥根。春、秋二季采挖，除去泥沙，干燥。（2020）

【炮制方法】

（一）白头翁

1. 洗净泥土，清水泡三四小时，取出，用麻袋盖渥 1 宿，润透，切普通片，晒干。（1957）

2. 原药切片生用。（1962、1970）

3. 清水洗净，泡 3～4 小时，微渥，切 5 厘片，晒干即成。（1964、1972 中）

4. 拣去杂质，洗净，润透后，切片，晒干即成。（1965）

5. 拣净杂质，洗净，泡 3～4 小时，微渥，切 5 厘片，晒干即成。（1966）

6. 洗净晒干生用。（1972 西）

7. 拣净杂质，清水泡四至五成，捞出，润透，切薄片，晒干。（1975）

（二）炒白头翁

炒用。（1962、1970）

白芍

Baishao

【处方用名】白芍，白芍药，生白芍，杭白芍，炒白芍，酒白芍，醋白芍。

【来源】

1. 本品为毛茛科多年生草本植物芍药除去栓皮的干燥根。多系栽培。（1965）

2. 本品为毛茛科植物芍药的干燥根。（1987）

3. 本品为毛茛科植物芍药 *Paeonia lactiflora* Pall. 的干燥根。夏、秋二季采挖，洗净，除去头尾和细根，置沸水中煮后除去外皮或去皮后再煮，晒干。（2020）

【炮制方法】

（一）白芍

1. 清水泡七八小时，每三四小时换水 1 次，取出，用麻袋盖渥一二日，润透，切普通片，晒干。（1957）

2. 原药清水泡五至六成，渥透，微晾，切4厘片，晒干即成。（1964、1972中，生用）

3. 拣去杂质，分开大小个，用水浸泡约八成透，捞出晾晒，润至内外湿度均匀，切4厘片，晒干即成。（1965）

4. 清水泡五至六成，渥透微晾，切4厘片，晒干即成。（1966，生用）

5. 原药切片生用。（1970）

6. 拣净杂质，大小分开，清水泡六至七成，捞出，闷润至内外湿度均匀，切薄片，晒干。（1975，生白芍）

7. 洗净，润透，切薄片，干燥。（1987）

（二）土炒白芍

1. 土炒。（1964、1972中，土炒）

2. 取伏龙肝细粉2斤（个别地区亦有用净黄土者），置锅内炒热，加入白芍片10斤，炒至外面挂有土色，取出，筛去土，放凉即成。（1965）

（三）麸炒白芍

1. 将锅加热至微红，撒入麸皮，倒入白芍片，武火炒至微黄色，迅速取出，筛去麸皮。每白芍100斤，用麸皮10斤。（1975，炒白芍）

2. 将锅加热至微红，撒入麸皮，倒入白芍片，炒至微黄色，迅速取出，筛去麸皮。（1987，炒白芍）

3. 麸炒。（1991）

（四）酒白芍

1. 用黄酒拌麸炒（药10斤，黄酒2斤，麸适量）。（1957）

2. 取白芍片，用黄酒喷匀（每斤用酒2两），晾干，待锅烧红时，撒入麸皮，炒至冒烟，倒入白芍片炒至黄色，簸去麸皮即成。（1964、1966、1972中，酒炒）

3. 取白芍片10斤，用黄酒1斤喷淋均匀，晾干，待锅烧微红时，撒入麸皮，炒至冒烟，倒入白芍片，炒至黄色，簸去麸皮即成。（1965）

4. 酒炒用。（1970）

5. 取白芍片，黄酒喷匀，微润，至锅内文火微炒，取出，晾干。每白芍100斤，用黄酒10斤。（1975）

6. 取白芍片，黄酒喷匀，微润，文火微炒，取出，晾干。（1987）

（五）醋白芍

1. 用醋拌麸炒（药10斤，醋20两，麸适量），均炒至微黄为度。（1957）

2. 取白芍片，用米醋喷匀（每斤用醋 2 两），晾干，文火炒至微黄色为度。（1964、1966、1972 中，醋炒）

3. 用白芍片 10 斤，用米醋 1 斤喷淋均匀，晾干，文火炒至微黄色，取出放凉即成。（1965）

4. 醋炒用。（1970）

5. 取白芍片，米醋喷匀，微润，至锅内文火微炒，取出，晾干。每白芍 100 斤，用米醋 10 斤。（1975）

6. 取白芍片，米醋喷匀，微润，文火微炒，取出，晾干。（1987）

（六）焦白芍

取白芍片置锅内用武火炒至焦黄色，喷淋清水少许，取出放凉即成。（1965）

【炮制目的】

（一）麸炒白芍

1. 麸炒：减轻寒性，调和肝脾。（1975）

2. 炒白芍药性缓和，善于养血敛阴。（1987）

（二）酒白芍

1. 酒炒去寒性。（1964、1966）

2. 酒炒：增强活血。（1975）

3. 减少酸寒之性，善于和中缓急。（1987）

（三）醋白芍

1. 醋炒入血分。（1964、1966、1972 中）

2. 醋炒：增强止痛。（1975）

3. 醋炙引药入肝，增强疗效。（1987）

【处方应付】

1. 注明酒或炒者付酒炒白芍，醋者付醋炒白芍，土者付土炒白芍，其余皆付生白芍片。（1964、1972 中）

2. 写炒与酒炒者均付酒炒白芍，醋者付醋白芍，土者付土炒白芍，焦者付焦白芍，其余皆付生白芍片。（1965）

3. 注明炒、酒、醋者，按要求付给，余付生白芍。（1975）

4. 注明酒炒、醋炒，按要求付给，余付生白芍。（1987）

【注意】

反藜芦。（1965、1975）

【应用】

（一）炒白芍

1. 脾约麻仁丸，明目地黄丸，正骨紫金丹，十全大补丸，薯蓣丸，防风通圣丸（刘河间方），玉液金丹，宁坤丸。《成方配本》

2. 加减桃红四物汤。《处方选》

3. 震战。《王新午》

4. 益气清热止血汤。《榆林中医》

（二）醋炒白芍

1. 乌鸡白凤丸，调经养荣丸（即妇女养荣丸），胎产金丹，八珍益母丸，调经丸。《成方配本》

2. 加味舒肝饮。《榆林中医》

（三）酒炒白芍

1. 健步虎潜丸，妙济丹（即坎离妙济丹），参茸卫生丸，舒肝丸，白带丸，养血调经丸，毓麟珠，调经种子丸，妇科回生丹。《成方配本》

2. 加味甘芍汤，丁檀二香饮，甘草合剂，加味痛泻要方，加味四物汤，保胎良方，加味槐花汤。《榆林中医》

（四）酒洗白芍

女金丹。《榆林中医》

白芷
Baizhi

【处方用名】白芷，香白芷，白芳香，白芷片，白芳芷，杭白芷。

【来源】

1. 本品为伞形科多年生草本植物白芷或川白芷的干燥根。多系栽培。（1965）

2. 本品为伞形科植物白芷 *Angelica dahurica*（Fisch. ex Hoffm.）Benth. et Hook. f. 或杭白芷 *Angelica dahurica*（Fisch. ex Hoffm.）Benth. et Hook. f. var. *formosana*（Boiss.）Shan et Yuan 的干燥根。夏、秋间叶黄时采挖，除去须根和泥沙，晒干或低温干燥。（2020）

【炮制方法】

1. 清水泡六七成湿，用麻袋盖渥一二日，润透，切普通片，晒干。（1957）

2. 按大小分类，拣去杂质，洗净泥沙，清水泡六至七成，渥透，切 5 厘圆片，晾干即成。（1964、1966、1972 中）

3. 拣去杂质，分开大小个，用水浸泡至八成透，捞出，润透后切片，晒干即成。（1965）

4. 拣净杂质，大小分开，清水泡至六成，洗净，捞出，润透，稍晾，切薄片，晒干。（1975）

【注意】

1. 泡的时间过长，则影响质量。渥时应勤翻动，润透后再微晒，切成的片子平整，否则干后卷曲。（1964、1972 中）

2. 泡时勿使伤水。（1975）

白花蛇舌草

Baihuasheshecao

【处方用名】白花蛇舌草，蛇舌草。

【炮制方法】

拣净杂质，清水洗净，捞出，切段，晒干。（1975）

【注意】

孕妇内服宜慎。（1975）

白附子

Baifuzi

【处方用名】白附子，禹白附，生白附子，牛奶白附，制白附子。

【来源】

1. 本品为天南星科 Araceae 植物独角莲 *Typhonium giganteum* Engler 的球茎。（1962）

2. 本品为天南星科多年生草本植物独角莲的干燥块茎。野生或栽培。（1965）

3. 本品为天南星科植物独角莲的干燥块茎。（1987）

4. 本品为天南星科植物独角莲 *Typhonium giganteum* Engl. 的干燥块茎。秋季采挖，除去须根和外皮，晒干。（2020）

【炮制方法】

（一）生白附子

1. 洗净，晾干，剪小块即成。（1964、1965、1972 中，生用）

2. 拣净杂质，用时捣碎。（1975，生禹白附）

3. 取原药材，除去杂质，洗净，干燥。（1987）

（二）制白附子

1. 用清水浸泡（夏季 3～5 天，冬季 5～7 天），每天换水 2 次，取出，加配料（每斤用白矾 8 钱，姜适量）共煮，至内外色泽一致无白色为度，切 5 厘片，晒干即成。（1964、1972 中，制用）

2. 拣去杂质，用水浸泡，每日换水 2～3 次，泡至无麻辣感，取出，置锅内加白矾（每 10 斤白附加白矾 1.25～1.45 斤）及姜 3.5 斤，共煮，至内外色泽一致无白色为度，切片，晒干即成。（1965，制白附）

3. 取净禹白附，大小分开，清水泡漂（一般夏 4 天，春秋 6 天，冬 8 天），每天换水 2 次，与配料共置锅内加水煮至内无白心，嚼之微麻舌，取出，晾晒至五成干，闷润至内外湿度均匀，切薄片，晒干。每禹白附 100 斤，用白矾、生姜各 5 斤。（1975，制禹白附）

4. 取净白附子，大小分开，浸泡数日，每日换水 2～3 次，如起黏沫，换水时加白矾（每白附子 100 公斤，用白矾 2 公斤），泡 1 日后再进行换水，至口尝微有麻舌感为度，取出。将生姜片、白矾粉置锅内加适量水，煮沸后，倒入白附子共煮至无干心，捞出，除去生姜片，晾至六至七成干，切厚片，干燥。每 100 公斤白附子，用鲜生姜 25 公斤、白矾 12.5 公斤。（1987）

（三）土炒白附子

1. 黄土炒，临用前打碎。（1962、1970）

2. 将细净黄土炒至发泡后，倒入已剪成 2 分宽的白附子块，炒至焦黄色爆裂为度，筛去黄土即成。（1964、1972 中，炒用）

【炮制目的】

制白附子

1. 制：降低毒性，增强化痰。（1975）

2. 本品生用有毒，经炮制后降低毒性，增强祛风逐痰功效。（1987）

【处方应付】

1. 不注明生者皆付制白附子。（1964、1965、1972 中、1987）

2. 不注明生者，付制禹白附。（1975）

【注意】

1. ①反半夏、贝母、栝蒌、白蔹、白及。②孕妇忌服。（1965）

2. 孕妇忌服。（1975）

【应用】

（一）制白附子

1. 回春丹（原名小儿万病回春丹或五粒回春丹），回生救急散。《成方配本》

2. 祛风活络汤。《榆林中医》

（二）土炒白附子

金粟丹（幼幼集成方）。《处方选》

（三）炮白附子

琥珀定惊散。《榆林中医》

（四）煨白附子

千金化痰丸，定痛散，金粟丹，白玉饼。《榆林中医》

【附注】

品名：禹白附。（1975）

白茄子根

Baiqiezigen

【炮制方法】

洗净晒干。（1972 西）

白茅根

Baimaogen

【处方用名】白茅根，茅根，毛草根，茅根炭。

【来源】

1. 本品为禾本科植物白茅根的干燥根状茎。均系野生。（1965）

2. 本品为禾本科植物白茅 *Imperata cylindrica* Beauv. var. *major*（Nees）C. E. Hubb. 的干燥根茎。春、秋二季采挖，洗净，晒干，除去须根和膜质叶鞘，捆成小把。（2020）

【炮制方法】

（一）白茅根

1. 清水洗去泥土，晾去水分，切为咀，晒干。（1957）

2. 趁鲜除去外膜皮、须根及茎苗。取根茎切 2～3 分长节，簸净即成。（1964、1966、

1972 中，生用）

3. 洗净，微润切段，段长 2～3 分，干燥，簸净碎屑即成。（1965）

4. 洗净切碎。（1972 西）

5. 拣净杂质，清水淘净，捞出，润透，切段，晒干，簸净须毛。（1975）

（二）茅根炭

1. 炒炭者按常规炮制。（1957）

2. 取净的茅根节，置热锅中，武火炒至焦黑色存性为度，喷水少许即成。（1964、1966、1972 中，炒炭）

3. 取净的白茅根段，置锅中用武火炒至焦黑色，但须存性，喷水少许，取出晒干即成。（1965、1975）

【炮制目的】

茅根炭

1. 炒炭增强止血作用。（1964、1966，炒炭）

2. 炒炭：增强止血。（1975）

【处方应付】

1. 注明炭或焦者付茅根炭，余付生茅根。（1964）

2. 注明炭或焦者付茅根炭，不注明者皆付生茅根。（1965）

3. 不注明炭者，付白茅根。（1975）

【注意】

孕妇忌服，炒炭防复燃。

白矾

Baifan

【处方用名】白矾，明矾，矾石，煅白矾，枯矾。

【来源】

1. 本品为天然的明矾石经加工提炼而成的结晶。（1965）

2. 本品为天然矾石或其他铝矿石经加工提炼制成的硫酸铝结晶。（1987）

3. 本品为硫酸盐类矿物明矾石族明矾经加工提炼制成。主含含水硫酸铝钾[$KAl(SO_4)_2 \cdot 12H_2O$]。（2020）

【炮制方法】

（一）白矾

1. 原药拣净杂质，筛去浮土，用时捣碎即成（1964、1972 中）

2. 去净杂质，用时捣碎。（1965）

3. 拣净杂质，用时捣碎即可。（1966）

4. 拣净杂质，筛去灰屑，用时捣碎。（1975）

5. 取原药材，除去杂质，捣碎。（1987）

（二）枯矾

1. 取白矾碎块，装入坩埚内，煅透即成。（1964、1972 中）

2. 取净白矾置砂锅内加热溶化并煅至枯干，取出，放凉，剁块即成。[1965，煅白矾（枯矾）]

3. 取白矾碎块，装入坩埚内，加热溶化，并煅至枯干，取出剁块即得。[1966，煅白矾（枯矾）]

4. 取净白矾置砂锅内，放在无烟炉火上，煅至泡松色白无生心时，取下，晾凉，取出，剁碎。（1975）

5. 取净白矾置锅内，加热熔化，煅至水分完全蒸发，无气体放出，全部泡松呈白色蜂窝状固体时取出，放凉后收藏。（1987）

6. 煅制。（1991）

【炮制目的】

枯矾

1. 煅后去湿收敛，生肌力强。（1966）

2. 煅：增强收涩。（1975）

3. 生用有收敛、燥湿、解毒祛痰之功。煅后增强燥湿、收敛的作用，多用于疮疡收肌敛口，疥癣，湿疹，及局部创伤出血等。（1987）

【处方应付】

1. 写枯矾即付煅白矾。（1964、1972 中）

2. 不注明枯者，付白矾。（1975、1987）

【应用】

枯矾

1. 医痫丸（寿世保元方）（原名医痫无双丸），红棉散，蟾酥丸，一扫光，烧针丸，秃疮桃花散。《成方配本》

2. 金蝉膏，黄水疮膏，脱管散，方药［用于外阴炎（外阴溃疡、白斑）］《处方选》

3. 七味豆蔻散。《榆林中医》

白果

Baiguo

【处方用名】白果，银杏，白果仁。

【来源】

1. 本品为银杏科落叶乔木植物银杏除去肉质及外壳的干燥成熟种子。均系栽培。（1965）

2. 本品为银杏科植物银杏 *Ginkgo biloba* L. 的干燥成熟种子。秋季种子成熟时采收，除去肉质外种皮，洗净，稍蒸或略煮后，烘干。（2020）

【炮制方法】

（一）白果仁

1.（一名银杏）去壳将仁捣碎。（1957）

2. 除去硬壳及内薄膜，取仁捣碎即成。（1964、1972 中）

3. 拣去杂质，除去硬壳，用时捣碎即成。（1965）

4. 砸破硬壳，取仁，用时捣碎。（1975）

（二）熟白果

取拣净的白果，蒸熟、炒熟或煨熟即成。（1965，熟白果）

【应用】

煨白果

带下（一）。《王新午》

白降丹

Baijiangdan

【炮制方法】

原药应用。（1975）

白药子
Baiyaozi

【炮制方法】

拣净杂质，剪去须毛，清水泡至六成，洗净，捞出，润透，切厚片，晒干。（1975）

白前
Baiqian

【处方用名】白前，生白前，南白前，鹅管白前，草白前，炙白前。

【来源】

1. 本品为萝藦科多年生草本植物柳叶白前或芫花白前的干燥根状茎及须根。均系野生。（1965）

2. 本品为萝藦科植物柳叶白前 *Cynanchum stauntonii*（Decne.）Schltr. ex Levl. 或芫花叶白前 *Cynanchum glaucescens*（Decne.）Hand.-Mazz. 的干燥根茎和根。秋季采挖，洗净，晒干。（2020）

【炮制方法】

（一）白前

1. 清水洗后，用麻袋盖渥 1 宿，润透，去苗，切为咀，晒干。（1957）

2. 洗净泥沙，润透，切 2 分长节，晒干，簸净细须根即成。（1964、1972 中，生用）

3. 拣去杂质及残茎，洗净闷润后，切 2 分长的细段，晒干即成。（1965）

4. 拣净杂质，除去残茎，清水洗净，捞出，润透，切段，晒干。（1975）

（二）蜜白前

1. 待蜜炼开后（每斤用蜜 3 两），倒入切好之白前节，不断翻动，文火炙至蜜不黏手为度。（1964、1972 中，蜜炙）

2. 取净白前段 10 斤，加炼熟的蜂蜜 2.5 斤，开水少许拌匀，稍润，置锅内用文火炒至不黏手为度，取出，晾干即成。（1965）

3. 取蜂蜜置锅内化开，倒入白前段，不断翻动，文火炙至蜜不黏手，取出，晾凉。每白前 100 斤，用蜂蜜 20 斤。（1975，炙白前）

【炮制目的】

蜜白前

蜜炙能润肺燥。（1964）

【处方应付】

不注明炙者付生白前。(1964、1965、1972 中、1975)

【应用】

炙白前

止嗽金丹。《成方配本》

白扁豆

Baibiandou

【处方用名】白扁豆，扁豆，生扁豆，白梅豆，炒扁豆。

【来源】

1. 本品为豆科 1 年生缠绕草本植物扁豆的干燥成熟种子。均系栽培。(1965)

2. 本品为豆科植物扁豆的干燥成熟种子。(1987)

3. 本品为豆科植物扁豆 *Dolichos lablab* L. 的干燥成熟种子。秋、冬二季采收成熟果实，晒干，取出种子，再晒干。(2020)

【炮制方法】

(一) 白扁豆

1. 拣净杂质，用时捣碎即成。(1964、1972 中，生用)

2. 去皮用。(1964、1972 中)

3. 拣净杂质，洗净，晒干，捣碎即成。(1965)

4. 拣净，用时捣碎。(1966，生用)

5. 拣净杂质，筛去灰屑，用时捣碎。(1975，生白扁豆)

6. 取原药材，除去杂质，用时捣碎。(1987)

(二) 炒白扁豆

1. 取扁豆，置锅内用文火炒至微现黄色斑点，取出放凉即成。(1965，炒扁豆)

2. 取净扁豆，置锅中用文火炒至微黄，略有焦斑为度，取出放凉，用时捣碎。(1987，炒扁豆)

(三) 土炒白扁豆

1. 与黄土共微炒，捣碎，簸去皮。(1957)

2. 取细净黄土，炒至发泡后倒入净扁豆，炒至微黄色为度；筛去黄土，碾或捣碎即成。

（1964、1972 中，炒用）

3. 取伏龙肝细粉（个别地区用净黄土），置锅内炒热，加入净白扁豆，炒至微黄色为度，取出，筛去土，捣碎即成。（1965，土炒扁豆）

4. 取细净土炒至发泡后倒入净扁豆，炒至微黄为度，筛去黄土，碾或捣碎即成。（1966，炒用）

5. 取细黄土，置锅内加热至发泡，倒入净白扁豆，炒至鼓裂，取出，筛净土，晾凉，用时捣碎。（1975，炒白扁豆）

6. 土炒。（1991）

（四）焦白扁豆

炒焦者，按常规炮制。（1957）

（五）燀白扁豆

将白扁豆投沸水中燀至皮易脱离时，捞出投入清水中脱除皮后晒干。（1966，燀制）

【炮制目的】

（一）炒白扁豆

生用：祛暑湿解毒。炒用：增强补脾止泻的功效。（1987）

（二）土炒白扁豆

炒：增强补脾止泻。（1975，炒白扁豆）

【处方应付】

1. 写生者付生扁豆，衣者即付纯皮，不注明生者付炒扁豆。（1964、1972 中）

2. 不注明生者，付炒白扁豆。（1975、1987）

【应用】

（一）炒白扁豆

1. 猪肝散，六和定中丸，参苓白术散，大胃丸，白带丸，消积皂矾丸。《成方配本》

2. 二香散（金鉴方）。《处方选》

3. 产后泄泻症。《王新午》

4. 健脾化虫散。《榆林中医》

（二）扁豆（姜汁炒）

健脾祛风散。《榆林中医》

【附注】

品名：扁豆。（1964、1966、1973）

白扁豆衣

Baibiandouyi

【处方用名】白扁豆衣，扁豆皮，扁豆衣。

【炮制方法】

（一）白扁豆衣

拣去杂质，簸去土屑即成。（1965，扁豆皮）

（二）炒白扁豆衣

置锅中用文火炒至表面黄色微见焦点，取出放凉。（1987）

（三）土炒白扁豆衣

取细净黄土，炒至发泡后倒入净扁豆皮，炒至微黄色为度；筛去黄土，碾或捣碎即成。（1964、1973，炒用）

【附注】

品名：扁豆皮。（1965）

白扁豆花

Baibiandouhua

【处方用名】白扁豆花，扁豆花。

【来源】本品为豆科植物扁豆 *Dolichos lablab* L. 的干燥花。夏、秋二季采摘未完全开放的花，除去杂质，干燥。[卫生部药品标准中药材第一册（1992 年版）扁豆花]

【炮制方法】

1. 拣去杂质，簸去土屑即成。（1965）

2. 拣净杂质，筛去灰屑。（1975）

【应用】

方药，外阴炎（外阴溃疡、白斑）。《处方选》

【附注】

品名：扁豆花。（1965、1975）

白扁豆仁
Baibiandouren

【炮制方法】

（一）白扁豆仁

取净扁豆置沸水锅中稍煮至皮软后，取出搓开种皮与仁。干燥，簸去种皮。（1987）

（二）炒白扁豆仁

取净扁豆仁，置锅中用文火炒至微黄，略有焦斑为度，取出放凉，用时捣碎。（1987）

（三）土炒白扁豆仁

取细净黄土，炒至发泡后倒入净扁豆仁，炒至微黄色为度；筛去黄土，碾或捣碎即成。（1964、1973，炒用）

白蔹
Bailian

【来源】

本品为葡萄科植物白蔹 *Ampelopsis japonica*（Thunb.）Makino 的干燥块根。春、秋二季采挖，除去泥沙和细根，切成纵瓣或斜片，晒干。（2020）

【炮制方法】

1. 拣净杂质，刷去浮土，剪小块即成。（1964、1972 中）

2. 拣净杂质，清水洗净，捞出，润透，切厚片，晒干。（1975）

【注意】

反乌头。（1975）

白鲜皮
Baixianpi

【处方用名】白鲜皮，鲜皮，白藓皮。

【来源】

1. 本品为芸香科多年生草本植物白鲜的干燥根皮。均系野生。（1965）

2. 本品为芸香科植物白鲜 *Dictamnus dasycarpus* Turcz. 的干燥根皮。春、秋二季采挖根

部，除去泥沙和粗皮，剥取根皮，干燥。（2020）

【炮制方法】

1. 清水洗后，盖渥润透，切薄片，晒干。（1957）

2. 清水洗净，渥透，切薄片，晒干即成。（1964、1972 中）

3. 拣净杂质，用水洗净，稍润后切片，晒干即成。（1965）

4. 拣去杂质，清水洗净，润透切薄片，晒干即成。（1966）

5. 拣净杂质，清水洗净，捞出，润透，切薄片，晒干。（1975）

【注意】

1. 渥的时间过长，则内部变色。夏季渥时忌盖东西，以防发霉。（1964）

2. 淘洗后，不宜盖渥时间过长，以防发霉变色。（1975）

【附注】

品名：白藓皮。（1964）

白薇

Baiwei

【处方用名】白薇，香白薇。

【来源】

1. 本品为萝藦科植物白薇或蔓生白薇的干燥根。均系野生。（1965）

2. 本品为萝藦科植物白薇 *Cynanchum atratum* Bge. 或蔓生白薇 *Cynanchum versicolor* Bge. 的干燥根和根茎。春、秋二季采挖，洗净，干燥。（2020）

【炮制方法】

1. 清水洗后，用麻袋盖渥 1 宿，润透，去苗，切为咀，晒干。（1957）

2. 拣去杂质，淘洗干净，润透，切 2 分长节，晒干即成。（1964、1972 中）

3. 拣去杂质，除去残茎，洗净润透后及时切 2 分长节，干燥即成。（1965）

4. 拣净杂质，洗净润透，切 2 分长段，晒干即得。（1966）

5. 拣净杂质，除去残茎，清水洗净，捞出，润透，切段，晒干。（1975）

瓜蒌

Gualou

【处方用名】瓜蒌，全瓜蒌，糖瓜楼，瓜蒌，栝楼。

【来源】

1. 本品系葫芦科多年生蔓生草本植物栝楼的干燥成熟果实。多系栽培。（1965）

2. 本品为葫芦科植物栝楼 *Trichosanthes kirilowii* Maxim. 或双边栝楼 *Trichosanthes rosthornii* Harms 的干燥成熟果实。秋季果实成熟时，连果梗剪下，置通风处阴干。（2020）

【炮制方法】

1. 取成熟鲜栝楼挂起烘干。或于通风处晾干，用时去蒂压成饼，切细条即成。（1964）

2. 去柄，洗净泥土，压扁，切块即成。（1965）

3. 取成熟新鲜瓜楼挂起烘干，或置于通风处晾干，用时去蒂压成饼，切细丝即成。（1966）

3. 采集后悬挂晾干备用。（1970）

4. 果实日晒夜露皮和瓤，可分用亦可合用，皮和仁均可生用或炒黄用。（1972 西）

5. 洗刷干净，晾干，去柄，压扁，切细丝。（1975）

【炮制目的】

烘干为去其水分，便于保管。切勿撞破，以免虫蛀。（1964）

【注意】

1. ①反乌头、草乌。②脾胃虚寒泄泻及无实热者忌用。（1965）

2. 反乌头；切勿撞破，以免虫蛀。（1975）

【应用】

全瓜蒌（煨）

启膈散化裁。《榆林中医》

【附注】

品名：栝楼。（1964、1966、1975）

瓜蒌子

Gualouzi

【处方用名】瓜蒌子，栝楼子。

【来源】

本品为葫芦科植物栝楼 *Trichosanthes kirilowii* Maxim. 或双边栝楼 *Trichosanthes rosthornii* Harms 的干燥成熟种子。秋季采摘成熟果实，剖开，取出种子，洗净，晒干。（2020）

【炮制方法】

拣去杂质，簸去干瘪的种子即成。（1965）

【注意】

反乌头。(1975)

【附注】

品名：栝楼子。(1975)

炒瓜蒌子

Chaogualouzi

【处方用名】炒瓜蒌子，炒栝楼子，炒楼子。

【来源】

本品为瓜蒌子的炮制加工品。(2020)

【炮制方法】

1. 取净栝楼子，炒至微鼓起，取出，放凉，用时捣碎即成。(1965)

2. 拣净杂质，簸去干瘪种子，置锅内文火炒至鼓起，取出，晾凉，用时捣碎。(1975，炒栝楼子)

【炮制目的】

炒：减轻寒性。(1975)

【处方应付】

不注明霜者，付炒栝楼子。(1975)

【注意】

反乌头。(1975)

瓜蒌仁

Gualouren

【处方用名】瓜蒌仁，瓜楼仁，栝楼仁，栝楼霜，楼仁霜。

【炮制方法】

(一) 瓜蒌仁

生用。(1972 西)

(二) 炒瓜蒌仁

1. 取净仁文火微炒至外皮呈黄色，用时捣碎。(1964、1972 中)

2. 取净仁，文火炒至外皮黄色，用时捣碎。(1966)

3. 多炒捣入药。(1970)

4. 清炒。(1991)

(三)瓜蒌仁霜

1. 取仁炒至色变老黄，石碾压碎过粗筛，用5～7层麻纸包裹，以重物压榨，每天换纸，至呈淡黄色霜状为度。(1964，制霜)

2. 制霜时将碾碎过筛的用5～7层麻纸包裹，以重物压榨，每天换纸，至呈淡黄色霜状为度。(1966)

3. 取净栝楼子，砸破硬壳，取仁碾碎，用吸油纸包数层，置火炉旁，上压重物，如此反复换纸数次，至油尽，碾细过筛。(1975，栝楼霜)

4. 用压榨法。(1975，栝楼霜)

【炮制目的】

栝楼霜

去油：防止滑肠。(1975)

【处方应付】

注明霜或去油者皆付栝楼霜，写仁或子付炒栝楼子。(1964、1972中)

【注意】

反乌头。(1975)

【应用】

瓜蒌仁霜(栝楼霜、瓜蒌子霜)

阿魏丸(即阿魏化痞丸)，二母宁嗽丸，清气化痰丸。《成方配本》

【附注】

品名：栝楼仁。(1964、1973)

瓜蒌皮

Gualoupi

【处方用名】瓜蒌皮，楼皮，栝楼皮，瓜蒌壳，瓜楼皮。

【来源】

本品为葫芦科植物栝楼 *Trichosanthes kirilowii* Maxim. 或双边栝楼 *Trichosanthes rosthornii*

Harms 的干燥成熟果皮。秋季采摘成熟果实，剖开，除去果瓤及种子，阴干。（2020）

【炮制方法】

（一）瓜蒌皮

1. 剪去蒂，挖净籽瓤，清水淘净，晾干，切细丝，晒干即成。（1964）

2. 除去果柄及杂质，清水洗净，稍润，切细丝晒干即成。（1965）

3. 取洗净的栝楼皮，切细条晒干即成。（1966）

4. 生用。（1970、1972 西）

5. 拣净杂质及柄，清水洗净，捞出，微晾，切细丝，晒干。（1975）

（二）炒瓜蒌皮

1. 炒用。（1970）

2. 炒黄用。（1972 西）

【注意】

反乌头。（1975）

【附注】

品名：

1. 栝楼皮。（1964、1975）

2. 瓜蒌壳。（1970）

冬瓜子

Dongguazi

【处方用名】冬瓜子，冬瓜仁，炒冬瓜子。

【来源】

本品为葫芦科 1 年生草本植物冬瓜的干燥成熟种子。均系栽培。（1965）

【炮制方法】

（一）冬瓜子

1. 拣去杂质，洗净，晒干，捣碎即成。（1964，生用）

2. 拣净杂质，洗净晒干即成。（1965）

3. 洗净晒干。（1972 西）

4. 拣净杂质，洗净，捞出，晒干，用时捣碎。（1975，生冬瓜子）

（二）炒冬瓜子

1. 取净冬瓜子，文火炒至微黄色，晾凉，捣碎即成。（1964，炒用）

2. 取拣净的冬瓜子，置锅内用文火微炒至黄白色，取出，晾凉，用时捣碎即成。（1965）

3. 取净冬瓜子，置锅内文火炒至微黄色，取出，晾凉，用时捣碎。（1975）

【炮制目的】

炒冬瓜子

炒：和胃。（1975）

【处方应付】

1. 注明生者付生冬瓜仁，其余皆付炒冬瓜仁。（1964）

2. 不注明生者，付炒冬瓜子。（1975）

冬瓜皮

Dongguapi

【来源】

本品为葫芦科植物冬瓜 *Benincasa hispida*（Thunb.）Cogn. 的干燥外层果皮。食用冬瓜时，洗净，削取外层果皮，晒干。（2020）

【炮制方法】

1. 拣去瓜蒂及杂质，洗净，剪 3～4 分宽方块，晒干即成。（1964）

2. 拣净杂质，筛去泥屑，剪成小块即成。（1965）

3. 晒干即可。（1972 西）

4. 拣净杂质及果柄，清水洗净，捞出，切宽丝，晒干。（1975）

冬虫夏草

Dongchongxiacao

【处方用名】冬虫夏草，冬虫草，虫草。

【来源】

1. 本品为肉座菌科植物冬虫夏草菌寄生在鳞翅类昆虫之幼虫上的菌座及幼虫尸体的干燥物。均系野生。（1965）

2. 本品为麦角菌科真菌冬虫夏草菌 *Cordyceps sinensis*（BerK.）Sacc. 寄生在蝙蝠蛾科昆虫幼虫上的子座和幼虫尸体的干燥复合体。夏初子座出土、孢子未发散时挖取，晒至六七成干，除去似纤维状的附着物及杂质，晒干或低温干燥。（2020）

【炮制方法】

1. 取原药拣净杂质，刷去浮土即成。（1964、1966、1972 中）

2. 拣净杂质，筛去灰屑即成。（1965、1975）

冬葵子

Dongkuizi

【处方用名】苘麻子，冬葵子。

【炮制方法】

拣净杂质，筛去灰屑。（1975）

玄明粉

Xuanmingfen

【处方用名】玄明粉，元明粉，风化硝。

【来源】

1. 本品为芒硝经风化干燥而成。（1987）

2. 本品为芒硝经风化干燥制得。主含硫酸钠（Na_2SO_4）。（2020）

【炮制方法】

1. 用净芒硝 10 斤，萝卜片 1 斤，水适量，同煮数沸后，过罗，倾入瓦盆内沉淀，除去泥土，露 1 宿，干后风化即成。（1957）

2. 取朴硝与萝卜块加水共煮（每 10 斤用萝卜 1 斤），至萝卜煮熟下沉后，除去萝卜并反复滤去泥渣等杂质，将上层清液移入缸内，放冷，静置，并投入数根树枝，即在树枝上及缸壁析出白色结晶，取下，晾干，用麻纸包裹，挂于通风处吹 1～2 个月，使风化成粉末即成。（1964、1972 中）

3. 取净芒硝，用吸水纸每包包 0.5 斤，悬挂于通风处使其风化，俟水分消失，全部成洁白粉末状（1～2 个月），过罗或煅成粉末状，即成。（1966）

4. 取提净的芒硝，用麻纸包裹悬挂于通风处，使其风化至全部成粉末。（1975）

5. 取净芒硝打碎，装布袋或用纸包严，悬挂于阴凉通风处，使之自然风化成为白色粉末。（1987，风化硝）

【炮制目的】

1. 失去结晶水，使成粉末。（1966）

2. 风化：使药性缓和。（1975）

3. 经风化失去结晶水，其性较缓和，且可外用。（1987）

【注意】

1. 须包严，放干燥阴凉处。夏季出品率低，不宜制作。（1964、1972 中）

2. 孕妇忌服；畏硫黄。（1975）

【附注】

品名：元明粉。（1966）

玄参
Xuanshen

【处方用名】玄参，黑元参，蒸元参，元参。

【来源】

1. 本品为玄参科多年生草本植物玄参的干燥根。多系栽培。（1965）

2. 本品为玄参科植物玄参 *Scrophularia ningpoensis* Hemsl. 的干燥根。冬季茎叶枯萎时采挖，除去根茎、幼芽、须根及泥沙，晒或烘至半干，堆放 3～6 天，反复数次至干燥。（2020）

【炮制方法】

（一）玄参

拣去杂质，除去芦头，洗净，润透后切片，阴干即成。（1965）

（二）蒸玄参

1. 清水洗后，上笼蒸 1 小时，渥之使润透，取出，晾去水分，切斜片，阴干。（1957）

2. 洗净泥沙，除去芦头，润透，蒸 1～2 小时，至断面呈黑色为度，晾去水分，切 5 厘斜片，阴干即成。（1964、1966）

3. 拣去杂质，除去芦头，洗净，微泡，捞出，置笼屉内蒸透，取出晾至五六成干，润至内外湿度均匀，切片，阴干即成。（1965）

4. 拣净杂质，去芦，大小分开，洗净捞出，润透，置笼内蒸至断面呈黑色，取出，切薄片，晒干。(1975)

【炮制目的】

蒸玄参

1. 蒸为减少寒性。(1964)

2. 蒸制减轻寒性。(1965)

3. 除杂质，制饮片，蒸可使切面乌黑油亮，质地柔软，滋润，减轻寒性，易干燥，阴干免片色灰黄。(1966)

【注意】

1. 润渥使水分入内心，可以蒸透。片子见阳光色发灰黄，影响质量。(1964)

2. 反藜芦。(1965、1975)

【应用】

蒸玄参

荷叶丸，天麻丸，瘰疬内消丸，大活络丹，回天再造丸，柏子养心丸，清胃黄连丸，止嗽金丹，养阴清肺膏，枇杷膏。《成方配本》

玄精石

Xuanjingshi

【处方用名】 玄精石，元精石。

【炮制方法】

拣净杂质，清水洗净，捞出，晒干，用时捣碎。(1975)

半边莲

Banbianlian

【来源】

本品为桔梗科植物半边莲 *Lobelia chinensis* Lour. 的干燥全草。夏季采收，除去泥沙，洗净，晒干。(2020)

【炮制方法】

拣净杂质，清水洗净，捞出，切段，晒干。(1975)

半枝莲

Banzhilian

【来源】

本品为唇形科植物半枝莲 *Scutellaria barbata* D. Don 的干燥全草。夏、秋二季茎叶茂盛时采挖，洗净，晒干。（2020）

【炮制方法】

拣净杂质，除去残根，清水洗净，捞出，切段，晒干。（1975）

半夏

Banxia

【处方用名】 半夏，生半夏，麻芋子，三步跳。

【来源】

1. 本品为天南星科多年生小草本植物半夏的干燥球状块茎。多系野生。（1965）

2. 本品为天南星科植物半夏的干燥块茎。（1987）

3. 本品为天南星科植物半夏 *Pinellia ternata*（Thunb.）Breit. 的干燥块茎。夏、秋二季采挖，洗净，除去外皮和须根，晒干。（2020）

【炮制方法】

生半夏

1. 拣去杂质，筛去灰屑即成。（1965）

2. 拣净杂质，簸去灰屑，用时捣碎。（1975）

3. 除去杂质。用时捣碎。（1987）

【炮制目的】

本品生服能使人呕吐、咽喉肿痛失音，经炮制后可降低毒性，并缓和药性。生半夏一般作外用。（1987）

【处方应付】

注明生、法者，按要求付给，余付姜半夏。（1975、1987）

【注意】

1. 反乌头、草乌。孕妇内服宜慎，阴虚津液不足者忌用。（1965）

2. 孕妇内服宜慎，反乌头。（1975）

【应用】

生半夏

1. 千里追风丸，阿魏化痞膏，万灵膏，鳖甲煎丸，圣济鳖甲丸，木香顺气丸，大胃丸，保和丸。《成方配本》

2. 血竭丸。《处方选》

3. 惊痫。《王新午》

法半夏

Fabanxia

【来源】

本品为半夏的炮制加工品。(2020)

【炮制方法】

1. 清水浸泡，每日换水2次，保持水清，至适当时间（夏7天，春、秋10天，冬14天）捞出，每100斤用石灰块25斤，甘草、皂角各16两，置容器内，一层石灰、甘草及皂角，一层半夏，上再盖石灰一层，即速倾入清水与药相平为度，每日搅拌三四次。制的时间，春、秋7天，夏5天，冬10天，以半夏内心变黄手能捏开为度。取出，晒干，闯（陕西方言，意同撞）尽灰用。(1957)

2. 将半夏用水浸泡3～7日，并注意每日换水2次，至无麻辣感后取出，分层置于缸内，于每层撒铺生石灰后，于其中加注甘草、生姜水溶液至浸没为度，放置2～3日，取出用水冲洗，除去所附之石灰后，晒干即得。(1962)

3. 拣净杂质，用清水浸泡（夏季7天，春秋10天，冬季14天，取大块的以泡透为度），取出置缸中，以一层半夏一层配料铺平（每10斤用甘草、皂角各0.5斤，姜1斤，块石灰3斤），从上面浇适量水，使石灰块泛开，约1小时后加大量水，搅匀，静置24小时，清水洗去石灰，用时捣碎即成。(1964、1966、1972中，法制)

4. 拣净杂质，用水浸泡（夏天7天，春秋10天，冬季14天，以泡透为度），取出，一层半夏一层配料（每10斤用甘草、皂角各0.5斤，姜1斤，块石灰3斤）铺平，从上面适量浇水，使石灰块泛开，约1小时后，加大量水，搅匀，置24小时后，捞出，用清水洗净石灰，阴干即成。(1965)

5. 将半夏用水浸泡3～7日，并注意每日换水2次，至稍有麻辣感后取出，分层置于缸内，于每层撒铺生石灰后，于其中加注甘草、生姜水溶液至浸没为度，放置2～3日，取出用

水冲洗，除去所附之石灰后，晒干即得。(1970)

6.取净半夏，清水泡漂（一般夏7天，春秋10天，冬14天），捞出，置缸内，以一层半夏，一层配料铺平，从上面浇水淹没，使石灰块泛开，约1小时，加大量水，每日搅拌1次至发透，捞出，清水洗净石灰，拣去杂质，晒干，用时捣碎。每半夏100斤，用甘草、皂角各5斤，生姜10斤，块石灰30斤。(1975)

7.取净半夏，大小分开，用水浸泡至内无干心时，去水，加甘草-石灰液（取甘草加适量水煎2次，合并煎液，倒入加适量水制成的石灰液中）浸泡，每日搅拌1～2次，并保持pH12以上；至口尝微有麻舌感、切面黄色均匀为度，取出洗净，阴干或烘干。每100公斤半夏用甘草15公斤，生石灰10公斤。(1987)

【炮制目的】

1.加强燥湿化痰。(1965)

2.法制：增强燥湿化痰。(1975)

3.增强燥湿化痰，适于配散剂内服。(1987)

【处方应付】

京半夏付法半夏。(1965)

【注意】

反乌头、草乌。孕妇内服宜慎，阴虚津液不足者忌用。(1965)

【应用】

养肺丸，紫朴分消散。《榆林中医》

姜半夏

Jiangbanxia

【来源】

本品为半夏的炮制加工品。(2020)

【炮制方法】

1.清水浸泡，每日换水2次，保持水清，至适当时间（夏7天，春、秋10天，冬14天）捞出，以大锅另加清水烧沸，并按半夏100斤，加甘草、皂角、生姜各40两（均切碎），明矾25斤，共煮至半夏内无白色为度，捞出，晾去水分，切薄片，或捣为细小颗粒。(1957)

2.取水浸已无麻辣感之半夏，加生姜、白矾水，共煮约3小时后，取出晒干即得。(1962、1970)

3. 拣净杂质，清水浸泡（夏季 5 天，春秋 7 天，冬季 10 天），冬季每天换水 1 次，夏季 2 次，取出，与配料混合（每 10 斤用鲜姜 0.5 斤，甘草、皂角各 4 两，白矾 1 斤），加水煮至无白心，口尝不麻舌为度，晾凉，盖渥至表面析出一层白矾，淘净，再渥，直至无白矾析出为度，切约 3 厘片，晒干即成。（1964、1972 中，姜制）

4. 拣净杂质，清水浸泡（夏季 5 天，春秋 7 天，冬季 10 天），每天换水 1～2 次，取出，与配料混合（每 10 斤用鲜姜 0.5 斤，甘草、皂角各 4 两，白矾 1 斤），加水煮至无白心，口尝不麻舌为度，晾凉，盖渥至表面析出一层白矾，淘净，再渥，至无白矾析出为度，切约 3 厘片，晒干即成。（1965）

5. 拣净杂质，清水浸泡（夏季 5 天，春秋季 7 天，冬季 10 天），冬季每日换水 1 次，夏季 2 次，取出与配料混合（每斤用鲜姜 0.5 斤，甘草、皂角各 4 两，白矾 1 斤），加水煮至无白心，口尝不麻舌为度，晾凉，盖渥至表面析出一层白矾，淘净再渥，直至无白矾析出为度，切约 3 厘片，晒干即成。（1966）

6. 取净半夏，清水泡漂（一般夏 5 天，春秋 7 天，冬 10 天），每天换水 1 次，夏天 2 次，捞出，与配料共置锅内加水煮至内无白心，嚼之微麻舌取出，晾凉，盖渥至表面析出一层白矾，淘净，如此反复 2～3 次，切薄片，晒干。每半夏 100 斤，用生姜 10 斤，甘草、皂角各 5 斤，白矾 10 斤。（1975）

7. 取净半夏，大小分开，用水浸泡至内无白心时，另取生姜切片煎汤，加白矾与半夏共煮透，取出，晾至半干，切薄片干燥。每 100 公斤半夏用生姜 25 公斤、白矾 12.5 公斤。（1987）

【炮制目的】

1. 加生姜为去其毒性。（1964）

2. 姜半夏加强止呕作用。（1965）

3. 降低毒性，增强止呕化痰作用。（1966）

4. 姜制：降低毒性，增强止呕。（1975）

5. 可降低毒性、增强止呕。（1987）

【处方应付】

写半夏、制半夏、清半夏付姜半夏片，京半夏付法半夏。（1964、1972 中）

【注意】

1. 泡的时间宜稍长，以除去毒性，且需要换水，以免腐烂发霉，春秋季操作较宜。甘草量如过多色发黄。加生姜为去其毒性。（1964）

2. 反乌头、草乌。孕妇内服宜慎，阴虚津液不足者忌用。（1965）

【应用】

六君子加姜辛五味汤。《榆林中医》

清半夏

Qingbanxia

【来源】

本品为半夏的炮制加工品。(2020)

【炮制方法】

1. 清水浸泡，每日换水 2 次，保持水清，至适当时间（夏 7 天，春、秋 10 天，冬 14 天）捞出，以大锅另加清水烧沸，并按半夏 100 斤，加明矾 15 斤（碾面）拌匀，盖之散去水分，切薄片，晒干。(1957)

2. 将半夏用水浸泡 3～7 日，并注意每日换水 2 次，至无麻辣感后取出，移置于白矾、甘草、皂荚水中煮透后，切片晒干即得。(1962)

3. 取拣净半夏 10 斤，清水浸泡（夏天 7 天，春秋 10 天，冬季 14 天，以泡透为度）至口尝无麻辣感后，加白矾 1 斤 4 两（夏季约加 1.5 斤），与水共煮透，取出，晾至六成干，闷润后切片，晾干即成。(1965)

4. 拣净杂质，用清水浸泡（夏季 7 天，春秋季 10 天，冬季 14 天），浸泡至口尝无麻辣感后，加白矾与水煮透（半夏 100 斤，用白矾 12.5 斤，夏季用 14.5 斤），取出，晾至六成干，闷软后切片，晾干即得。(1966)

5. 将半夏用水浸泡 3～7 日，并注意每日换水 2 次，至稍有麻辣感后取出，移置于白矾、甘草、皂荚水中煮透后，切片晒干即得。(1970)

6. 取净半夏，大小分开，用 8%白矾溶液浸泡；至内无干心，口尝微有麻舌感，取出，洗净，切厚片，干燥。每 100 公斤半夏用白矾 20 公斤。(1987)

【炮制目的】

用矾制不但可降低毒性，而且长于化痰。(1987)

【注意】

反乌头、草乌。孕妇内服宜慎，阴虚津液不足者忌用。(1965)

【应用】

鸡鸣丸。《榆林中医》

宋制半夏

Songzhibanxia

【炮制方法】

取拣净半夏10斤，加白矾碎末5斤，浸水缸中10～20日，每日翻动2次，至口尝无麻辣味时，捞出，加生姜2.5斤（切碎），闷7日（每日翻动2次），然后用清水漂去姜矾残渣，晒干用小刀刮去皮后，放入甘草、食盐温浸液中（甘草2.5斤，食盐1斤之水浸液），30～40分钟捞出晒干，再用火烘焙1次，干燥即成。（1965）

【注意】

反乌头、草乌。孕妇内服宜慎，阴虚津液不足者忌用。（1965）

半夏曲

Banxiaqu

【处方用名】半夏曲，炒半夏曲。

【来源】

本品为法半夏，与面粉混合后，经发酵制成。（1987）

【制法】

1. 取水浸已无麻辣感之半夏，晒干磨成粉，用生姜水调和呈黏块状，再切成骰子状小块，放置，使其发酵后，晒干即得。（1962、1970）

2. 取法半夏30斤，赤小豆、苦杏仁各6斤，共碾细粉与面粉100斤混合均匀，再取去根洗净的鲜青蒿、鲜野蓼、鲜苍耳草各10斤，加水适量共煮至味尽，去渣，放冷，与上混合之面粉揉匀，堆置使发酵，压成片状，切小方块，晒干。（1975）

3. 取法半夏30公斤，赤小豆、苦杏仁各6公斤，共碾细粉与面粉100公斤混合均匀，再取去根洗净的鲜青蒿、鲜野蓼、鲜苍耳草各10公斤，加水共煮至味尽去渣，放冷，与上混合之面粉揉匀，堆置使发酵，压成片状，切小方块，晒干。（1987）

【炮制目的】

经发酵后，可增强健脾温胃、燥湿化痰的功效。（1987）

【注意】

宜于三伏天制作，曲块揉得要硬。（1975）

【应用】

1. 藿香正气丸，枳实消痞丸。《成方配本》

2. 肝炎一号（用于肝炎、肝硬化方药），肝炎四号（用于肝炎、肝硬化方药），四逆散加味（用于慢性胃炎、溃疡病方药），平胃散加味，甘草泻心汤加减（用于慢性胃炎、溃疡病方药）。《处方选》

3. 神效散。《榆林中医》

母丁香
Mudingxiang

【处方用名】 母丁香，鸡舌香。

【来源】

1. 为丁香的近成熟干燥果实。（1965）

2. 本品为桃金娘科植物丁香 *Eugenia caryophyllata* Thunb. 的干燥近成熟果实。果将熟时采摘，晒干。（2020）

【炮制方法】

1. 用时微捣碎。（1964、1972 中）

2. 拣净杂质，筛去灰屑，用时捣碎。（1975）

【处方应付】

写母丁香、鸡舌香付母丁香，余付公丁香。（1964、1972 中）

丝瓜络
Sigualuo

【处方用名】 丝瓜络，丝瓜筋，瓜络。

【来源】

1. 本品为葫芦科 1 年生攀缘草本植物丝瓜的干燥成熟果实的网状筋络。均系栽培。（1965）

2. 本品为葫芦科植物丝瓜 *Luffa cylindrica*（L.）Roem. 的干燥成熟果实的维管束。夏、秋二季果实成熟、果皮变黄、内部干枯时采摘，除去外皮和果肉，洗净，晒干，除去种子。（2020）

【炮制方法】

1. 除去外皮及种子，取瓜络横切 5～6 分长节即成。（1964）

2. 拣去杂质，除去残留种子及外皮，干切成段即成。（1965）

3. 取净丝瓜络，切大方块，除去种子。（1975）

老鹳草
Laoguancao

【来源】

本品为牻牛儿苗科植物牻牛儿苗 *Erodium stephanianum* Willd.、老鹳草 *Geranium wilfordii* Maxim. 或野老鹳草 *Geranium carolinianum* L. 的干燥地上部分，前者习称“长嘴老鹳草”，后两者习称“短嘴老鹳草”。夏、秋二季果实近成熟时采割，捆成把，晒干。（2020）

【炮制方法】

1. 取鲜草去根及杂质，洗净，微渥，切 3～4 分长节，阴干即成。（1964）

2. 拣净杂质，除去残根，清水洗净，捞出，切段，晒干。（1975）

地龙
Dilong

【处方用名】地龙，蚯蚓，地龙肉，净地龙，地龙干，广地龙。

【来源】

1. 本品系钜蚓科地栖环节动物参环毛蚓的干燥全体。均系野生。（1965）

2.本品为钜蚓科动物参环毛蚓 *Pheretima aspergillum*（E. Perrier）、通俗环毛蚓 *Pheretima* vulgaris Chen、威廉环毛蚓 *Pheretima guillelmi*（Michaelsen）或栉盲环毛蚓 *Pheretima pectinifera* Michaelsen 的干燥体。前 1 种习称“广地龙”，后 3 种习称“沪地龙”。广地龙春季至秋季捕捉，沪地龙夏季捕捉，及时剖开腹部，除去内脏和泥沙，洗净，晒干或低温干燥。（2020）

【炮制方法】

（一）地龙

1. 除净泥土，切碎。（1957）

2. 清水洗净，晾至半干，切约 5 分长段，晒干即成。（1964、1972 中，广地龙）

3. 喷水少许，润透，石碾上摊厚层，轻压使破，筛去土，再淘净，晒干即成。（1964、1972 中，土地龙）

4. 拣去杂质，用清水洗净，捞出，晒干切段即成。（1965）

5. 捕捉后，剖开，去内脏和泥土，晒干。用时化水。（1970）

6. 拣净杂质，清水洗净，迅速捞出，晒至半干，切段，晒干。（1975）

（二）炒地龙

1. 文火微炒用。（1964，炒用）

2. 清水洗净，晾至半干，切约 5 分长段，晒干，文火微炒用。（1972 中）

（三）地龙炭

烧灰用。（1970）

【处方应付】

不写炒者皆付生地龙。（1964、1972 中）

【注意】

本品不论广产或土产，均应除去体内泥土并淘洗干净。（1964、1972 中）

地肤子

Difuzi

【处方用名】地肤子，扫帚子。

【来源】

1. 本品为藜科 1 年生草本植物地肤的干燥成熟果实。栽培或野生。（1965）

2. 本品为藜科植物地肤 *Kochia scoparia*（L.）Schrad. 的干燥成熟果实。秋季果实成熟时采收植株，晒干，打下果实，除去杂质。（2020）

【炮制方法】

1. 取原药淘净泥沙，晒干即成。（1964、1972 中）

2. 簸净杂质，用水漂去泥土，晒干即成。（1965）

3. 取子晒干即可。（1972 西）

4. 拣净杂质，筛去灰屑。（1975）

地骨皮

Digupi

【处方用名】地骨皮，骨皮，枸杞根皮。

【来源】

1. 本品系茄科落叶小灌木植物枸杞的干燥根皮。多系野生。（1965）

2. 本品为茄科植物枸杞 *Lycium chinense* Mill. 或宁夏枸杞 *Lycium barbarum* L. 的干燥根

皮。春初或秋后采挖根部，洗净，剥取根皮，晒干。(2020)

【炮制方法】

1. 拣净骨心等杂质，清水淘净，晒干即成。(1964)

2. 拣去木心及杂质，清水洗净，晒干即成。(1965)

3. 拣净杂质，木心，洗净，切段晒干即成。(1966)

4. 拣净杂质，除去残留木心，清水洗净，捞出，晒干。(1975)

地黄

Dihuang

【处方用名】地黄，生地黄，生地，干生地，干地黄，鲜地黄，鲜生地，地黄根，怀生地，生地炭。

【来源】

1. 本品为玄参科多年生草本植物地黄的新鲜或干燥块根。均系栽培。(1965)

2. 本品为玄参科植物地黄的根。(1987)

3. 本品为玄参科植物地黄 *Rehmannia glutinosa* Libosch. 的新鲜或干燥块根。秋季采挖，除去芦头、须根及泥沙，鲜用；或将地黄缓缓烘焙至约八成干。前者习称“鲜地黄”，后者习称“生地黄”。(2020)

【炮制方法】

(一)鲜地黄

1. 取鲜货清水洗净泥沙，用时切片即成。(1964、1972 中，鲜用)

2. 取鲜生地清水洗净，用时切片即成。(1966，鲜用)

3. 除去须根，洗净泥沙，用时切厚片。(1975)

(二)生地黄

1. 清水洗净，用麻袋盖渥一二日，润透，晾七八成干，切厚片，晒干。(1957)

2. 取干生地洗净泥沙，大的泡约 4 小时，中个货约 2 小时，润透，晒至外皮较硬时，切约 1 分片，晒干即成。(1964、1972 中，干用)

3. 拣去杂质，用水稍泡，捞出，闷 1 夜，使皱纹展开，洗净泥土，闷润后切 1 分片或小块，晒干即成。(1965，干地黄)

4. 取干生地，洗净，按大小分类，大的泡 4 小时，小的泡 2 小时，润透晒至外皮较硬时

切1分片，晒干即成。（1966，干用）

5.拣净杂质，大中小分开，清水泡五至六成，洗净，捞出，润透，稍晾，切薄片，晒干。（1975）

6.取原药材，除去杂质，用水洗净，闷润切片，干燥。（1987）

（三）生地黄炭

1. 炒炭：

（1）将锅烧热后，倒入切成块的干生地，武火炒至表面焦黑色，断面棕黄色存性为度。（1964、1966、1972中，炒炭）

（2）将干地黄置锅内直接炒炭。（1965）

2. 砂炒制炭：

取砂子置锅内加热后，倒入生地黄片，武火炒至鼓裂，内呈黑褐色，须存性，取出，晾凉。（1975）

3. 煅炭：

取洗净干地黄，分开大小个，置煅锅内装八成满，上面覆盖一锅，两锅的接合处，用黄泥封固，上压重物，用文武火煅至贴盖锅底上的白纸显焦黄，挡住火门，待凉后，取出即成。（1965）

【炮制目的】

生地黄炭

1.炒炭凉血止血力强。（1964）

2.炒炭：止血。（1975）

【处方应付】

1.注明鲜、炭者，按要求付给；余付生地黄。（1975）

2.注明酒、蒸，按要求付给；余付生地。（1987）

【应用】

（一）生地黄

黄连膏，金匮肾气丸，薯蓣丸，大黄䗪虫丸。《成方配本》

（二）地黄炭

1.荷叶丸。《成方配本》

2.水肿。《王新午》

（三）酒生地

1.补心丹。《成方配本》

2. 湿温。《王新午》

（四）生地（酒洗）

养肝丸。《榆林中医》

【附注】

品名：

1. 生地。（1964、1966、1973）

2. 生地黄。（1957、1975）

熟地黄

Shudihuang

【处方用名】熟地，熟地黄，九地，熟地炭，九地黄。

【来源】

本品为生地黄的炮制加工品。（2020）

【炮制方法】

（一）熟地黄（蒸法）

1. 将生地洗净后置蒸锅上，蒸至内外俱黑为度。（1957）

2. 取净生地黄，置适宜的容器内，加热蒸透，取出，晒干，切片，干燥。（1987，蒸熟地黄）

3. 蒸制。（1991）

（二）熟地黄（酒制法）

1. 系将生地九蒸九晒，制法先将生地洗净，用适量黄酒砂仁面拌匀，放入加铜笼之蒸锅上，覆一木盖，上压铁或石器，重约 100 斤，每 100 斤生地用黄酒 30 斤，砂仁面 2～3 斤，（分 9 次用）每次武火烧 3 小时取出，夏季晒 7 天，春、秋 10 天，冬天半月，反复蒸晒 9 次。（1957，九地黄）

2. 将干地黄用黄酒喷洒后，再用笼蒸，如此反复四五次，至外皮呈黑色，质变软及具有黏性时即成。（1962）

3. 将干地黄置于筒状之紫铜锅内，于其中注入黄酒至将其覆没为度，用小火烧至黄酒耗尽即成。（1962）

4. 取整的干生地洗净，晾干，用黄酒拌匀（每 100 斤共需酒 50 斤，首次用 30 斤，2～3 次各用 10 斤），待酒吸尽后，蒸 8 小时，渥 1 夜，次日晒干，再加酒拌蒸，晒干，如此反复 3

次，直至断面呈黑亮滋润为度，晾去水分，切片即成。(1964、1972 中，熟地)

5. 取大个干生地，清水浸约 0.5 小时，洗净，晾干，用黄酒拌匀（每 100 斤用酒 50 斤，首次 10 斤，以后每次各 5 斤），蒸 4 小时，渥 1 夜，晒干，再加酒拌蒸，至最后 2 次各加入砂仁面 1.5 斤拌匀，如此反复蒸晒 9 次，切成 3 分小块即成。(1964、1972 中，九地)

6. 取洗净的干地黄 10 斤，用黄酒 5 斤拌匀，置罐内或适宜容器内密闭，置水锅中，隔水炖至酒吸尽，取出，晒至外皮黏液稍干，置缸内贮藏即成。(1965)

7. 取整的干生地洗净，晾干，用黄酒拌匀（每 100 斤用黄酒 50 斤，首次 30 斤，2～3 次各 10 斤），待酒拌匀吸尽后蒸 8 小时，渥润，次日晒干，再加酒拌蒸，晒干，如此反复 3 次，直至断面黑亮滋润为度，晾去水分，切片即成。(1966，熟地)

8. 取大个干生地黄，清水浸约 0.5 小时，洗净晾干，用黄酒拌匀（每 100 斤用黄酒 50 斤，首次 10 斤，以后每次各 5 斤）蒸 4 小时，渥润，晒干，再加酒拌蒸至最后 1 次，各加砂仁粉 1.5 斤拌匀，如此反复蒸晒 9 次，切约 3 分小块即成。(1966，九地)

9. 取生地黄，拣净杂质，清水稍泡，捞出，闷 1 夜，使皱纹展开，再洗净泥土，晒干，黄酒拌匀，置罐或适宜容器内，密闭，隔水炖至酒吸尽，取出，晒至软硬适宜，切厚片，晒干。每生地黄 100 斤，加黄酒 50 斤。(1975，熟地)

10. 取净生地，加黄酒拌匀，置罐内或适当容器内，密闭，隔水炖或用蒸汽加热炖透，至酒吸尽时，取出，切片，晒干。每 100 公斤生地，用黄酒 30～50 公斤。(1987，酒熟地黄)

（三）熟地炭

1. 待锅烧热后，倒入切成的熟地块，武火炒至表面呈焦黑色存性为度。(1964、1966、1972 中，炒炭)

2. 取熟地片，置锅内武火炒至鼓起，炭化，须存性，喷水少许，取出，晾凉。(1975)

【炮制目的】

（一）熟地黄（酒制法）

1. 加砂仁为解除腻滞，防止碍胃。(1964、1972 中)

2. 生地性寒凉血，熟地性温补血，加砂仁为解除腻滞，防止碍胃。(1966)

3. 生地性寒，为清热凉血之品。酒制可使药性由寒转温，功能由清变补，又可行药势、通血脉。(1987)

（二）熟地炭

1. 炒炭增强止血作用。(1964、1966)

2. 炒炭：增强止血。(1975)

【处方应付】

1. 按要求分别付给。(1964)

2. 不注明炭者，付熟地黄。(1975)

【注意】

须装瓷器内盖紧。(1964)

【应用】

(一) 熟地黄

1. 虎骨酒，明目地黄丸，杞菊地黄丸，葛氏太平丸，培坤丸，柏子养心丸，六味地黄丸，济生肾气丸，壮元丹（俗名打虎壮元丹），滋阴百补丸，无比山药丸，知柏地黄丸（原名知柏地八味丸），麦味地黄丸，桂附八味丸，人参养荣丸，三才封髓丹，健步虎潜丸，十全大补丸，杨氏还少丹，参茸卫生丸，葛氏太平丸，乌鸡白凤丸，培坤丸，调经养荣丸（即妇女养荣丸），宁坤丸，养血调经丸，八珍益母丸，毓麟珠，调经种子丸，妇科回生丹。《成方配本》

2. 眩晕，虚损。《王新午》

(二) 熟地炭

虚损。《王新午》

【附注】

品名：熟地。(1964、1966、1973)

地榆

Diyu

【处方用名】地榆，生地榆，地榆炭。

【来源】

1. 本品为蔷薇科多年生草本植物地榆的干燥根部。均系野生。(1965)

2. 本品为蔷薇科植物地榆或长叶地榆的干燥根。(1987)

3. 本品为蔷薇科植物地榆 *Sanguisorba officinalis* L. 或长叶地榆 *Sanguisorba officinalis* L. var. *longifolia*（Bert.）Yü et Li 的干燥根。后者习称“绵地榆”。春季将发芽时或秋季植株枯萎后采挖，除去须根，洗净，干燥，或趁鲜切片，干燥。(2020)

【炮制方法】

(一) 地榆

1. 清水泡透，切厚片，晒干。(1957)

2. 切去根梢，清水泡五至六成，润透，切5厘圆片，晒干即成。（1964、1966、1972中，生用）

3. 拣去杂质，用水浸泡八九成透，洗净，捞出，除去残茎，润透后切5厘圆片，干燥即成。（1965）

4. 切片生用。（1970）

5. 拣净杂质，清水泡七至八成，捞出，润透，除去残茎，切薄片，晒干。（1975，生地榆）

6. 除去杂质，清水泡七至八成，捞出润透，除去残茎，切薄片，晒干。（1987）

（二）地榆炭

1. 按常规炮制。（1957）

2. 取地榆片，武火炒至外表焦黑色，内部黑褐色存性为度。（1964、1966、1972中，炒炭）

3. 取地榆片，置锅内用武火炒至外面变为黑色，内部黑褐色存性为度，喷淋清水，取出晒干即成。（1965）

4. 炒炭用。（1970）

5. 取地榆片，置锅内武火炒至焦黑色，内呈焦褐色，须存性，喷水少许取出，晾凉。（1975）

6. 取地榆片，置锅内武火炒至焦黑色，内部焦褐色，喷清水少许，取出，放凉。（1987）

7. 制炭。（1991）

【炮制目的】

（一）地榆

1. 切制饮片，生用化瘀活血。（1966）

2. 本品生用凉血止血，尤以凉血作用较强。（1987）

（二）地榆炭

1. 炒炭凉血止血。（1966）

2. 炒炭：增强止血。（1975）

3. 炒炭后可增强止血、收敛、止痢的功效。（1987）

【处方应付】

1. 不注明生者付地榆炭。（1964、1965、1972中、1975、1987）

2. 烫伤外用系生地榆。（1965）

【应用】

（一）炒地榆

1. 双丢拐。《成方配本》

2. 痔血脱肛。《王新午》

3. 椿根皮汤。《榆林中医》

（二）焦地榆

1. 槐角丸，妇科回生丹。《成方配本》

2. 槐角地榆汤加减。《处方选》

3. 崩漏。《王新午》

（三）地榆炭

1. 凉血地黄汤。《处方选》

2. 痔血脱肛。《王新午》

3. 马齿苋汤，加味槐花汤。《榆林中医》

芒硝

Mangxiao

【处方用名】芒硝，朴硝，盐硝。

【来源】

1. 本品为天然的硫酸钠经精制而成的结晶体。（1965）

2. 本品为硫酸盐类矿物芒硝族芒硝，经加工精制而成的结晶体。主含含水硫酸钠（$Na_2SO_4 \cdot 10H_2O$）。（1987、2020）

【炮制方法】

1. 取皮硝加水煮沸，放置俟产生沉淀后，除去沉渣，将清液静置，反复沉淀至无沉渣为度，放冷，则析出白色结晶，晾干即得。（1964、1972 中）

2. 取白萝卜 1.5 斤，洗净切片，置锅内煮透后，加入皮硝 10 斤共煮，至全部溶化，取出过滤，或澄清后，倾出上层液，放冷至芒硝析出，取出芒硝，干燥即成。（1965）

3. 取萝卜净洗切片，置锅内加水煮透，加入皮硝共煮（皮硝 10 斤，萝卜 1 斤），至皮硝全部溶化，取出过滤（或澄清后倾出上清液）除杂质，放冷静处，至芒硝析出，取出芒硝，置通风处晾干即得。（1966）

4. 取白萝卜洗净切片，与朴硝共置锅内加水煮至全部溶化，捞出萝卜，取出澄清，倾出上层液，静置冷却结晶，捞出，晾干。每朴硝 100 公斤，用白萝卜 10 公斤。（1975、1987）

【炮制目的】

1. 除杂质，加萝卜降气使性缓和。（1966）

2. 萝卜制：去其杂质，并能缓和苦寒之性。（1975、1987）

【注意】

1. 畏三棱，恶硫黄。（1965）

2. 暴露于空气中则风化，故应密封于瓷坛内，置阴凉处保存。本品遇热、遇水易溶解。（1964、1972 中）

3. 孕妇忌服，恶硫黄。（1975）

【附注】

品名：朴硝。（1964、1973）

亚麻子
Yamazi

【处方用名】亚麻子，胡麻仁，胡麻子，亚麻仁。

【来源】本品为亚麻科植物亚麻 *Linum usitatissimum* L. 的干燥成熟种子。秋季果实成熟时采收植株，晒干，打下种子，除去杂质，再晒干。（2020）

【炮制方法】

1. 将种子炒熟入药。（1970）

2. 拣净杂质，筛去灰屑，用时捣碎。（1975）

【附注】

品名：胡麻子。（1975）

西瓜皮
Xiguapi

【处方用名】西瓜皮，瓜翠衣。

【炮制方法】

拣净杂质，清水洗净，捞出，切宽丝，晒干。（1975）

西红花

Xihonghua

【处方用名】西红花，藏红花，番红花。

【来源】

1. 本品为鸢尾科多年生草本植物番红花的干燥柱头。均系栽培。（1965）

2. 本品为鸢尾科植物番红花 *Crocus sativus* L. 的干燥柱头。（2020）

【炮制方法】

1. 拣净杂质。（1964，藏红花）

2. 拣净杂质，并将黄色毛须拣去即成。（1965）

3. 原药应用。（1975）

【附注】

品名：番红花。（1965、1975）

西青果

Xiqingguo

【处方用名】西青果，藏青果。

【来源】

1. 本品系使君子科落叶乔木植物诃黎勒的干燥幼果。多系栽培。（1965）

2. 本品为使君子科植物诃子 *Terminalia chebula* Retz. 的干燥幼果。（2020）

【炮制方法】

1. 拣净杂质，清水洗净，晒干即成。（1965）

2. 拣净杂质，淘净，捞出，晒干，用时捣碎。（1975）

【附注】

品名：藏青果。（1965、1975）

西河柳

Xiheliu

【处方用名】西河柳，柽柳，赤柽柳，观音柳，山川柳。

【来源】

1. 本品为柽柳科落叶小乔木或灌木植物柽柳的干燥细嫩的枝叶。野生或栽培。(1965)

2. 本品为柽柳科植物柽柳 *Tamarix chinensis* Lour. 的干燥细嫩枝叶。夏季花未开时采收，阴干。(2020)

【炮制方法】

1. 干者清水洗后，放筛内，麻袋盖渥 1 宿，润透，切为咀，晒干。(1957，山川柳)

2. 本品最好鲜切，晒干备用。(1957，山川柳)

3. 拣去粗枝，用清水喷洒，润透，切 3 分长段，晾干即成。(1964)

4. 拣去杂质及粗枝，用清水喷洒、润透，切 3 分长段，晾干即成。(1965)

5. 采后切碎晒干备用。(1972 西)

6. 拣净杂质粗枝，清水洗净，捞出，切段，晾干。(1975)

【注意】

1. 以鲜品切段为佳。(1964、1965)

2. 以鲜品切段阴干为佳。(1975)

【附注】

品名：山川柳。(1957、1964)

西洋参
Xiyangshen

【处方用名】西洋参，花旗参，华旗参。

【来源】

本品为五加科植物西洋参 *Panax quinquefolium* L. 的干燥根。均系栽培品，秋季采挖，洗净，晒干或低温干燥。(2020)

【炮制方法】

烘软，切斜片。(1957，花旗参)

百合
Baihe

【处方用名】百合，生百合，米百合，野百合，南百合，蜜百合，炙百合。

【来源】

1. 本品为百合科多年生草本植物百合的干燥肉质鳞叶。野生或栽培。(1965)

2. 本品为百合科植物卷丹、百合、细叶百合的干燥肉质鳞片。(1987)

3. 本品为百合科植物卷丹 *Lilium lancifolium* Thunb.、百合 *Lilium brownii* F. E. Brown var. *viridulum* Baker 或细叶百合 *Lilium pumilum* DC. 的干燥肉质鳞叶。秋季采挖，洗净，剥取鳞叶，置沸水中略烫，干燥。(2020)

【炮制方法】

(一) 百合

1. 清水洗净，晒干。(1957)

2. 拣净杂质，筛去浮土即成。(1964、1966、1972 中，生用)

3. 拣去杂质，簸去灰屑即成。(1965)

4. 生用。(1970)

5. 拣净杂质，筛去灰屑。(1975、1987，生百合)

(二) 蜜百合

1. 蜜炙者，每 10 斤，用蜜 20 两，按常规炮制。(1957)

2. 待蜜炼开后(每斤用蜜 1 两)，倒入净百合，拌匀，文火炙至表面显老黄色，蜜不黏手为度。(1964、1966、1972 中，蜜炙)

3. 取净百合 10 斤，加炼熟蜜 10 两与开水少许，拌匀，稍闷，置锅内用文火炒至不黏手为度，取出，放凉即成。(1965)

4. 蜜炙用。(1970、1991)

5. 取蜂蜜置锅内化开，倒入净百合，不断翻动。文火炙至蜜不黏手，取出，晾凉。百合每 100 斤，用蜂蜜 6 斤。(1975，炙百合)

6. 取蜂蜜置锅内化开，倒入净百合，文火炙至蜜不黏手，取出，晾凉。每 100 公斤百合，用炼蜜 5 公斤。(1987)

【炮制目的】

蜜百合

1. 蜜炙百合用于润肺止咳。(1965、1966)

2. 蜜炙：增强润肺止嗽。(1975)

3. 蜜炙增强润肺止咳之功效。(1987)

【处方应付】

1. 注明生者付生百合，余付蜜炙百合。(1964、1972 中)

2. 不注明生者付蜜炙百合；蜜炙百合用于润肺止咳。（1965）

3. 不注明生者，付炙百合。（1975、1987）

【应用】

炙百合

止嗽金丹。《成方配本》

百草霜

Baicaoshuang

【处方用名】百草霜，釜底墨。

【炮制方法】

1. 铲取烧杂草后附着于锅底的烟墨，原料过细筛即成。（1964、1972 中）

2. 铲取烧柴草后附着于锅底的烟墨，用细筛筛过即得。（1966）

3. 拣净杂质，筛去粗渣。（1975）

【注意】

烧煤炭之锅底墨不能药用。（1964、1972 中）

百部

Baibu

【处方用名】百部，百部根，百部草，生百部，蜜炙百部，炙百部。

【来源】

1. 本品为百部科多年生草本植物直立百部、蔓生百部或对叶百部的干燥块根。均系野生。（1965）

2. 本品为百部科植物直立百部、蔓生百部或对叶百部的干燥块根。（1987）

3. 本品为百部科植物直立百部 *Stemona sessilifolia*（Miq.）Miq.、蔓生百部 *Stemona japonica*（Bl.）Miq，或对叶百部 *Stemona tuberosa* Lour. 的干燥块根。春、秋二季采挖，除去须根，洗净，置沸水中略烫或蒸至无白心，取出，晒干。（2020）

【炮制方法】

（一）百部

1. 清水洗后，用麻袋盖渥 1 宿，润透，切厚片，晒干。（1957）

2. 拣去杂质，除去根茎，润透后切 2 分长段，干燥即成。（1965）

3. 拣净杂质，清水洗净，微晾，去芦，切 2 分长节，晒干即成。（1966，生用）

4. 拣净杂质，除去残茎，清水洗净，捞出，润透，稍晾，切薄片，晒干。（1975，生百部）

5. 除去杂质及残茎，洗净，润透，切厚片，干燥。（1987，生百部）

（二）蜜百部

1. 蜜炙者，每 10 斤，用蜜 1 斤，按常规炮制。（1957）

2. 拣净杂质，清水洗净，微晾，去芦，切 2 分长节，晒干，蜜炙至老黄色（每斤用蜜 2 两），以蜜不黏手为度。（1964、1972 中）

3. 取百部段 10 斤，加炼熟的蜂蜜 1 斤 4 两与开水少许，拌匀，稍闷，置锅内用文火炒至不黏手为度，取出，放凉即成。（1965）

4. 取饮片，待蜜炼开后（每斤用蜜 2 两），文火炙至老黄色、蜜不黏手为度。（1966，蜜炙）

5. 取蜂蜜置锅内化开，倒入百部片，不断翻动，文火炙至蜜不黏手，取出，晾凉。每百部 100 斤，用蜂蜜 15 斤。（1975，炙百部）

6. 取蜂蜜置锅内化开，倒入百部片，文火炒至蜜不黏手，取出，晾凉。每 100 公斤百部，用炼蜜 12.5 公斤。（1987，炙百部）

7. 蜜炙。（1991）

（三）熟百部

蒸用。（1964、1972 中）

（四）酒百部

取饮片，用黄酒（每斤 2 两）拌润浸透，蒸约 20 分钟，取出晒干即成。（1966，酒蒸）

【炮制目的】

（一）蜜百部

1. 蜜炙润肺止咳。（1966）

2. 蜜炙：增强润肺止咳。（1975、1987）

（二）酒百部

酒蒸用于肺寒咳嗽。（1966）

【处方应付】

1. 凡内服不注明生者皆付蜜炙百部；杀虫及外用洗皮肤皆付生百部。（1964、1965、1972 中）

2. 不注明生者，付炙百部；外用付生百部。（1975、1987）

【应用】

炙百部

1. 止嗽金丹，月华丸。《成方配本》

2. 痰饮（一）。《王新午》

3. 二百五君丸。《榆林中医》

页虫

Yechong

【炮制方法】

（一）页虫

生用。（1970）

（二）炒页虫

微炒用。（1970）

【附注】

品名：螃蟹（页虫）。（1970）

当归

Danggui

【处方用名】当归，全当归，秦归，归身，归尾，西归，焦当归，当归炭，酒当归，土炒当归。

【来源】

1. 本品为伞形科 Umbellifera 植物当归 *Angelica sinensis*（Oliv.）Dieis. 的根。（1962）

2. 本品为伞形科多年生草本植物当归的干燥根部。多系栽培。（1965）

3. 本品为伞形科植物当归的干燥根。（1987）

4. 本品为伞形科植物当归 *Angelica sinensis*（Oliv.）Diels 的干燥根。秋末采挖，除去须根和泥沙，待水分稍蒸发后，捆成小把，上棚，用烟火慢慢熏干。（2020）

【炮制方法】

（一）当归

1. 清水洗净泥土，分别身、尾切薄片，晒干。（1957）

2. 原药生用。（1962、1970）

3. 全根或按身、尾分类，洗净，盖渥1天，润透，微晾，全当归切3厘横圆片，归身切5厘顺长片，晒干即成。（1964、1966、1972中，生用）

4. 拣去杂质，洗净，闷润，稍晾至内外湿度适宜，身纵切5厘长片，全当归横切3厘片，晒干即成。（1965）

5. 拣净杂质，清水淘净，捞出，润透，稍晾；全当归和尾，切薄圆片；归身切薄顺长片，晒干。（1975）

6. 除去杂质，洗净，润透，切薄片。晒干或低温干燥。（1987）

（二）土炒当归

1. 将细净黄土炒至疏松起泡时，迅速倒入当归片，微炒，筛去黄土即成。（1964、1966、1972中，土炒）

2. 用伏龙肝细粉（有的地区用细黄土）置锅内炒至疏松起泡时，迅速倒入当归片，微炒至土色均匀，筛去土，晾凉即成。（1965，土当归）

（三）焦当归

1. 武火炒至当归片至焦黄色为度。（1964、1966、1972中，炒焦）

2. 将当归片用武火炒至焦黄色，取出，放凉即成。（1965）

3. 取当归片置锅内武火炒至焦黄色，取出，晾凉。（1975、1987）

（四）当归炭

炒炭用。（1962、1970）

（五）酒当归

1. 以烧酒喷之。（1957）

2. 取当归片，喷洒黄酒（每斤用酒2两），润透，倒入热锅中微炒，至呈微黄色为度，取出，晾凉即成。（1964、1972中，酒制）

3. 取当归片10斤，用黄酒1斤，喷淋均匀，稍闷，置热锅中用文火微炒，取出，放凉即成。（1965）

4. 取当归片，喷洒黄酒（每斤用黄酒2两），润透，倒入热锅中微炒，至呈微黄色为度，取出晾凉即成。（1966，酒炙）

5. 酒炒用。（1962、1970）

6. 取当归片，黄酒喷匀，微润，置锅内文火微炒，取出，晾凉。当归片每100斤，用黄酒12斤。（1975）

7. 取当归片，黄酒喷匀，微润，置锅内文火微炒，取出。（1987）

【炮制目的】

（一）土炒当归

土炒为吸取油质，防滑肠。（1964、1965、1966）

（二）焦当归

炒焦能止血。（1964、1965、1966、1975、1987）

（三）当归炭

炒炭用。（1970）

（四）酒当归

1. 酒浸使补血行瘀力更大。（1964）

2. 酒炒增强补血行瘀。（1965）

3. 酒炙补血行瘀力强。（1966）

4. 酒炒：增强活血行瘀。（1975）

5. 酒炙可增强活血祛瘀之功效。（1987）

【处方应付】

1. 写当归片、秦归付全归片，写当归身、尾则分别付归身、归尾。（1964、1972 中）

2. 注明身、尾、酒、焦者，按要求付给，余付全当归。（1975、1987）

【应用】

（一）全当归

1. 槐角丸，消痞狗皮膏，黄连膏，生肌红玉膏，拔毒生肌膏，万应膏，暖脐膏，阿魏化痞膏，虎骨熊油膏，万灵膏，泻青丸，壮元丹（俗名打虎壮元丹），防风通圣丸，葛氏太平丸，乌梅丸，女金丹，乌鸡白凤丸。《成方配本》

2. 中风。《王新午》

（二）当归头

正骨紫金丹。《成方配本》

（三）当归身

千里追风丸，小金丹，玉液金丹。《成方配本》

（四）当归尾（归尾）

1. 润肠丸，三黄宝蜡丸，痔漏丸，连翘败毒丸。《成方配本》

痔瘘内消丸。《处方选》

2. 肢麻。《王新午》

3. 清肺固金汤。《榆林中医》

（五）炒当归

千金调经散，益气清热止血汤。《榆林中医》

（六）焦当归

止血四红丸。《成方配本》

（七）当归炭

荷叶丸。《成方配本》

（八）酒当归

加味四物汤，归芍调经汤。《榆林中医》

（九）酒当归身

补中益气丸。《成方配本》

（十）酒洗全当归

1. 虎骨木瓜丸，双丢拐，当归龙荟丸，明目地黄丸，耳鸣耳聋丸，琥珀还睛丸，明目上清丸，天麻丸，保安万灵丹，大活络丹，回天再造丸，柏子养心丸，补心丹，归脾丸，猪肝散，人参养荣丸，脚鱼归脾丸，健步虎潜丸，妙济丹（即坎离妙济丹），十全大补丸，七宝美髯丹，参茸卫生丸，薯蓣丸，犀角解毒丸，木香顺气丸，培坤丸，调经养荣丸，胎产金丹，宁坤丸，艾附暖宫丸，养血调经丸，八珍益母丸，调经丸，毓麟珠，保产无忧散，调经种子丸，妇科回生丹，保胎散，砂锅丸。《成方配本》

2. 活血开凝汤加减。《处方选》

3. 震战。《王新午》

4. 女金丹，催生引衣方。《榆林中医》

【附注】

止血用当归头，补血用归身，破血用归尾，活血用全归。（1965）

肉苁蓉

Roucongrong

【处方用名】 肉苁蓉，大云，大芸，苁蓉，淡大云，淡大芸，淡苁蓉，甜大云，酒大芸，酒苁蓉。

【来源】

1. 本品为列当科多年寄生草本植物肉苁蓉的干燥带鳞叶的肉质茎。均系野生。（1965）

2. 本品为列当科植物肉苁蓉的干燥带鳞片的肉质茎。（1987）

3. 本品为列当科植物肉苁蓉 *Cistanche deserticola* Y. C. Ma 或管花肉苁蓉 *Cistanche tubulosa*（Schenk）Wight 的干燥带鳞叶的肉质茎。春季苗刚出土时或秋季冻土之前采挖，除去茎尖。切段，晒干。(2020)

【炮制方法】

（一）肉苁蓉片

1. 以清水漂去盐，刮掉粗皮，再蒸 2～3 小时，晾去水分，切厚片，晒干。(1957)

2. 清水浸泡 2～3 小时，润透，刮去鳞样外皮，蒸 1～2 小时（咸大云须漂去盐分后再蒸），切片，晒干即成。(1964、1972 中)

3. 取甜大云拣净杂质，用水浸泡 2～3 小时，捞出，或取盐大云用水漂净盐分，捞出，蒸透，刮去鳞皮，切成 1 寸纵片，晒干即成。(1965)

4. 拣净杂质，清水泡 2～3 小时，捞出，润透，刮去鳞样外皮，蒸 1～2 小时（咸大芸须漂去盐后再蒸），取出，切厚片，晒干。(1975)

5. 取原药材，除去杂质，洗净，浸泡，润透后切片，干燥。(1987)

（二）酒苁蓉

1. 取净肉苁蓉片，加黄酒拌匀，置罐内或适宜容器内密闭，坐水锅中隔水炖至酒吸尽，取出晾干即成。(1965)

2. 取净药材，加黄酒拌匀，置密闭容器内，隔水炖至酒被吸尽，取出，晾干。每 100 公斤肉苁蓉，用黄酒 30 公斤。(1987)

【炮制目的】

酒苁蓉

1. 酒蒸增强补血作用。(1965)

2. 本品生用既能补肾阳，又能润肠燥，酒蒸后增强温肾助阳作用。(1987)

【应用】

肉苁蓉（酒洗）

金锁丹。《榆林中医》

肉豆蔻

Roudoukou

【处方用名】 肉豆蔻，肉叩，肉蔻，肉果，玉果，煨肉叩，煨肉蔻，煨肉果，肉叩霜，肉蔻霜。

【来源】

1. 本品为肉豆蔻科常绿乔木植物肉豆蔻的干燥成熟果实种仁，均系栽培。（1965）

2. 为肉豆蔻科植物肉豆蔻的干燥种仁。（1987）

3. 本品为肉豆蔻科植物肉豆蔻 *Myristica fragrans* Houtt. 的干燥种仁。（2020）

【炮制方法】

（一）**肉豆蔻**

取肉豆蔻，洗净，晒干即成。（1965）

（二）**面煨肉豆蔻**

1. 以面裹煨，去油。（1957）

2. 剪成两半，用湿面包裹，置锅内加热或埋入热灰中煨透，去面，捣碎。（1964）

3. 取净肉豆蔻用湿面包裹，另取滑石粉置锅中加热，将包好的肉豆蔻倒入，炒至外裹的面衣呈焦黄色，取出，放凉，剥去面衣，捣碎即成。（1965）

4. 肉豆蔻 100 斤，白面 70 斤，滑石粉适量，先将肉叩浸湿后，沾两层滑石粉，再按摇元宵法上 6 层面皮，阴至六成干，置热滑石粉中，煨至面皮焦黄，剥除面皮即可。（1966）

（三）**土煨肉豆蔻**

1. 先将黄土炒热，再将豆蔻放入，炒至油出为度。（1957）

2. 取过罗细黄土，文火加热后，倒入豆蔻，煨约 1 小时半，以去净油质为度；筛去黄土，捣碎即成。（1964）

3. 用伏龙肝细粉，置锅内加热，倒入净豆蔻，文火徐徐炒至去净油为度，取出，筛去土，放凉即成。（1965）

4. 取细黄土用微火热炒后，倒入肉叩，煨约 1.5 小时，以去净油为度，筛去黄土，捣碎即成。（1966）

5. 取细黄土，置锅内加热至发泡，倒入肉豆蔻，不断翻动，煨至肉豆蔻熟透，油质渗出（防止炒黑），取出，筛净黄土，用时捣碎。（1975、1987）

【炮制目的】

煨肉豆蔻

1. 煨可吸掉油质，以除去副作用，增强固涩功能。（1964）

2. 煨吸除油质，降低烈性，增强固涩功能。（1966）

3. 煨：增强固肠止泻。（1975）

4. 增强固肠止泻的功能。（1987）

【处方应付】

凡内服剂皆付煨肉豆蔻。(1964)

【注意】

土煨肉豆蔻

煨时需用整个货，以免打成碎粉后与黄土不易分开。(1964)

【应用】

煨肉豆蔻

1. 四神丸，建神曲。《成方配本》

2. 七味豆蔻散，止泻八味散。《榆林中医》

肉桂

Rougui

【处方用名】肉桂，紫油桂，清化桂，蒙自桂，企边桂，上原桂，桂心，官桂，筒桂，上油桂。

【来源】

1. 本品为樟科常绿乔木植物桂树的干燥树皮。野生或栽培。(1965)

2. 本品为樟科植物肉桂 *Cinnamomum cassia* Presl 的干燥树皮。多于秋季剥取，阴干。(2020)

【炮制方法】

1. 刮去外面粗皮，捣碎或研为粉末。(1957)

2. 刮净粗皮，用时捣粗末或研细粉即成。(1964、1972 中)

3. 刷净杂质，刮去粗皮，用时捣碎即成。(1965、1966)

4. 刮去粗皮，刷净，用时捣碎或研细粉。(1975)

【处方应付】

写紫油桂、清化桂、蒙自桂、桂心即付上等品；企边桂、上原桂、官桂、肉桂付普通品。(1964、1972 中)

【注意】

1. 用时捣研，有效成分不致挥发。如为上等品，可研细粉冲服。(1964、1972 中)

2. ①孕妇慎用。②畏石脂。(1965)

3. 孕妇内服宜慎；畏石脂。(1975)

肉桂子
Rouguizi

【处方用名】 肉桂子，桂子。

【炮制方法】

拣净杂质，筛去灰屑，用时捣碎。（1975）

【注意】

畏石脂。（1975）

朱砂
Zhusha

【处方用名】 朱砂，丹砂，朱宝砂，辰砂。

【来源】

1. 本品为天然的硫化汞矿石。（1965）

2. 本品为硫化物类矿物辰砂族辰砂，主含硫化汞（HgS）。（1987）

3. 本品为硫化物类矿物辰砂族辰砂，主含硫化汞（HgS）。采挖后，选取纯净者，用磁铁吸净含铁的杂质，再用水淘去杂石和泥沙。（2020）

【炮制方法】

朱砂粉

1. 取吸铁石吸去铁屑后，置乳钵内研极细粉，至无声为度，水飞用。（1964、1972 中）

2. 用磁石吸净铁屑，研成细粉即成。（1965）

3. 用吸铁石吸净铁屑，研成细粉，或用水飞制成极细粉末。（1966）

4. 取朱砂，用磁铁吸净铁屑，研极细粉。（1975）

5. 取朱砂用磁铁吸尽铁屑，置乳钵内，加适量清水研磨成糊状，然后加多量清水搅拌，稍停，倾出混悬液，下沉的粗粉继续研磨，如此反复多次，直至手捻细腻、无亮星为止，弃去杂质，将前后倾出的混悬液静置后，倾去上面的清水，干燥，再研细即可。（1987）

6. 磨粉。（1991）

【处方应付】

写丹砂、朱宝砂皆付研成极细之朱砂粉。（1964、1972 中）

【炮制目的】

使药粉达到极细和纯净，便于制剂及冲服。(1987)

【注意】

1. 研磨发现有沙沙声时，须再吸去铁屑，否则不易研细。遇火后产生剧毒，故应禁忌。(1964、1972中)

2. 禁见火，忌铜器。(1975)

竹沥
Zhuli

【处方用名】竹沥，竹沥油，竹沥水，竹沥膏。

【来源】

本品为禾本科植物淡竹（嫩竹）的茎用火烤灼而流出的液汁。(1987)

【炮制方法】

1. 原药应用。(1975)

2. 取鲜嫩竹茎，剁成约0.5尺的段，劈开，洗净，装入缸内，装满后坛口向下，架起，坛的上面及周围用锯末和劈柴围严，用火燃烧，坛口下面置一罐，竹茎受热后即有汁液流入罐口内，至竹中汁流尽为止。(1987)

竹茹
Zhuru

【处方用名】竹茹，鲜竹茹，淡竹茹，青竹茹，竹二青，姜竹茹。

【来源】

1. 本品为禾本科乔木或灌木植物淡竹的茎除去外层后刮下的中层干燥的丝状物。多系栽培。(1965)

2. 本品为禾本科植物青秆竹 *Bambusa tuldoides* Munro、大头典竹 *Sinocalamus beecheyanus* (Munro) McClure var. *pubescens* P. F. Li 或淡竹 *Phyllostachys nigra* (Lodd.) Munro var. *henonis* (Mitf.) Stapf ex Rendle 的茎秆的干燥中间层。全年均可采制，取新鲜茎，除去外皮，将稍带绿色的中间层刮成丝条，或削成薄片，捆扎成束，阴干。前者称“散竹茹”，后者称“齐竹

茹”。（2020）

【炮制方法】

（一）竹茹

1. 拣净硬条及杂质即成。（1964，生用）

2. 拣净硬皮及杂质，揉成小团即成。（1965）

3. 拣去杂质，揉成小团即成。（1966，生用）

4. 拣净杂质及硬皮，揉成小团。（1975）

（二）姜竹茹

1. 取鲜姜捣汁（每斤用鲜姜 2 两），掺入少量冷开水，喷匀于竹茹上，晾干即成。（1964，姜制）

2. 取鲜姜 1.4 斤，洗净，捣碎，加水少许，压榨取汁，取净竹茹 10 斤，将姜汁淋洒于竹茹上，拌匀，置锅内文火微炒，取出，晾干即成。（1965，姜制竹茹）

3. 取鲜生姜捣碎，加水少许压榨取汁（每斤用姜 2 两），喷匀于竹茹上，晾干或文火微炒后晾干即得。（1966，姜制）

4. 取生姜洗净捣碎，加水适量压取汁，将竹茹喷匀，置锅内文火微炒，取出，晾干。每竹茹 100 斤，用生姜 15 斤。（1975）

【炮制目的】

姜竹茹

1. 姜制加强除烦止呕及安胎作用。（1966）

2. 姜汁制：增强止呕。（1975）

【处方应付】

1. 注明姜制付姜竹茹，其余付生竹茹。（1964）

2. 不注明姜者，付竹茹。（1975）

【注意】

喷洒姜汁时要不断翻动，使其均匀。（1964、1965）

伏龙肝

Fulonggan

【处方用名】伏龙肝，灶心土。

【炮制方法】

1. 取烧柴草的灶心土，除去草灰等杂质，打碎即成。（1964、1972 中）

2. 取烧柴炉灶内土块，除去草木灰等杂质打碎即成。（1966）

3. 拣净杂质，剁碎。（1975）

【注意】

1. 烧煤炭的灶心土不能药用。本品宜水泡后取水煎药，故须单独包付给。（1964、1972 中）

2. 烧煤炭的灶心土不能药用。（1975）

3. ①煤灶土不宜用。②处方用本品分包付给，先取水泡后用其水煎药。（1966）

延胡索（元胡）

Yanhusuo

【处方用名】延胡索，元胡，玄胡，延胡，玄胡索，生元胡，炒延胡，醋元胡，醋延胡。

【来源】

1. 本品为罂粟科多年生草本植物延胡索的干燥块茎。均系栽培。（1965）

2. 本品为罂粟科植物延胡索的干燥块茎。（1987）

3. 本品为罂粟科植物延胡索 *Corydalis yanhusuo* W. T. Wang 的干燥块茎。夏初茎叶枯萎时采挖，除去须根，洗净，置沸水中煮或蒸至恰无白心时，取出，晒干。（2020）

【炮制方法】

（一）延胡索

1. 拣净杂质，用水洗净，晾干即成。（1957）

2. 拣净杂质，筛去灰屑，砸碎。（1975，生延胡索）

3. 除去杂质，洗净，干燥，切厚片或用时捣碎。（1987，生延胡索）

（二）醋延胡索

1.（即元胡）将药材放锅内注入适量水再加醋（药 10 斤，醋 2.5 斤），煮沸，将药倒入再煮 1~2 小时，捞出晾去水分，用麻袋盖渥 1~2 日，润透，切薄片，或捣为细小颗粒。（1957）

2. 拣净杂质，砸成小豆大的碎粒，用米醋拌匀（每斤用醋 3 两），渗透，文火炒至微黄色为度。（1964、1972 中）

3. 取净整元胡 10 斤，用醋 2 斤，置锅内用文火煮至醋吸尽为度，取出装罐渥 2～3 天至内外湿度均匀，切 1 厘片，晾干（忌晒）即成。或取打碎元胡 10 斤，用醋 2 斤拌匀，浸润，

至醋吸尽，置锅内用文火炒至微干，取出，放凉即成。（1965，醋元胡）

4. 拣净杂质，砸成豆粒大的碎粒，用米醋拌匀（每斤用醋 3 两），渗透，文火炒至微黄色为度。（1966）

5. 取净延胡索，置锅内加醋煮至吸尽，取出，渥 1～2 天，切薄片，阴干。每延胡索 100 斤，用醋 20 斤，煮时加水适量。（1975）

6. 将延胡索砸成小豆大碎粒，加醋拌匀，微润，置锅内文火微炒，取出，晾干。每延胡索 100 斤，用醋 20 斤，煮时加水适量。（1975）

7. 取净延胡索，加醋拌匀，微润，置锅内文火微炒，或置锅内煮至吸尽，取出，渥 1～2 天。切薄片，干燥。用时捣碎。（1987）

8. 醋炙。（1991）

【炮制目的】

醋延胡索

1. 醋炒引药入肝，增强止痛作用。（1957、1964、1965）

2. 醋炙入肝，增强止痛作用。（1966）

3. 醋制：易煎出有效成分，增强理气止痛。（1975）

4. 醋炙易于煎出有效成分，增强止痛作用。（1987）

【处方应付】

1. 不注明生者皆付醋炒元胡。（1964、1972 中）

2. 不注明生者，付醋延胡索。（1965、1975）

3. 不注明生者，付醋延胡。（1987）

【注意】

孕妇内服宜慎用。（1975）

【应用】

（一）醋延胡索（醋元胡）

1. 木香金铃丸，女金丹，妇科回生丹，舒肝丸，乌鸡白凤丸，产金丹，调经丸。《成方配本》

2. 沉香降气散加味。《榆林中医》

（二）炒延胡索

茴香橘核丸。《成方配本》

（三）元胡（酒炒）

香兰已痛汤。《榆林中医》

自然铜

Zirantong

【处方用名】 自然铜，然铜，煅然铜，煅自然铜。

【来源】

1. 本品为天然硫铁矿石。(1965)

2. 本品为天然硫化铁矿石。(1987)

3. 本品为硫化物类矿物黄铁矿族黄铁矿，主含二硫化铁（FeS_2）。采挖后，除去杂石。(2020)

【炮制方法】

(一) 自然铜

取原药材，去净杂质，洗净干燥，砸碎。(1987)

(二) 煅自然铜

1. 装砂锅或坩埚内，放火上煅透，再以醋淬后研为细粉（药 10 斤，醋 3 两）。(1957、1964，煅自燃铜)

2. 取净自然铜块 10 斤，置坩埚内煅红后，倒入盛米醋 5 斤的盆内淬酥，取出，反复煅淬，至光泽消失为度，晒干后碾碎即成。(1965)

3. 取自然铜洗净干燥后置坩埚内，煅烧至红透，倒入醋盆内淬酥，取出，再如法煅淬 1 次，至光泽消失为度，晒干后碾成粉末即得。(1966)

4. 洗净晾干，装入坩埚，武火煅至红透，迅速倒入醋盆内淬之（每斤用醋 4 两），晾干，研极细粉即成。(1972 中)

5. 拣净杂质，置坩埚内，放入无烟炉火中煅至红透，取出，倒入醋盆内淬之，反复煅淬至无光泽时，取出，晾干，碾成粗末。每自然铜 100 斤，用醋 40 斤。(1975)

6. 取净自然铜，置耐火容器内，于武火中煅至红透，立即倒入醋中淬之，取出，再煅烧醋淬至色变黑褐，外表脆裂，光泽消失，质地酥脆为度，干燥后碾碎。每 100 公斤自然铜，用醋 40 公斤。(1987)

7. 煅制。(1991)

【炮制目的】

煅自然铜

1. 醋淬引药入肝，加强止痛作用，亦便于粉碎。(1964)

2. 煅为易碎成粉，醋淬引药入肝止疼。(1966)

3. 醋煅：增强止痛，易于粉碎。(1975)

4. 本品煅淬后，可增强散瘀止痛的作用，质酥便于煎出有效成分。(1987)

【处方应付】

不注明生者付煅自然铜。(1964、1972 中)

【应用】

醋淬自然铜

1. 万灵膏。《成方配本》

2. 加味地黄丸。《榆林中医》

血见愁

Xuejianchou

【炮制方法】

晒干切碎即可。(1972 西)

血余炭

Xueyutan

【处方用名】血余炭，人发炭，血余。

【来源】

1. 本品系人科脊椎动物人发经加工制成。(1965)

2. 本品为人头发制成的炭化物。(1987)

3. 本品为人发制成的炭化物。取头发，除去杂质，碱水洗去油垢，清水漂净，晒干，焖煅成炭，放凉。(2020)

【炮制方法】

1. 将头发用碱开水煮之，除净油垢，再用清水漂 1 天，捞出，晒干，入砂锅内盖好，以黄泥封固，用粗糠火煅透，至不现头发为度，装于瓷器中备用。(1957，血余)

2. 取人发拣净，投入沸水锅内，并加碱少许，稍煮，再用清水洗净，晒干，装入锅内，上再盖铁锅，合缝处用盐泥封固，于上盖之锅底放大米少许，烧煅至米成深黄色为度。(1964、1972 中)

3. 刷去浮土，剁成小块即成。(1965)

4. 取人头发，加碱水洗净油污，用清水漂洗净，晒干装入锅内，上再反盖一锅，合缝处用盐泥封固，于上盖锅，背底放少许大米，烧煅至米成深黄色为度，封灭去火，待冷后取出研成小块即成。（1966）

5. 将人发用碱水洗去油垢，清水漂洗，置煅锅内，上面覆盖一锅，两锅结合处用黄泥封固，上压重物，用文武火煅至贴在盖锅底上的白纸显焦黄色为度，挡住火门，待凉后，取出，研成小块即得。（1970）

6. 取头发，煅存性用。（1972 西）

7. 取人发，拣净杂质，置热水内加碱适量洗净，再用清水漂净，捞出，晒干，装入锅内，上覆盖一锅，接口处用盐泥封固，上锅底贴湿白纸一片，煅至白纸呈焦黄色时，停火，俟凉后，取出，剁成碎块。（1975）

8. 取头发，除去杂质，反复用碱水洗去油垢，清水漂净，晒干，装入铁锅内，上扣小铁锅（或装入罐内，上盖小土碗），两锅接合处用盐泥或黄泥封固，待盐泥稍干，扣锅上压一重物，用武火煅透，待冷后，取出擘碎。（1987）

9. 制炭。（1991）

【炮制目的】

1. 加碱煮为除去油腻。（1964、1972 中）

2. 本品不生用，入药必煅制成炭，煅炭后方具有止血作用。（1987）

【注意】

1. 煅时锅上应压重物，以免膨胀掀开，如有漏气再用盐泥封固，防止灰化。

2. 防止灰化。（1975）

【附注】

品名：血余。（1957、1964、1972、1973）

血竭

Xuejie

【处方用名】血竭花，朱竭，麒麟竭。

【来源】

1. 本品系棕榈科常绿藤本植物麒麟竭树的干燥树脂。野生或栽培。（1965）

2. 本品为棕榈科植物麒麟竭 *Daemonorops draco* Bl. 果实渗出的树脂经加工制成。（2020）

【炮制方法】

1. 煎剂铗成小块或研粗粉冲服。（1964、1972 中）

2. 剁成小块或研成细粉即成。（1965、1975）

全蝎
Quanxie

【处方用名】全蝎，蝎子，全虫，淡全虫，淡水全虫，咸全虫。

【来源】

1. 本品系钳蝎科节足动物问荆蝎的干燥全体。野生或饲养。（1965）

2. 本品为钳蝎科动物东亚钳蝎 *Buthus martensii* Karsch 的干燥体。春末至秋初捕捉，除去泥沙，置沸水或沸盐水中，煮至全身僵硬，捞出，置通风处，阴干。（2020）

【炮制方法】

（一）全蝎

1. 将捉来的活蝎子先放置于清水盆内，浸泡一天一夜，使其将腹内秽泥吐出，其肚自瘪，再置于沸水锅内加少量食盐煮 1 小时，然后取出，干燥。本品又名淡水全虫。（1957，淡全虫，淡水全虫）

2. 将捉来的活蝎子，不用清水浸泡，即置入沸水锅内，用多量的盐水煮之，干燥。商品中以此为次品。（1957，咸全虫）

3. 原药拣净杂质，筛去盐末即成。（1964、1972 中）

4. 过罗去盐即成。（1965）

5. 拣净杂质，筛去盐末。（1975）

（二）全蝎去刺（尾梢）

1. 原药拣净杂质，筛去盐末，除去尾梢用。（1964、1972 中）

2. 拣净杂质，筛去盐末，去刺用。（1975）

（三）全蝎尾

纯用尾。（1975）

（四）炒全蝎

微炒。（1957）

【处方应付】

1. 写蝎子、全虫皆付全蝎，注明去刺者则去掉尾梢。（1964、1972 中）

2. 注明去刺或尾者，按要求付给，余付全蝎。（1975）

【应用】

（一）全蝎去刺

千里追风丸，至圣保元丹，琥珀镇惊丸，牛黄抱龙丸，牛黄镇惊丸，乾元丹，七珍丹，千金散。《成方配本》

（二）炒全蝎

四圣散。《榆林中医》

（三）酒全蝎

回春丹（原名小儿万病回春丹或五粒回春丹）。《成方配本》

（四）全蝎（去毒炒）

健脾祛风散。《榆林中医》

合欢皮

Hehuanpi

【处方用名】合欢皮，夜合皮。

【来源】

1. 本品系豆科落叶乔木植物合欢树的干燥树皮。栽培或野生。（1965）

2. 本品为豆科植物合欢 *Albizia julibrissin* Durazz. 的干燥树皮。夏、秋二季剥取，晒干。（2020）

【炮制方法】

1. 于晾具上用清水喷匀，以麻袋盖渥 1 宿，润透，切小块，晒干。（1957）

2. 刮去粗皮，洗刷干净，润透，切丝，晒干即成。（1964、1965）

3. 拣净杂质，清水泡至五成洗净，捞出，润透，切宽丝，晒干。（1975）

合欢花

Hehuanhua

【处方用名】合欢花，夜合花，绒线花。

【来源】

本品为豆科植物合欢 *Albizia julibrissin* Durazz. 的干燥花序或花蕾。夏季花开放时择晴天采收或花蕾形成时采收，及时晒干。前者习称“合欢花”，后者习称“合欢米”。(2020)

【炮制方法】

1. 取原药拣净杂质，筛去浮土即成。(1964)

2. 拣净杂质及柄，筛去灰屑。(1975)

决明子

Juemingzi

【处方用名】决明子，草决明，马蹄决明。

【来源】

1. 本品为豆科 1 年生草本植物决明的干燥成熟种子。栽培或野生。(1965)

2. 本品为豆科植物钝叶决明 *Cassia obtusifolia* L. 或决明（小决明）*Cassia tora* L. 的干燥成熟种子。秋季采收成熟果实，晒干，打下种子，除去杂质。(2020)

【炮制方法】

(一) 决明子

筛净杂质，洗去灰屑，晒干即成。(1965)

(二) 炒决明子

1. 微炒捣烂。(1957)

2. 簸净杂质，文火炒至发出香气为度；晾凉，捣碎或碾破即成。(1964、1966)。

3. 取净决明子，置锅内用文火炒至微黄有香气，取出，晾凉捣碎即成。(1965)

4. 拣净杂质，筛去灰屑，置锅内文火炒至发出香气，取出，晾凉，碾碎。(1975)

5. 清炒。(1991)

【炮制目的】

炒决明子

1. 微炒为去豆腥气，并易于捣碎，炒时火力应小。因质坚硬以碾碎较好。(1964)

2. 炒为去豆腥气，并宜于捣碎。(1966)

3. 炒：除去副作用。(1975)

【处方应付】

不注明生者付炒决明子。(1964)

【附注】

品名：草决明。(1957)

问荆
Wenjing

【处方用名】问荆，节节草，笔头菜。

【炮制方法】

洗净晒干。(1972 西)

关木通
Guanmutong

【处方用名】关木通，木通。

【来源】

本品为马兜铃科藤本植物关木通的干燥藤茎。均系野生。(1965)

【炮制方法】

拣净杂质，用水浸泡、捞出，润透，横切 5 厘圆片，晒干即成。(1965)

灯心草
Dengxincao

【处方用名】灯心草，灯芯草，灯心，灯芯，灯草，朱灯心，灯心炭。

【来源】

1. 本品系灯芯草科多年生草本植物灯芯草的干燥茎髓。均系野生。(1965)

2. 本品为灯心草科植物灯心草的干燥茎髓。(1987)

3. 本品为灯心草科植物灯心草 *Juncus effusus* L. 的干燥茎髓。夏末至秋季割取茎，晒干，取出茎髓，理直，扎成小把。(2020)

【炮制方法】

（一）灯心草

1. 拣净杂质，轻轻打去土，揪成约 1 寸长节即成。（1964、1966，生用）

2. 拣净杂质，剪成 2～3 寸段即成。（1965）

3. 拣净杂质，抖去浮土，揪 1 寸段。（1975，灯心）

4. 取原药材，拣去杂质，剪成段。（1987）

（二）朱灯心

1. 取净灯心节于盆内，喷水少许，用朱砂粉随撒随翻动（每斤用朱砂 6 钱），拌匀即成。（1964，朱拌）

2. 取净灯芯段 10 斤，置盆内喷淋清水少许，微润后加朱砂细粉 10 两，撒布均匀，随时翻动，至外面朱砂染均匀为度。取出，晾干即成。（1965，朱灯芯）

3. 取净灯心草，置盆内，喷水少许，用朱砂粉随撒，随翻动（每斤用朱砂 6 钱），拌匀即得。（1966，朱拌）

4. 取净灯心段，置盆内喷水少许，微润，撒布朱砂细粉，拌匀，取出，晾干。每灯心 100 公斤，用朱砂细粉 3 公斤。（1975、1987）

（三）灯心炭

1. 取拣净灯芯置锅内，上复一锅，两锅接合处用黄土泥固封，上压重物，用文武火煅至贴在锅底上的白纸显焦黄色为度。住火待凉取出即成。（1965，灯芯炭）

2. 取灯心置锅内加盖固封，武火烧至锅微红，立即连锅取下，待凉透，启盖取出。（1975）

3. 将灯心草置锅内，上扣一较小的锅，两合缝处垫数层纸，再用盐泥和黄泥封固，锅上压一重物，加热煅透，待冷后取出。（1987）

【炮制目的】

（一）朱灯心

1. 朱拌能镇静安神。（1964、1966）

2. 朱拌：安神。（1975、1987）

（二）灯心炭

1. 煅炭：止血。（1975）

2. 生用清热利水，煅炭具有凉血、止血作用。（1987）

【处方应付】

1. 不注明朱拌者付生灯心草。（1964）

2. 注明朱、炭者，按要求付给，余付灯心。（1975、1987）

【应用】

（一）朱灯心

鼻渊。《王新午》

（二）灯心灰

卧龙丹。《成方配本》

【附注】

品名：

1. 灯芯草。（1965）

2. 灯心。（1975）

安息香

Anxixiang

【处方用名】安息香，安悉香。

【来源】

1. 本品系安息香科落叶乔木安息香树或暹罗安息香树的干燥树脂。栽培或野生。（1965）

2. 本品为安息香科植物白花树 *Styrax tonkinensis*（Pierre）Craib ex Hart. 的干燥树脂。树干经自然损伤或于夏、秋二季割裂树干，收集流出的树脂，阴干。（2020）

【炮制方法】

1. 拣净杂质，剪似大豆粒碎块即成。（1964、1965、1972 中）

2. 拣净杂质，用时捣碎。（1975）

寻骨风

Xungufeng

【处方用名】寻骨风，绵毛马兜铃。

【炮制方法】

拣净杂质，去根，清水洗净，捞出，切段，晒干。（1975）

阳起石

Yangqishi

【处方用名】 阳起石，生阳起石，煅阳起石。

【来源】

本品为单斜晶系含水硅酸钙镁的石棉类矿石。（1987）

【炮制方法】

（一）阳起石

1. 拣净杂质，用时捣碎。（1975，生阳起石）

2. 取原药材，洗净，晒干，砸碎。（1987）

（二）煅阳起石

1. 拣净杂质，装入坩埚，置烈火中煅至红透，晾凉，研极细粉配制成药用。（1964、1972 中）

2. 取净阳起石置坩埚内，放入无烟炉火中煅至红透，取出，晾凉，碾成粗末。（1975）

3. 取阳起石，捣成均匀小块，置耐火容器内放在炉火中煅至红透，取出放凉。（1987）

（三）酒淬阳起石

取阳起石小块，置耐火容器内，煅至红透，立即投入酒中淬，如此反复，酥脆、酒尽为度，干燥，研末。每 100 公斤阳起石，用黄酒 25 公斤。（1987，淬阳起石）

【炮制目的】

（一）煅阳起石

1. 煅：使药物纯洁。（1975）

2. 本品煅后质地酥脆，便于粉碎和煎出有效成分。（1987）

（二）酒淬阳起石

酒淬后可增强壮阳作用。（1987）

【处方应付】

1. 不注明生者，付煅阳起石。（1975）

2. 不注明生、酒者，付煅阳起石。（1987）

阴起石

Yinqishi

【处方用名】 阴起石，生阴起石，煅阴起石。

【炮制方法】

（一）阴起石

拣净杂质，碾成粗末。（1975，生阴起石）

（二）煅阴起石

取净阴起石置坩埚内，放入无烟炉火中煅至红透，取出，晾凉，碾成粗末。（1975）

【炮制目的】

煅阴起石

煅：使药物纯洁。（1975）

【处方应付】

不注明生者，付煅阴起石。（1975）

防己（广防己、木防己、汉防己、汉中防己）

Fangji

【处方用名】木防己，汉防己，汗防己，粉防己，广防己。

【来源】

1. 本品为防己科 Menispermaceae 植物木防己 *Cocculus trilobus* DC. 及马兜铃科 Aristolochiaceae 植物异叶马兜铃 *Aristolochia heterophylla* Hemsl. 的根。后者在医药上称汉防己或汉中防己。（1962，防己）

2. 本品为防己科多年生缠绕藤本植物粉防己的干燥根。均系野生。（1965，防己）

3. 本品为马兜铃科多年生藤本植物广防己的干燥根。多系野生。（1965，广防己）

4. 本品为防己科植物粉防己 *Stephania tetrandra* S. Moore 的干燥根。秋季采挖，洗净，除去粗皮，晒至半干，切段，个大者再纵切，干燥。（2020，防己）

【炮制方法】

（一）防己（木防己、汉防己、广防己）

（1）清水浸泡（春、秋 3 天，夏 2 天，冬 4~5 天），经常换水，保持清洁，至适当时间后取出，盖渥 1 宿，润透，切薄片，晒干。（1957，防己）

（2）清水浸软后，切薄片晒干生用。（1962，木防己）

（3）切片生用。（1962，汉防己）

（4）炼净杂质，清水泡八成，润透，去芦，切 3 厘圆片，晒干即成。（1964、1972 中，防己）

（5）拣去杂质，用清水泡约八成，捞出，润透，去芦，横切3厘片，晒干即成。（1965，防己）

（6）拣去杂质，用水浸泡，捞出，润透，切3厘片，晒干即成。（1965，广防己）

（7）清水泡八成，润透去芦，切3厘薄圆片，晒干即成。（1966，防己）

（8）拣净杂质，清水泡六至七成，洗净，捞出，润透，切薄片，晒干。（1975，防己）

（二）炒汉防己

（1）切片炒用。（1962，汉防己）

【附注】

1. 据相关文献，防己在历史上存在同物异名和同名异物现象，望引起注意。

2. 品名：

（1）防己（别名）汉防己、粉防己。（1965）

（2）广防己（别名）木防己。（1965）

防风

Fangfeng

【处方用名】防风，北防风，东防风，口防风，软防风，旁风。

【来源】

1. 本品为伞形科多年生草本植物防风的干燥根部。均系野生。（1965）

2. 本品为伞形科植物防风 *Saposhnikovia divaricata*（Turcz.）Schischk. 的干燥根。春、秋二季采挖未抽花茎植株的根，除去须根和泥沙，晒干。（2020）

【炮制方法】

1. 清水泡1~2小时，取出，盖渥1宿，润透，切普通片，晒干。（1957）

2. 去芦头及棕毛，洗净，麻袋盖渥并淋洒清水，润透，切3厘圆片，晒干即成。（1964、1972中）

3. 除去残茎，用水浸泡，捞出，润透后切3厘片，干燥即成。（1965）

4. 除去残茎，洗净用水润渥透，切3厘圆片，晒干即可。（1966）

5. 清水淘净切片晒干，分生用和炒用。（1972西）

6. 拣净杂质，去芦，清水淘净，捞出，润透，切薄片，晒干。（1975）

【应用】

（一）炒防风

疮疡。《王新午》

（二）酒防风

痛风。《王新午》

（三）煨防风

健脾益气汤。《榆林中医》

红毛七

Hongmaoqi

【炮制方法】

（一）红毛七

用于发汗滋补时生用。（1970）

（二）酒炒红毛七

用于跌扑损伤时酒炒。（1970）

（三）童便红毛七

用于跌扑损伤时童便亦可。（1970）

红升丹

Hongshengdan

【炮制方法】

原药应用。（1975）

红曲

Hongqu

【处方用名】红曲，建红曲。

【炮制方法】

筛净灰屑。（1975）

红花

Honghua

【处方用名】红花，川红花，草红花，南红花。

【来源】

1. 本品为菊科 Compositae 植物红花 *Carthamus tinctorius* Linn. 的管状花。(1962)

2. 本品系菊科 1 年生草本植物红花的干燥花。多系栽培。(1965)

3. 本品为菊科植物红花 *Carthamus tinctorius* L. 的干燥花。夏季花由黄变红时采摘，阴干或晒干。(2020)

【炮制方法】

(一) 红花

1. 原药生用。(1962)

2. 拣净杂质，筛去浮土。(1964、1972 中)

3. 拣净杂质，筛去灰尘即成。(1965)

4. 拣净杂质，筛除浮土即得。(1966)

5. 晒干即可。(1972 西)

6. 拣净杂质，筛去灰屑。(1975)

(二) 炒红花

炒用。(1962)

【处方应付】

注明西红花则付藏红花，余皆付草红花。(1964、1972 中)

【注意】

孕妇忌服。(1975)

红豆蔻

Hongdoukou

【处方用名】红豆蔻，红叩，山姜子，红扣，红蔻。

【来源】

1. 本品为姜科多年生草本植物大高良姜的干燥成熟果实。多系野生。(1965)

2. 本品为姜科植物大高良姜 *Alpinia galanga* Willd. 的干燥成熟果实。秋季果实变红时采收，除去杂质，阴干。(2020)

【炮制方法】

1. 拣净杂质及果柄，簸去膜皮，用时捣碎即成。(1964、1972 中)

2. 拣净杂质，筛去灰屑，用时捣碎即成。（1965）

3. 拣净杂质及果柄，筛去灰屑，用时捣碎。（1975）

【注意】

1. 用时再捣，防止气味散失。（1964）

2. 阴虚有热者忌用。（1965）

红参
Hongshen

【处方用名】红参，红人参。

【来源】

本品为五加科植物人参 *Panax ginseng* C. A. Mey. 的栽培品经蒸制后的干燥根和根茎。秋季采挖，洗净，蒸制后，干燥。（2020）

【炮制方法】

1. 除掉芦头，蒸软，趁热切斜片，晾干即成。（1964）

2. 除去芦头，蒸软切片，晒干即成。（1965）

3. 除掉芦头，趁热切片晾干即成。（1966）

4. 去芦，趁热切斜薄片。（1975，红人参）

红娘子
Hongniangzi

【处方用名】红娘子，樗鸡，红娘，红娘虫，红蝉。

【来源】

1. 本品系蝉科红娘子的干燥全体。均系野生。（1965）

2. 本品为蝉科昆虫黑翅红娘或褐翅红娘的干燥虫体。（1987）

【炮制方法】

（一）红娘子

1. 取原药除去翅足即成。（1964、1972 中，生用）

2. 拣去杂质，除去翅足即成。（1965）

3. 拣净杂质，除去头、足、翅。（1975、1987，生红娘子）

（二）**米炒红娘子**

1. 取已拣净的红娘子，加适量大米，文火焙至大米现焦黄色时，筛去米即成。（1964、1972 中，焙用）（1965，焙红娘子）

2. 将锅刷湿，撒入适量米，使锅底粘匀，置火上加热至冒烟时，倒入净红娘子，徐徐摇动，炒至微黄色，倒出，晾凉，拣去米。（1975，炒红娘子）

3. 将锅烧热，撒上浸湿的米，使其平贴锅上，加热至冒烟时投入净红娘子，炒至米呈老黄色时取出，去米。（1987，炒红娘子）

【炮制目的】

米炒红娘子

1. 米炒：降低毒性，并可矫味。（1975）

2. 米炒降低毒性，并可矫臭。（1987）

【处方应付】

不注明生者，付炒红娘子。（1975、1987）

【注意】

1. 孕妇忌用。（1965）

2. 内服宜慎，孕妇忌服。（1975）

麦冬
Maidong

【处方用名】麦冬，杭麦冬，川麦冬，麦门冬，寸冬，去心麦冬，朱寸冬，朱麦冬。

【来源】

1. 本品为百合科多年生常绿草本植物沿阶草的干燥块根。栽培或野生。（1965）

2. 本品为百合科植物麦冬 *Ophiopogon japonicus*（L. f）Ker-Gawl. 的干燥块根。夏季采挖，洗净，反复暴晒、堆置，至七八成干，除去须根，干燥。（2020，麦冬）

3. 本品为百合科植物湖北麦冬 *Liriope spicata*（Thunb.）Lour. var. *prolifera* Y. T. Ma 或短葶山麦冬 *Liriope muscari*（Decne.）Baily 的干燥块根。夏初采挖，洗净，反复暴晒、堆置，至近干，除去须根，干燥。（2020，山麦冬）

【炮制方法】

（一）麦冬

1. 用清水浸润后，抽去心即可供用。（1957）

2. 簸净，拣去杂质即成。（1964、1966、1972 中，生用）

3. 簸净，拣去杂质，清水润七至八成，晒至四至五成干，渥 1 小时，去心，晒干用。（1964、1966、1972 中，生用）

4. 取拣净的麦冬，用水浸泡，捞出，润透后，抽去心，洗净，捞出，晒干即成。（1965）

5. 拣净杂质，筛去灰屑。（1975）

（二）朱麦冬

1. 每 10 斤麦冬用朱砂 2 两，加适量水，放钵内摇拌均匀。（1957）

2. 用清水喷洒麦冬，晾至半干，加朱砂拌匀（每斤用朱砂 3 钱）即成。（1964、1966、1972 中，朱拌）

3. 取拣净去心的麦门冬 10 斤，置盆内喷水少许，微润，加朱砂细粉 3 两，撒布均匀，并随时翻动至外面挂匀朱砂为度，取出，晾干即成。（1965，朱麦冬）

4. 取净麦冬，置盆内清水喷匀，微润，撒布朱砂细粉，拌匀，取出，晾干。每麦门冬 100 斤，用朱砂细粉 2 斤。（1975）

【炮制目的】

（一）麦冬

去杂质，去心免致人心烦，朱拌为安静心神。（1966）

（二）朱麦冬

1. 朱麦冬清心除烦，功效更好。（1965）

2. 朱拌：镇静安神。（1975）

【处方应付】

1. 写寸冬、杭麦冬皆付麦冬，注明去心者付去心麦冬，朱者付朱拌麦冬。（1964）

2. 不注明朱者，付麦门冬。（1975）

【应用】

去心麦冬

柏子养心丸，参茸卫生丸，薯蓣丸。《成方配本》

【附注】

品名：麦门冬。（1957、1965、1975）

麦芽
Maiya

【处方用名】麦芽，大麦芽，生麦芽，炒麦芽，焦麦芽。

【来源】

1. 本品为禾本科 1 年生草本植物大麦的干燥成熟果实经加工而得。均系栽培。（1965）

2. 本品为禾本科植物大麦的成熟果实，经人工发芽制成。（1987）

3. 本品为禾本科植物大麦 *Hordeum vulgare* L. 的成熟果实经发芽干燥的炮制加工品。将麦粒用水浸泡后，保持适宜温、湿度，待幼芽长至约 5 毫米时，晒干或低温干燥。（2020）

【炮制方法】

（一）麦芽

1. 取拣净的大麦，用水泡至六七成透，捞出，装筐内盖好，每日洒水 1 次，保持湿润，使其发芽，当发芽约 1 分长时，取出，晒干即成。（1965）

2. 取拣簸净的大麦，用水浸泡至六至七成透，捞出，置能排水的容器内，用麻布盖好，每日淋水 1～2 次，保持 30℃温度，至发芽长 3 分左右时，晒干即得。（1966）

3. 拣净杂质，簸去灰屑。（1975）

4. 取成熟饱满的净大麦，用水浸泡六至七成透，捞出置筐篓或适宜容器内，每日淋 2～3 次，等叶芽长至 0.5 厘米左右时，取出晒干。（1987，生麦芽）

（二）炒麦芽

1. 秋季用芦席摊大麦一层，洒水使其生芽，每日用水淘换 1 次，至芽 2～3 分长晒干药用。常规微炒。（1957）

2. 取麦芽置锅内用文火炒至深黄色为度，取出晾凉即成。（1965）

3. 取麦芽至锅内文火炒至深黄色，取出，晾冷即得。（1966）

4. 取净麦芽，置锅内文火炒至带有焦斑，取出，晾凉，簸去灰屑。（1975）

5. 取净麦芽，置锅内用文火炒至带有焦斑，取出晾凉。（1987）

6. 清炒。（1991）

（三）焦麦芽

1. 秋季用芦席摊大麦一层，洒水使其生芽，每日用水淘洗 1 次，至芽 2～3 分长晒干药用。常规炒焦，以麦芽外面发黑为度，谓之焦麦芽。（1957）

2. 取麦芽，置锅内用武火炒至焦黑色，微喷清水，取出，晾干即成。（1965）

3. 取麦芽置锅内武火炒至焦黄色，微喷清水，取出风干即得。（1966）

4. 取净麦芽，置锅内武火炒至焦褐色，取出，晾凉，簸去灰屑。（1975）

5. 取净麦芽，置锅内先用文火后用中火炒至焦褐色，取出晾凉。（1987）

【炮制目的】

（一）麦芽

生：下乳。（1975、1987）

（二）炒麦芽

1. 炒用健脾开胃，炒焦回乳。（1966）

2. 炒：增强消食导滞，且可退乳。（1975、1987）

（三）焦麦芽

炒焦：增强消食导滞，且可退乳。（1975、1987）

【处方应付】

注明生、焦者，按要求付给，余付炒麦芽。（1975、1987）

【应用】

炒麦芽

1. 圣济鳖甲丸，阿魏丸，六合定中丸，噙化上清丸，午时茶，健脾丸，大胃丸，保和丸，建神曲，消积皂矾丸，芦荟丸。《成方配本》

2. 丹参饮加味。《处方选》

3. 积聚。《王新午》

4. 五香丸合半夏泻心汤加减、加味和中丸。《榆林中医》

【附注】

品名：大麦芽。（1957、1991）

玛瑙

Manao

【炮制方法】

拣净杂质，清水洗净，捞出，晒干，砸碎，研成极细粉。（1975）

远志
Yuanzhi

【处方用名】远志，志肉，志筒，朱远志，远志筒，远志肉，炙远志，志桶。

【来源】

1. 本品为远志科多年生草本植物远志的干燥根。均系野生。（1965）

2. 本品为远志科植物远志或卵叶远志的干燥根。（1987）

3. 本品为远志科植物远志 *Polygala tenuifolia* Willd. 或卵叶远志 *Polygala sibiria* L. 的干燥根。春、秋二季采挖，除去须根和泥沙，晒干或抽取木心晒干。（2020）

【炮制方法】

（一）远志

1. 原药折成段，生用。（1962、1970）

2. 拣去杂质，切段，筛去灰屑即成。（1965）

3. 取远志，除去杂质、灰屑，润透，切段，干燥。（1987）

（二）制远志

1. 用甘草水洗净后，阴干或以 10%甘草水浸 1 夜，晒干。（1957）

2. 拣净杂质，用甘草水（每斤用甘草 1 两），浸泡数小时，抽去木心，洗净，晒干即为志筒。（1964、1972 中，生用）

3. 取甘草 1 斤 4 两，置锅内加水煮汤，去渣，加入拣净去心的远志 10 斤，用文火煮至汤吸尽，取出晒干即成。（1965，炙远志）

4. 拣净杂质，用甘草水（每斤用甘草 1 两），浸泡数小时，抽去木心，洗净，晒干即为志桶。（1966，生用）

5. 以甘草水浸泡后晒干炒黄。（1972 西）

6. 拣净杂质及木心，筛去灰屑，另取甘草，置锅内煎汤去渣，倒入净远志，拌匀至汤吸尽，取出，晒干。每远志 100 斤，用甘草 10 斤。（1975）

7. 先取一定比例量的甘草适当破碎，加水煎煮 2 次，合并煎液，浓缩至甘草量的 10 倍再加入远志，用文火煮至汤吸尽，取出干燥。每 100 公斤远志，用甘草 6 公斤。（1987）

（三）朱远志

1. 每药 10 斤用朱砂 2 两，水适量，摇拌均匀。（1957）

2. 取净志筒清水喷湿，用朱砂拌匀（每斤用朱砂 3 钱），晾干即成。（1964、1972 中，朱拌）

3. 取炙远志 10 斤，置盆内喷水少许，微润，加朱砂细粉 3 两，撒布均匀，并随时翻动，

至外面挂匀朱砂为度，取出，晒干即成。(1965，朱远志)

4. 取志桶，清水喷润，用朱砂粉拌匀（每斤用朱砂 3 钱），晾干即成。(1966，朱拌)

5. 取制远志，置盆内清水喷匀，微润，撒布朱砂细粉，拌匀，取出，晾干。每远志 100 斤，用朱砂细粉 2 斤。(1975)

6. 取制远志，置盘内清水喷匀，微润，撒布朱砂细粉，拌匀，取出，晾干。每 100 公斤远志，用朱砂细粉 2 公斤。(1987)

（四）蜜远志

1. 蜜炙用。(1962、1970)

2. 取炙远志 10 斤，加炼熟的蜂蜜 2 斤与开水少许，拌匀，稍闷，置锅内炒至不黏手为度，取出，放凉即成。(1965)

3. 取志桶，待蜜炼开后（每斤用蜜 3 两）倒入不断搅动，至色棕黄，蜜不黏手为度。(1966，蜜炙)

4. 将制远志加入炼蜜，掺和少许开水拌匀，稍闷，用文火炒至蜜被吸尽，药色深黄，略带焦斑，疏散不黏手为度，取出放凉。每 100 公斤远志，用蜂蜜 20 公斤。(1987，蜜炙远志)

【炮制目的】

（一）制远志

1. 甘草水泡为去辛味及刺激性，并解远志小毒。(1964、1972 中)

2. 甘草水泡解辛味及刺激性，小毒。(1966)

3. 甘草水泡去辛味及刺激性，并解远志小毒。(1972 中)

4. 甘草制：解毒调中。(1975)

5. 制后减去燥性，缓和药性。(1987)

（二）朱远志

1. 朱拌增强安神镇静功能。(1964、1966)

2. 朱拌：增强安神。(1975、1987)

（三）蜜远志

蜜制后化痰止咳。(1987)

【处方应付】

1. 写朱者付朱远志，其余付生远志。(1964)

2. 一般炮制后用。写朱者付朱远志，写蜜者付蜜远志。(1965)

3. 不注明朱者，付制远志。(1975)

4. 不注明朱、蜜制者，付制远志。(1987)

【注意】

需用冷水制备甘草水，且水量宜大。(1964)

【应用】

(一) **制远志**

人参养荣丸，脚鱼归脾丸，杨氏还少丹，参茸卫生丸，牛黄镇惊丸。《成方配本》

(二) **朱远志**

汗闭。《王新午》

(三) **远志(甘草水浸昼夜)**

永健丸。《榆林中医》

赤小豆
Chixiaodou

【处方用名】赤小豆，红小豆，赤豆，饭赤豆。

【来源】

本品为豆科植物赤小豆 *Vigna umbellata* Ohwi et Ohashi 或赤豆 *Vigna angularis* Ohwi et Ohashi 的干燥成熟种子。秋季果实成熟而未开裂时拔取全株，晒干，打下种子，除去杂质，再晒干。(2020)

【炮制方法】

1. 筛去泥土，簸净杂质，用时捣碎即成。(1964)

2. 拣净杂质，清水洗净，捞出，晒干，用时捣碎。(1975)

【注意】

1. 相思子又名红豆(俗称广赤豆)，系木本植物的种子，有小毒，能令人吐，不能作赤小豆用，应严格区分。(1964)

2. 相思豆有小毒，能令人吐，应严格区别。(1975)

赤石脂
Chishizhi

【处方用名】赤石脂，石脂，煅石脂，吃油脂，生赤石脂，煅赤石脂。

【来源】

1. 本品系天然的一种红色多水高岭土。(1965)

2. 本品为硅酸盐类矿物多水高岭石族多水高岭石，主含四水硅酸铝［$Al_4(Si_4O_{10})(OH)_8 \cdot 4H_2O$］。采挖后，除去杂石。(2020)

【炮制方法】

(一)赤石脂

1. 拣净杂质，捣细粉即成。(1964、1972 中，生用)

2. 拣净杂质，用时捣碎。(1975，生赤石脂)

(二)煅赤石脂

1. 将药料放砂锅或坩埚内于火上煅透，再置醋中淬后(药 1 斤用醋 5 两)，取出，碾碎，过粗箩。(1957)

2. 取净赤石脂装入坩埚内，武火煅至红透，迅速倒入米醋内淬之(每斤用醋 4 两)即成。(1964、1972 中，煅用)

3. 取净赤石脂捣成粉末，与米醋拌匀(每斤用醋 4 两)，捻成铜子大小的饼状，装入坩埚，煅至红透，晾凉。用时捣碎即成。(1964、1972 中，煅用)

4. 取净赤石脂，碾成细粉，用醋和匀，搓条或饼，晒干，置坩埚内在无烟炉火中煅红，取出，晾凉，用时捣碎即成。(1965)

5. 取净赤石脂，碾成细粉，加水拌匀，做成饼状，晒干，放入无烟炉火中煅至红透，取出，投入醋盆内淬之，取出，晾干，用时捣碎。每赤石脂 100 斤，用醋 30 斤。(1975)

【炮制目的】

煅赤石脂

1. 煅后敛涩作用更强。(1964)

2. 醋煅：增强收敛。(1975)

【处方应付】

1. 内服药皆付煅石脂，外用散剂皆付细粉。(1964、1972 中)

2. 不注明生者，付煅赤石脂。(1975)

【注意】

1. 严格掌握醋量，过多则发黏。(1964、1972 中)

2. 畏肉桂、桂枝。(1965)

3. 畏肉桂、桂枝、桂子。(1975)

【应用】

煅赤石脂

女金丹，胎产金丹，壮元丹，无比山药丸。《成方配本》

赤芍
Chishao

【处方用名】赤芍，赤芍药，京赤芍，山赤芍。

【来源】

1. 本品为毛茛科多年生草本植物芍药或草芍药的干燥根。多系野生。（1965）

2. 本品为毛茛科植物芍药 *Paeonia lactiflora* PalL. 或川赤芍 *Paeonia veitchii* Lynch 的干燥根。春、秋二季采挖，除去根茎、须根及泥沙，晒干。（2020）

【炮制方法】

（一）赤芍

1. 清水浸约 1 小时，俟润透后，切薄片，晒干。（1957）

2. 清水泡四至五成（约 2 小时），润透，切约 3 厘片，晒干即成。（1964、1966、1972 中）

3. 拣去杂质，分开大小条，用水浸泡约七八成透，捞出，晾晒，润至内外湿度均匀，切3厘片，干燥即成。（1965）

4. 原药切片，晒干生用。（1970）

5. 拣净杂质，清水泡至五成，洗净，捞出，润透，切薄片，晒干。（1975）

（二）醋赤芍

醋炒用。（1970）

（三）酒赤芍

酒炒用。（1970）

【处方应付】

注明京赤芍付内蒙赤芍。（1964、1965、1972 中）

【注意】

反藜芦。（1975）

【应用】

酒赤芍

痛风。《王新午》

芜荑
Wuyi

【处方用名】芜荑，臭芜荑。

【炮制方法】

（一）芜荑

1. 去掉杂质，剪小块即成。（1964、1972 中）

2. 拣净杂质，剪成小块。（1975）

（二）炒芜荑

1. 微火炒用。（1964）

2. 去掉杂质，微火炒用。（1972 中）

芫花
Yuanhua

【处方用名】芫花，醋芫花，陈芫花，药鱼草，头痛花。

【来源】

1. 本品为瑞香科落叶灌木植物芫花或黄芫花的干燥花蕾。多系野生。（1965）

2. 本品为瑞香科植物芫花 *Daphne genkwa* Sieb. et Zucc. 的干燥花蕾。春季花未开放时采收，除去杂质，干燥。（2020）

【炮制方法】

（一）芫花

拣净杂质，筛去浮土即成。（1965、1966，外用）

（二）醋芫花

1. 除净杂质，用醋（药 1 斤醋 2 两）喷炒减少毒性，晒干后使用。（1957）

2. 拣净杂质及花柄，筛去浮土。用米醋拌匀（每斤用醋 4 两）润透，文火微炒至呈黄色为度。（1964）

3. 取拣净芫花 10 斤，用米醋 5 斤拌匀，润透，置锅内以文火炒至色变黄，取出，晾干即成。（1965）

4. 取净芫花，用米醋拌匀（每斤用醋 4 两）润透，文火炒至呈黄色为度。（1966，内服）

5. 拣净杂质，筛去灰屑，加醋拌匀，置锅内文火炒至微黄色，取出，晾干。每芫花 100

斤，用醋25斤。（1975）

【炮制目的】

醋芫花

1. 醋制可解毒，并增强利尿作用。（1964）

2. 醋炙可解毒，增强行水消胀作用。（1965）

3. 醋炙解毒，增强利水作用。（1966）

4. 醋制：解毒。（1975）

【处方应付】

凡内服药皆付醋炙芫花。（1964）

【注意】

1. ①反甘草。②孕妇忌用。③春季当花开放时采摘，晒干或烘干即得。（1965）

2. 孕妇忌服，反甘草。（1975）

芸苔子
Yuntaizi

【处方用名】芸苔子，油菜籽。

【炮制方法】

拣净杂质，筛去灰屑。（1975）

【注意】

孕妇忌服。（1975）

花椒
Huajiao

【处方用名】花椒，蜀椒，川椒，川红椒，红椒，红花椒，炒花椒。

【来源】

1. 本品为芸香科灌木或小乔木植物花椒的成熟果皮。栽培或野生。（1965）

2. 本品为芸香科植物青椒 *Zanthoxylum schinifolium* Sieb. et Zucc. 或花椒 *Zanthoxylum bungeanum* Maxim. 的干燥成熟果皮。秋季采收成熟果实，晒干，除去种子和杂质。（2020）

【炮制方法】

（一）花椒

1. 簸净杂质，筛去种子即成。（1964、1965）

2. 拣净杂质，筛去种子（种子另用）及果柄。（1975，生花椒）

（二）炒花椒

1. 拣去椒目，微炒。（1957，川花椒）

2. 微炒。（1962、1970）

3. 文火微炒用。（1964）

4. 取净花椒置锅内文火微炒即成。（1965）

5. 取净花椒，至锅内文火微炒，取出，晾凉。（1975）

【炮制目的】

炒花椒

炒：减少辛散之性。（1975）

【处方应付】

不注明炒者皆付生花椒。（1964、1975）

【应用】

（一）花椒去目

拨云退翳丸，一扫光，壮元丹，毓麟珠。《成方配本》

（二）炒花椒

乌梅丸。《成方配本》

（三）炒川椒

西园桂附丸，复元丹。《榆林中医》

花蕊石

Huaruishi

【处方用名】花蕊石，花乳石，煅花蕊石。

【来源】

1. 本品为一种含有蛇纹石的绿色大理岩石。（1965）

2. 本品为蛇纹大理岩的岩石。（1987）

3. 本品为变质岩类岩石蛇纹大理岩。主含碳酸钙（$CaCO_3$）。采挖后，除去杂石和泥沙。（2020）

【炮制方法】

（一）花蕊石

1. 取原药拣净杂质，砸成粉末即可。（1964、1972 中，生用）

2. 取原药材，洗净，晒干，砸成小块。（1987）

（二）煅花蕊石

1. 将拣净砸碎的花蕊石装入坩埚，武火煅至红透为度，晾凉，捣粗粉即成。（1964、1972 中，煅用）

2. 取净花蕊石，打碎，置坩埚内或在无烟炉火中煅红，取出，放凉，碾碎即成。（1965）

3. 拣净杂质，刷净砸碎，置坩埚内，放入无烟炉火中煅至红透，取出，晾凉，碾成粗末或细粉。（1975）

4. 取花蕊石小块，置耐火容器内，在炉火上煅至红透，取出放凉。（1987）

（三）醋花蕊石

先打碎，盛砂锅或坩埚内，放火上煅透，趁热取出，投入醋中淬后，放冷，碾为粉末。（1957）

【炮制目的】

煅花蕊石

1. 煅后性缓和。（1964，煅用）

2. 煅：增强止血，易于粉碎。（1975）

3. 本品煅后性缓，不伤脾胃，并易于粉碎，更好地发挥止血作用。（1987）

【处方应付】

不注明生者付煅花蕊石。（1964、1972 中）

芥子

Jiezi

【处方用名】芥子，白芥，白芥子，生白芥子，炒芥子。

【来源】

1. 本品为十字花科 1 年生或 2 年生草本植物白芥子的干燥成熟种子。均系栽培。（1965）

2. 本品为十字花科植物白芥或芥的干燥成熟种子。(1987)

3. 本品为十字花科植物白芥 *Sinapis alba* L. 或芥 *Brassica juncea*(L.)Czern. et Coss. 的干燥成熟种子。前者习称“白芥子”,后者习称“黄芥子”。夏末秋初果实成熟时采割植株,晒干,打下种子,除去杂质。(2020)

【炮制方法】

(一)芥子

1. 簸净杂质,筛去泥屑即成。(1965)

2. 拣净杂质,筛去灰屑,用时捣碎。(1975,生白芥子)

3. 取原药材,拣净杂质,筛去灰屑。用时捣碎。(1987)

(二)炒芥子

1. 微炒,至脱去原来药品的颜色为度。(1957)

2. 拣净杂质,过罗,文火炒至深黄色并发出香气为度;用时捣碎即成。(1964)

3. 取净白芥子,置锅内用文火炒至深黄色微发出香辣气为度,取出,放凉即成。(1965,炒白芥子)

4. 拣净杂质,过罗,文火炒至深黄色,并微发出香辣气为度,用时捣碎即成。(1966)

5. 将种子炒香捣碎用。(1970)

6. 炒至微黄,用时打碎。(1972 西)

7. 取净白芥子,置锅内文火炒至发出香气取出,晾凉,用时捣碎。(1975,炒白芥子)

8. 取净芥子,置锅内文火炒至深黄色有香辣气味时取出,放凉。用时捣碎。(1987)

9. 清炒。(1991)

【炮制目的】

(一)芥子

生用:发散消肿。(1975)

(二)炒芥子

1. 炒为减少辛散发汗作用,增强利气豁痰功能。(1964)

2. 炒为增强利气豁痰功效,减少辛散发汗作用。(1966)

3. 炒:化痰理气。(1975)

4. 炒制后缓和辛温之性,以免助热伤阴,并易于煎出有效成分,发挥药物的效用。(1987)

【处方应付】

1. 内服付炒白芥子,外敷用生品并研细粉。(1964、1965、1975)

2. 内服付炒白芥子，外用付生白芥子。（1987）

【应用】

（一）炒芥子

1. 子龙丸。《成方配本》

2. 阳和汤化裁。《处方选》

3. 消积保中丸。《榆林中医》

（二）醋白芥子

加味舒肝饮。《榆林中医》

【附注】

品名：白芥子。（1957、1964、1966、1970、1972 西、1975、1991）

苍术

Cangzhu

【处方用名】苍术，茅苍术，茅术，山苍术，焦苍术，炒苍术，制苍术。

【来源】

1. 本品为菊科多年生草本植物苍术的地下根状茎。均系野生。（1965）

2. 本品为菊科植物茅苍术或北苍术的干燥根茎。（1987）

3. 本品为菊科植物茅苍术 *Atractylodes lancea*（Thunb.）DC. 或北苍术 *Atractylodes chinensis*（DC.）Koidz. 的干燥根茎。春、秋二季采挖，除去泥沙，晒干，撞去须根。（2020）

【炮制方法】

（一）苍术

1. 生用。（1962、1970）

2. 清水浸泡五至六成，渥透，切 5 厘片，晒干即成。（1964、1972 中，生用）

3. 拣去杂质，用水泡至七八成透捞出，润透切 5 厘片，晒干即成。（1965）

4. 清水浸泡五至六成，渥透切 5 厘片晒干。（1966，生用）

5. 拣净杂质，清水泡至六成，洗净，捞出，润透，切薄片，晒干。（1975，生苍术）

6. 除去杂质，洗净，润透，切厚片，晒干。（1987，生苍术）

（二）麸炒苍术

将锅烧热，撒入麸皮，待冒烟时投入苍术片，不断翻动，炒至深黄色时取出，筛去麸皮，

放凉。每100公斤苍术，用麦麸10～15公斤。(1987)

(三)土炒苍术

取过筛的细净黄土，炒至发泡后，倒入苍术片，炒至土色略变，筛去黄土即成。(1964、1972中，土炒)

(四)焦苍术

炒焦用。(1964、1972中、1975)

(五)制苍术(米泔水制苍术)

1.清水泡后(春、秋10小时，夏6小时，冬24小时)，取出，用麻袋盖渥1宿，润透，切普通片，常规以米泔水洒匀，微炒。(1957，米泔水制苍术)

2.用米泔水浸泡后，炒至微黄。(1962、1970)

3.取苍术片，用适量米泔水喷匀，文火微炒。(1964、1972中，制用)

4.将原药清水淘净，用米泔水浸泡，润透，切5厘片，晒干即成。(1964、1972中，制用)

5.取苍术片，用适量米泔水喷洒湿润，置锅内用文火炒至微黄色，或取拣净的苍术，用米泔水浸泡后，捞出，置笼屉内加热蒸透，取出，晒干即成。(1965，炙苍术)

6.取苍术片，用适量米泔水喷匀，文火微炒，或将原药清水淘洗，用米泔水浸泡，润透切5厘片，晒干即成。亦有用土炒，炒焦用的。(1966，制用)

7.取苍术片，用适量米泔水喷匀，微润，文火炒至微黄色，取出，晾凉。(1975、1987)

【炮制目的】

(一)麸炒苍术

麸炒气变焦香，增强健脾作用。(1987)

(二)制苍术(米泔水制苍术)

1.本品含大量挥发油，米泔水喷洒或淘洗，可除去部分挥发油。(1964)

2.苍术因含挥发油，性燥，米泔水制后，缓其燥性，除去部分挥发油。(1966)

3.制后：减轻燥性，并可和中。(1975)

4.本品辛温苦燥。制后缓和燥性，并可和中。(1987)

【处方应付】

1.外用熏洗药用生苍术，内服皆付制苍术。(1964、1972中)

2.外用熏洗付生苍术，内服付炙苍术。(1965)

3.不注明生者，付制苍术。(1975、1987)

【应用】

（一）炒苍术

1. 双丢拐，午时茶，建神曲。《成方配本》

2. 加味平胃散，和中散，胃芩散。《处方选》

3. 产后泄泻。《王新午》

（二）漂苍术

积聚。《王新午》

（三）制苍术

胃苓丸。《成方配本》

（四）焦苍术

寸金丹。《成方配本》

（五）苍术（米泔水制）

泻痢散，保安万灵丹，妙济丹（即坎离妙济丹），参茸卫生丸，九味羌活丸，越鞠丸，白带丸，养血调经丸，妇科回生丹，消积皂矾丸。《成方配本》

【附注】

烧烟以辟秽恶。（1965）

苍耳子

Cangerzi

【处方用名】苍耳子，苍耳，苍子，刺几棵，炒苍耳子。

【来源】

1. 本品为菊科 1 年生草本植物苍耳的干燥成熟果实。均系野生。（1965）

2. 本品为菊科植物苍耳的干燥成熟带总苞的果实。（1987）

3. 本品为菊科植物苍耳 *Xanthium sibiricum* Patr. 的干燥成熟带总苞的果实。秋季果实成熟时采收，干燥，除去梗、叶等杂质。（2020）

【炮制方法】

（一）苍耳子

1. 拣净杂质，碾去刺，筛去屑末即成。（1965）

2. 采后晒干即可。（1972 西）

3. 取原药材，除去杂质。（1987）

（二）**炒苍耳子**

1. 拣净杂质，微炒砸碎。（1957）

2. 文火炒至焦黄色，碾去硬刺，簸净即成。（1964、1972 中）

3. 取拣净的苍耳子置锅内以文火炒至微黄色，取出，晾凉即成。（1965）

4. 文火炒至焦黄色，碾去硬刺，簸净即得。（1966）

5. 拣净杂质，至锅内文火炒至深黄色，取出，晾凉，碾去硬刺，筛去灰屑。（1975）

6. 取净苍耳子，置锅内文火炒至深黄色或黄褐色时取出，碾去硬刺，筛净。（1987）

7. 清炒。（1991）

【炮制目的】

炒苍耳子

1. 炒黄除刺为解毒性，增强祛风化湿作用。（1966）

2. 炒：降低毒性，便于去刺。（1975）

3. 本品有小毒，炒后能降低毒性，并易去刺和洁净药物。（1987）

芡实
Qianshi

【处方用名】芡实，芡实米，鸡头米，南芡实，肥芡实，鸡头芡实，炒芡实。

【来源】

1. 本品为睡莲科 1 年生水生草本植物芡的干燥成熟种仁。栽培或野生。（1965）

2. 本品为睡莲科植物芡 *Euryale ferox* Salisb. 的干燥成熟种仁。秋末冬初采收成熟果实，除去果皮，取出种子，洗净，再除去硬壳（外种皮），晒干。（2020）

【炮制方法】

（一）**芡实**

拣净杂质及硬壳，筛去灰屑。（1975，生芡实）

（二）**麸炒芡实**

1. 将麦麸预先加热，再加入本品微炒。（1957）

2. 拣净杂质，除去硬壳；先将锅加热，撒入麸皮，至起烟后，再倒入芡实米，微炒至带黄色为度。晾凉，捣破即成。如原药为两半者，则可不捣破。（1964、1972 中）

3. 取净芡实 10 斤，用麸皮 1 斤，撒于加热锅内，使烟冒出时，加入芡实，炒至微黄色，取出，筛去麸皮，放凉即成。（1965）

4. 拣净杂质及硬壳，先将锅加热，撒入麸皮，至起烟后，再倒入芡实米，微炒至带黄色为度。筛去麸皮即可。（1966）

5. 将锅加热至微红，撒入麸皮，倒入芡实，武火炒至微黄，取出，筛净麸皮，晾凉。（1975，炒芡实）

【炮制目的】

麸炒芡实

1. 麸炒健脾。（1966）

2. 麸炒：增强健脾止泻。（1975）

【处方应付】

1. 不注明生者皆付炒芡实。（1964、1972 中、1975）

2. 不写生者付炒芡实。（1965）

【应用】

（一）炒芡实

1. 猪肝散，金锁固精丸，小儿健脾丸。《成方配本》

2. 复方理脾散。《处方选》

3. 虚损。《王新午》

4. 健脾化虫散。《榆林中医》

（二）芡实炭

虚损。《王新午》

（三）炙芡实

安神健脾汤。《榆林中医》

苎麻根

Zhumagen

【炮制方法】

1. 除去地上部分，取根洗净，稍浸，润透，切 1 分片，晒干即成。（1964）

2. 拣净杂质，除去残茎，清水略泡，洗净，捞出，润透，切薄片，晒干。（1975）

芦荟
Luhui

【来源】

1. 本品系百合科多年生肉质草本植物库拉索芦荟（老芦荟）及好望角芦荟（新芦荟）叶的汁液经浓缩而成的干燥块。（1965）

2. 本品为百合科植物库拉索芦荟 *Aloe barbadmsis* Miller、好望角芦荟 *Aloe ferox* Miller 或其他同属近缘植物叶的汁液浓缩干燥物。前者习称“老芦荟”，后者习称“新芦荟”。（2020）

【炮制方法】

1. 拣净杂质，剁成小块即成。（1965）

2. 拣净杂质，用时捣碎。（1975）

芦根
Lugen

【处方用名】芦根，干芦根，鲜芦根，苇根，芦苇根，苇茎。

【来源】

1. 本品为禾本科多年生高大直立草本植物芦苇的新鲜或干燥地下根状茎。野生或栽培。（1965）

2. 本品为禾本科植物芦苇 *Phragmites communis* Trin. 的新鲜或干燥根茎。全年均可采挖，除去芽、须根及膜状叶，鲜用或晒干。（2020）

【炮制方法】

1. 将鲜药以清水洗去泥土，取出，晾去水分，切为咀，晒干。（1957）

2. 清水洗净，切约 2 分片，晒干，簸净皮毛即成。（1964）

3. 拣净杂质，用水洗净，切 2 分段，晒干即成。（1965）

4. 拣净杂质，洗净，切约 2 分段，晒干，簸净皮即得。（1966）

5. 洗去泥杂，去须，鲜者水浸或晒干。（1972 西）

6. 拣净杂质，除去须根，清水洗净，捞出，润透，切厚片，晒干，簸净膜皮。（1975）

【处方应付】

1. 注明鲜者付鲜芦根，余付干芦根。（1964）

2. 不注明鲜者，付芦根。（1975）

苏木

Sumu

【处方用名】苏木，苏仿木。

【来源】

1. 本品为豆科落叶乔木植物苏木的干燥心材。（1965）

2. 本品为豆科植物苏木 *Caesalpinia sappan* L. 的干燥心材。多于秋季采伐，除去白色边材，干燥。（2020）

【炮制方法】

1. 将药料刨为刨花。（1957）

2. 削净外皮杂质，锯成约 8 分长节，再劈成细棒。（1964、1965、1966、1972 中）

3. 削净后刨薄片。（1964、1965、1966、1972 中）

4. 刷净灰屑，刨成薄片。（1975）

5. 刷净灰屑，锯成 6 分至 1 寸段，劈成细棒。（1975）

【注意】

孕妇忌服。（1975）

苏合香

Suhexiang

【处方用名】苏合香，苏合香油，苏合油。

【来源】

1. 本品为金缕梅科落叶乔木植物苏合香树浓稠的树脂。均系进口。（1965）

2. 本品为金缕梅科植物苏合香树 *Liquidimibar orientalis* Mill. 的树干渗出的香树脂经加工精制而成。（2020）

【炮制方法】

1. 原药不加工，配制成药时加水化开即成。（1964、1972 中）

2. 原品入药用。（1965）

3. 原药应用。（1975）

【注意】

须装瓷罐内，注入清水，置阴凉处。（1964、1972 中）

杜仲

Duzhong

【处方用名】杜仲，丝棉皮，川杜仲，生杜仲，炒杜仲，焦杜仲，杜仲炭，盐杜仲。

【来源】

1. 本品为杜仲科落叶乔木植物杜仲的干燥树皮。栽培或野生。(1965)

2. 本品为杜仲科植物杜仲的干燥树皮。(1987)

3. 本品为杜仲科植物杜仲 *Eucommia ulmoides* Oliv. 的干燥树皮。4～6 月剥取，刮去粗皮，堆置“发汗”至内皮呈紫褐色，晒干。(2020)

【炮制方法】

(一) 杜仲

1. 刮去粗皮，切为四五分大的方块，入药用。(1957)

2. 原药清水中浸 1 宿，切为约 3 厘米大的方块，生用。(1962，生杜仲)

3. 刮去粗皮，按皮之厚薄分类，切 7～8 分宽方块或丝即成。(1964、1972 中，生用)

4. 刮去粗皮，刷去浮土，切 7～8 分宽方块或切丝即成。(1965)

5. 刷净，刮去粗皮，切 7～8 分宽方块或切丝即成。(1966)

6. 原药清水中浸 1 宿，切为约 1 分大的方块，生用。(1970，生杜仲)

7. 拣净杂质，刷净泥土，薄厚分开，切大方块。(1975)

8. 刮去残留粗皮，洗净，切块或丝，干燥。(1987，生杜仲)

(二) 盐杜仲

1. 将饮片放入加热有细砂的锅内，继续炒拌，炒断丝后，即速筛去砂土，趁热喷以盐水(药 10 斤，盐 4 两，水适量)。(1957)

2. 原药清水中浸 1 宿，切为约 3 厘米大的方块，盐水炒黑(以折断时无丝为度，称熟杜仲)用。(1962，熟杜仲)

3. 取杜仲块(丝)，武火炒至外表呈均匀焦黑色时，喷洒盐水(每斤用盐 5 钱)，立即加锅盖闷 3～5 分钟后则白丝断裂，取出，再喷洒盐水即成。(1964、1972 中，炒焦)(1966，焦杜仲)

4. 将砂子炒热后，倒入杜仲块，拌炒至白丝断裂时，筛去砂子，再将杜仲炒至焦黑色，喷洒盐水(每斤用盐 5 钱)，晾凉即成。(1966，焦杜仲)(1964、1972 中，炒焦)

（三）杜仲炭

1. 取杜仲 10 斤，置锅内以武火炒至外表面焦黑色，并断丝，但须存性，用盐 5 两化水喷洒，取出晾凉即成。（1965，杜仲炭）

2. 将砂子炒热后，倒入杜仲块，拌炒至焦黑色白丝断裂时，筛去砂子，再将炒过杜仲块置热锅内喷洒盐水（盐 5 两化水），取出晾干即成。（1965，杜仲炭）

3. 盐水炒黑用。（1970）

4. 取砂子置锅内加热，倒入杜仲块，武火炒至白丝断裂，取出，筛去砂子，趁热喷匀盐水，晾干。每杜仲 100 斤，用食盐 3 斤。（1975、1987，杜仲炭）

5. 制炭。（1991）

【炮制目的】

盐杜仲

1. 盐水炒增强补肾作用。（1964）

2. 炒炭盐水喷洒，增强补肾作用。（1965）

3. 加盐水炙，滋阴补肾。（1966）

4. 盐炙直走下焦，增强补肝肾的作用，并有利于有效成分的煎出。（1987）

【处方应付】

1. 不注明生者皆付焦杜仲。（1964、1972 中）

2. 不注明生者，付杜仲炭。（1975、1987）

【注意】

1. 杜仲丝（块）的大小、厚薄、粗细应均匀，炒时火力要一致。用砂子炒白丝易断裂，损耗量小。（1964、1972 中）

2. 炒炭防复燃。（1975）

【应用】

（一）盐杜仲

1. 盐炒杜仲：参桂鹿茸丸，壮元丹（俗名打虎壮元丹），青娥丸，妙济丹（即坎离妙济丹）。《成方配本》

2. 焦杜仲（盐炒）：无比山药丸，杨氏还少丹，参茸卫生丸。《成方配本》

（二）焦杜仲

1. 培坤丸，调经养荣丸，调经丸，毓麟珠，调经种子丸，保胎散。《成方配本》

2. 方药［妇科常用处方 - 流产（各种流产）］《处方选》

3. 中风（二）。《王新午》

（三）杜仲炭

1. 带下。《王新午》

2. 右归交泰汤，保胎良方。《榆林中医》

（四）焦杜仲（酒炒）

天麻丸。《成方配本》

（五）炒杜仲

1. 玉液金丹。《成方配本》

2. 左胁痛。《王新午》

（六）煨杜仲

水陆扶正膏，水陆扶正膏，补肾方，止血良方，舒筋活络汤，麻木散，骨丹。《榆林中医》

（七）杜仲（盐酒炒）

加味地黄丸。《榆林中医》

豆蔻

Doukou

【处方用名】豆蔻，白豆蔻，白蔻，紫蔻，蔻仁，紫蔻仁，白蔻仁，蔻壳。

【来源】

1. 本品为姜科多年生草本植物白豆蔻的干燥果实。多系栽培。（1965）

2. 本品为姜科植物白豆蔻 *Amomurn kravanh* Pierre ex Gagnep. 或爪哇白豆蔻 *Amomum compactum* Soland ex Maton 的干燥成熟果实。按产地不同分为“原豆蔻”和“印尼白蔻”。（2020）

【炮制方法】

（一）豆蔻

1. 临用时捣碎。（1957）

2. 拣净杂质，用时捣碎即成。（1964、1972 中）

3. 拣净杂质，筛去灰屑，用时捣碎即成。（1965、1975）

（二）白蔻仁

1. 去壳捣碎。（1957，白蔻仁）

2. 剥去外壳，取仁捣碎用。（1964、1972 中）

3. 用蔻仁。(1975)

（三）白蔻壳

1. 纯用其外壳。(1964、1972 中)

2. 用蔻壳。(1975)

【处方应付】

1. 注明仁者付净蔻仁，壳者付蔻壳，余皆付带壳豆蔻。(1964、1972 中)

2. 注明蔻仁、蔻壳者，按要求付给，余付豆蔻。(1975)

【注意】

1. 需用时捣碎，以免气味挥散。(1964、1972 中)

2. 本品气味易挥发，宜用时捣碎。(1975)

【附注】

品名：白蔻仁。(1957)

两头尖

Liangtoujian

【处方用名】两头尖，竹节香附。

【来源】

本品为毛茛科植物多被银莲花 *Anemcme raddeana* Regel 的干燥根茎。夏季采挖，除去须根，洗净，干燥。(2020)

【炮制方法】

拣净杂质，筛去灰屑。(1975)

【附注】

品名：竹节香附。(1975)

连翘

Lianqiao

【处方用名】连翘，连召，红连翘，青连翘，落翘，黄花瓣，连壳。

【来源】

1. 本品系木犀科落叶灌木植物连翘的干燥成熟果实。野生或栽培。(1965)

2. 本品为木犀科植物连翘*Forsythia suspensa*（Thunb.）Vahl 的干燥果实。秋季果实初熟尚带绿色时采收，除去杂质，蒸熟，晒干，习称“青翘”；果实熟透时采收，晒干，除去杂质，习称“老翘”。（2020）

【炮制方法】

（一）连翘

1. 拣去心和柄后，入药用。（1957）

2. 筛去心，拣净果柄等杂质即成。（1964、1972 中，红翘）（1966，红连）

3. 用沸面汤稍烫，晒干后果壳开裂，筛去心即成。如有少数未裂者，可在簸箕上搓开。（1964、1972 中，青翘）（1966，青连）

4. 筛去心，拣净杂质及果柄即成。（1965，老翘）

5. 用沸面汤稍烫，晒干果实自裂开，筛去心，拣净果柄及杂质即成。如有少数未裂开者，可在簸箕内搓开。（1965，青翘）

6. 生用。（1972 西）

7. 拣净杂质及果柄，搓开，筛去心（心另用）和灰屑。（1975）

（二）连翘心

1. 用纯连翘心。（1964、1972 中）

2. 心另用。（1975）

（三）朱拌连翘

朱砂拌用。采后晒干将壳与内心分开。（1972 西）

【处方应付】

1. 写青者付青连翘，心者付纯连翘心，其余皆付红连翘。（1964）

2. 不注明心者，付连翘。（1975）

吴茱萸

Wuzhuyu

【处方用名】吴茱萸，吴萸，吴芋，淡吴萸，盐吴萸，生吴茱萸，制吴茱萸。

【来源】

1. 本品为芸香科常绿灌木或小乔木植物吴茱萸的干燥未成熟果实。野生与栽培。（1965）

2. 本品为芸香科植物吴茱萸、石虎及疏毛吴茱萸的干燥将近成熟果实。（1987）

3. 本品为芸香科植物吴茱萸 *Euodia rutaecarpa*（Juss.）Benth、石虎 *Euodia rutaecarpa*（Juss）Benth var *officinalis* Huang 或疏毛吴茱萸 *Euodia rutaecarpa*（Juss.）Benth. var. *bodinieri*（Dode）Huang 的干燥近成熟果实。8～11 月果实尚未开裂时，剪下果枝，晒干或低温干燥，除去枝、叶、果梗等杂质。（2020）

【炮制方法】

（一）吴茱萸

1. 拣净杂质及梗，筛去灰屑。（1975，生吴茱萸）

2. 取原药材，除去杂质，洗净，干燥。（1987）

（二）制吴茱萸（淡吴萸、淡茱萸）

1. 用沸水浸泡，去水，晒干。（1962，淡吴萸）

2. 将甘草煮水（每斤用甘草 1 两），倒入吴茱萸，搅匀，继续煮至水干为度，晒干，拣净果柄及甘草渣等杂质即成。（1964、1972 中，淡吴萸）

3. 将甘草煮水（每 10 斤吴茱萸用甘草 10 两），倒入吴茱萸，搅匀，继续煮至水干为度，晒干。拣净果柄及甘草等杂质即成。（1965，淡茱萸）

4. 将甘草煮水（每斤用生草 1 两），倒入吴萸，搅匀，继续煮至水干为度。晒干拣净果柄、甘草渣、杂质即成。（1966，淡吴萸）

5. 取甘草片，置锅内加水适量煎汤，捞出甘草，倒入净吴茱萸煮至汤尽，文火炒至微干，取出，晾干。每吴茱萸 100 斤，用甘草 6 斤。（1975）

6. 取甘草切片或破碎，加水适量煎汤，去渣，趁热加入净吴茱萸，泡至裂开或煮沸至透，汤液被吸尽，再用文炒微干，取出，晒干。每 100 公斤吴茱萸，用甘草 6 公斤。（1987）

（三）盐吴茱萸（盐吴萸、盐茱萸）

1. 去净柄，盐水拌匀，微炒（药 10 斤，盐 1 斤，水适量）。（1957）

2. 用盐水浸润 1 昼夜，晒干用。（1962，吴茱萸）

3. 拣净果柄等杂质，用盐水拌匀（每斤用盐 5 钱），润透，晾干，微炒即成。（1964、1966、1972 中，盐吴萸）

4. 拣净杂质，用盐水（每 10 斤用盐 5 两）拌匀，润透，晾干，微炒即成。（1965，盐茱萸）

5. 取制吴茱萸，盐水拌匀，微润，置锅内文火炒至微干，取出，晾干。每吴茱萸 100 斤，用盐 3 斤。（1975）

6. 盐水拌匀微润，置锅内用文火炒至微干，取出，晾干。每 100 公斤吴茱萸，用盐 3 公斤。（1987）

7. 盐水炙。（1991）

【炮制目的】

（一）制吴茱萸（淡吴萸、淡茱萸）

1. 甘草水解毒。（1966）

2. 甘草水制：解毒。（1975）

3. 本品制后能降低毒性和燥性。（1987）

（二）盐吴茱萸（盐吴萸、盐茱萸）

1. 盐炒：入肾，疗疝痛。（1975）

2. 盐炙入肾。（1966，盐吴萸）

【处方应付】

1. 不注明盐者付淡吴萸。（1964、1972 中）

2. 注明生、盐者，按要求付给，余付制吴茱萸。（1975、1987）

【应用】

（一）炒吴茱萸（炒吴萸）

1. 木香槟榔丸，木香金铃丸，香连丸。《成方配本》

2. 虚损（一）。《王新午》

3. 桂枝薏仁汤，复元丹。《榆林中医》

（二）盐吴茱萸

1. 四神丸，左金丸。《成方配本》

2. 丁檀二香饮。《榆林中医》

【附注】

品名：吴萸。（1991）

牡丹皮

Mudanpi

【处方用名】丹皮，刮丹皮，粉丹皮，牡丹皮。

【来源】

1. 本品系毛茛科落叶灌木植物牡丹的干燥根皮。多系栽培。（1965）

2. 本品为毛茛科植物牡丹 *Paeonia suffruticosa* Andr. 的干燥根皮。秋季采挖根部，除去细根和泥沙，剥取根皮，晒干；或刮去粗皮，除去木心，晒干。前者习称“连丹皮”，后者习称“刮丹皮”。（2020）

【炮制方法】

（一）牡丹皮

1. 清水洗后，盖渥润透，切薄片，晒干。（1957）

2. 清水洗净，用麻袋盖渥 1 宿，润透，切薄片，晒干。（1957）

3. 将原药湿润后，切片晒干生用。（1962）

4. 清水洗净，晾干水分，切片，晒干即成。（1964）

5. 拣去木心及杂质，洗净、润透后切片，晒干即成。（1965）

6. 刮除外皮，除去杂质、木心，洗净润透后切片，晒干即成。（1966）

7. 切片晒干生用。（1970）

8. 拣净杂质，除去残留木心，清水洗净，捞出，润透，切薄片，晒干。（1975）

（二）酒炒牡丹皮

酒炒用。（1962、1970）

（三）牡丹皮炭

1. 取丹皮片，置锅内以武火炒至表面焦黄，边缘带黑色但须存性，喷水少许，取出，晾干即成。（1965，丹皮炭）

2. 炒炭用。（1975）

【炮制目的】

牡丹皮炭

炒炭能增强止血作用。（1965）

【注意】

孕妇内服宜慎。（1975）

【附注】

品名：粉丹皮。（1957）

牡蛎

Muli

【处方用名】牡蛎，生牡蛎，左牡蛎，左牡力，煅牡蛎。

【来源】

1. 本品系牡蛎科软体动物长牡蛎、大连湾牡蛎或近江牡蛎的贝壳。养殖或野生。（1965）

2. 本品为牡蛎科动物长牡蛎、大连湾牡蛎或近江牡蛎的贝壳。（1987）

3. 本品为牡蛎科动物长牡蛎 *Ostrea gigas* Thimberg、大连湾牡蛎 *Ostrea talienwhanensis* Crosse 或近江牡蛎 *Ostrea rivularis* Gould 的贝壳。全年均可捕捞，去肉，洗净，晒干。（2020）

【炮制方法】

（一）牡蛎

1. 捣碎。（1957）

2. 刷净泥土等杂质，捣碎，过粗筛即成。（1964、1972 中，生用）

3. 洗净泥土，晒干，碾碎即成。（1965）

4. 用水洗刷净，晾干碾碎即得。（1966，生牡蛎）

5. 拣净杂质，清水洗净，捞出，晒干，碾成粗末。（1975，生牡蛎）

6. 取原药材，洗净，晒干，碾碎。（1987）

（二）煅牡蛎

1. 装入砂锅或坩埚煅透研为细粉。（1957）

2. 取大块牡蛎直接置火上，煅至红透时，迅速钳出，晾凉，捣碎即成。（1964、1972 中，煅用）

3. 刷净牡蛎块，在无烟火上煅至红透后取出放冷，捣碎即成。（1965、1966）

4. 取净牡蛎，置锅内煅至红透，取出，晾凉，碾成粗末。（1975）

5. 取净牡蛎置炉上煅至红透，冷后碾碎或碾粉。（1987）

6. 煅制。（1991）

【炮制目的】

（一）牡蛎

生用滋阴退热力较强。（1964）

（二）煅牡蛎

1. 煅用固涩力强。（1964、1972 中）

2. 除杂质，煅后增强固涩力。（1966）

3. 增强收涩疗效。（1975）

4. 本品煅后增强其固涩敛汗作用，便于粉碎和煎出有效成分。（1987）

【处方应付】

不注明生者付煅牡蛎。（1964、1972 中、1975、1987）

【应用】

（一）煅牡蛎

1. 瘰疬内消丸，猪肝散，金锁固精丸，参茸卫生丸。《成方配本》

2. 肝炎五号，方药（妇科常用处方 - 带下）。《处方选》

3. 虚损。《王新午》

4. 安神健脾汤，水陆扶正膏，健步丹，新订消瘰丸。《榆林中医》

（二）牡蛎（童便浸 49 天以上）

续嗣降生丹。《榆林中医》

何首乌

Heshouwu

【处方用名】何首乌，首乌，生首乌，赤首乌。

【来源】

1. 本品为蓼科多年生草本植物何首乌的干燥块根。多系野生。（1965）

2. 本品为蓼科植物首乌的干燥块根。（1987）

3. 本品为蓼科植物何首乌 *Polygonum multijiorum* Thunb. 的干燥块根。秋、冬二季叶枯萎时采挖，削去两端，洗净，个大的切成块，干燥。（2020）

【炮制方法】

1. 清水泡 1 天，捞放筛内，用麻袋盖渥 1 宿，润透，切普通片或小块，晒干。（1957）

2. 清水泡六至八成，盖渥润透，切 8 厘片，晒干即成。（1964、1966、1972 中，生用）

3. 拣净杂质，用水泡至八成透，捞出，润至内外湿度均匀，切片或方块，晒干即成。（1965）

4. 原药切片生用。（1970）

5. 拣净杂质，大小分开，清水泡至八成，捞出，润透，切厚片，晒干。（1975）

6. 取原药材，除去杂质，洗净，稍浸，润透后切片或方块，干燥。（1987，首乌）

制何首乌

Zhiheshouwu

【处方用名】制何首乌，蒸首乌，制首乌。

【来源】

本品为何首乌的炮制加工品。（2020）

【炮制方法】

1. 清水洗后，以黑豆水煮透（黑豆量与药重量同），取出，晾去水分，切普通片。用后黑

豆可作淡豆豉原料。(1957)

2. 取何首乌切厚片或块，晒干，用黑豆汁、黄酒拌匀（每10斤用黑豆2斤煮汁及黄酒2斤），待吸干后，蒸2～3小时，晒干，如此再蒸1～2次，至断面呈棕黑色为度。(1964，酒制)

3. 取何首乌块10斤，用黑豆汁和黄酒各2.5斤拌匀，置罐内或适宜容器内，密闭，坐水锅中，隔水炖至汁液吸尽，取出，晒干即成。（黑豆汁的制法：取黑豆10斤，加水煮约4小时，熬汁约15斤，取汁，再将豆渣加水煮约3小时，熬汁约10斤，2次共熬汁约25斤。）(1965，制首乌)

4. 取首乌切厚片或块，晒干，用黑豆汁、黄酒拌匀（每10斤用黑豆2斤煮汁，黄酒2斤），待拌匀吸干后蒸2～3小时，晒干，如此再蒸1～2次，至断面为棕黑色为度，晒干即成。(1966，制首乌)

5. 将所切之片，用黑豆汁浸泡后蒸熟用。(1962、1970)

6. 取何首乌切厚片成块，晒干，用黑豆汁、黄酒拌匀（每10斤用黑豆2斤及黄酒2斤），待吸干后，蒸2～3小时，晒干，如此再蒸1～2次，至断面呈棕黑色为度，晒干即成。(1972中，酒制)

7. 取黑豆，清水淘净，置锅内加水煮至味尽，取汁，与黄酒混合，加入何首乌片拌匀至吸尽，再置笼内蒸至棕黑色，取出，晒干。每何首乌100斤，用黑豆10斤、黄酒25斤。(1975)

8. 首乌片（块）于一盛器内，用黑豆汁拌匀，润湿，置非铁质适宜容器内，密闭，蒸至汁液吸尽并呈棕褐色时取出，干燥。每100公斤首乌片（块），用黑豆10公斤。黑豆汁制法：取黑豆10公斤，加水适量，约煮4小时，熬汁约15公斤；黑豆渣再加水煮约3小时，熬汁约10公斤，合并的黑豆汁约25公斤。(1987)

【炮制目的】

1. 蒸制可减少苦涩味。(1964)

2. 炙后增强药效，减少苦涩味。(1965)

3. 除杂质，除毒性，便煎服。制饮片，酒及豆汁可使断面棕黑色，并增强药效，蒸制可减少苦涩味，不宜用铁器。(1966)

4. 酒、豆汁制：增强滋阴补肾。(1975)

5. 本品经豆汁制后，增强滋阴补肾养肝益血乌须发的功能。(1987)

【处方应付】

不注明生者皆付制首乌。(1965、1987)

【注意】

煮过豆汁之黑豆，可制淡豆豉用。酒与黑豆可使首乌断面呈棕黑色，并增强药效，但水量须适宜，以免制后断面色泽不匀。（1964、1972 中）

【应用】

（一）**蒸何首乌**

七宝美髯丹，参茸卫生丸。《成方配本》

（二）**制何首乌**

保安万灵丹。《成方配本》

伸筋草

Shenjincao

【处方用名】伸筋草，狮子草。

【来源】

1. 本品为石松科多年生常绿草本植物石松的干燥全草。均系野生。（1965）

2. 本品为石松科植物石松 *Lycopodium japonicum* Thunb. 的干燥全草。夏、秋二季茎叶茂盛时采收，除去杂质，晒干。（2020）

【炮制方法】

1. 清水洗后，盖渥润透，切为咀，晒干。（1957）

2. 拣净杂质，切 3～4 分长节即成。若过干用少量清水喷匀，渥 1 小时后再切。（1964、1972 中）

3. 拣净杂质，切 3～4 分段，筛去灰屑即成。（1965）

4. 采后拣净晒干即可。（1972 西）

5. 拣净杂质，切段，筛去灰屑。（1975）

【注意】

干切色泽不变，但碎末较多；喷水后则碎末很少。（1964）

皂角刺

Zaojiaoci

【处方用名】皂角刺，皂针，天丁，皂角刺，皂荚刺，皂刺，皂钋。

【来源】

1. 本品为皂荚树上的棘刺，于春秋雨季用镰刀割下后，晒干即得。(1962)

2. 本品系豆科落叶乔木植物皂荚茎上的干燥棘刺。野生或栽培。(1965)

3. 本品为豆科植物皂荚 *Gleditsia sinensis* Lam. 的干燥棘刺。全年均可采收，干燥，或趁鲜切片，干燥。(2020)

【炮制方法】

(一)皂角刺

1. 干切为斜片。(1957)

2. 切成小段，生用。(1962)

3. 取纯刺清水洗净，微渥，顺枝切斜片，晒干即成。(1964)

4. 拣去枝梗及杂质，清水洗净，微渥，纵切斜片，晒干即成。(1965)

5. 洗净，微渥，顺枝切斜片，晒干即成。(1966)

6. 砸碎即可。(1972 西)

7. 拣净杂质，清水微泡，捞出，润透，切成薄片晒干。产地加工好的，拣净杂质，筛去灰屑。(1975)

(二)酒皂角刺

切成小段，酒炒用。(1962)

【注意】

孕妇忌服。(1975)

【附注】

品名：皂刺。(1964、1966)

皂矾(绿矾)

Zaofan

【处方用名】皂矾，绿矾，黑矾，绛矾。

【来源】

本品为硫酸盐类矿物水绿矾的矿石。主含含水硫酸亚铁($FeSO_4 \cdot 7H_2O$)。采挖后，除去杂石。(2020)

【炮制方法】

(一)皂矾

拣净杂质。(1975，生皂矾)

（二）煅皂矾

取净皂矾置坩埚内，放入无烟炉火中煅至枯，取出，晾凉。（1975）

【炮制目的】

煅皂矾

煅：增强燥湿。（1975）

【处方应付】

不注明煅者，付生皂矾。（1975）

【应用】

皂矾（煅）

托岸散。《榆林中医》

佛手
Foshou

【处方用名】佛手，佛手柑，佛手片，南佛手。

【来源】

1. 本品为芸香科常绿小乔木或灌木植物佛手柑的果实纵切的干燥薄片。均系栽培。（1965）

2. 本品为芸香科植物佛手 *Citrus medica* L. var. *sarcodactylis* Swingle 的干燥果实。秋季果实尚未变黄或变黄时采收，纵切成薄片，晒干或低温干燥。（2020）

【炮制方法】

1. 一般多在产地纵切成薄片，只需刷净浮土，剪小块即成。（1964、1972 中）

2. 拣净杂质，微润，切碎，晒干即成。（1965）

3. 一般多在产地切成薄片，只需刷净浮土剪小块即成。（1966）

4. 拣净杂质，刷去灰屑，清水喷润，切宽丝，晾干。（1975）

【处方应付】

写佛手、佛手柑皆付佛手片。（1964、1972 中）

佛手花
Foshouhua

【炮制方法】

拣净杂质及柄，筛去灰屑。（1975）

谷芽
Guya

【处方用名】稻芽，生谷芽，炒谷芽，焦谷芽。

【来源】

1. 本品为禾本科1年生草本植物粟（小米）的颖果经加工制成。均系栽培。(1965)

2. 本品为禾本科植物粟 *Setaria italica*（L.）Beauv. 的成熟果实经发芽干燥的炮制加工品。将粟谷用水浸泡后，保持适宜的温、湿度，待须根长至约6毫米时，晒干或低温干燥。(2020)

【炮制方法】

（一）谷芽

1. 拣净杂质，晒干即成。(1965)

2. 取拣净的谷子，用水浸泡至六七成透，捞出，置能排水的容器中盖好，每日淋水1次，保持湿润，使发芽至2～3分长，取出晒干即得。(1966)

3. 拣净杂质，簸去灰屑。(1975，生谷芽)

（二）炒谷芽

1. 将谷子放入底部有孔的瓦器内，每日浇水2～3次，并用湿布盖之，俟出芽2～3分长，晒干，微炒。(1957)

2. 将净谷芽置锅内用文火炒至深黄色，取出，晾凉即成。(1965)

3. 置锅内用文火炒至黄色取出，晾凉即得。(1966)

4. 取净谷芽，置锅内文火炒至带有焦斑，取出，晾凉，簸去灰屑。(1975)

5. 清炒。(1991)

（三）焦谷芽

1. 将净谷芽置锅内用武火炒至焦黄色，喷洒清水少许，取出，晾干即成。(1965)

2. 置锅内用武火炒至焦黄色，微喷清水取出风干即得。(1966)

【炮制目的】

（一）谷芽

生用消食，炒用消食力强。(1966)

（二）炒谷芽

炒：增强消食导滞。(1975)

【处方应付】

不注明生者，付炒谷芽。(1975)

【应用】

炒谷芽

1. 六合定中丸，建神曲。《成方配本》

2. 丹参饮加味，楂钙散。《处方选》

谷精草

Gujingcao

【处方用名】谷精草，谷精珠。

【来源】

1. 本品系谷精草科1年生草本植物谷精草的干燥带茎的花序。多系野生。（1965）

2. 本品为谷精草科植物谷精草 *Eriocaulon buergerianum* Koern. 的干燥带花茎的头状花序。秋季采收，将花序连同花茎拔出，晒干。（2020）

【炮制方法】

1. 以清水喷后，切为咀，晒干。（1957）

2. 拣净杂质，切3～4分长节即成。（1964、1965）

3. 拣净杂质，筛去灰屑。（1975，谷精珠）

4. 拣净杂质，切段，筛去灰屑。（1975）

龟甲

Guijia

【处方用名】生龟板，龟板，下甲，败龟板，醋龟板，酥龟板，制龟板，炙龟板。

【来源】

1. 本品系龟科水栖爬行动物乌龟的干燥腹甲。均系野生。（1965）

2. 本品为龟科动物乌龟的腹甲。（1987）

3. 本品为龟科动物乌龟 *Chinemys reevesii*（Gray）的背甲及腹甲。全年均可捕捉，以秋、冬二季为多，捕捉后杀死，或用沸水烫死，剥取背甲和腹甲，除去残肉，晒干。（2020）

【炮制方法】

（一）龟甲

1. 取原药置有盖容器内加水或面汤，用泥封严，泡20天左右，至皮肉脱落为度，清水洗净，晒干砸块即成。（1964、1966、1972中，龟板）

2. 用水浸泡，去净皮肉，洗净，晒干即成。（1965）

3. 清水浸泡，去净皮肉，洗漂干净，捞出，晒干碾碎。（1975、1987，生龟板）

（二）醋龟甲

1. 打碎，放入加热有砂土的锅内，炒变黄色，再筛去砂土，趁热以醋淬后，研为粉末。（1957）

2. 取细净砂子炒烫后，倒入净龟板块，炒至黄色质酥时，筛去砂子，趁热倒入醋盆内淬之（每斤用醋4两），稍浸，取出，微捣即成。（1964、1972中，制用）

3. 取砂子，置锅内用武火炒至轻松，加入净龟板10斤，炒至表面微黄色，及时取出，筛除砂子，用米醋3斤置盆内略浸，取出，用水漂洗，晒干即成。（1965，醋龟板）

4. 取砂子炒烫后，倒入净龟板，炒至表黄质酥时，筛去砂子趁热倒入醋盆中淬之（每斤用醋4两），稍浸取出微捣即成。（1966，制龟板）

5. 取砂子置锅内加热，倒入净龟板块，武火炒至色黄质脆，用铁笊篱取出，趁热倒入醋盆内淬之，捞出，晾干，碾碎。每龟板100斤，用醋25斤。（1975，醋龟板）

6. 取砂子置锅内加热，倒入净龟板块，武火炒至色黄质脆，取出，醋淬，干燥，用时碾碎。每龟板100公斤，用醋20公斤。（1987，醋龟板）

7. 醋炙。（1991）

【炮制目的】

（一）龟甲

1. 长期浸泡，使其残肉腐烂，以便洁净并减少腥秽。面汤泡加速残肉腐烂。（1964、1972中）

2. 泡使肉皮脱落，面汤泡使其残肉腐烂，砂炒酥制醋浸易碎增强潜阳作用。（1966）

（二）醋龟甲

1. 醋制为使其质酥易碎。（1964、1972中）

2. 醋制：易煎出药效，并可矫味。（1975）

3. 制后质变酥脆，易于粉碎及煎出有效成分，并能矫臭，便于服用。（1987）

【处方应付】

1. 不注明生者付醋制龟板。（1964、1972中、1975）

2. 不注明生者，付醋龟板。（1987）

【应用】

龟板（酥油炙、酥炙）

永健丸，催生引衣方。《榆林中医》

【附注】

品名：龟板。（1957、1964、1965、1966、1973、1975、1991）

辛夷

Xinyi

【处方用名】辛夷，木笔花，辛夷花，望春花。

【来源】

1. 本品系木兰科落叶乔木植物木兰的干燥花蕾。栽培与野生。（1965）

2. 本品为木兰科植物望春花 *Magnolia biondii* Pamp.、玉兰 *Magnolia denudata* Desr. 或武当玉兰 *Magnolia sprengeri* Pamp. 的干燥花蕾。冬末春初花未开放时采收，除去枝梗，阴干。（2020）

【炮制方法】

（一）辛夷

1. 采集花蕾，除净梗，供药用。（1957）

2. 拣净杂质及花柄，用时砸破即成。（1964、1972 中、1966，生用）

3. 拣净杂质及花柄，筛去泥屑，用时捣破即成。（1965）

4. 拣净杂质及柄，筛去灰屑，用时捣碎。（1975）

（二）炒辛夷

取净药材，微火炒去毛即得。（1966）

羌活

Qianghuo

【处方用名】羌活，大羌，川羌活，西羌活，蚕羌，竹节羌，条羌。

【来源】

1. 本品为伞形科多年生草本植物羌活的干燥地下根状茎及根。均系野生。（1965）

2. 本品为伞形科植物羌活 *Notopterygium inchum* Ting ex H. T. Chang 或宽叶羌活 *Notopterygium franchetii* H. de Boiss. 的干燥根茎和根。春、秋二季采挖，除去须根及泥沙，晒干。（2020）

【炮制方法】

（一）羌活

1. 清水洗净，盖渥 1 宿，润透，切薄片，晒干。（1957）

2. 清水洗净，湿布盖渥，润透，切 8 厘圆片，晒干即成。（1964、1972 中）

3. 拣去杂质，洗净，润透后切 8 厘圆片，晒干即成。（1965）

4. 清水洗净后，润渥透，切 8 厘圆片，晒干即成。（1966）

5. 原药切片生用。（1970）

6. 拣净杂质，清水洗净，捞出，润透，切厚片，晒干。（1975）

（二）炒羌活

炒用。（1962、1970）

【应用】

羌活（姜炙）

行痹定痛散。《榆林中医》

沙苑子

Shayuanzi

【处方用名】沙苑子，潼蒺藜，沙苑蒺藜，盐沙苑子。

【来源】

1. 本品为豆科多年生高大草本植物沙苑的成熟干燥种子。栽培或野生。（1965）

2. 本品为豆科植物扁茎黄芪的干燥成熟种子。（1987）

3. 本品为豆科植物扁茎黄芪 *Astragalus complanatus* R. Br. 的干燥成熟种子。秋末冬初果实成熟尚未开裂时采割植株，晒干，打下种子，除去杂质，晒干。（2020）

【炮制方法】

（一）沙苑子

1. 拣去杂质，清水淘净，晒干即成。（1964）

2. 拣去杂质，用清水淘洗，取出，晒干即成。（1965）

3. 拣净杂质，清水洗净，捞出，晒干。（1975，生沙苑子）

4. 除去杂质，洗净，干燥。（1987）

（二）盐沙苑子

1. 取净沙苑子 10 斤，用盐 3 两加适量开水化开，澄清喷洒拌匀。置锅内文火微炒，取出，放凉即成。（1965，盐炒沙苑）

2. 洗净晒干盐水炒用。（1972 西）

3. 取净沙苑子，置锅内文火炒至发出香气，喷淋盐水，再略微炒，取出，晾干。每沙苑

子100斤，用盐2斤。（1975，炒沙苑子）

4. 取净沙苑子，置锅内文火炒至发出香气，喷淋盐水，略微炒，取出，晾干。（1987）

5. 盐水炙。（1991）

【炮制目的】

盐沙苑子

1. 盐炒：增强补肝肾作用。（1975）

2. 盐炙增强补肝肾的作用。（1987）

【处方应付】

不注明炒者，付生沙苑子。（1975、1987）

没药

Moyao

【处方用名】 没药，明没药，制没药，醋没药，炒没药。

【来源】

1. 本品系橄榄科灌木或乔木植物没药树茎秆皮部渗出的油胶干燥树脂。（1965）

2. 本品为橄榄科植物没药树、阿比西亚没药树或其他没药属植物的茎秆皮部渗出的油胶树脂。（1987）

3. 本品为橄榄科植物地丁树*Commiphora myrrha* Engl. 或哈地丁树*Commiphora molmol* Engl. 的干燥树脂。分为天然没药和胶质没药。（2020）

【炮制方法】

（一）没药

1. 拣净杂质、剁成碎块即成。（1965）

2. 拣净杂质，剁成小块。（1975、1987，生没药）

（二）醋没药

1. 加热炒至出油，喷醋，再置于铺有草纸的新砖上，盖以草纸，并用新砖压净油。（1957）

2. 拣净杂质，按大小及细粉分类，待锅烧热后分别倒入，文火炒至出油均匀时，喷洒米醋（每斤用醋1两），再翻炒使外层明亮为度。（1964、1972中）

3. 取剁碎的净没药10斤，置热锅内，文火炒至表面稍熔化（出油），喷淋米醋10两，再翻炒至外表明亮为度，取出，放凉即成。（1965，醋炙没药）

4. 拣净杂质，按大小粗细粉分类，锅热后分别倒入，文火炒至出油均匀时，喷洒米醋（每

斤用醋 1 两），再翻炒，使外层明亮为度。（1966）

5. 取净碎没药，置锅内文火炒至表面熔化，用醋喷匀，再微炒，取出，晾凉搓碎。每没药 100 斤，用醋 5 斤。（1975，制没药）

6. 取净碎没药，置锅内文火炒至表面熔化，用醋喷匀，再微炒，取出，晾凉搓碎。每 100 公斤没药，用醋 5 公斤。（1987，制没药）

7. 醋炙。（1991）

（三）炒没药

取净碎没药，置锅内中火炒至显油亮光泽并有气味溢出时，取出晾凉。（1987）

【炮制目的】

（一）醋没药

1. 醋炒可除去部分油性，并减少刺激性，也便于粉碎。（1964）

2. 醋炒增强止痛作用。（1965）

3. 醋炙入肝，除油，减少刺激，便于粉碎。（1966）

4. 醋炒去油：增强止痛，并可矫味。（1975）

5. 醋炙能增强活血止痛，收敛生肌的作用，并可矫臭矫味。（1987）

（二）炒没药

炒后可缓和刺激性，便于服用，也易于粉碎。（1987）

【处方应付】

1. 不注明生者付醋炒没药。（1964、1972 中）

2. 不注明生者，付制没药。（1975、1987）

【注意】

炒时应将大小块分开，以便炒透炒匀。如块过大，须先砸碎。炒至出油均匀时即可，否则损耗量大。（1964、1972 中）

【应用】

（一）没药去油

双丢拐，九龙丹，痔漏丸，英神普救丸，参茸卫生丸，赛金化毒散，胎产金丹，妇科回生丹。《成方配本》

（二）制没药

1. 犀黄丸，七厘散，梅花点舌丹，蟾酥丸，黎峒丸，醒消丸，异功散，小金丹，大活络丹，回天再造丸，女金丹。《成方配本》

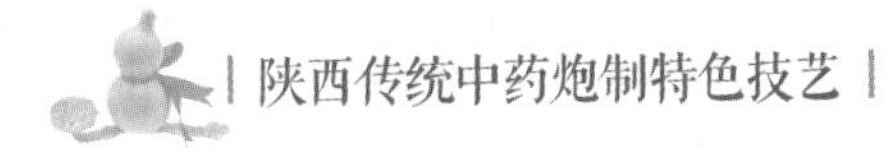

2. 血竭丸。《处方选》

3. 活血散结方。《榆林中医》

(三) **炒没药**

1. 启痿丹。《处方选》

2. 乳癖消解汤。《榆林中医》

没食子

Moshizi

【炮制方法】

拣净杂质，筛去灰屑，用时捣碎。(1975)

沉香

Chenxiang

【处方用名】沉香，海南沉，盔沉，伽南香，土沉香，茄楠香，盔沉香。

【来源】

1. 本品系芸香科常绿乔木植物沉香或白木香树含有树脂的木材经加工干燥而成。野生或栽培。(1965)

2. 本品为瑞香科植物白木香 *Aquilaria sinensis* (Lour.) Gilg 含有树脂的木材。全年均可采收，割取含树脂的木材，除去不含树脂的部分，阴干。(2020)

【炮制方法】

1. 用玻璃片刮成极薄丝，或捣碎研为细粉。(1957)

2. 取原药剪碎，再研细粉或锉粉末即成。(1964、1972 中)

3. 刷净，劈成小块，用时捣碎或研成细粉即成。(1965)

4. 刷净，劈成小块，用时捣碎或研成细粉，或直接锉粉。(1966)

5. 碾成细粉或用时捣碎。(1975)

【处方应付】

不注明伽南沉者，付沉香。(1975)

【注意】

密藏勿使泄气，忌烈日晒和放置石灰缸内。临用时加工，以免香气耗散有损疗效。(1964)

沉香曲

Chenxiangqu

【炮制方法】

沉香2两，枳壳4两，羌活4两，白芷4两，广木香2两，麦芽4两，葛根4两，谷芽4两，柴胡1两，青皮4两，乌药4两，檀香3两，厚朴1两，藿香3两，前胡4两，炙甘草1两5钱，郁金1两，降香3两，陈皮4两，白豆蔻1两，六曲20两，桔梗4两，砂仁1两，防风4两，槟榔4两。以上除六曲外，其余共研细粉，混匀，另将六曲碾细粉打成稀糊，和上列药粉揉匀，置模型内压成小方块，干燥。(1975)

诃子

Hezi

【处方用名】诃子，诃黎勒，诃子肉，柯子肉，煨柯子。

【来源】

1. 本品系使君子科落叶乔木植物诃子的干燥成熟果实。多系栽培。(1965)

2. 本品为使君子科植物诃子 *Terminalia chebula* Retz. 或绒毛诃子 *Terminalia chebula* Retz. var. *tomentella* Kurt. 的干燥成熟果实。秋、冬二季果实成熟时采收，除去杂质，晒干。(2020)

【炮制方法】

(一) 诃子

1. 拣净杂质，用水浸泡，闷润，砸开去核，晒干即成。(1965)

2. 拣净，用水浸泡，闷润抠开去核，干燥即得。(1966，诃子肉)

3. 拣净杂质，清水洗净，捞出，晒干。(1975)

(二) 煨诃子

1. 先用清水泡0.5小时，取出待干后，放入加热有黄土的锅内炒黄除核，肉供药用。(1957，炒诃子肉)

2. 取净诃子用面包裹，置热火灰中煨至面皮焦黄为度，剥去面皮，取出，打碎去核即成。(1965)

3. 取诃子用面包好，置草灰中，煨至微焦，剥除面皮，去核即可。(1966)

4. 取细黄土，置锅内加热至发泡，倒入诃子，文火炒至鼓起，趁热砸破，去核，取净肉晾凉。(1975)

5. 土炒。（1991）

【炮制目的】

（一）诃子

1. 生用清痰行肺气。（1966）

2. 生用：敛肺清音。（1975）

（二）煨诃子

1. 煨诃子有增强涩肠止泻作用。（1965）

2. 煨用涩肠固泻。（1966）

3. 煨：涩肠止泻。（1975）

【处方应付】

不注明生者，付煨诃子肉。（1975）

【应用】

（一）煨诃子肉

苏合香丸，清音丸，噙化上清丸。《成方配本》

（二）煨诃子

七味豆蔻散，藿焦饮，加味痛泻要方，止泻八味散。《榆林中医》

补骨脂

Buguzhi

【处方用名】补骨脂，破故纸，破故脂，故子，黑故子，破故子。

【来源】

1. 本品为豆科 1 年生草本植物补骨脂的干燥成熟果实。多系栽培。（1965）

2. 本品为豆科植物补骨脂 *Psoralea corylifolia* L. 的干燥成熟果实。秋季果实成熟时采收果序，晒干，搓出果实，除去杂质。（2020）

【炮制方法】

（一）补骨脂

簸净杂质，洗净，晒干即成。（1965）

（二）盐补骨脂

1. 用盐水拌匀（药 10 斤，盐 5 两，水适量），放入锅内微炒。（1957）

2. 清水淘净泥屑，拣去杂质，用盐水拌匀（每斤用盐 5 钱），晾干，文火炒至发胀并有香气为度；用时捣碎。（1964）

3. 取净补骨脂 10 斤，用盐 4 两化水拌均匀，晾干，置锅内以文火炒至微胀有香气即成。（1965）

4. 清水淘净，拣去杂质用盐水拌匀，每斤用盐 5 钱，晒干，文火炒至发胀有香气为度，用时捣碎。（1966）

5. 拣净杂质，筛去灰屑，盐水拌匀，微润，置锅内文火炒至鼓起，取出，晾凉，用时捣碎。每补骨脂 100 斤，用盐 3 斤。（1975）

6. 盐水炙。（1991）

【炮制目的】

盐补骨脂

1. 盐炙增强补肾作用。（1966）

2. 盐炒：增强补肾。（1975）

【应用】

（一）盐补骨脂

1. 木香金铃丸，琥珀还睛丸，黑锡丹，壮元丹（俗名打虎壮元丹），青娥丸，七宝美髯丹，参茸卫生丸。《成方配本》

2. 金锁丹。《榆林中医》

（二）酒补骨脂

四神丸。《成方配本》

【附注】

品名：破故纸。（1957）

灵草

Lingcao

【处方用名】零陵香。

【炮制方法】

拣净杂质，切段，筛去灰屑。（1975）

灵砂
Lingsha

【处方用名】神砂，平口砂。

【炮制方法】

1. 原药研极细粉即成。（1964、1972 中）

2. 砸碎，研极细粉。（1975）

3. 磨粉。（1991，神砂）

阿胶
Ejiao

【处方用名】阿胶，东阿胶，驴皮胶，阿胶珠，胶珠，炒阿胶，蛤粉炒阿胶，蒲黄炒阿胶。

【来源】

1. 本品系马科脊椎动物驴刮去毛的皮熬制而成的胶块。（1965）

2. 本品为马科动物驴的皮经加工熬炼、浓缩制成的固体胶。（1987）

3. 本品为马科动物驴 *Equus asinm* L. 的干燥皮或鲜皮经煎煮、浓缩制成的固体胶。（2020）

【制法】将驴皮浸泡去毛，切块洗净，分次水煎，滤过，合并滤液，浓缩（可分别加入适量的黄酒、冰糖及豆油）至稠膏状，冷凝，切块，晾干，即得。（2020）

【炮制方法】

（一）阿胶

1. 春秋天捣碎用亦可。（1957）

2. 原药剪成小块或捣碎即成。（1964、1972 中，生用）

3. 捣成小块即成。（1965）

4. 原药剪成小块，或捣碎生用。（1966，阿胶）

5. 夹成小块或捣碎。（1975、1987，阿胶）

（二）阿胶珠（蛤粉炒阿胶）

1. 先剪成二三分大的小块，再以每 10 斤药用蛤粉 40 两炒热后，放入阿胶，以文火炒至成珠为度。（1957）

2. 先将过罗蛤粉炒至松散后，倒入 2 分宽阿胶块，不断翻动，文火炒至阿胶块鼓起呈圆

珠状时，续炒片刻，至全部发松手能破开，内无黑心为度，立即筛去蛤粉即成。（1964、1972中，蛤粉炒）

3. 先将蛤粉置锅内加热，炒至轻松时放入切好的小块阿胶，炒至鼓起成圆珠形，呈黄白色，取出，筛去蛤粉，晾凉即成。（1965，阿胶球）

4. 将罗筛过的蛤粉，炒至松散后，倒入 2 分宽阿胶块，不断搅动，文火炒至胶块膨起，成圆球状，续炒片刻，至全部发松，手能破开，内无黑心为度，立即筛去蛤粉即得。（1966，蛤粉烫）

5. 将蛤粉置锅内加热至发泡，倒入大小均匀的阿胶碎块，不断翻动，炒至阿胶块呈圆珠状，内无生心时，立即取出，筛净蛤粉，晾凉。每阿胶 100 斤，用蛤粉 100 斤（蛤粉可连续用数次，每次蛤粉用量约为阿胶 4 倍）。（1975）

6. 将蛤粉置锅内加热至发泡，倒入大小均匀的阿胶块，不断翻动，炒至阿胶块呈圆珠状，内无生心时，立即取出，筛净蛤粉，放凉。（1987）

（三）蒲黄炒阿胶

1. 先将过罗蒲黄炒至松散后，倒入 2 分宽阿胶块，不断翻动，文火炒至阿胶块鼓起呈圆珠状时，续炒片刻，至全部发松手能破开，内无黑心为度，立即筛去蒲黄即成。（1964，蒲黄炒）

2. 将罗筛过的蒲黄，炒至松散后，倒入 2 分宽阿胶块，不断搅动，文火炒至胶块膨起，成圆球状，续炒片刻，至全部发松，手能破开，内无黑心为度，立即筛去蒲黄即得。（1966，蒲黄炒）

3. 用蒲黄炒。（1975、1987）

【炮制目的】

（一）阿胶珠（蛤粉炒阿胶）

1. 蛤粉炒为增强清肺化痰作用。（1964）

2. 蛤粉烫，增强清肺化痰作用。（1966）

3. 蛤粉烫，化痰。（1975）

4. 本品性滋腻，且有腥气，炒后补而不腻，并能除去腥气，又能使质地酥脆，便于粉碎。（1987）

（二）蒲黄炒阿胶

1. 蒲黄炒取其化瘀止血。（1964）

2. 化瘀止血。（1966）

3. 蒲黄炒，增强止血。（1975）

【处方应付】

1. 不写炒或珠者皆付生阿胶，胶珠或炒阿胶付蛤粉炒阿胶，注明蒲黄炒付蒲黄炒阿胶。（1964、1972 中）

2. 不注明珠者，付阿胶。（1975、1987）

【注意】

蛤粉用量约为胶之 4 倍，筛出后可继续使用。但蒲黄只能用 1 次。（1964、1972 中）

【应用】

阿胶珠

1. 壮元丹（俗名打虎壮元丹），薯蓣丸，月华丸，葛氏太平丸，玉液金丹，调经养荣丸，调经种子丸，止血四红丸。《成方配本》

2. 贡胶珠三钱（研，分 2 次化服），尿血。《王新午》

阿魏

Awei

【处方用名】阿魏，臭阿魏。

【来源】

1. 本品系伞形科多年生草本植物阿魏的干燥树脂。均系野生。（1965）

2. 本品为伞形科植物新疆阿魏 *Ferula sinkiangensis* K. M. Shen 或阜康阿魏 *Ferula fukanensis* K. M. Shen 的树脂。春末夏初盛花期至初果期，分次由茎上部往下斜割，收集渗出的乳状树脂，阴干。（2020）

【炮制方法】

1. 拣去杂质，剁成小块即成。（1965）

2. 原药应用。（1975）

【注意】

孕妇忌用。（1975）

陈皮

Chenpi

【处方用名】陈皮，橘子皮，广陈皮，新会皮，广皮，川陈皮，陈桔皮，陈橘皮，桔皮，橘皮。

【来源】

1. 本品为芸香科小乔木植物柑橘的干燥成熟果皮。均系栽培。(1965)

2. 本品为芸香科植物橘 *Citrus reticulata* Blanco 及其栽培变种的干燥成熟果皮。药材分为"陈皮"和"广陈皮"。采摘成熟果实，剥取果皮，晒干或低温干燥。(2020)

【炮制方法】

1. 清水喷匀，盖渥 1 宿，润透，切成丝，阴干。(1957)

2. 一般剪为六七分的方块即可。(1957，广陈皮)

3. 刷净浮土，剪 4～5 分宽方块。(1964、1972 中、1966，广陈皮)

4. 淘净，润 2 小时，微晾，整叠成把，切 2 分宽丝即成。(1964、1972 中，川陈皮)

5. 刷净泥土，拣净杂质，剪成小块或喷淋清水闷润后切丝，晾干即成。(1965)

6. 淘净，润 2 小时，微晾，整叠成把，切丝，晒干即得。(1966，川陈皮)

7. 拣净杂质及果柄，清水淘净，捞出，微润，切细丝，晾干。(1975)

【处方应付】

1. 写广皮、新会皮付广陈皮；陈皮、橘皮、陈桔皮者皆付川陈皮。(1964)

2. 处方写广皮、新会皮付广陈皮；陈皮、橘皮、陈桔皮者皆付川陈皮。(1966)

【注意】

洗后忌晒，以免挥发油损失；并立即甩出水分，否则果皮变软，影响色泽。广陈皮较干净，不需水洗。(1964)

附子

Fuzi

【处方用名】附子，炒附子，附片，川附片，白附片，制附子，彰明附，黄附片，乌附片，盐附子。

【来源】

1. 本品为毛茛科多年生宿根草本植物乌头经过加工的干燥块状子根。均系栽培。(1965)

2. 本品为毛茛科植物乌头 *Aconitum carmichaelii* Debx. 的子根的加工品。6 月下旬至 8 月上旬采挖，除去母根、须根及泥沙，习称"泥附子"，加工成下列规格：①选择个大、均匀的泥附子，洗净，浸入胆巴的水溶液中过夜，再加食盐，继续浸泡，每日取出晾晒，并逐渐延长晾晒时间，直至附子表面出现大量结晶盐粒（盐霜）、体质变硬为止，习称"盐附子"。

②取泥附子，按大小分别洗净，浸入胆巴的水溶液中数日，连同浸液煮至透心，捞出，水漂，纵切成厚约0.5厘米的片，再用水浸漂，用调色液使附片染成浓茶色，取出，蒸至出现油面、光泽后，烘至半干，再晒干或继续烘干，习称“黑顺片”。③选择大小均匀的泥附子，洗净，浸入胆巴的水溶液中数日，连同浸液煮至透心，捞出，剥去外皮，纵切成厚约0.3厘米的片，用水浸漂，取出，蒸透，晒干，习称“白附片”。（2020）

【炮制方法】

（一）附片

1.将附瓣以水洗后，放笼内蒸透（约0.5小时），切薄片，晒干。（1957，白附片）

2.系产地加工的成品，只拣除杂质灰尘即成。［1964，附片（黑顺片、黄附片、白附片）］

3.系产地加工成品，只拣净杂质，簸除灰尘即成。［1965，附片（黑顺片、黄附片、白附片）］

4.拣净杂质，筛去灰屑。（1975，附片）

（二）盐附子

清水漂去盐，用笼蒸三四小时，晾去水分，装坛内渥一二日后，切薄片，阴干。（1957，盐附子）

注：本条的盐附子为炮制后的饮片规格，并非产地的“盐附子”，需予以注意。

（三）淡附片

1.取附片（盐附子），用清水将盐卤漂净，与甘草黑豆汁同煮透，至切开口尝无麻辣味为度，取出，去甘草、黑豆，刮去皮，切成两瓣，置锅加水煮2小时，煮透后取出，晾晒，反复闷润数次，润透后切片即成。（1965）

2.取盐附子，清水泡漂（每天换水2～3次），至无咸味，捞出，置锅内加甘草、黑豆共煮至熟透，切开，中心嚼之微麻舌时，取出，除去甘草、黑豆，刮去皮，晒至五成干，再入缸内闷润至内外湿度均匀，切薄片，晒干。每盐附子100斤，用甘草5斤，黑豆10斤。（1975，淡附子）

（四）制附子

附子（原文献为“白附子”，据文意改为“附子”），炮制方法同川乌头，唯切普通片。（1957）

川乌头炮制方法如下：

与甘草，皂角，生姜（药10斤，甘草、皂角、生姜各0.5斤，均捣碎），水浸泡（春、秋七八天，夏6天，冬10天）每日换水1次，夏日换水2次，泡后再将药料捞放锅内，注入清

水，加热煮沸约1小时，将药料捞放芦席上晾至六七成干，复装坛内渥1宿，取出，切普通片，晒干。（1957，附子）

（五）土炒白附子

与黄土共炒至仁内无白色为度。（1957）

（六）炮附片

取砂土置锅内炒热后，倒入附片，炮至微起破裂为度，取出，筛去砂土，放凉即成。（1965）

【炮制目的】

淡附片

甘草、黑豆煮：降低毒性。（1975）

【处方应付】

1. 写附片、川附片、制附片付白附片，彰明附付黄附片，乌附片付黑顺片。（1964）

2. 写附片、川附片、制附片者付白附片，写彰明附子者付黄附片，写乌附片者付黑顺片。（1965）

3. 不注明盐者，付附片。（1975）

【注意】

1. 妊娠忌服。（1965）

2. 孕妇忌服，反贝母、栝楼、白及、白蔹、半夏。（1975）

【应用】

（一）附片

大活络丹，回天再造丸，万灵膏，壮元丹（俗名打虎壮元丹），大胃丸。《成方配本》

（二）附子

阳和解凝膏。《成方配本》

（三）制附子

1. 黑锡丹，济生肾气丸，桂附八味丸，附子理中丸。《成方配本》

2. 休息痢。《王新午》

3. 西园桂附丸。《榆林中医》

（四）制黑附子

参茸卫生丸。《成方配本》

（五）炮附子

金匮肾气丸，乌梅丸。《成方配本》

（六）炮附片

1. 天麻丸。《成方配本》

2. 回阳固崩汤。《榆林中医》

（七）附子（插一窍入朱砂 5 克，湿面裹煨）

续嗣降生丹。《榆林中医》

忍冬藤

Rendongteng

【处方用名】忍冬藤，金银藤，左丝藤，二花藤。

【来源】

1. 本品为圆柱形的枝条，常数枝相互盘曲成束状，多分枝，直径 1～1.5 分。表面棕红色或紫棕色，外皮光滑，易剥落，嫩枝呈灰紫色，有细柔毛。质脆易断，断面黄白色，中有空心。叶对生于节上，呈椭圆形，稍尖，黄绿色。两面均有茸毛，下面较密，叶脉明显。无臭、味微甘。（1965）

2. 本品为忍冬科植物忍冬 *Lonicera japonica* Thunb. 的干燥茎枝。秋、冬二季采割，晒干。（2020）

【炮制方法】

1. 清水洗后，盖渥润透，切为咀，晒干。（1957，忍冬藤）

2. 清水洗净，晾干，切 4～5 分长节，晒干，簸净皮叶即成。（1964）

3. 拣净杂质，清水洗净，捞出，润透，切段，晒干。（1975）

【注意】

应以嫩细者入药，过老的应除去。（1964、1975）

鸡内金

Jineijin

【处方用名】鸡内金，鸡肫皮，内金，鸡中金，生鸡内金，炒鸡内金，焦鸡内金。

【来源】

1. 本品系雉科脊椎动物鸡的干燥砂囊内壁。均系家养。（1965）

2. 本品为雉科动物家鸡 *Callus gallus domesticus* Brisson 的干燥砂囊内壁。杀鸡后，取出

鸡肫，立即剥下内壁，洗净，干燥。（2020）

【炮制方法】

（一）鸡内金

1. 生用。（1964、1972 中，生用）

2. 拣净杂质，用水洗净，晒干，搓碎，过筛即成。（1965）

3. 拣净杂质，清水淘洗，晒干，生用。（1966）

4. 极少生用。（1970）

5. 拣净杂质，清水洗净，捞出，晒干，搓碎。（1975）

（二）炒鸡内金

1. 拣净杂质，清水淘净，晒干，文火炒至微鼓起稍变黄色为度。（1964、1972 中）

2. 取洁净的鸡内金，置锅内用文火炒至鼓起，取出，放凉即成。（1965）

3. 拣净杂质，清水淘洗，晒干，文火炒至微鼓起，稍变黄色为度。（1966）

4. 多为炒用。（1970）

5. 取净鸡内金，置锅内文火炒至鼓起，取出，晾凉。（1975）

（三）焦鸡内金

1. 炒焦。（1964、1972 中，炒焦）

2. 取洁净的鸡内金，置锅内用武火炒至黄黑色，取出，放凉即成。（1965）

3. 拣净杂质，清水淘洗，晒干，炒焦用。（1966）

4. 炒焦用。（1975）

【炮制目的】

炒鸡内金

1. 炒减腥味，增强药效。（1966）

2. 炒：增强消食，并可矫味。（1975）

【处方应付】

1. 不注明生者付炒内金，写焦者付焦内金。（1964、1972 中）

2. 注明生、焦者，按要求付给，余付炒鸡内金。（1975）

【应用】

（一）炒鸡内金

磨铁散。《成方配本》

（二）鸡内金（微火微炒）

健胃散。《榆林中医》

（三）鸡内金（炙）

降逆消癌汤。《榆林中医》

鸡血藤

Jixueteng

【处方用名】鸡血藤，大血藤，血枫藤。

【来源】

1. 本品为豆科多年生藤本植物白花油麻藤的干燥藤茎。均系野生。（1965）

2. 本品为豆科植物密花豆 *Spatholobus suberectus* Dunn 的干燥藤茎。秋、冬二季采收，除去枝叶，切片，晒干。（2020）

【炮制方法】

1. 清水喷匀，用麻袋盖渥 1 宿，润透，切普通斜片，晒干。（1957）

2. 按粗细分类，泡六至七成，渥 1 夜，切半分厚片，晒干即成。（1964、1972 中）

3. 按粗细分类，用水泡六至七成，捞出、润透，切半分厚片、晒干即成。（1965）

4. 清水泡至五成，捞出，润透，切厚片，晒干。（1975）

鸡血藤胶

Jixuetengjiao

【炮制方法】

刷净，用时捣碎。（1975）

鸡骨草

Jigucao

【来源】

本品为豆科植物广州相思子 *Abrus cantoniensis* Hance 的干燥全株。全年均可采挖，除去泥沙，干燥。（2020）

【炮制方法】

拣净杂质，清水泡至五成，洗净，捞出，润透，切厚片，晒干。（1975）

鸡冠花

Jiguanhua

【处方用名】 鸡冠花，红鸡冠花，白鸡冠花，鸡冠头。

【来源】

1. 本品为苋科1年生草本植物鸡冠花的干燥花序。栽培或野生。(1965)

2. 本品为苋科植物鸡冠花 *Cetera cristoto* L. 的干燥花序。秋季花盛开时采收，晒干。(2020)

【炮制方法】

(一) 鸡冠花

1. 切段生用。(1962)

2. 去梗，拣净杂质，切7～8分长节即成。(1964)

3. 拣净杂质，除去残柄，切成7～8分长节即成。(1965)

4. 去梗晒干即可。(1972 西)

5. 拣净杂质及梗叶，切段，筛去灰屑。(1975)

(二) 鸡冠花炭

炒炭用。(1962、1975)

(三) 酒鸡冠花

切段酒炒用。(1962)

【处方应付】

注明赤、白、炭者，按要求付给，余付鸡冠花。(1975)

【应用】

鸡冠花(炒)

加味易黄汤。《榆林中医》

鸡蛋壳

Jidanke

【炮制方法】

洗净去内白，炒黄碾面用。(1972 西)

【应用】

鸡子壳(炒黄)

小儿双补散。《榆林中医》

青木香

Qingmuxiang

【来源】

本品为马兜铃科多年生草本植物马兜铃的干燥根。均系野生。（1965）

【炮制方法】

1. 清水泡 0.5 小时，捞出，盖渥 1 宿，润透，切薄片，晒干。（1957）

2. 清水泡四至五成，润透（约 1 夜），微晾，切 5 厘片，晒干即成。（1964、1972 中）

3. 拣去杂质，分开大小条，用水浸泡，捞出，晾晒，再润至内外湿度均匀，切 5 厘片，晒干即成。（1965）

4. 拣净杂质，清水泡至五成，捞出，润透，切薄片，晒干。（1975）

青风藤

Qingfengteng

【处方用名】青风藤，大枫藤，清风藤。

【来源】

1. 本品系防己科多年生落叶缠绕藤本植物青藤的干燥茎。均系野生。（1965）

2. 本品为防己科植物青藤 *Sinomenium acutum*（Thunb.）Rehd. et Wils. 和毛青藤 *Sinomenium acutum*（Thnnh.）Rehd. et Wils. var. *cinereum* Rehd. et Wils. 的干燥藤茎。秋末冬初采割，扎把或切长段，晒干。（2020）

【炮制方法】

1. 先用刀截短，清水泡 2～3小时，取出，盖渥 1 宿，润透，切厚片。（1957）

2. 清水浸泡六至七成，润透，切薄片，晒干即成。（1964）

3. 用水浸泡六至七成，捞出，润透，切片晒干即成。（1965）

4. 截成长段，清水泡至五成，捞出，润透，切薄片，晒干。（1975）

【附注】

品名：清风藤。（1964、1973）

青皮
Qingpi

【处方用名】青皮，建青皮，小青皮，均青皮，四花青皮，醋青皮。

【来源】

1. 本品系芸香科常绿小乔木或灌木植物柑橘的干燥未成熟果皮或幼小果实。均系栽培。（1965）

2. 本品为芸香科植物橘 *Citrus reticulata* Blanco 及其栽培变种的干燥幼果或未成熟果实的果皮。5～6月收集自落的幼果，晒干，习称“个青皮”；7～8月采收未成熟的果实，在果皮上纵剖成四瓣至基部，除尽瓤瓣，晒干，习称“四花青皮”。（2020）

【炮制方法】

（一）青皮

1. 挖去内瓤，清水淘净，立刻捞出，渗透，切丝即成。（1964，生用）

2. 拣去杂质，用水泡透，捞出晾至外皮微干，切横片。（1965，均青皮）

3. 淘净，捞出，闷润，切丝晒干即成。（1965，四花青皮）

4. 除去内瓤，清水淘净后立即捞出，润透切丝即成。（1966，生用）

5. 拣净杂质，清水洗净，捞出，润透，切丝，晒干。（1975）

6. 拣净杂质，清水洗净，捞出，润透，切薄片，晒干。（1975）

（二）醋青皮

1. 清水喷匀，盖渥1宿，润透，切成丝，阴干，用醋拌匀微炒（药10斤，醋8两）。（1957）

2. 取青皮丝，喷洒米醋（每斤用醋2两），渗1～2小时，文火炒至微黄色即成。（1964、1966，醋炒）

3. 取青皮片或丝10斤，用醋1.5斤拌匀，置锅内用文火炒至微黄色，取出晾干即成。（1965，醋青皮）

4. 取青皮丝、片，加醋拌匀，微润，置锅内文火微炒，取出，晾凉。每青皮100斤，用醋15斤。

【炮制目的】

醋青皮

1. 醋炙引药入肝。（1966）

2. 醋炒：增强止痛。（1975）

【处方应付】

不注明生者付醋炒青皮。（1964、1965、1975）

【应用】

（一）炒青皮

1. 黄连羊肝丸，木香顺气丸，建神曲。《成方配本》

2. 加味膈下逐瘀汤。《榆林中医》

（二）醋青皮

1. 木香槟榔丸，回天再造丸，圣济鳖甲丸，养血调经丸，调经丸，妇科回生丹。《成方配本》

2. 加味和中丸，加味舒肝饮，治赤白带下方。《榆林中医》

青果

Qingguo

【处方用名】青果，干青果，橄榄。

【来源】

1. 本品为橄榄科常绿乔木植物橄榄的干燥成熟果实。均系栽培。（1965）

2. 本品为橄榄科植物橄榄 *Canarium album* Raeusch. 的干燥成熟果实。秋季果实成熟时采收，干燥。（2020）

【炮制方法】

1. 拣去杂质，洗净晒干，用时打碎即成。（1965）

2. 拣净杂质，筛去灰屑，用时捣碎。（1975）

【应用】

青果炭

吹喉凤衣丸。《成方配本》

青蒿

Qinghao

【处方用名】青蒿，鳖血青蒿，香蒿，嫩青蒿。

【来源】

1. 本品系菊科 1 年或 2 年生草本植物黄花蒿的干燥茎叶。均系野生。（1965）

2. 本品为菊科植物黄花蒿 *Artemisia annua* L. 的干燥地上部分。秋季花盛开时采割，除去老茎，阴干。（2020）

【炮制方法】

（一）青蒿

1. 清水喷匀，切为咀，晒干。（1957）

2. 拣去杂质，除去残根，用水浸润，切成 5 分长节，晒干即得。（1965）

3. 拣去杂质，除去残根，用水浸润切段，晒干即得。（1966）

4. 拣净杂质，除去残根，清水洗净，润透，切段，晒干。（1975）

（二）鳖血青蒿

1. 取青蒿节 10 斤，置盆内用 20 个活鳖的血加少许温水稀释后，淋入，拌匀，稍闷，置锅内用文火微炒，取出晾凉即成。（1965）

2. 取青蒿段，置盆内，淋入温水少许稀释的鳖血，拌匀，稍闷，置锅内用文火微炒，取出放凉即得。每斤用 2 个活鳖的血。（1966）

【炮制目的】

鳖血青蒿

1. 鳖血炙增强泻热补虚作用。（1965）

2. 鳖血炙滋阴退热。（1966）

青葙子

Qingxiangzi

【处方用名】青葙子，野鸡冠花子，野鸡冠，狗尾花。

【来源】

1. 本品为苋科 1 年生草本植物青葙的干燥成熟种子。均系野生。（1965）

2. 本品为苋科植物青葙 *Celosia argentea* L. 的干燥成熟种子。秋季果实成熟时采割植株或摘取果穗，晒干，收集种子，除去杂质。（2020）

【炮制方法】

1. 拣去杂质，过罗去土即成。（1965）

2. 晒干打出种子即可。（1972 西）

3. 拣净杂质，簸去灰屑。（1975）

【注意】

瞳孔散大者忌用。（1965）

【附注】

品名：青葙子又名野鸡冠，狗尾花。(1972 西)

青黛

Qingdai

【处方用名】青黛，兰靛，靛花，靛沫，建青黛。

【来源】

1. 本品系爵床科植物马兰、豆科植物木兰、蓼科植物蓼兰或十字花科菘兰叶中的干燥色素。栽培或野生。(1965)

2. 本品为爵床科植物马蓝 *Baphicacanthus cusia* (Nees) Bremek.、蓼科植物蓼蓝 *Polygonum tinctorium* Ait. 或十字花科植物松蓝 *Isatis indigotica* Fort. 的叶或茎叶经加工制得的干燥粉末、团块或颗粒。(2020)

【炮制方法】

1. 拣净杂质，过罗即成。(1965)

2. 原药应用。(1975)

青礞石

Qingmengshi

【处方用名】青礞石，礞石，煅礞石。

【来源】

本品为变质岩类黑云母片岩或绿泥石化云母碳酸盐片岩。采挖后，除去杂石和泥沙。(2020)

【炮制方法】

煅青礞石

拣净杂质，置坩埚内，放入无烟炉火中煅至红透，取出，晾凉，簸取净礞石，除去砂石。(1975)

【炮制目的】

煅青礞石

煅：使药物纯洁。(1975)

【应用】

煅青礞石（煅礞石）

1. 止嗽金丹。《成方配本》

2. 加味白金丸，涤痰定惊散。《榆林中医》

玫瑰花
Meiguihua

【处方用名】玫瑰花，红玫瑰。

【来源】

1. 本品为蔷薇科落叶灌木植物玫瑰的干燥花蕾。栽培或野生。（1965）

2. 本品为蔷薇科植物玫瑰 *Rosa rugosa* Thunb. 的干燥花蕾。春末夏初花将开放时分批采摘，及时低温干燥。（2020）

【炮制方法】

1. 拣去杂质，摘除花柄即成。（1965）

2. 用文火烘干放干燥处，切勿受潮。（1972 西）

3. 拣净杂质及柄，筛去灰屑。（1975）

苦丁茶
Kudingcha

【炮制方法】

拣净杂质及粗梗，筛去灰屑。（1975）

苦丁香
Kudingxiang

【处方用名】苦丁香，甜瓜蒂，瓜蒂。

【炮制方法】

拣净杂质，筛去灰屑。（1975）

【附注】

品名：苦丁香（瓜蒂、甜瓜蒂）。(1975)

苦地丁
Kudiding

【处方用名】苦地丁，地丁草。

【来源】

1. 本品系罂粟科多年生草本植物布氏紫堇的干燥全草。多系野生。(1965)

2. 本品为罂粟科植物地丁草 *Corydalis bungeana* Turcz. 的干燥全草。夏季花果期采收，除去杂质，晒干。(2020)

【炮制方法】

拣去杂质，用水稍润，切 2～3 分节，晒干即成。(1965)

苦竹叶
Kuzhuye

【处方用名】苦竹叶，竹叶心，卷心竹叶，青竹叶。

【炮制方法】

1. 拣净细枝等杂质，喷水少许，切 3～4 分长节，晾干即成。(1964)

2. 拣净杂质及细枝，清水洗净，切段，晒干。(1975)

【处方应付】

写竹叶心、卷心竹叶付鲜嫩竹叶；如无鲜品时干叶亦可。(1964)

苦杏仁
Kuxingren

【处方用名】苦杏仁，杏仁，生杏仁，光杏仁，杏仁泥，炒杏仁，炒苦杏仁，炙杏仁。

【来源】

1. 本品为蔷薇科落叶乔木植物杏的干燥成熟种仁。栽培或野生。(1965)

2. 本品为蔷薇科植物山杏、西伯利亚杏、辽杏（东北杏）或杏的干燥成熟种子。(1987)

3. 本品为蔷薇科植物山杏 *Prunus armeniaca* L. var. *ansu* Maxim.、西伯利亚杏 *Prunus sibirica* L.、东北杏 *Prunus mandshurica*（Maxim.）Koehne 或杏 *Prunus armeniaca* L. 的干燥成熟种子。夏季采收成熟果实，除去果肉和核壳，取出种子，晒干。（2020）

【炮制方法】

（一）苦杏仁

将果核打碎，取出种子，去皮，生用。（1970）

（二）焯苦杏仁

1. 拣净硬核皮，沸水中微煮（约 2～3 分钟），或开水泡 20～30 分钟，去皮尖，晒干，簸净，即为光杏仁，用时捣碎。（1964、1972 中，生用）

2. 拣净杂质及硬核皮，置沸水中微煮（约 2～3 分钟），或开水泡 20～30 分钟，去皮尖，晒干，簸净，用时捣碎。（1965）

3. 拣净硬核皮，沸水中微煮约 2～3 分钟，或用开水泡 20～30 分钟去皮尖，晒干簸净，即为光杏仁。用时捣碎。（1966，焯制）

4. 开水泡后去外皮砸碎用。（1972 西）

5. 拣净杂质及残留硬壳，置沸水锅中煮至外皮微皱，捞出，搓去皮，晒干，用时捣碎。（1975，生杏仁）

6. 取原药材，除去杂质及残留的硬壳，或置沸水中略煮，使其种皮微膨起即捞起，用凉水浸泡，取出，搓开种皮与仁，干燥，簸去种皮，用时捣碎。（1987，苦杏仁）

（三）炒苦杏仁

1. 煮后去净皮，晒干，微炒，临用时捣碎。（1957）

2. 取光杏仁炒至色变黄即成。（1964、1972 中，炒用）

3. 取光杏仁置锅内以文火炒至微黄色即成。（1965，炒杏仁）

4. 取光杏仁炒至变黄色即成。（1966，炒用）

5. 将果核打碎，取出种子，去皮，炒用。（1970）

6. 取净杏仁，置锅内文火炒至带有焦斑，取出，晾凉，用时捣碎。（1975，炒杏仁）

7. 取净杏仁，置锅内用文火炒至黄色，略带焦斑，有香气，取出放凉，用时捣碎。（1987，炒杏仁）

（四）蜜苦杏仁

1. 每药 10 斤，用蜜 1 斤。按常规炮制。（1957）

2. 待蜜炼开后（每斤用蜜 1 两），倒入光杏仁，炙至红黄色蜜不黏手为度，晾凉，捣碎即

成。（1964、1972 中，蜜炙）

3. 取光杏仁 10 斤，用蜜 10 两，将蜜置锅内化开后，倒入光杏仁，以文火炒至红黄色不黏手为度，取出，晾凉，捣碎即成。（1965，蜜杏仁）

4. 蜜炼开（每斤用蜜 1 两）后倒入光杏仁炙至红黄色，蜜不黏手为度，晾凉、捣碎即成。（1966）

5. 将蜂蜜置锅内化开，倒入净杏仁，文火炙至蜜不黏手，取出，晾凉，碾碎。每杏仁 100 斤，用蜂蜜 10 斤。（1975，炙杏仁）

6. 蜜炙。（1991）

【炮制目的】

（一）焯苦杏仁

1. 去皮尖降低毒性。（1966）

2. 焯去皮：去毒。（1975）

3. 本品制后可破坏杏仁酶，保存杏仁苷，提高杏仁的药效。焯去皮，除去非药用部分，便于有效物质煎出。（1987）

（二）炒苦杏仁

炒：可破坏酶，而保存其有效成分。（1975，炒杏仁）

（三）蜜苦杏仁

1. 蜜炙增强镇咳祛痰功能。（1964，蜜炙）。

2. 蜜炙助其镇咳祛痰。（1966，蜜炙）

3. 蜜炙：润肺。（1975，炙杏仁）

【处方应付】

1. 注明炒者付炒杏仁；写杏仁、炙杏仁、杏仁泥皆付蜜炙杏仁；生杏仁、光杏仁付去皮生杏仁。（1964、1972 中）

2. 注明炒者付炒，生或光杏仁者付生杏仁，其余皆付蜜炙杏仁。（1965）

3. 注明生、炙者按要求付给，余付炒杏仁。（1975、1987）

【注意】

蜜炙杏仁宜装瓷坛内，以防泛油。（1964）

【应用】

（一）杏仁泥

1. 六神曲。《成方配本》

2. 五虎糖浆，清热散。《处方选》

3. 郁证。《王新午》

（二）炒杏仁

杏苏散，华盖散。《处方选》

（三）炙杏仁

参苏理肺丸，止嗽金丹，葛氏太平丸。《成方配本》

【附注】

品名：杏仁。（1957、1965、1991）

苦参

Kushen

【处方用名】苦参，苦参片。

【来源】

1. 本品为豆科落叶灌木植物苦参的干燥根。均系野生。（1965）

2. 本品为豆科植物苦参 *Sophora flavescens* Ait. 的干燥根。春、秋二季采挖，除去根头和小支根，洗净，干燥，或趁鲜切片，干燥。（2020）

【炮制方法】

（一）苦参

1. 清水泡后（春、秋 2 日，夏 2 日，冬 3 日），捞出，盖渥 1 宿，润透，去芦头，切普通片，晒干。（1957）

2. 拣净杂质，去芦，清水泡六至七成（约 1～2 小时），盖渥并经常淋水，润至柔软，切 8 厘圆片，晒干即成。（1964、1972 中）

3. 除去残留根头，分开大小条，洗净，取水浸泡，捞出，润透后切片，晒干即成。（1965）

4. 拣净杂质，去芦，清水泡六至七成（约 1～2 小时），盖渥并淋水，润软，切 8 厘厚圆片，晒干即成。（1966）

5. 切片生用。（1970）

6. 拣净杂质，去芦，清水泡至七成，捞出，润透，切厚片，晒干。（1975）

（二）酒炒苦参

酒炒用。（1962、1970）

【注意】

反藜芦。(1965、1975)

苦楝子
Kulianzi

【处方用名】苦楝子，金铃子。

【炮制方法】

1. 晒干打碎备用。(1972 西)

2. 拣净杂质，筛去灰屑，用时捣碎。(1975)

苦楝皮
Kulianpi

【处方用名】苦楝皮，楝皮，楝根皮，苦楝根皮。

【来源】

1. 本品为楝科落叶乔木植物楝树及川楝树的干燥根皮及树干皮。栽培或野生。(1965)

2. 本品为楝科植物川楝 *Melia toosendan* Sieb. et Zucc. 或楝 *Melia azedarach* L. 的干燥树皮和根皮。春、秋二季剥取，晒干，或除去粗皮，晒干。(2020)

【炮制方法】

(一) 苦楝皮

1. 清水泡 2 小时，取出，用麻袋盖渥 1 宿，润透，切成厚丝，晒干。(1957)

2. 切丝，生用。(1962)

3. 刮净粗皮，泡约 2 小时，润透，切丝，晒干即成。(1964、1972 中)

4. 刮净粗皮，用水浸泡，润透，切丝晒干即成。(1965)

5. 拣净杂质，清水洗净，捞出，润透，切细丝，晒干。(1975)

(二) 炒苦楝皮

1. 切丝，炒用。(1962)

2. 挖掘去粗皮晒干，黄土炒用。(1972 西)

茄子根
Qiezigen

【处方用名】茄子根，茄根。

【炮制方法】

1. 洗净晒干。（1972 西）

2. 拣净杂质，清水泡至八成，洗净捞出，润透，切薄片，晒干。（1975）

枇杷叶
Pipaye

【处方用名】枇杷叶，生杷叶，南杷叶，杷叶，巴叶，炙杷叶，蜜枇杷叶。

【来源】

1. 本品系蔷薇科常绿乔木植物枇杷的干燥叶。多系栽培。（1965）

2. 本品为蔷薇科植物枇杷的干燥叶。（1987）

3. 本品为蔷薇科植物枇杷 *Eriobotrya japonica*（Thunb.）Lindl. 的干燥叶。全年均可采收，晒至七八成干时，扎成小把，再晒干。（2020）

【炮制方法】

（一）枇杷叶

1. 刷净背面绒毛后，去梗切为丝。（1957）

2. 刷净叶背毛茸，在潮湿处放置 1 夜，润透，去柄切丝，晒干即成。（1964、1972 中）

3. 刷去绒毛，用水喷洒，润透，切丝，晾干即成。（1965）

4. 刷去叶背毛绒，在潮湿处放 1 夜，润透，去柄切细丝，晒干即成。（1966）

5. 切成小段，生用。（1970）

6. 刷净叶背绒毛，清水洗净，捞出，切宽丝，晒干。（1975）

7. 刷净叶背绒毛，用水喷润，切宽丝，干燥。（1987，生枇杷叶）

（二）蜜枇杷叶

1. 药 10 斤，用蜜 15 两，按常规炙之。（1957）

2. 待蜜炼开后（每斤用蜜 3 两），倒入杷叶丝，文火炙至变黄色，蜜不黏手为度。（1964、1972 中，蜜炙）

3. 取枇杷叶丝 10 斤，加炼熟的蜂蜜 2.5 斤与开水少许，拌匀，稍闷，置锅内文火炒至不黏手为度，取出，放凉即成。（1965）

4.待蜜炼开后，倒入枇杷叶丝，文火炒至色变黄，蜜不黏手为度。(1966)

5.蜜炙用。(1970、1991)

6.取蜂蜜置锅内化开，倒入枇杷叶丝，文火炙至蜜不黏手，取出，晾凉。每枇杷叶100斤，用蜂蜜25斤。(1975，炙枇杷叶)

7.取蜂蜜置锅内化开，倒入枇杷叶丝，文火炙至蜜不黏手，取出，晾凉。(1987)

【炮制目的】

(一)枇杷叶

1.刷净叶背毛茸，可防止刺激咽喉和呼吸道。(1964、1966)

2.去毛：防止刺激咽喉，引起咳嗽。(1975)

3.去毛：防止刺激咽喉，以免引起呛咳。(1987)

(二)蜜枇杷叶

1.蜜炙润肺。(1966)

2.蜜炙；增强润肺止咳。(1975)

3.蜜炙增强润肺止咳作用。(1987)

【处方应付】

1.不注明生者付炙枇杷叶。(1964、1972中)

2.不注明生者，付炙枇杷叶。(1975、1987)

【注意】

1.水洗则叶片变黑，影响美观。(1964、1972中)

2.若水洗，则叶片变黄，影响美观。(1966)

3.刷毛时须戴口罩。(1975)

【应用】

炙枇杷叶

痰饮。《王新午》

枇杷花

Pipahua

【炮制方法】

(一)枇杷花

拣净杂质，筛去灰屑。(1975)

（二）蜜炙枇杷花

蜜炙。（1975）

板蓝根

Banlangen

【处方用名】板蓝根，板兰根，兰根，蓝根。

【来源】

1. 为十字花科植物菘兰的根部（南方习用爵床科植物马蓝的根部）。（1965）

2. 本品为十字花科植物菘蓝 *Isatis indigotica* Fort. 的干燥根。秋季采挖，除去泥沙，晒干。（2020）

【炮制方法】

1. 清水洗净，捞出，盖渥 1 宿，润透，切薄片，晒干。（1957）

2. 清水洗净，泡约 0.5 小时，盖渥润透，切 5 厘圆片，晒干即成。（1964、1972 中）

3. 洗净晒干即可。（1972 西）

4. 拣净杂质，清水洗净，捞出，润透，切薄片，晒干。（1975）

【附注】

品名：板兰根。（1964、1973）

松子

Songzi

【炮制方法】

拣净杂质，筛去灰屑，用时捣碎。（1975）

松花粉

Songhuafen

【来源】

本品为松科植物马尾松 *Pinus massoniana* Lamb.、油松 *Pinus tabulieformis* Carr. 或同属数种植物的干燥花粉。春季花刚开时，采摘花穗，晒干，收集花粉，除去杂质。（2020）

【炮制方法】

筛去杂质。（1975）

松香

Songxiang

【处方用名】松香，黄香，松脂。

【炮制方法】

（一）松香

1. 取原药拣净杂质，捣碎即成。（1964、1972 中）

2. 拣去杂质，文火加热熔化，除去木屑等杂质，后倒入水中。待凉后取出，晾干即得。（1966）

3. 如有杂质，置铜锅内文火熔化，捞出木屑等杂质，趁热倒入冷水盆中，冷却，取出，阴干，用时捣碎。（1975）

（二）制松香

取葱煎汤，加入净松香煮至完全熔化，趁热倒入冷水盆中，冷却，取出，阴干，用时捣碎。每松香 100 斤，用葱 10 斤。（1975）

【炮制目的】

（一）松香

去净杂质。（1966）

（二）制松香

葱制：增强祛风。（1975）

【应用】

（一）制松香

回天再造丸。《成方配本》

（二）松香（炒）

癣秃散。《榆林中医》

枫香脂

Fengxiangzhi

【处方用名】枫香脂，白胶香，白云香。

【来源】

1. 本品为金缕梅科落叶乔木植物枫香树的干燥树脂。多系栽培。（1965）

2. 本品为金缕梅科植物枫香树 *Liquidambar formosana* Hance 的干燥树脂。7～8 月割裂

树干，使树脂流出，10月至次年4月采收，阴干。（2020）

【炮制方法】

1. 拣净杂质，锲成小块或研细粉即成。（1964、1972中）

2. 拣净杂质，锲成小块即成。（1965）

3. 拣净杂质，用时捣碎。（1975）

刺猬皮
Ciweipi

【处方用名】刺猬皮，刺猬，猬皮，炒刺猬皮。

【来源】

本品为刺猬科脊椎动物刺猬的干燥外皮。均系野生。（1965）

【炮制方法】

（一）焙炒刺猬皮

将皮切成小块，焙炒稍黑或焦黄后用。（1970）

（二）土炒刺猬皮

1. 剪成碎块，放入加热有黄土的锅内炒之；俟起泡后，筛去土即可供药用。（1957）

2. 去净腹部的软毛皮及头足，取硬刺皮剪成小方块，倒入已炒热的黄土锅内，不断翻动，文火炒至皮胀，刺尖卷曲已酥脆为度。（1964、1972中）

（三）滑石粉炒刺猬皮

1. 取洗净刺猬皮，剁成小块，晒干，另取滑石粉置锅内炒热，加入刺猬皮，炒烫至微黄色，取出，筛刷去滑石粉，放凉即成。（1965）

2. 除去无刺边皮，切大方块，再取滑石粉，置锅内加热，倒入刺猬皮块，武火炒至色黄质脆，取出，筛净滑石粉，晾凉。（1975）

【炮制目的】

滑石粉炒刺猬皮

炒：易碎，并可矫味。（1975）

【应用】

土炒刺猬皮

痔漏丸。《成方配本》

枣槟榔

Zaobinglang

【处方用名】枣槟榔，枣榔。

【炮制方法】

拣净杂质，筛去灰屑，用时捣碎。(1975)

郁李仁

Yuliren

【处方用名】郁李仁，李仁，小李仁，欧李仁。

【来源】

1. 本品为蔷薇科落叶灌木植物欧李的干燥成熟种子。多系野生。(1965)

2. 本品为蔷薇科植物欧李 *Prunus humilis* Bge.、郁李 *Prunus japonica* Thunb. 或长柄扁桃 *Prunus pedunculata* Maxim. 的干燥成熟种子。前 2 种习称“小李仁”，后 1 种习称“大李仁”。夏、秋二季采收成熟果实，除去果肉和核壳，取出种子，干燥。(2020)

【炮制方法】

1. 簸净杂质，拣去硬壳，用时捣碎即成。(1964)

2. 簸净杂质，拣净残留硬壳，用时捣碎即成。(1965)

3. 簸净杂质，拣去硬壳，用时捣碎。(1966)

4. 拣净杂质及硬壳，用时捣碎。(1975)

【注意】

1. 孕妇忌服。(1965)

2. 孕妇内服宜慎。(1975)

郁金

Yujin

【处方用名】郁金，广郁金，川郁金，醋郁金，玉金。

【来源】

1. 本品为姜科多年生宿根草本植物姜黄或郁金的附生干燥块根。均系栽培。(1965)

2. 本品为姜科植物温郁金 *Curcuma wenyujin* Y. H. Chen et C. Ling、姜黄 *Curcuma longa* L.、广西莪术 *Curcuma kwangsiensis* S. G. Lee et C. F. Liang 或蓬莪术 *Curcuma phaeocaulis* Val. 的干燥块根。前两者分别习称“温郁金”和“黄丝郁金”，其余按性状不同习称“桂郁金”或“绿丝郁金”。冬季茎叶枯萎后采挖，除去泥沙和细根，蒸或煮至透心，干燥。(2020)

【炮制方法】

(一) 郁金

1. 用面汤浸润透，切薄片。(1957)

2. 拣净杂质，清水洗净，捞出，晒干，用时捣碎。(1975，生郁金)

(二) 醋郁金

1. 按常规以醋炒之（药 10 斤，醋 20 两）。(1957)

2. 拣净杂质，热水泡或热面汤烫六至七成，晾凉，装入坛子内，润透，淘净，晾硬时切 3 厘片，晒干，喷洒米醋（每斤用醋 2 两），拌匀，文火微炒至带色为度。(1964、1972 中)

3. 拣去杂质，热水泡或热面汤烫至六至七成，晾凉，装入罐子内，润透，淘净，稍晾，切 3 厘片，晒干，喷淋米醋（每 10 斤用醋 1 斤 4 两）拌匀，文火炒至带色为度。(1965)

4. 拣净杂质，热水泡，或热面汤烫六至七成，晾凉，装入坛子内，润透，淘净，晾硬时切 3 厘片，晒干，喷洒米醋（每斤用醋 2 两）拌匀，文火炒至带色为度。(1966)

5. 取净郁金，加醋和水适量，浸至吸尽，移置笼内蒸透，取出，切薄片，晒干。每郁金 100 斤，用醋 20 斤。(1975)

(三) 酒炒郁金

取净玉金片，每斤用酒 2 两，加适量清水拌匀使吸尽，微晾后，入锅内炒至深黄色为度。(1965)

【炮制目的】

(一) 醋郁金

1. 醋炙入肝，治气血上冲，热水泡后切片皮心不易脱离开。(1966)

2. 醋制：增强解郁止痛。(1975)

(二) 酒炒郁金

酒炒后能增强引血、活血作用。(1965)

【处方应付】

不注明生者，付醋郁金。(1975)

【注意】

1. 热水泡后切片，心皮不易分离。装坛子内润时应常检查，防止霉坏。（1964）

2. ①恶公丁香、母丁香。②热水泡后切片，心皮不易分离。装罐子内润时应常检查，防止霉坏。（1965）

【应用】

（一）炒郁金

疏肝解郁调经汤。《榆林中医》

（二）醋郁金

1. 白金丸，英神普救丸，安宫牛黄丸。《成方配本》

2. 加味舒肝饮。《榆林中医》

虎骨
Hugu

【处方用名】虎骨，炙虎骨，酥虎骨，制虎骨，虎腿骨，虎胫骨。

【来源】

本品系猫科陆栖猛兽脊椎动物虎的骨骼。均系野生。（1965）

【炮制方法】

（一）油炙虎骨

1. 用酥油涂匀，放火上炙透，碾为粉末。（1957）

2. 取虎骨刮净筋肉，涂抹酥油，直接置火上烘烤，上下翻动，至色变老黄质酥后，砸碎即成。（1964、1966、1972 中）

3. 取刮净肉的虎骨块，置沸油锅内，文火炸至质酥色黄时，取出，晾凉，捣碎即成。（1964、1966、1972 中）

4. 取去净筋肉虎骨，置锅内用芝麻油炸酥，或涂抹酥油，直接置火上烘烤，上下翻动，至色变老黄质酥，临用时捣碎即成。（1965）

5. 去净筋肉，涂抹酥油或麻油，用无烟火烤至色黄质脆，晾凉，用时捣碎。（1975）

6. 油炸。（1975）

（二）烫虎骨

砂烫。（1975）

【炮制目的】

油炙虎骨

1. 除筋肉，酥炙易碎。（1966）

2. 制酥：易碎，易煎出药效。（1975）

【处方应付】

1. 不注明生者付制虎骨。（1964、1972 中）

2. 注明腿、胫骨者，按要求付给，余付制虎骨。（1975）

【应用】

（一）**制虎骨**

虎骨木瓜丸，虎骨酒，大活络丹，回天再造丸，壮元丹（俗名打虎壮元丹），健步虎潜丸。《成方配本》

（二）**虎骨（炙酥）**

定痛散。《榆林中医》

昆布

Kunbu

【处方用名】昆布，海带，裙带菜。

【来源】

1. 本品为昆布科大型褐藻植物昆布或翅藻科大型褐藻植物鹅掌菜的干燥叶状体。前者习称“海带昆布”，后者习称“黑昆布”。均系野生。（1965）

2. 本品为海带科植物海带 *Laminaria japonica* Aresch. 或翅藻科植物昆布 *Ecklonia kurome* Okam. 的干燥叶状体。夏、秋二季采捞，晒干。（2020）

【炮制方法】

1. 洗净泥沙，去根，切 3～4 分长节，晒干即成。（1964、1972 中）

2. 拣净杂质，用水漂净，捞出，稍晾，切丝，晾干即成。（1965）。

3. 拣净杂质，洗漂净，捞出稍晾，切 3～4 分宽丝，晒干即得。（1966）

4. 拣净杂质，反复洗净，捞出，晒至七成干，切细丝，晒干。（1975）

【炮制目的】

1. 洗为减少腥气和咸味。（1964、1972 中）

2. 除杂质，切饮片，减少腥咸味。（1966）

【注意】

反甘草。（1965）

明党参

Mingdangshen

【处方用名】明党，明党参，山花。

【来源】

1. 本品为伞形科多年生草本植物明党参的干燥根。多系野生。（1965）

2. 本品为伞形科植物明党参 *Changium smyrnioides* Wolff 的干燥根。4～5 月采挖，除去须根，洗净，置沸水中煮至无白心，取出，刮去外皮，漂洗，干燥。（2020）

【炮制方法】

1. 除去杂质，剪小块即成。（1964、1972 中）

2. 拣净杂质，筛去泥土，剪成小块即成。（1965）

3. 除去杂质，剪小段即成。（1966）

4. 拣净杂质，筛去灰屑，用时捣碎。（1975）

【附注】

明党参最易虫蛀，应用硫黄熏之。（1965）

罗布麻叶

Luobumaye

【来源】

本品为夹竹桃科植物罗布麻 *Apocynum venetum* L. 的干燥叶。夏季采收，除去杂质，干燥。（2020）

【炮制方法】

拣净杂质，筛去灰屑。（1975）

败酱草
Baijiangcao

【处方用名】败酱草，苣荬菜，取麻菜，野苦菜。

【来源】

本品系菊科多年生草本植物苣荬菜的干燥全草。均系野生。(1965)

【炮制方法】

1. 拣净杂质，清水洗净，立刻晾干，切3～4分长节即成。(1964)
2. 拣去杂质，用水喷润，切3～4分长节，晒干即得。(1965)
3. 采后切片晒干即可。(1972西)
4. 拣净杂质，切段，筛去灰屑。(1975)

【注意】

洗后立刻晾干并忌渥，以防变色。(1964)

【附注】

据【处方用名】【来源】，各文献中“败酱草”应为“北败酱”。

知母
Zhimu

【处方用名】知母，生知母，知母肉，肥知母，盐知母，酒知母。

【来源】

1. 本品为百合科多年生草本植物知母的干燥地下根状茎。均系野生。(1965)
2. 本品为百合科植物知母的干燥根茎。(1987)
3. 本品为百合科植物知母 *Anemarrhena asphodeloides* Bge. 的干燥根茎。春、秋二季采挖，除去须根和泥沙，晒干，习称“毛知母”；或除去外皮，晒干。(2020)

【炮制方法】

(一) 知母

1. 未去皮毛者必先除尽皮毛，再用清水洗净，润透，切薄片，晒干。(1957)
2. 清水洗净，微晾，切5厘片，晒干，置竹筐内撞去毛须，筛净即成。(1964、1966、1972中，生用)
3. 拣去杂质，清水洗净，微晾，切5厘片，晒干，即成。(1965)

4. 拣净杂质，清水淘净，捞出微晾，切薄片，晒干，簸净须毛。（1975，生知母）

5. 除去杂质，洗净，切厚片，干燥，去毛屑。（1987）

（二）盐知母

1. 盐知母（每 10 斤用盐 4 两，水适量），按常规炮制之。（1957）

2. 取知母片，用盐水喷匀（每斤用盐 5 钱），晾干，微炒即成。（1964、1972 中，盐炒）（1966，盐炙）

3. 取净知母 10 斤，置锅内用文火微炒，用盐 5 两化水喷淋，炒干取出，放凉即成。（1965）

4. 取知母片，盐水喷匀，微润，文火微炒取出，晾干。每知母 100 斤，用盐 3 斤。（1975）

5. 取知母片，盐水喷匀，微润，文火微炒，取出，晾凉。每 100 公斤知母，用食盐 2 公斤。（1987）

6. 盐水炙。（1991）

（三）酒知母

1. 酒知母（每 10 斤用酒 8 两），按常规炮制之。（1957）

2. 取知母片，用黄酒喷匀（每斤用黄酒 1 两），晾干，微炒即成。（1964、1972 中，酒炒）（1966，酒炙）

3. 取净知母 10 斤，置锅内用文火微炒，用黄酒 1 斤喷淋，炒干取出，放凉即成。（1965）

4. 取知母片，黄酒喷匀，微润，文火微炒取出，晾干。每知母 100 斤，用黄酒 10 斤。（1975）

5. 取知母片，用黄酒喷匀，微润。文火微炒，取出晾凉。每 100 公斤知母，用黄酒 10 公斤。（1987）

【炮制目的】

（一）盐知母

1. 引药入肾，泻肾火。（1964、1965、1966、1972 中）

2. 泻肾火。（1975）

3. 盐炙引药下行，专于入肾，增强了滋阴降火的功效。（1987）

（二）酒知母

1. 引药上行，清上焦热。（1964、1965、1972 中、1966）

2. 清上焦热。（1975）

3. 酒炙清上焦热。（1987）

【处方应付】

1. 写知母肉、肥知母、盐知母皆付盐炒知母；注明酒者付酒知母；生者付生知母。（1964、1972 中）

2. 注明盐、酒者按要求付给，余付生知母。（1975、1987）

【注意】

水洗时间不能过长，以免发黏。（1964、1965、1975）

【应用】

（一）盐知母

1. 滋阴百补丸，知柏地黄丸（原名知柏地八味丸），健步虎潜丸。《成方配本》

2. 亢阳。《王新午》

（二）酒知母

1. 白带丸。《成方配本》

2. 千金化痰丸。《榆林中医》

（三）炒知母

清胃黄连丸，止嗽金丹，乌鸡白凤丸。《成方配本》

使君子

Shijunzi

【处方用名】使君子，君子，君子肉，君子仁。

【来源】

1. 本品为使君子科常绿藤本植物使君子的干燥成熟果实。多系栽培。（1965）

2. 本品为使君子科植物使君子 *Quisqualis indica* L. 的干燥成熟果实。秋季果皮变紫黑色时采收，除去杂质，干燥。（2020）

【炮制方法】

（一）使君子仁

1. 剥去外皮，取净仁即成。（1964、1966、1972 中，生用）

2. 拣去杂质，砸去外壳，取净仁即成。（1965）

3. 碾破硬壳，取仁。（1975）

（二）炒使君子仁

1. 文火炒至发出香气为度。（1964、1966、1972 中）

2. 将君子仁置锅内用文火炒至发出香气，微黄色，放凉即成。（1965）

3. 取使君子仁，置锅内文火炒至发出香气，取出，晾凉。（1975）

【炮制目的】

炒使君子仁

炒香：便于小儿服用。（1975）

【处方应付】

1. 写使君子、君子肉皆付君子仁。（1964、1972 中）

2. 写使君子、君子肉均付君子仁。（1965）

【注意】

服药时忌饮热茶。（1975）

【应用】

（一）**熟使君子肉**

复方理脾散。《处方选》

（二）**使君子（微炒）**

除蛔汤。《榆林中医》

侧柏叶

Cebaiye

【处方用名】侧柏叶，侧柏，扁柏，柏叶，生柏叶，生侧柏，侧柏炭。

【来源】

1. 本品系柏科常绿乔木植物侧柏的干燥嫩枝与叶。栽培或野生。（1965）

2. 本品为柏科植物侧柏的干燥枝梢及叶。（1987）

3. 本品为柏科植物侧柏 *Platycladus orientalis*（L.）Franco 的干燥枝梢和叶。多在夏、秋二季采收，阴干。（2020）

【炮制方法】

（一）**侧柏叶**

1. 清水洗后，拣去树枝即可。（1957）

2. 拣净树枝等杂质，揉碎，筛去浮土即成。（1964、1965）

3. 拣净树枝杂质，揉碎筛除浮土即得。（1966）

4. 生用。（1970）

5. 晒干即可。（1972 西）

6. 拣净杂质及粗梗，切段，筛去灰屑。（1975，生侧柏叶）

7. 拣净杂质及粗梗，切段。（1987，生侧柏叶）

（二）侧柏炭

1. 炒炭用。将侧柏叶置锅内经高温炒拌，使它部分炭化，即“外面枯黑、内部焦黑”。（1957）

2. 取净柏叶武火炒至焦黑色存性为度。（1964）

3. 取净柏叶武火炒至焦黑色，存性，喷淋清水，取出晾干即成。（1965）

4. 取净侧柏叶，武火炒至焦黑色存性为度，喷淋清水取出晒干即成。（1966）

5. 炒炭用。（1970）

6. 取净侧柏叶，置锅内武火炒至焦黑色，须存性，喷水少许，取出，晾凉。（1975）

7. 取净侧柏叶，用中火或武火炒至表面焦褐色，内部焦黄色，取出，放凉。（1987）

8. 制炭。（1991）

【炮制目的】

（一）侧柏炭

1. 炒炭后能增强止血功能。（1964）

2. 炒炭能增强止血作用。（1965、1987）

3. 炒炭增强止血作用。（1966）

4. 炒炭：增强止血。（1975）

【处方应付】

1. 不注明生者付侧柏炭。（1964、1965）

2. 不注明生者，付侧柏炭；外用付生侧柏叶。（1975、1987）

【注意】

炒炭防复燃。（1975）

【应用】

侧柏炭

小蓟赤苓汤，止血饮，加味槐花汤。《榆林中医》

佩兰

Peilan

【处方用名】佩兰，香佩兰，佩兰叶，省头草。

【来源】

1. 本品系菊科多年生草本植物兰草的干燥茎叶。野生或栽培。（1965）

2. 本品为菊科植物佩兰 *Eupatorium fortunei* Turcz. 的干燥地上部分。夏、秋二季分 2 次采割，除去杂质，晒干。（2020）

【炮制方法】

1. 清水洗净，以麻袋盖渥 1 宿，润透，切为咀，晒干。（1957，佩兰叶）

2. 去根及杂质，摘下叶片，取梗洗净，渥 5～8 小时，润透，切 3～4 分长节，阴干，与叶片掺匀用。（1964、1972 中）

3. 拣去杂质，用水润透，除去残根，切成 3～4 分长节，阴干即成。（1965）

4. 拣净杂质，除去残根，清水洗净，捞出，润透，切段，晒干。（1975）

【处方应付】

写香佩兰付茎、叶混合物；写梗或叶则分别付之。（1964、1972 中）

金牛七

Jinniuqi

【处方用名】金牛七，野乌药，火烟子。

【炮制方法】

（一）金牛七

童便浸 3 昼夜。（1970）

（二）童便金牛七

童便炒用。（1970）

（三）甘草金牛七

甘草水浸炒也可。（1970）

金牛草

Jinniucao

【炮制方法】

拣净杂质，去根，切段，筛去灰屑。（1975）

金刚藤

Jingangteng

【炮制方法】

切片用盐水浸泡数小时，蒸熟晒干备用。（1970）

【附注】

品名：金刚藤（金刚刺、铁菱角）。（1970）

金果榄

Jinguolan

【处方用名】金果榄，金果兰，金苦榄。

【来源】

1. 本品为防己科多年生缠绕藤本植物金果榄的干燥块根。均系野生。（1965）

2. 本品为防己科植物青牛胆 *Tinospora sagittata*（Oliv.）Gagnep. 或金果揽 *Tinospora capillipes* Gagnep. 的干燥块根。秋、冬二季采挖，除去须根，洗净，晒干。（2020）

【炮制方法】

1. 拣净杂质，按大小分类，清水泡七成，润透，晾至皮硬，切 1 分片 晒干即成。（1964）

2. 拣去杂质，用水浸泡，约至七成透，捞出，晾晒，润至内外湿度均匀，切成 1 分片，或剁成小块，干燥即成。（1965）。

3. 拣净杂质，大小分开，清水泡至六至七成，捞出，润透，切薄片，晒干。（1975）

金钱白花蛇

Jinqianbaihuashe

【处方用名】金钱白花蛇，银环蛇，小白花蛇。

【来源】

1. 本品系眼镜蛇科陆栖卵生爬行动物银环蛇的幼蛇除去内脏的干燥全体。均系野生。（1965）

2. 本品为眼镜蛇科动物银环蛇 *Bungarus multicinctus* Blyth 的幼蛇干燥体。夏、秋二季捕捉，剖开腹部，除去内脏，擦净血迹，用乙醇浸泡处理后，盘成圆形，用竹签固定，干燥。（2020）

【炮制方法】

（一）**金钱白花蛇**

1. 刷去灰屑，去头尾即成。（1965）

2. 刷去灰屑，用时去头。（1975）

（二）**酒金钱白花蛇**

1. 取去头尾的金钱白花蛇，用适量黄酒润透取出，晾干即成。（1965，酒制金钱白花蛇）

2. 取金钱白花蛇，去头，黄酒润透，晒干。每金钱白花蛇 100 斤，用黄酒 20 斤。（1975，酒金钱白花蛇）

【炮制目的】

（一）**金钱白花蛇**

去头：降低毒性。（1975）

（二）**酒金钱白花蛇**

酒制：增强活血祛风。（1975）

金钱草

Jinqiancao

【来源】

本品为报春花科植物过路黄 *Lysimachia christinae* Hance 的干燥全草。夏、秋二季采收，除去杂质，晒干。（2020）

【炮制方法】

1. 拣净杂质，淘净泥土，除根，切约 4 分长节，晒干即成。（1964、1972 中）

2. 拣净杂质，清水洗净，捞出，切段，晒干。（1975）

金银花

Jinyinhua

【处方用名】金银花，银花，二花，双花，忍冬花，禹二花，银花炭。

【来源】

1. 本品为忍冬科多年生常绿缠绕灌木植物忍冬的干燥花蕾。栽培或野生。（1965）

2. 本品为忍冬科植物忍冬 *Lonicera japonica* Thunb. 的干燥花蕾或带初开的花。夏初花开

放前采收，干燥。（2020）

【炮制方法】

（一）**金银花**

1. 原药生用。（1962、1970）

2. 拣净杂质及藤茎，筛去浮土，取花蕾即成。（1964、1972 中，生用）

3. 拣净杂质及残留的枝叶，筛去泥屑即成。（1965）

4. 拣净杂质、藤叶，筛去浮土即得。（1966）

5. 拣净晒至九成干，忌在烈日下晒。（1972 西）

6. 拣净杂质及梗叶，筛去灰屑。（1975）

（二）**金银花炭**

1. 炒炭用。（1962、1970）

2. 取净花蕾文火炒至焦黄色（不宜枯黑）为度，取出，略喷水灭火星，晒干即成。（1964、1972 中，炒炭）

3. 取拣净的银花，置锅内用武火炒至焦褐色，存性，喷淋清水，取出晾干即成。（1965，银花炭）

4. 取净银花，文火炒至焦黄色（不宜枯黑）为度，取出，喷水灭火星，晒干即成。（1966，银花炭）

5. 取净金银花置锅内武火炒至焦黑色，须存性，喷水少许，取出，晾凉。（1975，银花炭）

（三）**酒金银花**

酒浸用。（1962、1970）

【炮制目的】

金银花炭

1. 炒炭取其凉血止血。（1964、1966、1972 中）

2. 炒炭止血痢。（1965）

3. 炒炭：止血。（1975）

【处方应付】

1. 写忍冬花、二花付生银花；注明炭者付银花炭。（1964、1972 中）

2. 不注明炭者，付金银花。（1975）

【附注】

品名：二花（又名金银花）。（1972）

金精石

Jinjingshi

【处方用名】金精石，金云母，煅金精石。

【来源】

本品为一种片状的云母矿石。（1987）

【炮制方法】

（一）金精石

取原药材，拣去杂质，刷去泥土。（1987）

（二）煅金精石

1. 拣净杂质，筛去灰屑，置坩埚内，放入无烟炉火中煅至红透，取出，晾凉，用时捣碎。（1975）

2. 取金精石，置耐火容器内，煅至红透为度，取出放凉。（1987）

【炮制目的】

煅后质酥脆，易粉碎和煎出有效成分。（1987）

金樱子

Jinyingzi

【处方用名】金樱子，金樱肉，炙金樱，糖罐子，金樱子肉，金英肉。

【来源】

1. 本品为蔷薇科常绿攀缘灌木植物金樱子的干燥成熟果实。均系野生。（1965）

2. 本品为蔷薇科植物金樱子 *Rosa laevigata* Michx. 的干燥成熟果实。10～11 月果实成熟变红时采收，干燥，除去毛刺。（2020）

【炮制方法】

（一）金樱子肉

1. 拣净杂质，清水洗净，纵切两半，去净核仁及绒毛，再用清水淘净，晒干即成。（1964、1972 中，生用）

2. 用水洗净，闷润，切开两半，挖去毛核，干燥即成。（1965）

3. 拣净杂质，清水洗净，纵切两半，去净核仁、绒毛，再用清水淘净，晒干即可。（1966，生用）

4. 切开去净果仁及毛刺，蒸后晒干。(1970)

5. 拣净杂质，破开，去净壳内绒毛及种子。(1975)

（二）炒金樱子

清水泡2～3小时，取出，切开除去子和毛，用水淘净，晒干，炒用。(1957，炒金樱子)

（三）蜜金樱子

1. 清水泡2～3小时，取出，切开除去子和毛，用水淘净，晒干，以蜜炙（药1斤，蜜2两），或炒用。(1957)

2. 待蜜炼开后（每斤用蜜1.5两），倒入净金樱肉，文火炙至蜜不黏手为度。(1964、1972中，蜜炙)

3. 取净的金樱子肉10斤，用熟蜜1斤，置锅内待蜜炼开后倒入金樱子，以文火炒至蜜不黏手为度。取出，放凉即成。(1965)

4. 待蜜炼开后（每斤用蜜1.5两），倒入净金樱，文火炙至蜜不黏手为度。(1966，蜜炙)

【炮制目的】

金樱子肉

除内核毛，免刺喉。(1966)

【处方应付】

不注明生者皆付蜜炙金樱子。(1964、1972中)

【注意】

1. 囊内毛能刺人皮肤，操作时把手臂、脖子等包扎好，如皮肤感到刺激、发痒不可忍时，可以新汲凉水冲洗。(1964)

2. 壳内绒毛刺激皮肤发痒，操作时要注意。(1975)

【应用】

炙金樱子

金锁固精丸。《成方配本》

金礞石

Jinmengshi

【处方用名】金礞石，蒙石，煅蒙石，金蒙石。

【来源】

本品为变质岩类蛭石片岩或水黑云母片岩。采挖后，除去杂石和泥沙。(2020)

【炮制方法】

（一）金礞石

1. 取原药砸碎，过筛即成。（1964、1972 中，生用）

2. 取原药砸碎过筛即成。（1966）

（二）煅金礞石

1. 取整块礞石装入坩埚，武火煅至红透为度。（1964、1972 中，煅用）

2. 取蒙石块，装入坩埚内，武火煅透，呈金黄色为度，取出晾凉，簸出净蒙石，除去砂石即得。（1966）。

3. 拣净杂质，置坩埚内，放入无烟炉火中煅至红透，取出，晾凉，簸取净礞石，除去砂石。（1975）

【炮制目的】

煅金礞石

1. 煅红性平和。（1966）

2. 煅：使药物纯洁。（1975）

【处方应付】

不注明生者付煅礞石。（1964、1972 中）

【附注】

品名：

1. 礞石。（1964、1972 中、1973）

2. 金蒙石。（1966）

乳香

Ruxiang

【处方用名】乳香，乳香珠，明乳香，滴乳香，炒乳香，醋乳香，炙乳香。

【来源】

1. 本品系橄榄科小乔木植物卡氏乳香树的干燥树脂。均系进口。（1965）

2. 本品为橄榄科植物卡氏乳香树及同属植物渗出的树脂。（1987）

3. 本品为橄榄科植物乳香树 *Boswellia carterii* Birdw. 及同属植物 *Boswellia bhaurdajiana* Birdw. 树皮渗出的树脂。分为索马里乳香和埃塞俄比亚乳香，每种乳香又分为乳香珠和原乳

香。（2020）

【炮制方法】

（一）乳香

拣净杂质，剁成小块。（1975、1987，生乳香）

（二）炒乳香

取净碎乳香置锅内，用中火炒至表面熔化，呈油亮光泽并有气味溢出时，迅速取出，摊开晾凉。（1987）

（三）醋乳香

1. 加热炒至出油，喷醋，再置于铺有草纸的新砖上，盖以草纸，并用新砖压净油。（1957）

2. 拣净杂质，按大小及细粉分类，待锅烧热后分别倒入，文火炒至出油均匀时，喷洒米醋（每斤用醋1两），再翻炒使外层明亮为度。（1964、1972中）

3. 取拣净乳香10斤，大小块分开，分别置于热锅内炒至出油后，喷洒米醋10两，再翻炒使外层明亮为度。（1965）

4. 拣净杂质，按大小粗细粉分类，锅热后分别倒入，文火炒至出油均匀时，喷洒米醋（每斤用醋2两），再翻炒，使外层明亮为度。（1966）

5. 取净碎乳香，置锅内文火炒至表面熔化，用醋喷匀，再微炒，取出，晾凉搓碎。每乳香100斤，用醋5斤。（1975，制乳香）

6. 取净碎乳香，置锅内文火炒至表面熔化，用醋喷匀，再微炒，取出，放凉搓碎。每100公斤乳香，用醋5公斤。（1987，制乳香）

7. 醋炙。（1991）

【炮制目的】

（一）炒乳香

炒后能缓和刺激性，有利于服用，并易于粉碎。（1987）

（二）醋乳香

1. 醋炒可除去部分油性，并减少刺激性，也便于粉碎。（1964）

2. 醋炙入肝，除油，减少刺激，便于粉碎。（1966）

3. 醋炒去油：增强止痛，并可矫味。（1975）

4. 醋炙能增强活血止痛、收敛生肌的功效，并可矫臭矫味（1987）

【处方应付】

1. 不注明生者付醋炒乳香。（1964、1972中）

2. 不注明生者，付制乳香。（1975、1987）

【注意】

炒时应将大小块分开，以便炒透炒匀。如块过大，须先砸碎。炒至出油均匀时即可，否则损耗量大。（1964、1972 中）

【应用】

（一）乳香去油

1. 双丢拐，九龙丹，痔漏丸，英神普救丸，参茸卫生丸，赛金化毒散，胎产金丹，妇科回生丹。《成方配本》

2. 拔毒散。《榆林中医》

（二）制乳香

1. 苏合香丸，犀黄丸，七厘散，梅花点舌丹，蟾酥丸，三黄宝蜡丸，黎峒丸，醒消丸，异功散，大活络丹，回天再造丸。《成方配本》

2. 血竭丸。《处方选》

3. 珍珠八宝散，活血散结方。《榆林中医》

（三）炒乳香

1. 妙济丹（即坎离妙济丹）《成方配本》

2. 启痿丹。《处方选》

3. 乳癖消解汤。《榆林中医》

（四）明乳香

金粟丹。《处方选》

鱼脑石

Yunaoshi

【处方用名】鱼脑石，鱼枕骨，鱼首石，生鱼脑石，煅鱼脑石。

【炮制方法】

（一）鱼脑石

清水洗净，捞出，晒干，用时捣碎。（1975，生鱼脑石）

（二）煅鱼脑石

取净鱼脑石，置勺内上覆盖一碗，武火煅约 10 分钟，候有爆裂声，取下，放凉，取

出。(1975)

【炮制目的】

煅鱼脑石

煅：易碎。(1975)

【处方应付】

不注明煅者，付生鱼脑石。(1975)

【应用】

煅鱼脑石

八宝珍珠散。《成方配本》

鱼腥草

Yuxingcao

【来源】

本品为三白草科植物蕺菜 *Houttuynia cordata* Thunb. 的新鲜全草或干燥地上部分。鲜品全年均可采割；干品夏季茎叶茂盛花穗多时采割，除去杂质，晒干。(2020)

【炮制方法】

1. 连根拔起洗净晒干。(1972 西)

2. 拣去杂质，清水洗净，捞出，切段，晒干。(1975)

鱼鳔胶

Yubiaojiao

【处方用名】鱼鳔胶，鱼鳔珠。

【炮制方法】

鱼鳔珠

刷净，切小方块，再取蛤粉置锅内加热，倒入鱼鳔块，文火炒至鼓起，取出，筛去蛤粉，晾凉。(1975)

【炮制目的】

炒珠：易煎易碎。(1975)

狗肾
Goushen

【处方用名】狗肾，广狗肾，黄狗肾。

【来源】

本品为犬科脊椎动物狗的干燥阴茎和睾丸。均系饲养。（1965）

【炮制方法】

（一）狗肾片

以火烘软，切片。（1965）

（二）土炒狗肾

配丸散时，取狗肾片，用细净黄土置锅内用文火炒至发泡时，倒入狗肾片，炒至色黄松脆，取出，筛去黄土即成。（1965）

（三）滑石粉烫狗肾

刷净，烘软，切段，再取滑石粉置锅内加热至发泡，倒入狗肾段，文火炒至鼓起，呈黄色，取出，筛净滑石粉，晾凉。（1975）

【炮制目的】

滑石粉烫狗肾

烫：便于粉碎。（1975）

狗宝
Goubao

【炮制方法】

1. 取原药研细粉即成。（1964、1972 中）

2. 刷净浮土，用时研细粉。（1975）

狗脊
Gouji

【处方用名】狗脊，金毛狗脊，狗脊骨，金毛狗，炒狗脊，制狗脊。

【来源】

1. 本品为蚌壳蕨科植物金毛狗脊的干燥根状茎。（1987）

2. 本品为蚌壳蕨科植物金毛狗脊 *Cibotium barometz*（L.）J. Sm. 的干燥根茎。秋、冬二季采挖，除去泥沙，干燥；或去硬根、叶柄及金黄色绒毛，切厚片，干燥，为“生狗脊片”；蒸后晒至六七成干，切厚片，干燥，为“熟狗脊片”。（2020）

【炮制方法】

（一）狗脊

1. 清水洗净，润透，切普通片。（1957）

2. 以刀刮净毛，或土炒去毛，再用清水洗润，切成小块，晒干。（1957，金毛狗脊）

3. 以文火烤软，立即切片。（1964）

4. 除去杂质，洗净，润透，切厚片，干燥。（1987）

（二）烫狗脊

1. 清水浸数小时，蒸透切片，晒干，再取过筛细净砂子，炒烫后倒入狗脊片，不断翻动，烫酥后，去浮毛须即成。（1964）

2. 用文火烤软，立即切片，或清水浸数小时，蒸透切片，晒干，再取过筛的细净砂子，炒烫后倒入狗脊片，不断翻动，烫酥后，去净毛茸即得。（1966）

3. 拣净杂质：清水泡透，拣净捞出，切厚片，晒干，再取砂子，置锅内加热倒入金毛狗脊片，武火炒至鼓起，取出，去净毛、产地已制好的，拣净杂质，筛去灰屑。（1975）

4. 将砂子置锅内加热，倒入生狗脊片，武火炒至鼓起，取出，放凉后除去残存绒毛。（1987，炒狗脊）

【炮制目的】

烫狗脊

1. 去毛为防止阻碍呼吸道及伤害肺部。（1964）

2. 除毛绒免伤呼吸道及肺部，切制饮片。（1966）

3. 去毛：防止刺激咽喉，引起咳嗽。（1975）

4. 砂炒后质变酥脆，易于去毛、粉碎及煎出有效成分。（1987）

【处方应付】

写狗脊骨、制狗脊、金毛狗脊皆付制狗脊。（1964）

【附注】

品名：金毛狗脊。（1957、1964、1966、1975）

夜明砂

Yemingsha

【处方用名】夜明砂，天鼠矢，天鼠屎，蝙蝠粪。

【来源】

本品为蝙蝠科脊椎动物蝙蝠的干燥粪便。均系野生。（1965）

【炮制方法】

1. 取原药拣净石块、沙泥等杂质即成。（1964、1972 中）
2. 筛去杂质，罗去土即成。（1965）
3. 原药筛净杂质，洗净，晒干，焙用。（1970）
4. 拣净杂质，筛去灰屑。（1975）

闹羊花

Naoyanghua

【处方用名】闹羊花，羊踯躅。

【来源】

本品为杜鹃花科植物羊踯躅 *Rhododendron molle* G. Don 的干燥花。四五月花初开时采收，阴干或晒干。（2020）

【炮制方法】

（一）闹羊花

1. 取原药拣净杂质及花柄即成。（1964）
2. 拣净杂质及梗，筛去灰屑。（1975）

（二）炒闹羊花

微炒用。（1964，炒用）

【注意】

内服宜慎。（1975）

卷柏

Juanbai

【处方用名】卷柏，还阳草，还魂草，万草青，卷柏炭。

【来源】

1. 本品为卷柏科 Selaginellaceae 植物卷柏 *Selaginella tamariscina* Spring 的全草。(1962)

2. 本品为卷柏科植物卷柏 *Selaginella tamariscina*(Beauv.)Spring 或垫状卷柏 *Selaginella pulvinata*(Hook. et Grev.)Maxim. 的干燥全草。全年均可采收，除去须根和泥沙，晒干。(2020)

【炮制方法】

(一)卷柏

1. 拣净杂质，淘净泥沙，除去须根，晒干即成。(1964，生用)

2. 生用。(1962、1970)

3. 拣净杂质，去根，清水洗净，捞出，切段，晒干。(1975)

(二)炒卷柏

1. 清水洗净，除根土，微炒。(1957)

2. 炒用。(1962、1970)

(三)卷柏炭

1. 取净卷柏武火炒至黑色存性，灭尽火星即成。(1964，炒炭)

2. 取卷柏段，置锅内武火炒至焦黑色，须存性，喷水少许，取出，晾凉。(1975)

【炮制目的】

卷柏炭

1. 炒炭止血。(1964)

2. 炒炭：增强止血。(1975)

【处方应付】

不注明炭者，付卷柏。(1975)

炉甘石

Luganshi

【处方用名】炉甘石，甘石，生甘石，煅甘石，制甘石。

【来源】

1. 本品系一种主含碳酸锌的天然矿石。(1965)

2. 本品为碳酸盐类矿物方解石族菱锌矿，主含碳酸锌($ZnCO_3$)。采挖后，洗净，晒干，除去杂石。(2020)

【炮制方法】

（一）炉甘石

1.拣净杂质，打碎即成。（1965）

2.拣净杂质，刷去浮土，用时捣碎。（1975，生炉甘石）

（二）煅炉甘石

1.取净炉甘石，打碎，置坩埚内在无烟炉火中煅红，取出，立即倒入水盆中浸淬搅拌，倾出混悬液，将石渣晾干反复煅浸3～4次，最后将石渣去掉，将盆内细粉用布滤出，干燥即成。（1965，煅甘石）

2.取净炉甘石，打碎置坩埚内，在无烟的炉火中煅烧至透，取出，立即倒入水盆中浸淬，搅拌倾出混悬液，将石渣晒干，再煅烧3～4次，最后将石渣去掉，取混悬液澄清，倾出清液，将细粉干燥即得。（1966）

3.取净炉甘石，置坩埚内，放入无烟炉火中煅至红透，取出，倒入水盆中淬之，搅动，倾出混悬液，将渣捞出晒干，再反复煅淬2～3次，最后弃去残渣，将混悬液澄清，倾出清水，将沉淀的细粉干燥，研细。（1975）

（三）制炉甘石

1.以质量高的甘石，装入能容5斤的砂锅内，上盖铁板，置于深而大的火炉中，上下四周以焦炭填满，武火烧之，一次约4小时，煅至锅内冒焰发绿红色为度，再用铜勺舀入配好的水溶液中（黄连、菊花、蝉蜕、荆芥各2两，桑叶、防风各1两，艾叶、薄荷各4两，水约2桶共煎后，用布滤入铁器中）边倒边搅，最后过细箩放入瓦缸内沉淀，取出干后备用。（1957）

2.取净炉甘石装入坩埚内，上盖铁板，置于深而大的炉火中，武火煅至红透后，倒入已配好的药水内淬之（每10斤用黄连、菊花、蝉蜕、荆芥各2两，桑叶、防风各1两，薄荷4两，水2桶共煮，过滤即得），边倒边搅拌，晾凉，倒出混悬有细甘石粉的上层液，另器保存，取出未淬透之石块，如此反复煅淬2～3次，弃去黑色残渣，将混悬液静置，次日待溶液澄清后，收集下层细甘石粉过细筛，晒干即成。（1964、1972中）

（四）黄连水拌甘石

取黄连（甘石100斤，黄连12斤）加水煎汤，加入煅甘石细粉，拌匀使吸尽，烘干即得。（1966）

（五）淬炉甘石

药液淬。（1975）

【炮制目的】

（一）煅炉甘石

1. 煅使碳酸锌成氧化锌。用以退翳明目，淬细加药汁助消炎作用。（1966）

2. 煅淬：使药物纯洁。（1975）

（二）制炉甘石

煅后使碳酸锌变成氧化锌，用以明目退翳；药水淬增强祛风热，明目作用。（1964）

【处方应付】

1. 如作洗眼药付生甘石；点眼药或外科敷料药皆付煅甘石。（1964、1972 中）

2. 外洗付生炉甘石，余付煅炉甘石细粉。（1975）

【注意】

务须煅透淬透，方可药用。（1964、1972 中）

【应用】

（一）煅飞炉甘石

三光眼药膏，拨云散，红棉散。《成方配本》

（二）煅炉甘石

1. 退云散，瓜子眼药，杏核眼药，割耳散。《成方配本》

2. 湿疹外用方。《榆林中医》

油松节

Yousongjie

【处方用名】油松节，松节。

【来源】

本品为松科植物油松 *Pinus tabulieformis* Carr. 或马尾松 *Pinus massoniana* Lamb. 的干燥瘤状节或分枝节。全年均可采收，锯取后阴干。（2020）

【炮制方法】

1. 去净木质，取油节劈碎即成。（1964）

2. 锯 6 分～1 寸段，劈成细棒。（1975）

【注意】

1. 旧松木料之旋节不能作药用。（1964）

2. 无油性及旧松木料之旋节不能药用。（1975）

泽兰
Zelan

【处方用名】泽兰，泽兰叶。

【来源】

1. 本品为唇形科多年生草本植物地瓜儿苗的干燥茎叶。栽培或野生。（1965）

2. 本品为唇形科植物毛叶地瓜儿苗 *Lycopus lucidus* Turcz. var. *hirtus* Regel 的干燥地上部分。夏、秋二季茎叶茂盛时采割，晒干。（2020）

【炮制方法】

1. 清水喷匀，润透，切为咀，晒干。（1957）

2. 除去杂草及根，喷洒清水，润透，切 3～4 分长节，晒干即成。（1964、1972 中）

3. 拣净杂质，除去残根，喷水稍润，切成 3～4 分长节，晒干即成。（1965）

4. 拣净杂质及残根，喷洒清水润透切 3～4 分长节，晒干即成。（1966）

5. 拣净杂质，除去残根，清水洗净，捞出，润透，切段，晒干。（1975）

泽泻
Zexie

【处方用名】泽泻，建泽泻，光泽泻，淡泽泻，建泽，宅夕，炒泽泻，盐泽泻。

【来源】

1. 本品为泽泻科多年生沼泽植物泽泻的干燥块茎。均系栽培。（1965）

2. 本品为泽泻科植物泽泻的干燥块茎。（1987）

3. 本品为泽泻科植物东方泽泻 *Alisma orientale*（Sam.）Juzep. 或泽泻 *Alisma plantago-aquatica* Linn. 的干燥块茎。冬季茎叶开始枯萎时采挖，洗净，干燥，除去须根和粗皮。（2020）

【炮制方法】

（一）泽泻

1. 清水泡六七小时，取出，用麻袋盖渥 1 宿，润透，切厚片，晒干。（1957）

2. 清水泡四至五成，盖渥润透，再微晒，切 1 分圆片，晒干即成。（1964、1972 中，生用）

3. 拣去杂质，分开大小个，用水浸泡约至八成透，捞出，晾晒，闷润至内外湿度均匀，切 1 分圆片，晾干即成。（1965）

4. 清水泡四至五成，盖渥润透，再微晒，切 1 分圆片，晒干即成。（1966，生用）

5. 拣净杂质，清水泡至八成，捞出，闷润至内外湿度均匀，切薄片，晒干。（1975）

6. 除去杂质，稍浸，润透，切厚片，干燥。（1987）

（二）盐泽泻

1. 清水泡六七小时，取出，用麻袋盖渥1宿，润透，切厚片，晒干，按常规，盐水炒用（药10斤，盐5两，水适量）。（1957）

2. 取泽泻片，用盐水拌匀（每斤用盐5钱），稍晾，文火微炒即成。（1964、1972中，盐炒）

3. 取泽泻片10斤，用盐4两化水喷淋均匀，闷润，晾干，置锅内用文火微炒至表面略现黄色，取出，晾凉即成。（1965）

4. 取泽泻片，用盐水拌匀（每斤用盐5钱），稍晾，文火微炒即成。（1966，盐炙）

5. 取泽泻片，盐水喷匀，微润，文火微炒，取出，晾干。每泽泻100斤，用盐2.5斤。（1975）

6. 取泽泻片，盐水喷匀，微润，文火微炒，取出，晾干。每100公斤泽泻用盐2.5公斤。（1987）

【炮制目的】

盐泽泻

1. 盐炙增强入肾泻火，渗湿利尿作用。（1966）

2. 盐炒：引药入肾。（1975）

3. 盐炙引药下行，增强泄热利水作用。（1987）

【处方应付】

1. 写建泽泻、光泽泻皆付生泽泻；炒者付盐炒泽泻。（1964、1972中）

2. 写炒者付盐泽泻，不注明者皆付生泽泻。（1965）

3. 不注明盐者，付泽泻。（1975、1987）

建曲

Jianqu

【处方用名】建曲，建存曲。

【炮制方法】

藿香2两，木香2两，泽泻2两，厚朴2两，青皮2两，白芥子2两，砂仁1两，葛根2两，公丁香1两，紫苏叶2两，柴胡2两，香附2两，荆芥1两，麻黄1两，白芷1两，前胡2两，苍术2两，羌活2两，木瓜1两，法半夏3两，薄荷3两，沉香1两，桔梗2两，独活 2 两，紫苏子 1 两，陈皮 3 两，猪苓 2 两，川芎 1 两，肉豆蔻 1 两，麦芽 4 两，防风 2 两，檀香 1 两，焦山楂 4 两，乌药 2 两，秦艽 1 两，甘草 1 两，枳实 2 两，草果仁 1 两，槟榔 2 两，大腹皮 2 两，莱菔子 3 两，茯苓皮 2 两，木通 2 两，杏仁 3 两，香薷 2 两，谷芽 4 两，土白术 2 两，紫蔻仁 1 两，生姜 4 两，六曲 80 两。以上除生姜、大腹皮、六曲外，其余共研粗粉，过筛，混匀，另将六曲碾成细粉，用生姜、大腹皮煎汤加水适量打成糊，和上列药粉揉匀，置模型内压成小块，干燥。（1975）

【应用】

炒建曲

右胁痛，痢疾。《王新午》

降香

Jiangxiang

【处方用名】降香，降真香，紫降香。

【来源】

本品为豆科植物降香檀 *Dalbergia odorifera* T. Chen 树干和根的干燥心材。全年均可采收，除去边材，阴干。（2020）

【炮制方法】

1. 锯七八分长咀，顺纹破为薄片。（1957）
2. 削净外皮杂质，锯成约 8 分长节，再劈成细棒。（1964、1966）
3. 削净后刨薄片。（1964、1966）
4. 刷净浮土，刨成薄片。（1975）
5. 刷净浮土，锯成 1 寸段，劈成细棒。（1975）

【处方应付】

写真降香、紫降香皆付降香棒。（1964）

参叶

Shenye

【处方用名】参叶，珠儿参叶，七叶子，定风草。

【来源】本品为五加科 Araliaceae 植物大叶三七 *Panax major* Ting. 的叶。（1962）

【炮制方法】

1. 原药生用。(1962)

2. 拣去杂质，切宽丝，筛去灰屑。(1975)

细辛

Xixin

【处方用名】细辛，北细辛，辽细辛，华细辛，细身。

【来源】

1. 本品为马兜铃科多年生草本植物辽细辛或华细辛的干燥带根全草。均系野生。(1965)

2. 本品为马兜铃科植物北细辛 *Asarum heterotropoides* Fr. Schmidt var. *mandshuricum* (Maxim.) Kitag.、汉城细辛 *Asarum sieboldii* Miq. var. *seoulense* Nakai 或华细辛 *Asarum sieboldii* Miq. 的干燥根和根茎。前二种习称“辽细辛”。夏季果熟期或初秋采挖，除净地上部分和泥沙，阴干。(2020)

【炮制方法】

1. 清水洗净泥土，用麻袋盖渥五六小时，使之润透，连根切咀，约 5 分长左右，晒干。(1957)

2. 拣净杂质，切 2～3 分长节，筛去浮土即成。(1964、1972 中)

3. 拣净杂质，用水喷润，切 2～3 分长节，晾干即成。(1965)

4. 拣净杂质，用水喷润，及时切 2～3 分长节，晒干即得。(1966)

5. 拣净杂质，清水喷润，切段，晾干，筛去灰屑。(1975)

【注意】

1. 水洗后叶片发黑，影响质量，宜干切。(1964)

2. 反藜芦。(1975)

玳玳花

Daidaihua

【处方用名】玳玳花，代代花。

【炮制方法】

拣净杂质，筛去灰屑。(1975)

玳瑁
Daimao

【炮制方法】

1. 取原药锉成粉末煎服。（1964、1972 中）

2. 温水浸软，捞出，切细丝，晒干。（1975）

3. 锉末碾成细粉。（1975）

珍珠
Zhenzhu

【处方用名】 珍珠，魁珠，米珠，濂珠，珍珠，珍珠粉，珠粉。

【来源】

1. 本品为珍珠贝科暖海底栖贝类动物马氏珍珠贝、珠母贝的贝壳中受刺激而产生的颗粒状珍珠。养殖或野生。（1965）

2. 本品为珍珠贝科动物合浦珠母贝、蚌科动物三角帆蚌、褶纹冠蚌或背角无齿蚌等双壳类动物受到刺激形成的珍珠。（1987）

3. 本品为珍珠贝科动物马氏珍珠贝 *Pteria martensii*（Dunker）、蚌科动物三角帆蚌 *Hyriopsis cumingii*（Lea）或褶纹冠蚌 *Cristaria plicata*（Leach）等双壳类动物受刺激形成的珍珠。自动物体内取出，洗净，干燥。（2020）

【炮制方法】

（一）珍珠

洗净，晒干。（1975）

（二）豆腐制珍珠

1. 多则以绢将珍珠包好，放入豆腐中，蒸至豆腐熟，取出，研为细粉。少则一纸裹后烧之研粉。（1957）

2. 取豆腐一方块，中间挖一凹槽，填放珍珠于其内，上再覆盖豆腐，蒸至上汽后再蒸约0.5 小时，取出珍珠，研至无声成极细粉为度。（1964、1972 中）

3. 取豆腐一方块，中间挖槽凹填放珍珠于其中，上再覆盖豆腐蒸至上汽后再蒸约 0.5 小时，取出珍珠，洗净，研至无声成极细粉为度。（1966）

4. 取珍珠用纱布包好，再取豆腐将中间挖成槽，放入珍珠，上覆盖豆腐，置笼内蒸 1 小

时，取出珍珠，清水洗净，置乳钵内研碎，加入适量水研至无声时，用纸将乳钵口封严，晒干或烘干。(1975，珍珠粉)

5. 取珍珠用纱布包好，再取豆腐将中间挖成槽，放入珍珠，上覆盖豆腐，置笼内蒸 1 小时，取出珍珠，清水洗净置乳钵内研碎，加入适量水研至无声时用纸将乳钵口封，晒干或烘干。(1987)

(三)豆浆制珍珠

1. 用白布包裹珍珠，投豆浆锅中煮约 1 小时，取出珍珠，研至无声成极细粉为度。(1964、1972 中)

2. 取净珍珠，用布包好，放入豆腐浆中，煮约 2 小时，取出，用水洗净，研成极细粉即成。(1965)

3. 用白布包裹珍珠投入豆浆锅中煮约 1 小时，取出珍珠，洗净，研至无声成极细粉为度。(1966)

4. 用豆浆煮。(1975)

【炮制目的】

豆腐制珍珠

1. 与豆腐同蒸煮，主要为消毒去垢。必须研成极细粉，否则不易发挥全部疗效。(1964、1972 中)

2. 用豆腐蒸煮以消毒除垢，研细易发挥疗效。(1966)

3. 豆腐制：解毒，易研粉。(1975)

4. 珍珠质地坚硬、不溶于水，所以要水飞成极细粉，才能被人体吸收，同时，令其洁净，便于服用。(1987)

【注意】

孕妇内服宜慎。(1975)

珍珠母

Zhenzhumu

【处方用名】珍珠母，珍珠母。

【来源】

本品为蚌科动物三角帆蚌 *Hyriopsis cumingii*（Lea）、褶纹冠蚌 *Cristaria plicata*（Leach）或珍珠贝科动物马氏珍珠贝 *Pteria martensii*（Dunker）的贝壳。去肉，洗净，干燥。(2020)

【炮制方法】

1. 拣净杂质，捣为碎末即成。（1964、1972 中）

2. 拣净杂质，清水洗净，捞出，晒干，碾成粗末。（1975）

珊瑚
Shanhu

【炮制方法】

拣净杂质，用时捣碎，研成细粉。（1975）

荆芥
Jingjie

【处方用名】荆芥，炒荆芥，焦荆芥，假苏。

【来源】

1. 本品为唇形科 Labiatae 植物荆芥 *Schizonepeta tenuifolia* Briq. 的全草。（1962）

2. 本品为唇形科 1 年生草本植物荆芥的干燥带花序的全草。多系栽培。（1965）

3. 本品为唇形科植物荆芥的干燥地上部分。（1987）

4. 本品为唇形科植物荆芥 *Schizonepeta tenuifolia* Briq. 的干燥地上部分。夏、秋二季花开到顶、穗绿时采割，除去杂质，晒干。（2020）

【炮制方法】

（一）荆芥

1. 清水洗后，盖渥 1 宿，润透，切普通片，晒干。（1957）

2. 去根及老黄叶，趁鲜切 2 分长节，晾干即成。若干货先将粗秆砸碎干切，或清水淋湿，稍润，切节晾干。（1964、1972 中）

3. 拣净杂质，分开粗细，用水浸泡后，切段，晒干即成。（1965）

4. 拣除根及杂质，趁鲜切 2 分长节，晒干干品时分开粗细，用水淋透，及时切制晒干即成。（1966，切制）

5. 去根放清水中润后切片晒干，生用。（1972 西）

6. 拣净杂质，去根及穗（穗另用），清水洗净，捞出，润透，切段，晒干。（1975、1987）

（二）炒荆芥

1. 文火微炒至稍带黄色为度。（1964，炒用）

2. 切制荆芥，用文火炒至带黄色为度。（1966，炒黄）

3. 去根放清水中润后切片晒干，炒黄用。（1972 西）

4. 文火微炒至稍带黄色为度，或武火炒至焦黑色存性，喷水少许即成。（1972 中，炒用）

5. 取荆芥段，置锅内文火微炒，取出，晾凉。（1975）

（三）焦荆芥

1. 武火炒焦黑色存性为度。（1966，炒焦）

2. 取荆芥段，置锅内武火炒至焦褐色，取出，晾凉。（1975，焦荆芥）

【炮制目的】

（一）炒荆芥

1. 炒：减少辛散之性。（1975）

2. 炒黄为除腥味，炒焦止血。（1966）

（二）焦荆芥

炒焦：止血。（1975）

【处方应付】

1. 写荆芥穗付纯荆芥穗；炒者付炒荆芥；写焦付焦；不注明者皆付生荆芥。（1964、1972 中）

2. 注明炒、焦者，按要求付给，余付荆芥。（1975、1987）

【应用】

炒荆芥

1. 疮疡。《王新午》

2. 加味蠲饮六神汤。《榆林中医》

荆芥炭

Jingjietan

【来源】

本品为荆芥的炮制加工品。（2020）

【炮制方法】

1. 拣去杂质，清水浸泡变软后，切成寸许的节，晒干，微火炒至黑色，称荆芥炭。（1962）

2. 武火炒至焦黑色存性，喷水少许即成。（1964）

3. 取荆芥段置锅内以武火炒至黑色，存性，取出，喷淋清水，晒干即成。（1965）

4. 去根放清水中润后切片晒干，炒炭用。（1972 西）

5. 取荆芥段，中火或武火炒至黑褐色，取出，放凉。（1987）

【炮制目的】

1. 炒炭增强止血作用。（1965）

2. 本品生用祛风解表。炒炭后具祛风止血作用。（1987）

【应用】

卧龙丹。《成方配本》

荆芥穗

Jingjiesui

【来源】

1. 本品为唇形科 1 年生草本植物荆芥的干燥花序。多系栽培。（1965）

2. 本品为唇形科植物荆芥 *Schizonepeta tenuisfolia* Briq. 的干燥花穗。夏、秋二季花开到顶、穗绿时采摘，除去杂质，晒干。（2020）

【炮制方法】

（一）荆芥穗

纯用荆芥穗。（1964、1972 中）

（二）炒荆芥穗

纯穗炒用。（1964、1972 中，炒用）

【应用】

（一）炒芥穗

产后伤风发热方，双补荣筋汤。《榆林中医》

（二）芥穗炭

加味圣愈汤。《榆林中医》

茜草

Qiancao

【处方用名】茜草，茜根，茜草炭，红茜草，血茜草。

【来源】

1. 本品为茜草科多年蔓生草本植物茜草的干燥根。均系野生。（1965）

2. 本品为茜草科植物茜草 *Rubia cordifolia* L. 的干燥根和根茎。春、秋二季采挖，除去泥沙，干燥。（2020）

【炮制方法】

（一）茜草

1. 细者清水洗，粗者泡 0.5 小时，再以麻袋盖渥 1 宿，润透，切普通片，晒干。（1957）

2. 除去茎苗及杂质，取根洗净，稍浸，润透，切 3 厘片，晒干即成。（1964、1972 中，生用）

3. 除去茎苗及杂质，洗净，捞出，润透，切 3 厘片，晒干即成。（1965）

4. 除去茎苗杂质，洗净稍浸，润透切 3 厘片，晒干即成。（1966，生用）

5. 切片生用。（1970）

6. 洗净晒干，生用。（1972 西）

7. 拣净杂质，除去残茎，清水略泡洗净，捞出，润透，切薄片，晒干。（1975，生茜草）

（二）茜草炭

1. 细者清水洗，粗者泡 0.5 小时，再以麻袋盖渥 1 宿，润透，切普通片，晒干，炒炭。（1957）

2. 取茜根片，武火炒至焦黑色存性为度。（1964、1965、1966、1972 中，炒炭）

3. 炒炭用。（1970）

4. 洗净晒干，炒至外黑内微焦为度。（1972 西）

5. 取茜草片，置锅内武火炒至焦黑色，须存性，喷水少许，取出，晾凉。（1975，茜草炭）

【炮制目的】

茜草炭

1. 炒炭增强止血作用。（1964、1965、1966）

2. 炒炭：增强止血。（1975）

【处方应付】

1. 不注明炭者付生茜草。（1964、1972 中、1975）

2. 不注明炒者付生茜草。(1965)

【应用】

茜草炭

地柏汤。《榆林中医》

荜茇

Bibo

【处方用名】荜茇，荜拨。

【来源】

1. 本品为胡椒科多年生草质藤本植物荜茇的干燥未成熟果穗。均系栽培。(1965)

2. 本品为胡椒科植物荜茇 *Piper longum* L. 的干燥近成熟或成熟果穗。果穗由绿变黑时采收，除去杂质，晒干。(2020)

【炮制方法】

1. 清水洗后，拣去梗，晒干。(1957)

2. 筛去浮土，拣净杂质，用时捣碎即成。(1964、1972 中)

3. 拣净杂质，剪去果柄，筛去尘土，用时捣碎即成。(1965)

4. 拣净杂质及柄，筛去灰屑，用时捣碎。(1975)

【附注】

品名：荜拨。(1975)

荜澄茄

Bichengqie

【处方用名】荜澄茄，毕澄茄，呈茄。

【来源】

本品为樟科植物山鸡椒 *Litsea cubeba*(Lour.)Pers. 的干燥成熟果实。秋季果实成熟时采收，除去杂质，晒干。(2020)

【炮制方法】

1. 簸净杂质，拣去果柄，用时捣碎即成。(1964)

2. 拣净杂质及果柄，筛去灰屑，用时捣碎。(1975)

【附注】

品名：毕澄茄。(1964)

草乌
Caowu

【处方用名】草乌，草乌头，生草乌，制草乌。

【来源】

1. 本品为毛茛科多年生草本植物乌头的干燥块根。多系栽培。(1965)

2. 本品为毛茛科植物北乌头 *Aconitum kusnezoffii* Reichb. 的干燥块根。秋季茎叶枯萎时采挖，除去须根和泥沙，干燥。(2020)

【炮制方法】

1. 拣净杂质，用水洗净，晒干即成。(1965)

2. 拣去杂质，用水洗净，晒干。(1970)

3. 拣净杂质，筛去灰屑，用时捣碎。(1975)

【处方应付】

1. 注明生者付生草乌，其余皆付制草乌。(1964、1965)

2. 不注明生者，付制草乌。(1975)

【注意】

1. 反半夏、天花粉、栝楼子、栝楼、白蔹、白及、贝母；畏犀角。(1965)

2. 孕妇忌服；反半夏、栝楼、白蔹、白及、贝母，畏犀角。(1975)

【应用】

生草乌

千里追风丸，泻痢散，立止牙痛散，拔毒生肌膏。《成方配本》

【附注】

品名：草乌头。(1957)

制草乌
Zhicaowu

【来源】

本品为草乌的炮制加工品。(2020)

【炮制方法】

1. 与甘草、皂角、生姜（药 10 斤，甘草、皂角、生姜各 0.5 斤，均捣碎），水浸泡（春、秋七八天，夏 6 天，冬 10 天），每日换水 1 次，夏日换水 2 次，泡后再将药料捞放锅内，注入清水，加热煮沸约 1 小时，将药料捞放芦席上晾至六七成干，复装坛内渥 1 宿，取出，切薄片，晒干。（1957）

2. 拣净杂质，清水浸泡 3 天，每天换水 2 次，取出，置锅中与配料（每 10 斤用皂角、甘草各 0.5 斤）加水共煮，至无白心，口尝不麻舌为度；晾至五至六成干，倒入缸内渥 1 夜，切 5 厘片，晒干即成。（1964、1972 中）

3. 取净草乌，清水浸泡约 3 天，每天换水 2～3 次，取出，置锅内用甘草、黑豆（每 10 斤用甘草 0.5 斤，黑豆 1 斤煎汤）共煮，至无白心口尝不麻舌为度，捞出，晾至六七成干，倒入缸内渥 1 夜，取出，切 5 厘片，晒干即成。（1965）

4. 取净草乌，清水浸泡约 3 天，每天换水 2～3 次，取出，置锅内用甘草、皂角（每 10 斤用甘草、皂角各 0.5 斤）共煮，至无白心口尝不麻舌为度，捞出，晾至六七成干，倒入缸内渥 1 夜，取出，切 5 厘片，晒干即成。（1965）

5. 取净草乌，用凉水浸漂，每日换水 2～3 次，泡至口尝稍有麻辣感为止，取出，用甘草、黑豆煎汤共煮透，至内无白心为度，取出，除去甘草、黑豆，晒至六成干，闷润后切片，晒干即得。（1970）

6. 取净生草乌，清水泡漂（一般 3～5 天），每天换水 2 次，捞出，与配料共置锅内加水煮至内无白心，嚼之微麻舌，取出，晾晒至五成干，闷润至内外湿度均匀，切薄片，晒干。每草乌 100 斤，用皂角、甘草各 5 斤。（1975）

【炮制目的】

制：降低毒性。（1975）

【处方应付】

1. 注明生者付生草乌，其余皆付制草乌。（1964、1965）

2. 不注明生者，付制草乌。（1975）

【注意】

1. 反半夏、天花粉、栝楼子、栝楼、白蔹、白及、贝母；畏犀角。（1965）

2. 孕妇忌服；反半夏、栝楼、白蔹、白及、贝母，畏犀角。（1975）

【应用】

1. 虎骨木瓜丸，双丢拐，保安万灵丹，小金丹，大活络丹。《成方配本》

2. 启痿丹。《处方选》

草豆蔻

Caodoukou

【处方用名】草豆蔻，草蔻，草蔻仁。

【来源】

1. 本品系姜科多年生草本植物草豆蔻的干燥成熟种子团。野生或栽培。（1965）

2. 本品为姜科植物草豆蔻 *Alpinia katsumadai* Hayata 的干燥近成熟种子。夏、秋二季采收，晒至九成干，或用水略烫，晒至半干，除去果皮，取出种子团，晒干。（2020）

【炮制方法】

1. 拣净杂质，除去果柄，用时捣碎即成。（1964、1972 中）

2. 拣净杂质及果柄，筛去灰屑，取净仁用时捣碎即成。（1965）

3. 拣净杂质，筛去灰屑，用时捣碎。（1975）

【应用】

炒草豆蔻

木香顺气丸。《成方配本》

草果

Caoguo

【处方用名】草果，草果仁，煨草果。

【来源】

1. 本品系姜科多年生草本植物草果的干燥成熟果实。均系栽培。（1965）

2. 本品为姜科植物草果 *Amomum tsao-ko* Crevost et Lemaire 的干燥成熟果实。秋季果实成熟时采收，除去杂质，晒干或低温干燥。（2020）

【炮制方法】

（一）炒草果仁

1. 先剥去皮，再将仁子微炒。（1957）

2. 文火炒至焦黄色，砸破去净果皮及薄膜，用时捣碎即成。（1964）

3. 拣去杂质，剪去果柄，置锅内用文火炒至焦黄色并微鼓起，取出稍晾，砸破去壳，簸去薄膜，用时捣碎即成。（1965）

4. 取草果，文火炒至焦黄色，砸碎去净果皮及薄膜，用时捣碎即成。(1966)

(二) 煨草果

取砂子置锅内加热，倒入草果，不断翻动，武火炒至焦黄色鼓起，取出，筛取砂子，稍晾，碾去壳，取仁，用时捣碎。(1975)

【炮制目的】

(一) 炒草果仁

皮能使人胸膈胀闷，故必须除净。(1966)

(二) 煨草果

煨：减缓辛散之性，增强温中散寒。(1975)

【处方应付】

写草果、草果仁、煨草果皆付炒草果仁。(1964)

【应用】

(一) 炒草果仁

1. 圣济鳖甲丸，寸金丹，建神曲。《成方配本》

2. 神效散，立止心痛散。《榆林中医》

(二) 煨草果

脘痛。《王新午》

茵陈
Yinchen

【处方用名】茵陈，绵茵陈，西茵陈，茵陈蒿，嫩茵陈。

【来源】

1. 本品系菊科多年生草本植物茵陈的干燥幼苗，均系野生。(1965)

2. 本品为菊科植物滨蒿 *Artemisia scoparia* Waldst. et Kit. 或茵陈蒿 *Artemisia capillaris* Thunb. 的干燥地上部分。春季幼苗高 6～10 厘米时采收或秋季花蕾长成至花初开时采割，除去杂质和老茎，晒干。春季采收的习称“绵茵陈”，秋季采割的称“花茵陈”。(2020)

【炮制方法】

1. 拣去根和杂质，清水洗净，晒干。(1957)

2. 过筛，拣去杂质，除去残根，罗去灰屑即成。(1965)

3. 过筛，拣去杂质，除去残根，洗净，闷透，切制 3～5 分长段，晒干即成。(1966)

4. 洗净晒干。(1972 西)

5. 拣净杂质，除去残根，碾碎，筛去灰屑。(1975)

茯苓
Fuling

【处方用名】茯苓，白茯苓，云茯苓，赤苓，赤茯苓，茯苓块，茯苓片，伏灵，野苓，朱茯苓，朱拌茯苓。

【来源】

1. 本品系多孔菌科寄生的真菌类担子菌植物茯苓的干燥菌核。栽培或野生。(1965)

2. 本品为多孔菌科真菌茯苓 *Poria cocos*（Schw.）Wolf 的干燥菌核。多于 7～9 月采挖，挖出后除去泥沙，堆置“发汗”后，摊开晾至表面干燥，再“发汗”，反复数次至现皱纹、内部水分大部散失后，阴干，称为“茯苓个”；或将鲜茯苓按不同部位切制，阴干，分别称为“茯苓块”和“茯苓片”。(2020)

【炮制方法】

（一）茯苓

1. 生用。(1957)

2. 一般都由产地加工，只拣去杂质即成；如个子货须清水泡 2 小时，稍渥，削去外皮，砸破，剪约 3～4 分宽方块即成。(1964、1972 中，生用)

3. 削去外皮，用清水浸泡，洗净，捞出，润透，剁成小块，晒干即成。(1965)

4. 用水浸泡 2 小时，稍渥，削去外皮（为茯苓皮），切取带赤色者，为赤茯苓，切取白色片者为白茯苓，抱木者为茯神。(1966)

5. 原药生用。(1970)

6. 取去过赤苓的茯苓，剁成碎块。产地加工好的，筛去灰屑，块大的碾碎。(1975)

（二）赤茯苓

1. 本品系削去外皮后最外层淡红色部分。经拣净杂质加工成大小不等的块片状。(1965)

2. 用水浸泡 2 小时，稍渥，削去外皮（为茯苓皮）切取带赤色者，为赤茯苓。(1966)

3. 取去过皮的茯苓，清水稍泡，捞出，微润，将棕色表层切下，晒干。产地加工好的，筛去灰屑。(1975)

（三）朱茯苓

1. 以朱砂拌匀用（药 10 斤，朱砂 2 两）。（1957）

2. 取茯苓喷湿，用朱砂拌匀（每斤用朱砂 3 钱）即成。（1964、1972 中，朱拌）

3. 取切好的茯苓 10 斤，置盆内喷水少许，微润，加朱砂粉 3 两，散布均匀，并及时翻动，使外面挂匀朱砂为度，取出晾干即成。（1965）

4. 取切好的茯苓片，喷水微润，加朱砂细粉（每斤用朱砂 3 钱）撒布均匀，随撒随翻动，至外皮挂匀为度，取出晾干即得。（1966）

5. 朱砂拌用。（1970）

6. 取茯苓块或片，置盆内喷水少许，微润，撒布朱砂细粉拌匀，取出，晾干。每茯苓 100 斤，用朱砂细粉 2 斤。（1975）

【炮制目的】

朱茯苓

1. 朱拌可增加安神宁心作用。（1964）

2. 朱拌宁心安神，切制饮片。（1966）

3. 朱拌：增强安神。（1975）

【处方应付】

1. 写白茯苓、云茯苓、茯苓一般付茯苓片；写块付块；朱拌者付朱茯苓；赤者付赤茯苓；皮者付茯苓皮。（1964、1972 中）

2. 不注明朱者，付茯苓。（1972 中）

【注意】

干货不易切片，只能剪成小块用。（1964、1972 中）

【应用】

（一）赤茯苓

1. 寸金丹，二母宁嗽丸，牛黄抱龙丸。《成方配本》

2. 水肿。《王新午》

3. 神效散，小蓟赤苓汤 。《榆林中医》

（二）茯苓（人乳拌蒸）

永健丸。《榆林中医》

（三）朱茯苓

双补荣筋汤。《榆林中医》

（四）朱茯神

治宫颈癌验方。《榆林中医》

茯苓皮

Fulingpi

【处方用名】茯苓皮，苓皮。

【来源】

本品为多孔菌科真菌茯苓 *Poria cocos*（Schw.）Wolf 菌核的干燥外皮。多于 7～9 月采挖，加工“茯苓片”“茯苓块”时，收集削下的外皮，阴干。（2020）

【炮制方法】

1. 纯用茯苓皮。（1964）

2. 拣净杂质，清水洗净，捞出，晒干，切碎。（1975）

茯神木

Fushenmu

【炮制方法】

1. 取茯神中间的木心，剪短节即成。（1964、1972 中）

2. 用茯神木。（1975）

茺蔚子

Chongweizi

【处方用名】茺蔚子，益母草子，坤草子，茺蔚。

【来源】

1. 本品系唇形科 1 年生草本植物益母草的干燥成熟种子。多系野生。（1965）

2. 本品为唇形科植物益母草 *Leonurus japonicus* Houtt. 的干燥成熟果实。秋季果实成熟时采割地上部分，晒干，打下果实，除去杂质。（2020）

【炮制方法】

1. 拣净杂质，筛去浮土即成。（1964、1972 中）

2. 簸净杂质，筛去浮土，清水淘洗，晒干即成。（1965）

3. 拣净杂质，筛去灰屑。（1975）

胡芦巴

Huluba

【处方用名】胡芦巴，葫芦巴，芦巴子，香草子，香苜蓿子。

【来源】

1. 本品为豆科 Leguminosae 植物胡芦巴 *Trigonella Foenum-graecum* L. 的种子。（1962）

2. 本品为豆科 1 年生草本植物葫芦巴的干燥成熟种子。均系栽培。（1965）

3. 本品为豆科植物胡芦巴 *Trigonella foenum-graecum* L. 的干燥成熟种子。夏季果实成熟时采割植株，晒干，打下种子，除去杂质。（2020）

【炮制方法】

（一）胡芦巴

1. 过筛去梗，簸净杂质，用时捣碎即成。（1964、1972 中，生用）

2. 簸净杂质，洗净泥土，晒干即成。（1965）

3. 簸净杂质，清水淘净，捞出，晒干，用时捣碎。（1975）

（二）炒胡芦巴

取净胡芦巴，置锅内以文火炒至微黄色取出，放凉，用时捣碎即成。（1965）

（三）盐胡芦巴

1. 用盐水拌匀（每斤用盐 5 钱），稍闷，文火炒至发出香气即成。（1964、1972 中，炒用）

2. 取净胡芦巴，盐水拌匀，微润，文火炒至发出香气，取出，晾干，用时捣碎。每胡芦巴 100 斤，用盐 3 斤。（1975，炒胡芦巴）

3. 盐水炙。（1991）

（四）酒葫芦巴

1. 原药用水洗净后，酒浸 1 夜，蒸用。（1962）

2. 原药用水洗净后，酒浸 1 夜，炒用。（1962）

【炮制目的】

盐胡芦巴

盐炒：入肾，疗疝痛。（1975）

【处方应付】

不注明生者付炒芦巴子。(1964、1972中、1975)

【应用】

炒胡芦巴

黑锡丹。《成方配本》

【附注】

品名:芦巴子。(1962、1991)

胡黄连

Huhuanglian

【处方用名】胡黄连,胡连。

【来源】

1. 本品为玄参科低矮草本植物胡黄连的干燥地下根状茎。均系野生。(1965)

2. 本品为玄参科植物胡黄连 *Picrorhiza scrophulariiflora* Pennell 的干燥根茎。秋季采挖,除去须根和泥沙,晒干。(2020)

【炮制方法】

1. 清水洗后,晒干。(1957)

2. 拣净杂质,筛去浮土,折4～5分长节。(1964)

3. 用适量水润透,横切薄片。(1964)

4. 拣去杂质,洗净,润透后切片,晒干即成。(1965)

5. 拣净杂质,清水淘净,捞出,润透,切厚片,晾干。(1975)

6. 拣净杂质,清水淘净,捞出,润透,折段,晾干。(1975)

胡椒

Hujiao

【处方用名】胡椒,白古月,白胡椒,黑古月。

【来源】

1. 本品为胡椒科攀缘性常绿灌木植物胡椒的干燥成熟果实。均系栽培。(1965)

2. 本品为胡椒科植物胡椒 *Piper nigrum* L. 的干燥近成熟或成熟果实。秋末至次春果实呈暗绿色时采收，晒干，为黑胡椒；果实变红时采收，用水浸渍数日，擦去果肉，晒干，为白胡椒。（2020）

【炮制方法】

1. 拣去杂质，筛去灰屑，用时打碎或碾细粉即成。（1965）

2. 拣净杂质，筛净灰屑，研细即可。（1966）

3. 拣净杂质，筛去灰屑，用时捣碎或碾细粉。（1975）

【附注】

黑胡椒：采取未成熟的果实，烈日晒干至黑褐色，果皮纵皱即成为黑胡椒，一般多作为副食品，供调味而不入药。（1965）

荔枝核

Lizhihe

【处方用名】荔枝核，大荔核，荔核。

【来源】

1. 本品系无患子科常绿乔木植物荔枝的干燥成熟种子。栽培或野生。（1965）

2. 本品为无患子科植物荔枝 *Litchi chinensis* Sonn. 的干燥成熟种子。夏季采摘成熟果实，除去果皮和肉质假种皮，洗净，晒干。（2020）

【炮制方法】

（一）荔枝核

拣净杂质，筛去灰屑，用水洗净，晒干，用时捣碎即成。（1965）

（二）盐荔枝核

1. 盐水微炒（药 10 斤，用盐 5 两），捣碎备用。（1957）

2. 打破荔核，用盐水拌匀（每斤用盐 5 钱），渗 4 小时，晾干，微炒即成。（1964）

3. 取捣碎的荔枝核 10 斤，用盐 5 两化水浸数小时，置锅内用文火炒至微黄色，取出，晾干即成。（1965，炒荔枝核）

4. 拣净杂质，清水洗净，捞出，晒干，碾碎，盐水拌匀，微润，文火微炒，取出，晾凉。每荔枝核 100 斤，用盐 3 斤。（1975）

5. 盐水炙。（1991）

【炮制目的】

盐荔枝核

盐炒：入肾，疗疝痛。（1975）

【附注】

品名：荔核。（1991）

南五味子

Nanwuweizi

【处方用名】土五味，南五味子。

【来源】

本品为木兰科植物华中五味子*Schisandra sphenanthera* Rehd.et Wils.的干燥成熟果实。秋季果实成熟时采摘，晒干，除去果梗和杂质。（2020）

【炮制方法】

蜜南五味子

洗净泥土，置煮沸的蜂蜜锅内拌匀，土五味每10斤，用蜜20两，放笼上蒸1～2小时，发黑红色为度，取出，晒干。本品不论生熟，用时均应捣碎核。（1957）

【附注】

品名：五味子。（1957）

南瓜子

Nanguazi

【处方用名】南瓜子，倭瓜子。

【炮制方法】

1. 洗净晒干生用或配合其他驱虫药煎服。（1972西）

2. 拣净杂质，清水淘净，捞出，晒干，用时去壳碾细。（1975）

南鹤虱
Nanheshi

【处方用名】南鹤虱，鹤虱，炒鹤虱。

【来源】

本品为伞形科植物野胡萝卜 *Daucus carota* L. 的干燥成熟果实。秋季果实成熟时割取果枝，晒干，打下果实，除去杂质。（2020）

【炮制方法】

（一）南鹤虱

拣净杂质，罗净浮土即成。（1966，生用）

（二）炒南鹤虱

文火炒至黄色具香气为度。（1966，炒用）

南沙参
Nanshashen

【处方用名】沙参，土沙参，南沙参，泡沙参，泡参。

【来源】

1. 本品为桔梗科 Campanuiaceae 植物阔叶沙参 *Adenophora latifolia* Fisch. 的根。（1962，沙参）

2. 本品为桔梗科多年生草本植物轮叶沙参的干燥根。均系野生。（1965，南沙参）

3. 本品为桔梗科植物轮叶沙参 *Adenophora tetraphylla*（Thunb.）Fisch 或沙参 *Adenophora stricta* Miq. 的干燥根。春、秋二季采挖，除去须根，洗后趁鲜刮去粗皮，洗净，干燥。（2020，南沙参）

【炮制方法】

1. 清水洗后，盖渥 1 宿，润透，切厚片，过筛除渣，晒干。（1957，土沙参）

2. 去芦头，清水浸软后，切片生用。（1962，沙参）

3. 清水洗净，润透，去芦，切 1 分圆片，晒干即成。（1964、1972 中，南沙参）

4. 拣去杂质，去芦头，洗净，略润，切成 1 分圆片，晒干即成。（1965，南沙参）

5. 洗净浸透，去芦，切 1 分薄厚圆片，晒干即可。（1966，南沙参）

6. 拣净杂质，清水淘净，捞出，润透，去芦，切厚片，晒干。（1975，南沙参）

【注意】

反藜芦。（1965、1975）

枳壳

Zhiqiao

【处方用名】枳壳，南枳壳，江枳壳，川枳壳，生枳壳，炒枳壳，麸炒枳壳。

【来源】

1. 本品系芸香科常绿灌木植物酸橙的干燥近成熟果实。多系栽培。（1965）

2. 本品为芸香科植物酸橙及其栽培变种的干燥未成熟果实。（1987）

3. 本品为芸香科植物酸橙 *Citrus aurantium* L. 及其栽培变种的干燥未成熟果实。7 月果皮尚绿时采收，自中部横切为两半，晒干或低温干燥。（2020）

【炮制方法】

（一）枳壳

1. 清水浸泡后（春、秋 3 小时，夏季 2 小时，冬季 4 小时），用麻袋盖渥，待润透，切薄片。（1957）

2. 挖去内瓤，洗净，清水浸泡（夏季 0.5 小时，冬季 1 小时），渗透，微晾，切薄片，晒干。（1964、1966、1972 中）

3. 挖去瓤核，用水淘洗，捞出，润透，用手能捏对折为度，切薄片，压平晾干即成。（1965）

4. 拣净杂质，除去内瓤，清水略泡，捞出，润透，切薄片，晒干。（1975，生枳壳）

5. 拣净杂质，除去内瓤，洗净，润透；切薄片，干燥。（1987，生枳壳）

（二）麸炒枳壳

1. 按常规同麸皮微炒（药 10 斤，麸子 2 斤）。（1957）

2. 将锅烧热后，撒入麸皮炒至冒烟，立即倒入枳壳片，拌炒至发焦黄色为度；筛去麸皮即成。（1964、1966、1972 中，麸炒）

3. 将麸皮（每 10 斤枳壳用麸皮 1 斤）撒于锅内，候烟冒出时，加入枳壳片，炒至微黄色，取出，筛去麸皮，晾凉即成。（1965，炒枳壳）

4. 将锅加热至微红，撒入麸皮，倒入枳壳片，武火炒至黄色，取出，筛净麸皮，晾凉。每枳壳片 100 斤，用麸皮 15 斤。（1975，炒枳壳）

5. 将锅加热，撒入麸皮，待冒烟时倒入枳壳片，炒至黄色，取出，筛去麸皮，放凉。（1987，炒枳壳）

6. 麸炒。（1991）

【炮制目的】

麸炒枳壳

1. 麸炒目的，取其温中健胃。（1966）

2. 麸炒：缓和药性。（1975）

3. 麸炒缓和药性，用于和胃消胀。（1987）

【处方应付】

不注明生者，皆付炒枳壳。（1964、1972 中、1975、1987）

【应用】

（一）炒枳壳

1. 搜风顺气丸，木香槟榔丸，脾约麻仁丸，石斛夜光丸，槐角丸，指迷茯苓丸，六合定中丸，参苏理肺丸，舒肝丸，香砂养胃丸，大胃丸，玉液金丹，保产无忧散。《成方配本》

2. 复方理脾散（本科常用验方），凉血地黄汤，痔瘘内消丸，防风秦艽汤加减。《处方选》

3. 泄泻（三）。《王新午》

4. 香蔻和中丸，升降汤，加味膈下逐瘀汤。《榆林中医》

（二）焦枳壳

寸金丹。《成方配本》

（三）面炒枳壳

平胃消食顺气汤。《榆林中医》

枳实

Zhishi

【处方用名】枳实，炒枳实，麸炒枳实，南枳实，江枳实，鹅眼枳实，川枳实，生枳实，铁篱寨（商县）。

【来源】

1. 本品为芸香科 Rutaceae 植物枳 *Poncirus trifoliata* Rafin. Citrustrifoliata L. 的幼嫩果实。（1962）

2. 本品系芸香科常绿灌木植物酸橙的干燥未成熟果实。均系栽培。（1965）

3. 本品为芸香科植物酸橙及其栽培变种或甜橙的干燥幼果。（1987）

4. 本品为芸香科植物酸橙 *Citrus aurantium* L. 及其栽培变种或甜橙 *Citrus sinensis* Osbeck 的干燥幼果。5～6 月收集自落的果实，除去杂质，自中部横切为两半，晒干或低温干燥，较小者直接晒干或低温干燥。（2020）

【炮制方法】

（一）枳实

1. 将原药洗净，泡软后切片，生用。（1962）

2. 清水浸泡五至六成（约 3～4 小时），渗透，稍蒸，晾干水分切片。（1964、1972 中）

3. 拣净杂质，用水泡八成，捞出，闷润透，切薄片，干燥即成。（1965）

4. 拣净杂质，清水泡至六成，捞出，润透，切薄片，晒干。（1975，生枳实）

5. 除去杂质，清水泡至六成，捞出，润透，切薄片，干燥。（1987，生枳实）

（二）炒枳实

清水泡至润透，切薄片，晒干，微炒。（1957）

（三）麸炒枳实

1. 清水泡至润透，切薄片，晒干，炒时应先将锅加热以后，再把麸子与药同入锅内微炒。（1957，麸炒鹅枳实）

2. 将原药洗净，泡软后切片，麸炒用。（1962）

3. 将锅烧热后，撒入麸皮炒至冒烟，立即倒入枳实片，拌炒至发焦黄色为度；筛去麸皮即成。（1964，麸炒）

4. 将麸皮（每 10 斤枳实用麸皮 1 斤）撒于锅内，候烟冒出时，加入枳实片，炒至微黄色，取出，筛去麸皮，晾凉即成。（1965，炒枳实）

5. 挖除内瓤，洗净，清水浸泡（夏季 0.5 小时，冬季 1 小时）渗透，微晾切薄片，晒干，将锅烧热后，撒入麸皮，炒至冒烟，立即倒入枳实片，炒至发焦黄色为度。筛去麸皮即得。（1966）

6. 挖去内瓤，洗净，清水浸泡（夏季泡 0.5 小时，冬季泡 1 小时），渗透，微晾，切薄片，晒干，将锅烧热后，撒入麸皮炒至冒烟，立即倒入枳实片，拌炒至发焦黄色为度，筛去麸皮即成。（1964，麸炒）

7. 将锅加热至微红，撒入麸皮，倒入枳实片，武火微炒，取出，筛净麸皮，晾凉。每枳实片 100 斤，用麸皮 15 斤。（1975，炒枳实）

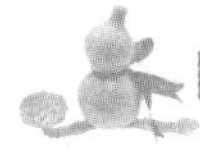

8. 将锅加热至微红，撒入麸皮，待冒烟时，倒入枳实片，炒至色变深，取出，筛去麸皮，放凉。（1987，炒枳实）

（四）土炒枳实

将原药洗净，泡软后切片，土炒用。（1962）

【炮制目的】

麸炒枳实

1. 麸炒目的，取其温中健胃。（1966）

2. 麸炒：缓和药性。（1975）

3. 麸炒可缓和峻烈之性，以免损伤正气。（1987）

【处方应付】

不注明生者皆付炒枳实。（1964、1972 中、1975、1987）

【注意】

孕妇内服宜慎。（1975）

【应用】

（一）炒枳实

1. 茴香橘核丸，午时茶，二母宁嗽丸，清气化痰丸，健脾丸，枳实消痞丸，大胃丸，保和丸，建神曲，橘半枳术丸。《成方配本》

2. 加味平胃散，复方镇惊散。《处方选》

3. 加味和中丸。《榆林中医》

（二）焦枳实

沉香化滞丸。《成方配本》

（三）醋枳实

加味舒肝饮。《榆林中医》

枳椇子

Zhijuzi

【处方用名】 枳椇子，拐枣子。

【炮制方法】

拣净杂质，筛去灰屑，用时捣碎。（1975）

【应用】

炒枳椇子

杨氏还少丹。《成方配本》

柏子仁

Baiziren

【处方用名】柏子仁，柏仁，净柏仁，炒柏仁，柏子霜，柏仁霜。

【来源】

1. 本品系松柏科常绿乔木植物侧柏的干燥成熟种仁。栽培或野生。（1965）

2. 本品为柏科植物侧柏的干燥成熟种仁。（1987）

3. 本品为柏科植物侧柏 *Platycladus orientalis*（L.）Franco 的干燥成熟种仁。秋、冬二季采收成熟种子，晒干，除去种皮，收集种仁。（2020）

【炮制方法】

（一）**柏子仁**

1. 拣净杂质，除去残留的外壳和种皮即成。（1965）

2. 拣净杂质，筛去灰屑。（1975，生柏子仁）

3. 除去杂质及残留的果壳和种皮。（1987）

（二）**炒柏子仁**

1. 文火微炒去油后供药用。（1957）

2. 筛净杂质，微炒，用时捣碎即成。（1964、1972 中，炒用）

3. 筛净杂质，微炒，用时捣碎。（1966，炒用）

4. 取净柏子仁，至锅内文火微炒，取出，晾凉。（1975）

（三）**柏子仁霜**

1. 将微炒后的柏子仁砸碎，用麻纸数张包裹，并加压去油，勤换麻纸，如此反复数次，至纸上无油为度。（1964、1972 中，制霜）

2. 取净柏子仁碾碎，用吸油纸包裹，加热微炕，压榨去油即成。（1965）

3. 将微炒后的柏子仁砸碎，用麻纸数层包裹，并加热，勤换纸，如此反复数次，至纸上无油为度。（1966，制霜）

4. 取净柏子轻压，搓去硬壳，簸净，取仁碾轧成细泥状，用十数层麻纸包裹，置炉台

旁使受热，并加压榨出油，换纸直至油尽为度（一般约换3～4纸即成）。（1972中）

5. 取净柏子仁，碾碎，用吸油纸包数层，置火炉旁，上压重物，如此反复换纸数次，至油尽，碾细过筛。（1975）

6. 用压榨法。（1975）

7. 取净柏子仁碾成泥状，经微热后，压去部分油脂，制成松散的粉末，或将柏子仁碾碎，用吸油纸包数层，置火炉旁，上压重物，如此反复换纸数次，至油尽，碾细过筛。并有用压榨法。（1987）

【炮制目的】

（一）炒柏子仁

炒：以免致呕。（1975）

（二）柏子仁霜

1. 制霜减轻滑肠作用。（1966）

2. 制霜：防止滑肠。（1975、1987）

【处方应付】

1. 写去油或霜者付柏仁霜，余付炒柏子仁。（1964）

2. 注明生、霜者，按要求付给；余付炒柏子仁。（1975、1987）

【应用】

柏子仁霜

柏子养心丸。《成方配本》

栀子

Zhizi

【处方用名】栀子，生栀子，山栀，炒栀子，焦栀子，红栀子，山栀子，黄栀子，栀子炭。

【来源】

1. 本品系茜草科常绿灌木植物栀子的干燥成熟果实。栽培或野生。（1965）

2. 本品为茜草科植物小果栀子的干燥成熟果实。（1987）

3. 本品为茜草科植物栀子 *Gardenia jasminoides* Ellis 的干燥成熟果实。9～11月果实成熟呈红黄色时采收，除去果梗和杂质，蒸至上汽或置沸水中略烫，取出，干燥。（2020）

【炮制方法】

（一）栀子

1. 碾碎备用。（1957）

2. 拣净杂质，碾碎，过筛即成。（1964、1965、1966、1972 中，生用）

3. 拣净杂质，簸去灰屑，碾碎。（1975，生栀子）

4. 取原药材，除去杂质，碾碎。（1987，生栀子）

（二）炒栀子

1. 取已碾碎过筛的栀子，文火炒至稍变焦黄色即成。（1964、1972 中，炒黄）

2. 取碾碎过筛的栀子，置锅内以文火炒至稍变焦黄色为度，取出，放凉即成。（1965）

3. 用碾碎过筛的栀子，文火炒至黄色取出放凉即得。（1966，炒黄）

4. 取净碎栀子，置锅内文火炒至带有焦斑，取出，晾凉。（1975、1987）

5. 清炒。（1991）

【炮制目的】

炒栀子

1. 生用清火，炒用凉血。（1966）

2. 炒：减轻寒性。（1975）

3. 本品炒后，缓和寒性，以免苦寒伤胃。（1987）

【处方应付】

1. 写生者付生栀子；焦或黑者付焦栀子；皮者单用皮；其余付炒栀子。（1964）

2. 注明生、焦者按要求付给，余付炒栀子。（1975、1987）

【应用】

（一）炒栀子

1. 防风通圣丸，二母宁嗽丸。《成方配本》

2. 臌胀（一）。《王新午》

3. 加味槐花汤。《榆林中医》

（二）焦栀子

治鼻衄方，乾清散。《榆林中医》

（三）栀子炭

止血良方。《榆林中医》

【附注】

品名：山栀子。（1957）

焦栀子

Jiaozhizi

【处方用名】焦栀子，栀子炭，焦山栀子。

【来源】

本品为栀子的炮制加工品。（2020）

【炮制方法】

1. 按常规炒为黑紫色。（1957，焦山栀）

2. 武火炒至焦黑色存性为度。（1964，炒炭）

3. 取碾碎过筛的栀子，置锅内用武火炒至焦黑色，存性。（1964）

4. 武火炒至焦黑色存性为度。（1965，炒炭）

5. 取碾碎过筛的栀子，置锅内用武火炒至焦糊色，取出放凉即得。（1966，炒焦）

6. 取净碎栀子，置锅内武火炒至焦褐色，取出，晾凉。（1975）

7. 取净碎栀子，置锅内用武火炒至焦褐色，取出，放凉。（1987）

8. 制炭。（1991）

【炮制目的】

1. 炒焦并能止血。（1964）

2. 炒焦止血。（1965）

3. 炒焦、炭止血。（1966）

4. 炒焦：止痢。（1975）

5. 炒焦增强止血作用。（1987）

【应用】

1. 清胃黄连丸，黄连上清丸。《成方配本》

2. 痔血脱肛。《王新午》

枸杞子

Gouqizi

【处方用名】枸杞子，西枸杞，甘枸杞，贡果，魁元，魁子。

【来源】

1. 本品为茄科落叶灌木植物枸杞的成熟果实。栽培或野生。(1965)

2. 本品为茄科植物宁夏枸杞 *Lycium barbarum* L. 的干燥成熟果实。夏、秋二季果实呈红色时采收，热风烘干，除去果梗，或晾至皮皱后，晒干，除去果梗。(2020)

【炮制方法】

1. 拣净果柄等杂质即成。(1964、1972 中)

2. 拣去杂质，除去蒂即成。(1965)

3. 拣净果柄、杂质即成。(1966)

4. 拣净杂质及果柄。(1975)

【处方应付】

写西枸杞、甘枸杞、贡果皆付甲级枸杞子。(1964)

【注意】

须装瓷罐内盖紧，置低温干燥处；大量贮藏最好放冷库中。(1964)

柿蒂
Shidi

【处方用名】柿蒂，柿子巴。

【来源】

1. 本品系柿树科落叶乔木植物柿的干燥宿萼。多系栽培。(1965)

2. 本品为柿树科植物柿 *Diospyros kaki* Thunb. 的干燥宿萼。冬季果实成熟时采摘，食用时收集，洗净，晒干。(2020)

【炮制方法】

1. 以清水洗净，晒干。(1957)

2. 洗净晒干，除去果柄，用时捣碎即成。(1964)

3. 洗净，拣去杂质，去柄，用时捣碎即成。(1965)

4. 洗净去梗晒干即可。(1972 西)

5. 拣净杂质及果柄，洗净，晒干，用时捣碎。(1975)

柿霜

Shishuang

【处方用名】柿霜，柿饼霜。

【来源】

本品为柿饼上之灰白色的粉霜，即为柿霜。（1965）

威灵仙

Weilingxian

【处方用名】威灵仙，灵仙，铁脚灵仙，铁杆灵仙，黑薇。

【来源】

1. 本品为百合科多年生草本攀缘状藤本植物鲶鱼鱼须的干燥根。均系野生。（1965）

2. 本品为毛茛科植物威灵仙 *Clematis chinensis* Osbeck、棉团铁线莲 *Clematis hexapetala* Pall. 或东北铁线莲 *Clematis manshurica* Rupr. 的干燥根和根茎。秋季采挖，除去泥沙，晒干。（2020）

【炮制方法】

1. 取疙瘩，清水洗后，麻袋盖渥四五小时，切为咀，晒干。（1957，草本）

2. 取疙瘩，清水洗后，泡 2 天待润透，切为咀，晒干。（1957，铁角灵仙）

3. 去芦，拣净杂质，取细根泡 1 天，湿布盖渥，润透，切 3 分长节，晒干即成。（1964、1972 中）

4. 拣去杂质，除去残茎，用水浸泡，捞出，润透后切 3 分节，晒干，簸去须毛即成。（1965）

5. 去芦，拣净杂质，取细根泡 1 天，湿布盖渥，润透切 2 分长节，晒干即成。（1965）

6. 拣净杂质，除去根茎，清水泡透，捞出，切段，晒干，簸净须毛。（1975）

厚朴

Houpo

【处方用名】厚朴，川厚朴，川朴，姜朴，制厚朴，紫油朴，根朴，姜厚朴。

【来源】

1. 本品系木兰科落叶乔木植物厚朴或凹叶厚朴的干燥杆皮和根皮。栽培或野生。（1965）

2. 本品为木兰科植物厚朴或凹叶厚朴的干燥干皮、根皮及枝皮。（1987）

3. 本品为木兰科植物厚朴*Magnolia officinalis* Rehd. et Wils. 或凹叶厚朴*Magnolia officinalis* Rehd. et Wils. var. *bilobaRehd.* et Wils. 的干燥干皮、根皮及枝皮。4～6月剥取，根皮和枝皮直接阴干；干皮置沸水中微煮后，堆置阴湿处，“发汗”至内表面变紫褐色或棕褐色时，蒸软，取出，卷成筒状，干燥。（2020）

【炮制方法】

（一）厚朴

刮去粗皮，洗净，润透，切细丝，晒干。（1987，生厚朴）

（二）姜厚朴

1. 每10斤用切碎之生姜0.5斤，同入容器，以适量开水浸三四小时后，捞出，切成丝，晒干。（1957）

2. 刮去粗皮，截成段；另取生姜片煮汤（每10斤用姜1斤），将厚朴泡于该汤内3～4小时，待姜水吸干后，切丝，阴干即成。（1964）

3. 刮去粗皮，截成段，取生姜1斤切片煎汤，加净厚朴10斤与姜汤共煮透，待姜汤吸尽后，及时切丝，晾干即成。（1965）

4. 刮去粗皮，取姜片煮汤（每10斤用姜1斤），将厚朴泡于该汤内3～4小时，待姜汤吸尽，润透后切丝，阴干即成。（1966）

5. 取净生姜切片煎汤，加入净厚朴，煮至汤吸尽并透，取出，切细丝，晒干。每厚朴100斤，用生姜10斤。（1975）

6. 取净生姜切片煎汤，加入厚朴丝煮至汤吸尽并透，取出，晾干。（1987）

【炮制目的】

姜厚朴

1. 姜制增加快膈和胃功能，并起矫味作用。（1964）

2. 用姜制免刺喉舌，增强快膈和胃及矫味作用。（1966）

3. 姜制：增强温中、和胃、降逆。（1975）

4. 姜炙可消除对咽喉的刺激性，并能增强宽中、和胃、下气的作用。（1987）

【注意】

厚朴生用刺喉舌，故应姜制。（1964）

【应用】

（一）炒厚朴

健脾化虫散。《榆林中医》

（二）姜厚朴

1. 茴香橘核丸，藿香正气丸，寸金丹，午时茶，木香顺气丸，舒肝丸，沉香化滞丸，香砂养胃丸，大胃丸，玉液金丹，保产无忧散。《成方配本》

2. 平胃消食顺气汤，神效散。《榆林中医》

（三）醋厚朴

加味舒肝饮。《榆林中医》

（四）制厚朴

鳖甲煎丸，圣济鳖甲丸，枳实消痞丸，建神曲。《成方配本》

厚朴花

Houpohua

【处方用名】厚朴花，川朴花，朴花。

【来源】

1. 本品系厚朴的干燥花。（1965）

2. 本品为木兰科植物厚朴 *Magnolia officinalis* Rehd. et Wils. 或凹叶厚朴 *Magnolia officinalis* Rehd. et Wils. var. *biloba Rehd*. et Wils. 的干燥花蕾。春季花未开放时采摘，稍蒸后，晒干或低温干燥。（2020）

【炮制方法】

1. 取原药除去花柄，拣净杂质即成。（1964、1972 中）

2. 拣净杂质及柄，筛去灰屑，用时捣碎。（1975）

砂仁

Sharen

【处方用名】砂仁，缩砂仁，拣砂仁，阳春砂，西砂仁，砂壳，盐砂仁。

【来源】

1. 本品为姜科多年生草本植物阳春砂或缩砂的干燥成熟果实（壳砂）或种子（砂仁）。（1965）

2. 本品为姜科植物阳春砂 *Amomum villosum* Lour.、绿壳砂 *Amomum villosum* Lour. var. *xanthioides* T. L. Wu et Senjen 或海南砂 *Amomum longiligulare* T. L. Wu 的干燥成

熟果实。夏、秋二季果实成熟时采收，晒干或低温干燥。（2020）

【炮制方法】

（一）砂仁

1. 用时捣碎。（1957）

2. 拣净杂质，筛去浮土，用时捣碎即成。（1964、1972 中，生用）

3. 拣净杂质，剥去外壳，筛去浮土，用时捣碎即成。（1965）

4. 拣净杂质，筛去浮土，捣碎即成。（1966，生用）

5. 拣净杂质，筛去灰屑，用时捣碎。（1975）

6. 用砂仁。（1975）

（二）砂壳

用砂壳。（1975）

（三）盐砂仁

1. 炒砂仁按常规以盐水微炒（每药 10 斤用盐 4 两溶于适量水中喷匀）。（1957）

2. 取净砂仁，用盐水拌匀（每斤用盐 5 钱），晾干，文火炒至微黄色为度；用时捣碎。（1964、1972 中，盐炒）

3. 取净砂仁 10 斤，用盐 5 两化水拌匀，稍闷，置锅内以文火炒至微黄色，取出晾凉，用时捣碎即成。（1965）

4. 取净砂仁，用盐水拌匀（每斤用盐 5 钱），晾干，炒至微黄色为度。用时捣碎。（1966，盐炙）

【炮制目的】

盐砂仁

1. 盐水炒取其暖胃，消胀。（1964、1965）

2. 盐炙暖胃，消胀，宜用于阴虚。（1966）

【处方应付】

1. 不注明炒者皆付生砂仁。（1964、1972 中）

2. 注明砂仁、砂壳者，按要求付给，余付缩砂。（1975）

【应用】

（一）炒砂仁

1. 养血调经丸。《成方配本》

2. 虚损。《王新午》

3. 香蔻和中丸，神效散。《榆林中医》

（二）盐砂仁

1. 壮元丹（俗名打虎壮元丹），参茸卫生丸，玉液金丹，调经养荣丸（即妇女养荣丸），宁坤丸。《成方配本》

2. 香砂开郁散，加味和中丸。《榆林中医》

【附注】

品名：缩砂。（1975）

牵牛子

Qianniuzi

【处方用名】牵牛子，二丑，黑白丑，白丑，黑丑，炒牵牛子。

【来源】

1. 本品系旋花科1年生草本植物牵牛或毛牵牛的干燥成熟种子。野生或栽培。（1965）

2. 本品为旋花科植物裂叶牵牛 *Pharbitis nil*（L.）Choisy 或圆叶牵牛 *Pharbitis purpurea*（L.）Voigt 的干燥成熟种子。秋末果实成熟，果壳未开裂时采割植株，晒干，打下种子，除去杂质。（2020）

【炮制方法】

（一）牵牛子

1. 簸净杂质即成。（1964、1972 中，生用）

2. 拣净杂质，洗净泥土，晒干即成。（1965）

3. 簸净杂质，配方时捣碎。（1966，生用）

4. 生用。（1970）

5. 晒干备用。（1972 西）

6. 拣净杂质，清水洗净，捞出，晒干，用时捣碎。（1975，生牵牛子）

（二）炒牵牛子

1. 取净牵牛子文火炒至微带黄色，用时均须捣碎。（1964、1972 中，炒用）

2. 取洗净的牵牛子，置锅内以文火炒至微鼓起，取出放凉即成。（1965）

3. 取净牵牛子文火炒至微带黄色，用时捣碎。（1966）

4. 炒用。（1970）

5. 取净牵牛子，置锅内文火炒至发出香气，取出，晾凉，用时捣碎。(1975)

6. 清炒。(1991)

【炮制目的】

炒牵牛子

1. 生用泻下峻猛；炒用则药性缓和。(1964、1966)

2. 炒：缓和药性。(1975)

【处方应付】

1. 写黑丑付纯黑丑，白丑付纯白丑，不注明生者皆付炒牵牛子。(1964、1972 中)

2. 不注明生者，付炒牵牛子。(1975)

【注意】

1. 畏巴豆；孕妇忌用。(1965)

2. 孕妇忌服；畏巴豆。(1975)

【应用】

(一) 炒二丑

山楂化滞丸，加味和中丸，逐水散。《榆林中医》

(二) 二丑 (姜汁炒)

保元化滞丸。《榆林中医》

轻粉

Qingfen

【处方用名】轻粉，净轻粉。

【来源】

1. 本品系用升华法制成的氧化亚汞(甘汞)结晶。(1965)

2. 本品为氯化亚汞(Hg_2Cl_2)(2020)

【炮制方法】

1. 原药研粉。(1965)

2. 原药应用。(1975)

【注意】

1. 内服宜慎，孕妇忌服。(1965、1975)

鸦胆子

Yadanzi

【处方用名】鸦胆子，鸭蛋子。

【来源】

1. 本品为苦木科常绿灌木植物鸦胆子的干燥成熟果实。野生或栽培。（1965）

2. 本品为苦木科植物鸦胆子 *Brucea javanica*（L.）Merr. 的干燥成熟果实。秋季果实成熟时采收，除去杂质，晒干。（2020）

【炮制方法】

1. 清水洗净晒干，内服时剥去外皮，装入胶囊。（1957）

2. 敲破硬壳，取仁即成。（1964、1966）

3. 轻轻敲破除去硬壳，取整仁即成。（1965）

4. 拣净杂质，筛去灰屑，用时去壳取仁。（1975）

韭菜子

Jiucaizi

【处方用名】韭菜子，韭子，盐韭菜子。

【来源】

1. 本品系百合科多年生草本植物韭菜的干燥成熟种子。多系栽培。（1965）

2. 本品为百合科植物韭菜 *Allium tuberosu* Rottl. ex Spreng. 的干燥成熟种子。秋季果实成熟时采收果序，晒干，搓出种子，除去杂质。（2020）

【炮制方法】

（一）韭菜子

1. 拣去杂质，筛去泥土即成。（1965）

2. 生用。（1970）

3. 淘净晒干即可。（1972 西）

4. 拣净杂质，筛去灰屑。（1975）

（二）炒韭菜子

微炒用。（1970）

【应用】

韭菜子（炒）

玉露丹。《榆林中医》

虻虫

Mengchong

【处方用名】虻虫，牛虻，牛虻虫。

【来源】

本品系虻科复带虻雌虻的干燥体。均系野生。（1965）

【炮制方法】

（一）虻虫

1. 拣去杂质，筛去灰屑，用时去足翅即成。（1965）

2. 原药去头、足、翅，生用。（1970）

（二）炒虻虫

1. 取原药置铁锅中，焙约 5～6 分钟，带黄色时去翅足即成。（1964、1972 中）

2. 炒用。（1965）

（三）米炒虻虫

将锅刷湿，撒入适量米，使锅底粘匀，置火上加热至冒烟时，倒入虻虫，徐徐摇动，炒至微黄色，倒出，晾凉，拣出米，除去足、翅。（1975）

【炮制目的】

米炒虻虫

米炒：降低毒性，并可矫味。（1975）

【注意】

1. 焙黄为矫除腥臭气，并便于贮藏。（1964、1972 中）

2. 孕妇忌服。（1975）

【附注】

品名：牛虻虫。（1970）

哈蟆油
Hamayou

【处方用名】蛤蟆油，哈氏蟆油，田鸡油。

【来源】

本品为蛙科动物中国林蛙 *Rana temporaria chensinensis* David 雌蛙的输卵管，经采制干燥而得。(2020)

【炮制方法】

拣净杂质。(1975)

骨碎补
Gusuibu

【处方用名】骨碎补，毛姜，猴姜，申姜。

【来源】

1. 本品为水龙骨科多年生草本植物槲蕨的干燥根状茎。均系野生。(1965)

2. 本品为水龙骨科植物槲蕨或中华槲蕨的干燥根茎。(1987)

3. 本品为水龙骨科植物槲蕨 *Drynaria fortunei*（Kunze）J. Sm. 的干燥根茎。全年均可采挖，除去泥沙，干燥或再燎去茸毛（鳞片）。(2020)

【炮制方法】

（一）骨碎补

除去杂质，洗净，润透，切厚片，干燥。(1987，生骨碎补)

（二）烫骨碎补（炒骨碎补）

1. 取净砂子置锅中炒热后，倒入拣净、晒干，切 4～5 分长的骨碎补节，炒至发胀，及毛呈焦黄状，取出，筛去砂子，放凉，撞去毛须即成。(1965)

2. 拣净杂质，晒干切 4～5 分长节，另取砂子炒热后，倒入骨碎补节，炒至发膨，晾凉，撞去毛须即成。(1966)

3. 切成小段，用砂炒去毛（鳞叶）用。(1970)

4. 拣净杂质，清水洗净，捞出，润透，切段，晒干，再取砂子置锅内加热，倒入骨碎补

段，武火炒至鼓起，取出，筛去砂子，去净毛。（1975）

5. 取砂子置锅内加热，倒入骨碎补段（片），武火炒至鼓起，绒毛呈焦黄色，取出，撞去毛，筛去砂子。（1987）

6. 烫制。（1991）

（三）土炒骨碎补

1. 切为咀，与土共入锅内炒去毛，筛净土供用。（1957）

2. 切为咀，将砂土置铁锅内加热到 200～300℃，趁热时加入骨碎补拌炒片刻，使绒毛烫毁，立即筛去砂土，用带棱砂石与骨碎补装入袋内，将毛撞落，簸或筛去毛，此法叫作“土炒去毛”。（1957）

3. 拣净杂质，晒干，切 4～5 分长节；另取细净黄土炒热后，倒入骨碎补节，炒至发胀，晾凉，撞去毛须即成。（1964、1972 中）

4. 拣净杂质，晒干切 4～5 分长节，另取细净黄土炒热后，倒入骨碎补节，炒至发膨，晾凉，撞去毛须即成。（1966）

【炮制目的】

烫骨碎补（炒骨碎补）

1. 去净毛为防止阻碍呼吸道和伤肺。（1964、1972 中）

2. 去杂质，除毛茸免阻呼吸道和伤肺。（1966）

3. 去毛：防止刺激咽喉，引起咳嗽。（1975）

4. 本品表面密生棕色鳞片（绒毛），刺激咽喉，砂炒除去。（1987）

【处方应付】

不注明生者付炒骨碎补。（1964、1975、1987）

【注意】

砂子或黄土约为毛姜的 3 倍量。晒干后才能折成节。炒时火力宜小。（1964、1972 中）

【应用】

炒骨碎补

大活络丹，回天再造丸。《成方配本》

【附注】

文献中“炒骨碎补”炮制方法类同药典“烫骨碎补”，故此以药典名称为准。

钟乳石

Zhongrushi

【处方用名】钟乳石，石乳，石钟乳，煅钟乳石。

【来源】

1. 本品为主含碳酸钙的钟乳状石块。（1965）

2. 本品为含碳酸钙的钟乳石块。（1987）

3. 本品为碳酸盐类矿物方解石族方解石，主含碳酸钙（$CaCO_3$）。采挖后，除去杂石。（2020）

【炮制方法】

（一）钟乳石

1. 洗净，除去杂石，捣碎即成。（1965）

2. 刷净，碾成粗末。（1975，生钟乳石）

3. 取原药材，洗净，晒干，砸成小块。（1987）

（二）煅钟乳石

1. 取钟乳石块，置坩埚内，在无烟炉火中煅至内外红透，取出，晾凉即成。（1965）

2. 取净钟乳石，砸碎，置坩埚内，放入无烟炉中煅至红透，取出，晾凉，碾成粗末。（1975）

3. 取钟乳石块，置耐火容器内，放炉火中煅至红透，取出放凉。（1987）

【炮制目的】

煅钟乳石

1. 煅：易碎，便于煎出药效。（1975）

2. 本品煅后增强温肾壮阳的作用，便于粉碎和煎出有效成分。（1987）

【处方应付】

不注明生者，付煅钟乳石。（1975、1987）

钩藤

Gouteng

【处方用名】钩藤，双钩藤，吊钩藤，勾丁。

【来源】

1. 本品系茜草科藤本植物钩藤的干燥带钩茎枝。均系野生。（1965）

2. 本品为茜草科植物钩藤 *Unacaria rhynchophylla*（Miq.）Miq. ex Havil.、大叶钩藤 *Uncaria macrophylla* Wall.、毛钩藤 *Uncaria hirsuta* Havil.、华钩藤 *Uncaria sinensis*（Oliv.）Havil. 或无柄果钩藤 *Uncaria sessilifructus* Roxb. 的干燥带钩茎枝。秋、冬二季采收，去叶，切段，晒干。（2020）

【炮制方法】

1. 取原药拣净杂质即成。（1964、1972 中）

2. 拣净杂质，去枝梗，洗净，晒干即成。（1965）

3. 原药拣净杂质，洗净晒干即得。（1966）

4. 拣净杂质，筛去灰屑。（1975）

香加皮

Xiangjiapi

【来源】

1. 本品为萝藦科落叶灌木植物杠柳的干燥根皮。均系野生。（1965）

2. 本品为萝藦科植物杠柳 *Periploca sepium* Bge. 的干燥根皮。春、秋二季采挖，剥取根皮，晒干。（2020）

【炮制方法】

拣去木心及杂质，清水洗净，闷润后切段晒干即成。（1965）

香附

Xiangfu

【处方用名】香附，香附米，香附子，炙香附，莎草根，生香附，醋香附，四制香附。

【来源】

1. 本品为莎草科多年生草本植物莎草的干燥地下块茎。均系野生。（1965）

2. 本品为莎草科植物莎草的干燥根茎。（1987）

3. 本品为莎草科植物莎草 *Cyperus rotundus* L. 的干燥根茎。秋季采挖，燎去毛须，置沸水中略煮或蒸透后晒干，或燎后直接晒干。（2020）

【炮制方法】

（一）香附

1. 撞净须毛，碾成赤豆粒大的碎块，过粗筛，去碎末即成。（1964、1972 中）

2. 拣去杂质，大的去净毛后，洗净，润透切片，晒干；小的碾成小豆大的碎粒，簸去细毛并筛去细面即成。（1964，生用）

3. 拣净须毛，碾成豆粒大的粗块，过粗筛，去碎末即成。（1966，生香附）

4. 洗净晒干生用。（1972 西）

5. 拣净杂质，撞去须毛，碾成碎块。（1975，生香附）

6. 拣净杂质，撞去须毛，浸泡，润透，切片。（1975，生香附）

7. 除去毛须及杂质，碾碎。（1987，生香附）

8. 除去毛须及杂质，切薄片。（1987，生香附）

（二）醋香附

1. 取已碾好的香附子碎粒，喷洒米醋（每斤用醋 3 两），润 1 夜至透，晾干，炒至微黄色为度。（1964、1972 中，醋炙）

2. 取香附片或粒状香附 10 斤，加醋 2 斤，拌匀，闷 1 夜，俟醋吸尽，置锅中用文火炒至微黄色，取出，晾干即成。（1965）

3. 取净香附碎粒，喷洒米醋（每斤用醋 3 两）润 1 夜至透，晒干，炒至微黄色为度。（1966）

4. 加醋煮后晒干。（1972 西）

5. 取香附碎块或片，加醋拌匀至吸尽，置锅内文火炒至微带焦斑，取出，晾干。每香附子 100 斤，用醋 20 斤。（1975）

6. 取香附粒或片，加醋拌匀至吸尽，置锅内文火炒至微带焦斑，取出，晾干。（1987）

7. 醋炙。（1991）

（三）香附炭

取净香附置锅内用武火炒至表面焦黑色，内部焦黄色，存性，喷淋清水，取出，晾干即成。（1965）

（四）酒香附

加酒煮后晒干。（1972 西）

（五）制香附

先碾去皮毛，簸净，再用黄酒等混合之水溶液（药 10 斤、黄酒 0.5 斤、盐 1 两、醋 4 两、水适量）于瓷缸中，浸泡 1 天，不断拌搅，取出微炒。（1957）

（六）四制香附

1. 取大小均匀的颗粒，用已配好的药水喷匀（每 10 斤用黄酒、米醋各 1 斤，姜 0.5 斤捣汁，食盐 2 两），待吸干后，炒至微带黄色为度。（1964、1966、1972 中）

2. 取净香附10斤，用黄酒、米醋各1斤，姜0.5斤捣汁，食盐2两配好的混合液与其拌匀，俟吸尽后，置锅内炒至微黄色，取出，晾干即成。（1965）

3. 取香附碎块或片，用已配好的辅料拌匀至吸尽，置锅内文火炒至微带焦斑，取出，晾干。每香附100斤，用黄酒、醋各10斤，生姜5斤取汁，食盐2斤。（1975）

4. 取香附碎块或片，用已配好的辅料拌匀至吸尽，置锅内文火炒至微带焦斑，取出。每100公斤香附，用黄酒、醋各10公斤，生姜5公斤取汁，食盐2公斤。（1987）

（七）童便制香附

用童便制。（1964、1966、1972中）

【炮制目的】

（一）醋香附

1. 醋炒引药入肝。（1964）

2. 醋制：入肝止痛。（1975）

3. 醋炙能增强疏肝止痛作用，并能消积化滞。（1987）

（二）四制香附

1. 四制能调经活血，解郁消痰。（1964）

2. 醋制入肝，理气血止痛，酒行经，童便制行血祛瘀。盐水祛瘀力强。姜制化痰饮，四制调经活血，解郁，消痰。（1966）

3. 醋制：入肝止痛；酒制：祛瘀行经；姜制：化痰；盐制：入肾润燥。（1975）

4. 四制香附则取其四种辅料的作用。（1987）

【处方应付】

1. 注明生者付生香附子；制者付四制香附；其余皆付醋制香附。（1964、1972中）

2. 注明生、四制者，按要求付给，余付醋香附。（1975、1987）

【应用】

（一）炒香附

香蔻和中丸。《榆林中医》

（二）酒香附（酒炒香附）

1. 大活络丹。《成方配本》

2. 加味甘芍汤。《榆林中医》

（三）醋香附

加味和中丸，加味舒肝饮。《榆林中医》

（四）制香附

1. 木香槟榔丸，苏合香丸，回天再造丸，五香丸，参茸卫生丸，寸金丹，香砂养胃丸，四消丸，越鞠丸，大胃丸，保和丸，建神曲，女金丹，玉液金丹，乌鸡白凤丸，调经养荣丸，胎产金丹，宁坤丸，艾附暖宫丸，养血调经丸，调经丸，调经种子丸，妇科回生丹。《成方配本》

2. 肝炎三号，肝炎六号，四逆散加味，和中散。《处方选》

3. 水肿（二）。《王新午》

4. 沉香降气散加味，理气降逆汤，育嗣交感丸。《榆林中医》

（五）香附（姜汁浸透）

香砂开郁散。《榆林中医》

（六）香附（先酒炒后醋炒）

香兰已痛汤。《榆林中医》

（七）香附（醋酒盐三制）

三味调经汤。《榆林中医》

【附注】

品名：香附子。（1957、1964、1966、1973、1991）

香橼

Xiangyuan

【处方用名】香橼，陈香元，香园皮，香圆，陈香橼，陈香园。

【来源】

1. 本品系芸香科小乔木或灌木植物香圆的干燥成熟果实。均系栽培。（1965）

2. 本品为芸香科植物枸橼 *Citrus medica* L. 或香圆 *Citrus wilsonii* Tanaka 的干燥成熟果实。秋季果实成熟时采收，趁鲜切片，晒干或低温干燥。香圆亦可整个或对剖两半后，晒干或低温干燥。（2020）

【炮制方法】

1. 刷净浮土，挖去内瓤，切薄片，晒干即成。（1964、1972 中）

2. 拣净杂质，用水洗净，润透，切成小方块即成。（1965）

3. 拣去杂质，除去内瓤，清水洗净，捞出，微润，切宽丝，晒干。（1975）

香薷

Xiangru

【处方用名】香薷，嫩香薷，香茹，南香茹，香薷草。

【来源】

1. 本品系唇形科多年生草本植物海州香薷的干燥带花穗的全草。野生或栽培。（1965）

2. 本品为唇形科植物石香薷 *Mosla chinensis* Maxim. 或江香薷 *Mosla chinensis* 'Jiangxiangru' 的干燥地上部分。前者习称“青香薷”，后者习称“江香薷”。夏季茎叶茂盛、花盛时择晴天采割，除去杂质，阴干。（2020）

【炮制方法】

1. 去根，用清水喷匀，以麻袋盖渥 1 宿，润透，切为咀，晒干。（1957）

2. 去根及杂质，清水喷匀，盖渥润透，切 2～3 分长节，晾干即成。（1964）

3. 干切后罗去浮土。（1964、1972 中）

4. 拣去杂质，用水浸润，除去残根，切 2～3 分长节，晾干即得。（1965）

5. 拣去杂质，清水喷润，盖渥润透，切 2～3 分长节，晒干即可。（1966）

6. 拣净杂质，去根，清水喷润，切段，晒干，筛去灰屑。（1975）

【注意】

切忌大水淘洗，宜喷水少许，使茎柔软易切，并可保持香气。干切法细末多，损耗量大。（1964、1972 中）

【附注】

品名：香茹。（1957）

秋石

Qiushi

【处方用名】秋石，盐秋石。

【来源】

本品系食盐的加工品。（1965）

【炮制方法】

1. 刷净浮土，捣碎即成。（1965）

2. 刷净灰屑，用时捣碎或碾成粉。（1975）

重楼
Chonglou

【处方用名】重楼，草河车，蚤休，金线重楼，七叶一枝花。

【来源】

1. 本品为百合科多年生草本植物重楼的干燥根茎。均系野生。（1965）

2. 本品为百合科植物云南重楼 *Paris polyphylla* Smith var. *yunnanensis*（Franch.）Hand.-Mazz. 或七叶一枝花 *Paris polyphylla* Smith var. *chinensis*（Franch.）Hara 的干燥根茎。秋季采挖，除去须根，洗净，晒干。（2020）

【炮制方法】

1. 刮去环节上膜皮，剪 2～3 分宽碎块即成。（1964）

2. 刮去环节上膜皮，剪 2～3 分碎块即成。（1965）

3. 拣净杂质，清水泡至六成，洗净，捞出，润透，切薄片，晒干。（1975）

【注意】

1. 阴疽及腹泻者忌用。（1965）

2. 孕妇忌服。（1975）

【附注】

品名：

1. 草河车。（1964）

2. 蚤休。（1975）

信石
Xinshi

【处方用名】信石，人言，砒石，红信，白信，红砒，白砒，砒霜。

【来源】

本品为天然的含砷矿石或加工制造而成。（1965，砒石）

【炮制方法】

（一）信石（砒石）

1. 去净杂质，砸碎即成。（1965）

2. 拣净杂质，用时研细粉。（1975，信石）

（二）砒霜

取净信石砸碎，置铁锅中，上覆盖瓷碗，用盐泥封固，置火上煅 2 小时，停火，俟凉后，取出，用时研细粉。（1975）

【处方应付】

不注明霜者，付信石。（1975）

【注意】

1. 畏水银。（1965）

2. 孕妇忌服；内服宜慎；煅时要戴口罩，注意安全。（1975）

鬼箭羽

Guijianyu

【处方用名】鬼箭羽，卫矛。

【炮制方法】

1. 洗净泥土，切为咀。（1957）

2. 拣净杂质，洗净，润透，切约 3 分长节，晒干即成。（1964、1966）

3. 拣净杂质，清水泡至五成，洗净，捞出，切厚片，晒干。（1975）

【注意】

孕妇忌服。（1975）

【附注】

品名：卫矛。（1957）

禹余粮

Yuyuliang

【处方用名】禹余粮，余粮石，禹粮石。

【来源】

1. 本品为一种含氧化铁的天然矿石。（1965）

2. 本品为氢氧化物类矿物褐铁矿，主含碱式氧化铁 FeO（OH）。采挖后，除去杂石。（2020）

【炮制方法】

（一）禹余粮

1. 临用时于药舂中捣为末。（1957）

2. 拣净杂质，晒干即成。（1965）

3. 拣净杂质，刷净，碾成粗末。（1975）

（二）煅禹余粮

1. 取净禹粮石 10 斤，打碎置坩埚内，在无烟炉火中煅红透，倒入盛有米醋 3 斤的盆内淬酥，取出晒干即成。（1965，煅禹粮石）

2. 取净禹余粮，砸成小块，置坩埚内，放入无烟炉火中煅至红透，取出，倒入醋盆内淬之，取出，晒干，碾成粗末。每禹余粮 100 斤，用醋 30 斤。（1975）

【炮制目的】

煅禹余粮

煅：增强收涩。（1975）

【处方应付】

不注明生者，付煅禹余粮。（1975）

【注意】

孕妇内服宜慎。（1975）

【附注】

品名：禹粮石。（1965）

追地风

Zhuidifeng

【处方用名】追地风，地风，钻地风。

【炮制方法】

拣净杂质，折碎，筛去灰屑。（1975）

胆矾

Danfan

【处方用名】蓝矾，云矾。

【来源】

本品为天然或人工制造的一种含水硫酸铜的结晶体。（1965）

【炮制方法】

1. 拣去杂质，剁成小块即成。（1965）

2. 拣净杂质，筛去灰屑，用时捣碎。（1975）

胆南星

Dannanxing

【处方用名】胆南星，九转胆南星，胆星。

【来源】

本品为制天南星的细粉与牛、羊或猪胆汁经加工而成，或为生天南星细粉与牛、羊或猪胆汁经发酵加工而成。（2020）

【炮制方法】

1. 将天南星洗净晒干，磨制成粉，用牛胆汁拌和呈糊状，晒干后，再研成粉，如此反复用牛胆汁拌和约 4～9 次，俟颜色变为褐色后，取出晒干即得。（1962）

2. 取生南星 10 斤，研成细粉，放瓷器内，与滤过的牛胆汁和成糊状（第 1 次用牛胆汁 15 斤，以后依次递减约 1 斤，至最后以用 5 斤为度），日晒并经常搅动，晒干后再加胆汁和匀，仍晒干，如此反复转至 9 次，最后装入牛胆壳中，挂房檐通风处，干后切小块即成。（1964、1966）

3. 即九转南星，按古法制作，费时很久约八九年，不能适应药用需要，故各地在制法上均有改进。但在缩短炮制时间中，必须保证质量，使成品达到色黑亮，无麻辣味。因为牛胆汁中含有胆酸、胆色素、无机盐类等，若经南星多次吸收，则能抑制南星之辛燥，制其毒性。所以生南星加胆汁后，必须保持一定温度，使其充分发酵，达到转化之目的。按西安现时胆南星之制作方法为：取生南星（100 斤生南星共用牛胆汁 400 斤）洗净，烘干，打细粉，拌入牛胆汁约 150～200 斤，放入陶瓷缸中，夏季用太阳晒之，冬季放暖室内，经常搅拌，使之发酵，7～15 天后，置蒸笼中连蒸 24 小时，凉后取出，晒干，打粗粉，再拌入牛胆汁 100～150 斤，如上述使之发酵，7～15 天后，置蒸笼中连蒸 24 小时，凉后，取出，将所余胆汁全部拌入，再如上述使之发酵，置蒸笼中连蒸 24 小时，凉后，取出，晒或烘至半干，成型，再入蒸笼中连蒸 12 小时，使色泽一致，取出，晒干或低温烘干即成。（1965）

4. 制天南星粉 8 斤，胆汁 32 斤（牛、羊、猪胆均可），先将胆汁以 4 层纱布滤去杂质，在室温 15℃时测其比重为 2.5～3 波美度，置锅内加热浓缩至 10 斤，在温度达到 70℃时测其比重为 6 波美度，趁热与制南星粉搅拌揉匀，搓成坨（为了防粘可用丸药油少许），堆放闷润 2～4 小时后，切成小方块，干燥。（1975）

5. 制天南星粉 8 公斤，胆汁 32 公斤（牛、羊、猪胆均可），先将胆汁用 4 层纱布滤去杂质、在室温 15℃时其比重为 2.5～3 波美度，置锅内加热浓缩至 10 公斤，在温度达到 70℃时比重为 6 波美度，趁热与制南星粉搅拌揉匀，搓成坨（为了防粘可少用一点油），堆放闷润 2～4 小时后，切成小方块，干燥。（1987）

【炮制目的】

1. 胆汁制，制南星辛烈性，并解其毒。（1966）

2. 经胆汁制后，可除去其燥烈之性及毒性，胆汁味苦性寒，能清热解毒，使南星的性味变为苦凉，故适用于痰热惊风抽搐等症。（1987）

【注意】

制作时尤应注意清洁卫生。须置通风干燥处，防发霉。（1964）

【应用】

英神普救丸，清气化痰丸，回春丹（原名小儿万病回春丹或五粒回春丹），至圣保元丹，保赤散，琥珀镇惊丸，牛黄抱龙丸，牛黄镇惊丸，太极丸，七珍丹，千金散。《成方配本》

胖大海

Pangdahai

【处方用名】胖大海，通大海，大海，安南子，蓬大海。

【来源】

1. 本品为梧桐科落叶乔木植物胖大海的干燥成熟种子。均系进口。（1965）

2. 本品为梧桐科植物胖大海 · 的干燥成熟种子。（2020）

【炮制方法】

1. 拣净杂质，去净浮土即成。（1964）

2. 拣净杂质，筛去泥沙即成。（1965）

3. 拣净杂质，筛去灰屑。（1975）

独活

Duhuo

【处方用名】独活，川独活，西大活，软独活，臭独活，大活。

【来源】

1. 本品为伞形科多年生草本植物独活的干燥根。多系野生。（1965）

2. 本品为伞形科植物重齿毛当归 *Angelica pubescens* Maxim. f. *biserrata* Shan et Yuan 的干燥根。春初苗刚发芽或秋末茎叶枯萎时采挖，除去须根和泥沙，烘至半干，堆置 2～3 天，发软后再烘至全干。（2020）

【炮制方法】

1. 清水洗净，盖渥 1 宿，润透，切普通片，晒干。（1957）

2. 拣净杂质，去芦，洗净，稍浸，润透，切 3 厘圆片，晒干即成。（1964、1966、1972 中）

3. 拣去杂质，去芦，分开大小个，洗净，润透切 3 厘圆片，晒干即成。（1965）

4. 拣净杂质，去芦，清水洗净，捞出，润透，切薄片，晒干。（1975）

急性子

Jixingzi

【处方用名】急性子，凤仙花子。

【来源】

本品为凤仙花科植物凤仙花 *Impatiens balsamina* L. 的干燥成熟种子。夏、秋季果实即将成熟时采收，晒干，除去果皮和杂质。（2020）

【炮制方法】

拣净杂质，筛去灰屑。（1975）

【注意】

孕妇忌服。（1975）

姜黄

Jianghuang

【处方用名】姜黄片，黄姜。

【来源】

1. 本品为姜科多年生草本植物姜黄的干燥块茎。均系栽培。（1965）

2. 本品为姜科植物姜黄 *Curcuma Longa* L. 的干燥根茎。冬季茎叶枯萎时采挖，洗净，煮或蒸至透心，晒干，除去须根。（2020）

【炮制方法】

1. 清水泡四五小时，取出，盖渥 1 宿，润透，切薄片，晒干。（1957）

2. 清水泡五至六成，润透，切 5 厘片，晒干即成。（1964、1972 中）

3. 拣去杂质，用水浸泡至六至七成，捞出，闷润后切 5 厘片，晒干即成。（1965）

4. 拣去净杂质，清水浸泡（五至六成）。捞出润透后切片（切 5 厘厚片）晒干即成。（1966）

5. 拣净杂质，清水泡至六成，捞出，润透，切薄片，晒干。（1975）

前胡
Qianhu

【处方用名】前胡，嫩前胡，信前胡，炙前胡。

【来源】

1. 本品为伞形科 Umbelliferae 植物前胡 *Peucedanum terebinthaceum* Fisch. 的根。（1962）

2. 本品为伞形科多年生草本植物白花前胡或紫花前胡的干燥根。多系野生。（1965）

3. 本品为伞形科植物白花前胡 *Peucedanum praeruptorum* Dunn 的干燥根。冬季至次春茎叶枯萎或未抽花茎时采挖，除去须根，洗净，晒干或低温干燥。（2020，前胡）

4. 本品为伞形科植物紫花前胡 *Peucedanum decursivum*.（Miq.）Maxim. 的干燥根。秋、冬二季地上部分枯萎时采挖，除去须根，晒干。（2020，紫花前胡）

【炮制方法】

（一）前胡

1. 清水泡 1 小时后捞出，盖渥 1 宿，使润透，切普通片，晒干。（1957）

2. 切片晒干生用。（1962）

3. 去芦，洗净，润透切 3 厘圆片，晒干，簸净即成。（1964、1972 中，生用）

4. 拣去杂质，除去残茎，洗净泥土，捞出，润透切 3 厘圆片，晒干即成。（1965）

5. 去芦洗净，润透切 3 厘圆片，晒干簸净即成。（1966，生用）

6. 将根晒干，去芦，水浸切片暴干备用。（1970）

7. 拣净杂质，清水洗净，捞出，润透，去芦，切薄片，晒干。（1975，生前胡）

（二）蜜前胡

1. 蜜炙。（1962）

2. 待蜜炼开后（每斤用蜜 3 两），倒入前胡片，不断翻动，文火炙至色变红黄，蜜不黏手为度。（1964、1972 中，蜜炙）

3. 取前胡片 10 斤，加炼熟的蜂蜜 2 斤与开水少许，拌匀，稍闷，置锅内用文火炒至握之

不黏手为度，取出放凉即成。（1965，蜜炙前胡）

4. 待蜜炼开后（每斤用蜜 3 两）倒入前胡片，不断翻动，文火炙至色变棕黄，蜜不黏手为度。（1966，蜜炙）

5. 取蜂蜜置锅内化开，倒入前胡片，不断翻动，文火炙至蜜不黏手，取出，晾凉。每前胡 100 斤，用蜂蜜 20 斤。（1975，炙前胡）

（三）酒前胡

酒炒用。（1962）

【炮制目的】

蜜前胡

1. 蜜炙能润肺燥。（1964、1966）

2. 蜜炙：润肺。（1975）

【处方应付】

1. 注明炙者付蜜炙前胡，余付生前胡。（1964、1972 中）

2. 不注明蜜炙者付生前胡。（1965）

3. 不注明炙者，付生前胡。（1975）

【附注】

据本书收录的相关文献，传统所用前胡包含白花前胡和紫花前胡，炮制方法在名称上未作区分，故此本书按传统仅列“前胡”条，而《中国药典》2020 年版从来源上做了更细的划分，将前胡分为前胡（白花前胡）与紫花前胡 2 个品种。

首乌藤

Shouwuteng

【处方用名】首乌藤，夜交藤。

【来源】

本品为蓼科植物何首乌 *Polygonum multiflorum* Thumb. 的干燥藤茎。秋、冬二季采割，除去残叶，捆成把或趁鲜切段，干燥。（2020）

【炮制方法】

1. 清水洗后，盖渥润透，切为咀，晒干。（1957）

2. 清水洗净，泡 1～2 小时，润透，切 4～5 分长节，晒干即成。（1964、1972 中）

3. 拣净杂质，清水洗净，捞出，润透，切段，晒干。（1975）

【附注】

品名：夜交藤。（1957）

洋金花
Yangjinhua

【处方用名】洋金花，曼陀罗花，风茄花。

【来源】

本品为茄科植物白花曼陀罗 *Datura metel* L. 的干燥花。4～11 月花初开时采收，晒干或低温干燥。（2020）

【炮制方法】

1. 拣净杂质，去蒂，切段或揉碎即成。（1964、1972 中）

2. 晒干碎面。（1972 西）

3. 拣净杂质，筛去灰屑。（1975）

【应用】

炒洋金花

木香金铃丸。《成方配本》

【附注】

品名：曼陀罗（又名洋金花）。（1972 西）

穿山甲
Chuanshanjia

【处方用名】穿山甲，山甲，山甲片，生山甲，山甲珠，炮山甲，炮甲珠，甲珠。

【来源】

1. 本品为鲮鲤科地栖哺乳动物穿山甲的鳞甲。均系野生。（1965）

2. 本品为鲮鲤科动物穿山甲的鳞甲。（1987）

3. 本品为鲮鲤科动物穿山甲 *Manis pentadactyla* Linnaeus 的鳞甲。收集鳞甲，洗净，晒干。（2015）

【炮制方法】

（一）穿山甲

1.取甲张埋入地下，每天浇水，保持湿润，数十天后，甲片自落，洗净泥土，晒干即成。（1965）

2.拣净杂质，筛去灰屑。（1975，生穿山甲）

3.除去杂质，灰屑，洗净。（1987，生穿山甲）

（二）土炒穿山甲

1.放入加热有黄土的锅内，炒至发泡后，筛去黄土，即入醋中淬后，捣碎。（1957）

2.按甲片大小分开，待细净黄土炒热后，倒入大小均匀之甲片，立即拌炒，至鼓起发泡成珠色变黄时，筛净黄土，趁热倒入米醋中淬之（每斤用醋4两），晾干，用时微捣。（1964、1972中）

（三）醋山甲

1.按甲片大小分开，待砂子炒热后，倒入大小均匀之甲片，立即拌炒，至鼓起发泡成珠色变黄时，筛净砂子，趁热倒入米醋中淬之（每斤用醋4两），晾干，用时微捣。（1964、1972中）

2.取净山甲片10斤，分开大小，将砂子置锅内炒热，放入甲片，炒至鼓起呈金黄色时，取出，筛去砂子，即时倒入盛有米醋5斤的盆内，搅拌略浸，取出，用水洗净，晒干即成。（1965，炮山甲）

3.按山甲片的大小分开，将砂子炒后倒入山甲片，立即拌炒，至膨起成珠变黄时，倒出，筛净砂子，趁热倒入米醋中淬之，（每斤用醋4两）。晒干，用时微捣。（1966）

4.将净山甲大小分开，取砂子置锅内加热，倒入穿山甲，武火炒至鼓起呈黄色，用铁笊篱取出，趁热倒入醋盆内淬之，捞出，晒干，用时捣碎。每山甲100斤，用醋25斤。（1975，山甲珠）

5.将净山甲大小分开，取砂子置锅内加热，倒入穿山甲，武火炒至鼓起呈黄色，取出，醋淬，用时捣碎。每穿山甲100公斤，用醋30公斤。（1987）

6.烫制。（1991，山甲片）

【炮制目的】

醋山甲

1.醋淬便于粉碎，亦矫除部分腥臭气及增强药效。（1964、1972中）

2.砂烫使泡易碎，醋淬除臭，便于粉碎增强药效。（1966）

3. 烫珠：易粉碎，便于煎出药效。（1975）

4. 砂炒后质变酥脆，易于粉碎及煎出有效成分。（1987）

【处方应付】

1. 不注明生者皆付炒山甲珠。（1964、1972 中、1975）

2. 不注明生者，付山甲珠。（1987）

【注意】

炒甲片时所用黄土量约为甲片的 3 倍。（1964、1972 中）

【应用】

（一）山甲珠

1. 化痞膏，痔漏丸，回天再造丸，双丢拐。《成方配本》

2. 活血散结方。《榆林中医》

（二）炮山甲

瓜蒌消肿汤，解毒消痈汤，乳癖消解汤，四圣散。《榆林中医》

（三）穿山甲（土炒）

神仙双丢拐。《榆林中医》

（四）炙山甲

活血通闭汤。《榆林中医》

【附注】

《中国药典》2020 年版未予收载。

祖司麻

Zusima

【处方用名】祖司麻，走司马。

【炮制方法】

（一）祖司麻

拣净杂质，清水洗净，捞出，切段，晒干。（1975）

（二）姜祖司麻

取净生姜捣碎，加水适量，压榨取汁与祖司麻段拌匀，微润，置锅内文火微炒，取出，晒干。（1975）

【炮制目的】

姜祖司麻

姜制：降低毒性。（1975）

神曲
Shenqu

【处方用名】六神曲，神曲，生六曲，六曲，炒六曲，焦六曲，焦神曲。

【来源】

本品为面粉和苦杏仁、赤小豆、鲜青蒿、鲜苍耳、鲜辣蓼混合后经发酵制成。（1987）

【炮制方法】

（一）**神曲**

1. 分别称取青蒿、苍耳、蓼子各5斤，赤小豆、杏仁泥各3斤，麦面100斤，先将赤小豆研为粗粉，与杏仁泥、麦面和匀；再将青蒿、苍耳、蓼子熬成浓汁共拌匀成块，入麦秸内发酵，取出做成小块，每块净重2钱，制造时间宜在五六月间。（1957，六神曲）

2. 取面粉100斤，赤小豆、苦杏仁各3斤。先将赤小豆、杏仁分别研成粗粉，与面粉反复和匀。再取洗净去根的鲜青蒿、鲜野蓼、鲜苍耳草各5斤，加适量水共熬成药汁，放冷，与以上混合之面粉揉匀，以捏之成团为度。置木制模型内压紧压平，再用纸包裹，放麦秸内发酵（约3昼夜），待表面生黄衣后，取出，切约3分方块，晒干即成。（1964、1972中、1973，原料加工）

3. 取赤小豆、苦杏仁各3斤，碾为细粉与面粉100斤混匀，再取去根洗净的鲜青蒿、鲜野蓼、鲜苍耳草各5斤，加水适量共煮至味尽，去渣，放冷，与上混合之面粉揉匀，堆置使发酵，压成片状，切小方块，晒干。（1975，六曲）

4. 取赤小豆、苦杏仁各3公斤，碾为细粉与面粉100公斤混匀，再取去根洗净的鲜青蒿、鲜野蓼、鲜苍耳各5公斤，加水适量共煮至味尽，去渣，放冷，与上混合之面粉揉匀，堆置使发酵，压成片状，切小方块，晒干。（1987，六曲）

（二）**炒神曲**

1. 原料筛去碎末，文火炒至老黄色为度。（1964、1972中、1973，炒用）

2. 取净六曲，置锅内文火炒至黄色，取出，晾凉。（1975、1987，炒六曲）

3. 清炒。（1991）

（三）麸炒六神曲

临用时切为骰子块，以麦麸微炒（药 10 斤麸 40 两）。（1957）

（四）焦神曲

1. 临用时切为骰子块，以麦麸炒焦（药 10 斤麸 40 两）。（1957，焦六神曲）

2. 武火炒至焦黑色为度。（1964、1972 中、1973，炒焦）

3. 取净六曲，置锅内武火炒至焦褐色，取出，晾凉。（1975、1987，焦六曲）

【炮制目的】

（一）生六曲

生用发表。（1975）

（二）炒六曲

炒：增强健脾胃，助消化。（1975）

（三）焦六曲

1. 焦：增强健脾胃，助消化。（1975）

2. 利用多种药物，经发酵而产生消食和胃的作用。生用发表；炒焦后增强健脾胃，助消化的功能。（1987）

【处方应付】

1. 不注明焦者付炒神曲。（1964、1973、1972 中）

2. 注明生、焦者，按要求付给，余付炒六曲。（1975、1987）

【注意】

1. 宜于农历六月或三伏天加工，易于发酵。药汁拌药面时不宜过软，以防吐水变色。（1964）

2. 宜于三伏天制作，曲块揉得要硬。（1975）

【应用】

（一）炒神曲

1. 圣济鳖甲丸，周氏回生丹，薯蓣丸，六合定中丸，午时茶，越鞠丸，大胃丸，保和丸，建神曲，保赤散，小儿健脾丸，消积皂矾丸，芦荟丸。《成方配本》

2. 五香丸合半夏泻心汤加减，加味和中丸，香蔻和中丸。《榆林中医》

（二）焦神曲

阿魏丸，寸金丹。《成方配本》

【附注】

品名：

1. 六神曲。(1957)

2. 神曲。(1964、1973)

3. 六曲。(1975)

络石藤
Luoshiteng

【来源】

本品为夹竹桃科植物络石 *Trachelos permum jasminoides*（Lindl.）Lem. 的干燥带叶藤茎。冬季至次春采割，除去杂质，晒干。(2020)

【炮制方法】

1. 清水泡 1～2 小时，取出用麻袋盖渥 1 宿，润透，切为咀，晒干。(1957)

2. 去根及杂质，清水洗净，切 2～3 分长节，晒干即成。(1964)

3. 拣净杂质，清水洗净，捞出，润透，切段，晒干。(1975)

秦艽
Qinjiao

【处方用名】秦艽，西秦艽，左秦艽。

【来源】

1. 本品为龙胆科多年生草本植物秦艽的干燥根部。均系野生。(1965)

2. 本品为龙胆科植物秦艽 *Gentiana macrophylla* Pall.、麻花秦艽 *Gentiana straminea* Maxim.、粗茎秦艽 *Gentiana crassicaulis* Duthie ex Burk. 或小秦艽 *Gentiana dahurica* Fisch. 的干燥根。前 3 种按性状不同分别习称“秦艽”和“麻花艽”，后 1 种习称“小秦艽”。春、秋二季采挖，除去泥沙；秦艽和麻花艽晒软，堆置“发汗”至表面呈红黄色或灰黄色时，摊开晒干，或不经“发汗”直接晒干；小秦艽趁鲜时搓去黑皮，晒干。(2020)

【炮制方法】

1. 先去苗，再以清水洗之，用麻袋盖渥 1 宿，润透，切普通片，晒干。(1957)

2. 拣净杂质，泡数小时，细小的淘净即可，渥 4～5 小时，切 5 厘圆片，晒干，簸净须毛

即成。（1964）

3. 拣去杂质，去芦，用水浸泡数小时，细小的淘净即可，润透切5厘圆片，晒干，簸净须毛即成。（1965）

4. 拣去杂质，去芦略泡后捞出，润透后切5厘厚圆片，晒干，簸净即成。（1966）

5. 拣净杂质，清水洗净，捞出，润透，去芦，切薄片，晒干。（1975）

秦皮

Qinpi

【处方用名】秦皮，北秦皮。

【来源】

1. 本品系木犀科落叶乔木植物苦枥白蜡树或小叶白蜡树的干燥树皮。栽培或野生。（1965）

2. 本品为木犀科植物苦枥白蜡树 *Fraxinus rhynchophylla* Hance、白蜡树 *Fraxinus chinensis* Roxb.、尖叶白蜡树 *Fraxinus szaboana* Lingelsh. 或宿柱白蜡树 *Fraxinus stylosa* Lingelsh. 的干燥枝皮或干皮。春、秋二季剥取，晒干。（2020）

【炮制方法】

1. 清水洗净，盖渥1宿，润透，切成丝，晒干。（1957）

2. 拣净杂质，清水洗净，润透，切丝，晒干即成。（1964、1965、1972中）

3. 拣净杂质，清水泡至五成，洗净，捞出，润透，切细丝，晒干。（1975）

珠儿参

Zhuershen

【处方用名】珠儿参，扭子七，扣子七。

【炮制方法】

拣净杂质，清水洗净，捞出，晒干，用时捣碎。（1975）

蚕沙

Cansha

【处方用名】蚕沙，晚蚕沙，晚蚕沙，蚕矢，二蚕沙。

【炮制方法】

1. 取原药过筛，拣去杂质，簸净即成。(1964、1972 中)

2. 筛去灰屑，簸净杂质。(1975)

莱菔子
Laifuzi

【处方用名】莱菔子，萝卜子，菔子，卜子，炒莱菔子。

【来源】

1. 本品系十字花科 1 年生或 2 年生草本植物莱菔的干燥成熟种子。(1965)

2. 本品为十字花科植物萝卜的干燥成熟种子。(1987)

3. 本品为十字花科植物萝卜 *Raphanus sativus* L. 的干燥成熟种子。夏季果实成熟时采割植株，晒干，搓出种子，除去杂质，再晒干。(2020)

【炮制方法】

(一) **莱菔子**

1. 拣净杂质，筛去浮土，用时捣碎。(1964、1972 中)

2. 簸净杂质，洗净泥土，捞出，晒干，用时打碎即成。(1965)

3. 拣簸净杂质，筛去浮土，用时捣碎，生用的。(1966)

4. 生用，用时捣碎。(1970)

5. 拣净杂质，筛去灰屑，用时捣碎。(1975，生莱菔子)

6. 将原药材，除去杂质，洗净，干燥。用时捣碎。(1987，生莱菔子)

(二) **炒莱菔子**

1. 清水洗后，晒干，再入锅内微炒，捣烂。(1957)

2. 拣净杂质，筛去浮土，炒至微带黄色发出香气为度；用时捣碎。(1964、1972 中)

3. 取净莱菔子，置锅内以文火炒至微鼓起，并有特异气味为度，取出，放凉即成。(1965)

4. 拣簸净杂质，筛去浮土，炒至微黄色发出香气为度。用时捣碎。(1966)

5. 炒用，用时捣碎。(1970)

6. 晒干炒至微黄为度。(1972 西)

7. 取净莱菔子，置锅内文火炒至爆裂，发出固有的气味，取出，晾凉，用时捣碎。(1975)

8. 取净莱菔子，置锅内文火炒至微鼓起，有爆裂声，发出固有的香气，取出，放凉。用

时捣碎。（1987）

9. 清炒。（1991）

【炮制目的】

（一）莱菔子

1. 生用能升，可吐风痰。（1964）

2. 生用能升。（具辛）。（1966）

3. 生用：性燥能涌吐。（1975）

4. 本品生用可引起呕吐，具涌吐痰涎的作用。（1987）

（二）炒莱菔子

1. 炒熟能降，则下气定喘。（1964、1972 中）

2. 炒则降（去辛）。（1966）

3. 炒：降气消食。（1975）

4. 炒后药性缓和，并具香气，能下气化痰，消食除胀。（1987）

【处方应付】

1. 不写生者付炒莱菔子。（1964、1972 中）

2. 不注明生者，付炒莱菔子。（1975、1987）

【注意】

1. 脾胃虚弱者不宜。（1965）

2. 砸碎后易虫蛀，故宜用时再捣。（1964）

3. 本品破碎后易虫蛀，宜少量碾碎。（1975）

【应用】

炒莱菔子

1. 阿魏丸，保和丸，建神曲。《成方配本》

2. 痰饮。《王新午》

3. 清肺平喘汤，山楂化滞丸。《榆林中医》

莱菔根

Laifugen

【处方用名】莱菔根，枯萝卜，老龙头。

【炮制方法】

清水洗净，捞出，微润，切厚片，晒干。（1975）

莲子

Lianzi

【处方用名】莲子，莲子肉，莲实，连实，莲肉，建莲肉，湖莲肉，莲蓬子，建莲肉。

【来源】

1. 本品为睡莲科多年生水生草本植物莲的干燥成熟种子。均系栽培。（1965）

2. 本品为睡莲科植物莲 *Nelumbo nucifera* Gaertn. 的干燥成熟种子。秋季果实成熟时采割莲房，取出果实，除去果皮，干燥。（2020）

【炮制方法】

（一）莲子

1. 纵剪两半，挖去心即成。（1964、1972 中）

2. 取莲子，纵剪两瓣，去心即成。（1965）

3. 取原药材加水，浸闷后纵切两半，去心晒干即成。（1966，生用）

4. 清水略泡，捞出，润软，切开，去心，晒干。（1975）

（二）炒莲子

1. 置热水中，润湿后，抽心取皮，微炒。（1957）

2. 纵剪两半，挖去心，炒至微带黄色。（1964、1972 中，炒用）

3. 取莲子，纵剪两瓣，去心，炒至微带黄色。（1965）

4. 取莲子肉炒至微黄色即可。（1966）

5. 清水略泡，捞出，润软，切开，去心，晒干，炒至微黄色。（1975）

【炮制目的】

生用清心，炒用止痢，去心免呕吐。（1966，生用）

【处方应付】

1. 写莲子、莲实皆付莲子肉，注明建莲付建莲肉。（1964）

2. 不注明炒者，付生莲子。（1975）

【应用】

炒莲子肉

1. 猪肝散，参苓白术散，小儿健脾丸。《成方配本》

2. 复方理脾散。《处方选》

莲子心
Lianzixin

【处方用名】 莲子心，莲薏，莲心。

【来源】

1. 本品系莲子中央的干燥绿心。（1965）

2. 本品为睡莲科植物莲 *Nelumbo nucifera* Gaertn. 的成熟种子中的干燥幼叶及胚根。取出，晒干。（2020）

【炮制方法】

1. 拣净杂质即成。（1964）

2. 拣净杂质，筛去灰屑。（1975）

【附注】

品名：莲心。（1964）

莲房
Lianfang

【处方用名】 莲房，莲蓬，莲蓬炭。

【来源】

本品为睡莲科植物莲 *Nelumbo nucifera* Gaertn. 的干燥花托。秋季果实成熟时采收，除去果实，晒干。（2020）

【炮制方法】

（一）莲房

1. 去柄，刷净浮土，剪寸方块即成。（1964，生用）

2. 去净杂质，剪块即成。（1965）

3. 去柄，刷净灰屑，剪成大方块。（1975，生莲房）

（二）莲房炭

1. 取寸方块，武火炒至焦黑色存性为度；取出，喷灭火星即成。（1964，炒炭）

2. 去净杂质，剪块，炒用。（1965）

3. 晒干炒炭用。（1972 西）

4. 取净莲房块，置锅内武火炒至焦黑色，须存性，喷水少许，取出，晾干。（1975）

【炮制目的】

（一）莲房

生用：消瘀。（1975）

（二）莲房炭

1. 炒炭外敷无泡湿疹。（1964）

2. 炒炭：增强止血。（1975）

【处方应付】

1. 写莲蓬付生莲房；注明炭者付莲蓬炭。（1964）

2. 不注明炭者，付生莲房。（1975）

莲须

Lianxu

【处方用名】莲须，莲蕊。

【来源】

1. 即莲花的干燥雄蕊，当花开放时采收。（1965）

2. 本品为睡莲科植物莲 *Nelumbo nucifera* Gaertn. 的干燥雄蕊。夏季花开时选晴天采收，盖纸晒干或阴干。（2020）

【炮制方法】

1. 取原药拣净杂质，罗去浮土即成。（1964）

2. 拣净杂质，筛去灰屑。（1975）

荷叶

Heye

【处方用名】荷叶，鲜荷叶，莲叶，干荷叶，荷叶炭。

【来源】

本品为睡莲科植物莲 *Nelumbo nucifera* Gaertn. 的干燥叶。夏、秋二季采收，晒至七八成干时，除去叶柄，折成半圆形或折扇形，干燥。（2020）

【炮制方法】

（一）荷叶

1.清水洗后，晾去水分，切成丝。（1957）

2.拣净杂质，去蒂，切约5分宽丝即成。如陈货须清水洗净，立刻晒干切丝。（1964，生用）

3.洗净，切条。（1965）

4.鲜干均可。（1972 西）

5.拣净杂质，去蒂（另用），清水洗净，捞出，切宽丝，晾干。（1975）

（二）荷叶炭

1.取净荷叶丝武火炒至焦黑色，取出，喷水灭净火星，晒干即成。（1964，炒炭）

2.洗净，切条，炒炭。（1965）

3.取荷叶丝，置锅内武火炒至焦黑色，须存性，喷水少许，取出，晾凉。（1975）

【炮制目的】

荷叶炭

炒炭：增强止血。（1975）

【处方应付】

1.写荷叶、荷叶丝付荷叶丝，炭者付荷叶炭。（1964）

2.不注明炭者，付荷叶。（1975）

【注意】

炒炭防复燃。（1975）

【应用】

（一）酒荷叶

荷叶丸。《成方配本》

（二）荷叶炭

荷叶丸，止血十灰散。《成方配本》

荷梗

Hegeng

【处方用名】荷梗，荷叶梗。

【炮制方法】

1. 鲜干均可。(1972 西)

2. 清水洗净，捞出，切段，晒干。(1975)

莪术
Ezhu

【处方用名】莪术，文术，醋莪术，蓬莪术。

【来源】

1. 本品为姜科多年生草本植物莪术的地下干燥根状茎。栽培与野生。(1965)

2. 本品为姜科植物蓬莪术 *Curcuma phaeocaulis* Val.、广西莪术 *Curcuma kwangsiensis* S.G.Lee et C. F. Liang 或温郁金 *Curcuma wenyujin* Y. H. Chen et C. Ling 的干燥根茎。后者习称“温莪术”。冬季茎叶枯萎后采挖，洗净，蒸或煮至透心，晒干或低温干燥后除去须根和杂质。(2020)

【炮制方法】

(一)**莪术**

拣净杂质，用水浸泡，润透后置笼屉内蒸透，取出切片，晒干即成。(1965)

(二)**醋莪术**

1. 清水洗后，加适量的水和醋（药 10 斤，醋 40 两）煮透，取出，晾去水分，装坛内盖渥一二日，再切为薄片，阴干。(1957)

2. 取莪术洗净，倒入锅内，加米醋（每斤用醋 4 两）及水适量，以文火煮到醋水将吸尽且透为度，渥 1 天，切 8 厘片，晒干即成。(1964、1966、1972 中)

3. 取莪术 10 斤，倒入锅中，加米醋 2.5 斤，加水适量，以文火煮至醋水吸尽且透为度，取出后渥闷，切片，晒干或阴干即成。(1965)

4. 拣净杂质，清水洗净，捞出，置锅内加醋和水适量，文火煮至吸尽并透，取出，闷润 1～2 天，切薄片，晒干。每莪术 100 斤，用醋 25 斤。(1975)

【炮制目的】

醋莪术

1. 醋制增强破积消气滞作用。(1964、1965、1972 中)

2. 醋煮入肝止疼，增强行血散瘀作用。(1966)

3. 醋煮：入肝，增强消积止痛。(1975)

【注意】

1. 孕妇忌用。(1965)

2. 孕妇忌服。(1975)

【应用】

(一)醋莪术

木香槟榔丸。《成方配本》

(二)制莪术

圣济鳖甲丸。《成方配本》

桂枝
Guizhi

【处方用名】桂枝，嫩桂枝，桂枝尖，蜜炙桂枝。

【来源】

1. 本品为樟科常绿乔木植物肉桂的干燥嫩枝。野生或栽培。(1965)

2. 本品为樟科植物肉桂 *Cinnamomum cassia* Presl 的干燥嫩枝。春、夏二季采收，除去叶，晒干，或切片晒干。(2020)

【炮制方法】

(一)桂枝

1. 清水浸泡到湿透(春、秋3日，夏2日，冬6日)，捞出，切斜薄片，晒干。(1957)

2. 清水泡七至八成，盖渥润透，切斜薄片，阴干即成。(1964、1966、1972中，生用)

3. 清水泡七至八成，捞出，润透，切斜薄片，晒干即成。(1965)

4. 拣桂枝梢清水泡五至六成，捞出，润透，切薄片，晒干即成。(1965，桂枝尖)

5. 粗细分开，清水泡至六成，捞出，润透，切斜薄片，晒干。(1975)

(二)蜜炙桂枝

待蜜炼开后(每斤用蜜3两)，倒入净桂枝片，炙至微变黄色，蜜不黏手为度。(1964、1966、1972中)

【炮制目的】

蜜炙桂枝

1. 蜜炙为缓和发表作用。(1964、1972中)

2. 蜜炙缓和发散作用。(1966)

【处方应付】

写嫩桂枝、桂枝尖付生桂枝片，注明蜜者付蜜炙桂枝，桂枝木者拣粗枝剥去外皮付之。（1972中）

【注意】

1. 泡得过久容易水沤发臭，香气消失，影响疗效。润时须经常淋水，以防脱皮。（1964）

2. 畏石脂。（1965、1975）

桔梗

Jiegeng

【处方用名】桔梗，苦桔梗，炙桔梗，蜜炙桔梗。

【来源】

1. 本品为桔梗科多年生草本植物桔梗的干燥根。多系野生。（1965）

2. 本品为桔梗科植物桔梗 *Platycodon grandiflorum*（Jacq.）A. DC. 的干燥根。春、秋二季采挖，洗净，除去须根，趁鲜剥去外皮或不去外皮，干燥。（2020）

【炮制方法】

（一）桔梗

1. 清水洗净，用麻袋盖渥1宿，润透去芦切薄片，晒干。（1957）

2. 清水洗净，置竹筐内，盖渥润透，去芦，切3厘圆片，晒干即成。（1964、1966，生用）

3. 拣去杂质，去芦，洗净，捞出，盖渥润透后切3厘圆片，晒干即成。（1965）

4. 拣净杂质，清水淘净，捞出，润透，稍晾，去芦，切薄片，晒干。（1975）

（二）蜜炙桔梗

1. 待蜜炼开后（每斤用蜜2两），倒入桔梗片，不断翻动，文火炙至色变赤黄，蜜不黏手为度。（1964、1966，蜜炙）

2. 取桔梗片10斤，用炼蜜1斤4两，加开水少许，待蜜炼开后，倒入桔梗片，不断翻动，文火炙至色变赤黄，握之不黏手为度。（1965）

3. 取蜂蜜置锅内化开，倒入桔梗片，不断翻动，文火炙至蜜不黏手，取出，晾凉。每桔梗100斤，用蜂蜜15斤。（1975，炙桔梗）

【炮制目的】

蜜炙桔梗

1. 蜜炙加强润肺作用。（1965）

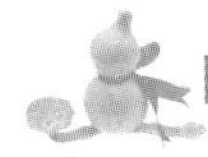

2. 切制饮片，蜜炙增强润肺止咳作用。（1966）

3. 蜜炙：润肺。（1975）

【处方应付】

1. 注明炙者付蜜炙桔梗；写苦桔梗付生桔梗。（1964）

2. 不注明炙者付生桔梗。（1965）

3. 不注明炙者，付桔梗。（1975）

【注意】

1. 本品易变质，不宜水泡，需择晴天淘洗。（1964）

2. 淘时不宜水泡，因易变质，应晴天淘洗。（1975）

【应用】

炙桔梗

止嗽金丹。《成方配本》

桦黄
Huahuang

【炮制方法】

（一）**醋炒桦黄**

醋炒。（1970）

（二）**酒炒桦黄**

酒炒。（1970）

【炮制目的】

1. 破血止疼。（1970）

2. 跌扑、胃疼用。（1970）

桃仁
Taoren

【处方用名】桃仁，生桃仁，山桃仁，桃仁泥，炒桃仁，制桃仁。

【来源】

1. 本品为蔷薇科落叶乔木植物桃或山桃的干燥成熟种仁。栽培或野生。（1965）

2. 本品为蔷薇科植物桃或山桃的干燥成熟种子。（1987）

3. 本品为蔷薇科植物桃*Prunus persica*（L.）Batsch或山桃*Prunus davidiana*（Carr.）Franch.的干燥成熟种子。果实成熟后采收，除去果肉和核壳，取出种子，晒干。(2020)

【炮制方法】

（一）燀桃仁

1. 煮后搓去皮，簸净，晒干。(1957)

2. 拣净硬核皮，沸水中微煮（约2～3分钟），或开水泡20～30分钟，去皮尖，晒干，簸净，即为光桃仁，用时捣碎。(1964、1972中，生用)

3. 拣净杂质及残留硬壳，置沸水锅内煮（约5～10分钟）至外皮微皱，捞出，入凉水中浸漂，搓去种皮，晒干，簸净，用时捣碎即成。(1965)

4. 取原药材加沸水浸泡1～2小时，搓除皮尖晒干捣碎即成。(1966，燀制)

5. 敲碎果核取其仁，晒干，去皮尖捣碎用。(1970)

6. 用开水稍泡，捏去外衣，用水洗净晒干，用时捣碎。(1972西)

7. 拣净杂质及残留硬壳，置沸水锅中煮至外皮微皱，捞出，搓去皮，晒干，用时捣碎。(1975)

8. 取原药材，除去杂质，置沸水锅中煮至外皮微皱，捞出，放入凉水中浸泡后，取出，搓去种皮，干燥。(1987)

（二）炒桃仁

1. 取去皮桃仁，文火炒至黄色即成。(1964，炒用)

2. 取去皮净桃仁置锅内以文火炒至黄色，取出，放凉，用时捣碎即成。(1965)

3. 取除去皮尖的桃仁，文火炒至黄色即成。(1966，炒用)

4. 取光桃仁炒至色变黄即成。(1972中，炒用)

5. 取净桃仁，置锅内文火炒至带有焦斑，取出，晾凉，用时捣碎。(1975)

6. 置锅中用文火炒至微黄，略有焦斑为度，取出放凉。用时捣碎。(1987)

（三）蜜炙桃仁

1. 待蜜炼开后（每斤用蜜1两），倒入光桃仁，炙至表面红黄色蜜不黏手为度，晾凉，捣碎即成。(1972中，蜜炙)

2. 蜜炙。(1991)

【炮制目的】

（一）燀桃仁

1. 除皮尖，减毒性。(1966)

2. 燀去皮：去毒。(1975)

3. 焯去皮后，除去非药用部分，便于煎出有效成分。（1987）

（二）炒桃仁

炒可破坏酶，而保存其有效成分。（1975）

【处方应付】

1. 写生桃仁、桃仁泥付去皮尖桃仁，注明炒者付炒桃仁。（1964）

2. 不注明炒者，皆付去皮桃仁。（1965）

3. 注明炒者付炒桃仁，写桃仁、炙桃仁、桃仁泥皆付蜜炙桃仁，生桃仁、光桃仁付去皮生桃仁。（1972 中）

4. 不注明生者，付炒桃仁泥。（1975、1987）

【注意】

1. 宜装瓷器内盖紧，防泛油和虫蛀。（1964）

2. 孕妇忌服。（1975）

【应用】

（一）桃仁去尖

茴香橘核丸。《成方配本》

（二）桃仁去皮去尖

润肠丸，痔漏丸，鳖甲煎丸，妇科回生丹，大黄䗪虫丸。《成方配本》

核桃仁

Hetaoren

【处方用名】核桃仁，胡桃仁。

【来源】

本品为胡桃科植物胡桃 *Juglans regia* L. 的干燥成熟种子。秋季果实成熟时采收，除去肉质果皮，晒干，再除去核壳和木质隔膜。（2020）

【炮制方法】

（一）核桃仁

1. 砸破剥去硬壳，拣净木质隔膜，取仁即成。（1964、1972 中）

2. 原药生用。（1970）

3. 拣净杂质。（1975）

（二）炒核桃仁

炒用。（1970）

【注意】

须装瓷罐内盖紧，放低温处，防变色、虫蛀，如已泛油变色者不能内服。（1964）

【附注】

品名：胡桃仁。（1964、1970、1973、1975）

夏枯草
Xiakucao

【处方用名】夏枯草，夏枯球，枯草，夏枯花。

【来源】

1. 本品为唇形科多年生草本植物夏枯草的干燥花穗。均为野生。（1965）

2. 本品为唇形科植物夏枯草 *Prunella vulgaris* L. 的干燥果穗。夏季果穗呈棕红色时采收，除去杂质，晒干。（2020）

【炮制方法】

1. 以清水喷匀，用麻袋盖渥1宿，润透，去根，切为咀，晒干。（1957）

2. 切去根，拣净杂质，取地上部分清水喷湿，稍渥，切3～4分长节，晾干即成。（1964）

3. 纯用花穗。（1964）

4. 拣净杂质，去柄，筛去泥土即成。（1965）

5. 拣净杂质，筛去灰屑。（1975）

【附注】

药用部位：1957、1964文献记载用地上部分，1964同时记载有纯用花穗。《中国药典》自1963年版始为果穗。

柴胡
Chaihu

【处方用名】柴胡，软柴胡，硬柴胡，红柴胡，北柴胡，南柴胡，醋炒柴胡，醋柴胡，酒柴胡，蜜炙柴胡，炙柴胡，鳖血柴胡。

【来源】

1. 本品分北柴胡与南柴胡，即硬柴胡与软柴胡（其功效相同，但本省中医习惯喜用南柴

胡），为伞形科（Umbelliferae）数种同属植物。（1962）

2. 本品为伞形科多年生草本植物北柴胡或狭叶柴胡的干燥根。均系野生。（1965）

3. 本品为伞形科植物柴胡或狭叶柴胡的干燥根。（1987）

4. 本品为伞形科植物柴胡 *Bupleurum chinense* DC. 或狭叶柴胡 *Bupleurum scorzonerifolium* Willd. 的干燥根。按性状不同，分别习称“北柴胡”和“南柴胡”。春、秋二季采挖，除去茎叶和泥沙，干燥。（2020）

【炮制方法】

（一）柴胡

1. 去苗，洗净泥土，清水泡三四小时，取出，盖渥 1 宿，润透，切薄片，晒干。（1957）

2. 切片生用。（1962）

3. 拣净杂质，去芦，洗净泥沙，略泡，盖渥润透，切 3 厘片，晒干即成。[1964、1972 中，生用（软柴胡）]

4. 拣净杂质，去芦，洗净泥沙，泡 4 小时，盖渥润透，切 3 厘片，晒干即成。[1964、1972 中，生用（硬柴胡）]

5. 拣去杂质，除去残茎，洗净泥沙，捞出，盖渥润透，切 3 厘片，晒干即成。（1965）

6. 拣净杂质去芦，洗净泥沙，略泡，渥盖润透，切 3 厘片，晒干即成。（1966，生用）

7. 生用。（1970）

8. 拣净杂质，清水略泡，捞出，润透，除去残茎，切薄片，晒干。（1975，软柴胡）

9. 拣净杂质，清水泡透，捞出，润透，除去残茎，切薄片，晒干。（1975，硬柴胡）

10. 除去杂质及残茎，洗净，润透，切厚片，干燥。（1987）

（二）醋柴胡

1. 用醋微炒（药 10 斤，醋 20 两）。（1957）

2. 取柴胡片，喷洒米醋（每斤用醋 2 两），待醋吸尽后，文火炒至微带黄色为度。（1964、1972 中，醋炒）

3. 取柴胡片 10 斤，喷淋米醋 1 斤 4 两，待醋吸尽后，文火炒至微带黄色为度。（1965）

4. 取柴胡片，喷洒米醋（每斤醋 2 两），待醋吸尽后，文火炒至微带黄色为度。（1966，醋炙）

5. 醋炒。（1962、1970）

6. 取柴胡片，用醋喷匀，微润，置锅内文火微炒，取出，晾凉。每柴胡片 100 斤，用醋 12 斤。（1975）

7. 取柴胡片，用醋喷匀，微润，置锅内文火炒干。(1987)

8. 醋炙。(1991)

(三) 蜜柴胡

1. 蜜水炒用。(1962)

2. 待蜜炼开后（每斤用蜜 3 两），倒入柴胡片，不断翻动，文火炙至色变老黄，蜜不黏手为度。(1964、1966、1972 中，蜜炙)

3. 取柴胡片 10 斤，用炼熟的蜂蜜 2 斤，待蜜炼开后，倒入柴胡片，不断翻动，文火炙至色发老黄，握之不黏手为度。(1965)

4. 取蜂蜜置锅内化开，倒入柴胡片，不断翻动，文火炙至蜜不黏手，取出，晾凉。每柴胡片 100 斤，用蜂蜜 15 斤。(1975，炙柴胡)

5. 取蜂蜜置锅内化开，倒入柴胡片，不断翻动，文火炙至蜜不黏手，取出，晾凉。每 100 公斤柴胡片，用蜜 15 公斤。(1987，炙柴胡)

(四) 酒柴胡

1. 取柴胡片，喷洒黄酒（每斤用黄酒 2 两），待酒吸尽后，文火炒至微带黄色为度。(1964、1966、1972 中，酒炒)

2. 用醋炒法，每 10 斤用黄酒 1 斤 4 两。(1965)

(五) 鳖血柴胡

1. 取柴胡片 10 斤，用活鳖 20 个的血加温水稀释淋入，拌匀，闷润，文火炒至微带黄色，取出，放凉即成。(1965)

2. 取柴胡片，置盆内，淋入用温水稀释的鳖血，拌匀，闷软，置锅内用文火微炒，取出晾冷即得。每斤柴胡用鳖血 4 两。(1966，鳖血炙)

3. 鳖血炒用。(1970)

【炮制目的】

(一) 醋柴胡

1. 醋炒引药入肝而止痛。(1964)

2. 醋炒引药入肝而止痛。(1965、1966)

3. 醋制：舒肝止痛。(1975)

4. 本品生用升散作用较强，适用于解表退热。醋炙缓和升散之性，增强疏肝止痛作用。(1987)

(二) 蜜柴胡

1. 蜜炙增强升举阳气。(1964、1965)

2. 蜂蜜炙增强升举阳气。(1966)

3. 蜜炙：减轻发散作用。(1975、1987)

(三) 酒柴胡

1. 酒炒则引药上行。(1964、1966)

2. 酒炒引药上行。(1965)

(四) 鳖血柴胡

鳖血炒引药入肝，滋阴退热。(1965)

【处方应付】

1. 不注明炒或炙者付生柴胡片，余按要求付给。(1964)

2. 不注明炒或炙者皆付生柴胡片。(1965)

3. 注明醋、炙者，按要求付给，余付柴胡。(1975、1987)

【应用】

(一) 炒柴胡

1. 明目上清丸，圣济鳖甲丸，午时茶，乌鸡白凤丸。《成方配本》

2. 肝炎二号（用于肝炎、肝硬化方药），肝炎三号（用于肝炎、肝硬化方药），肝炎四号（用于肝炎、肝硬化方药），肝炎五号（用于肝炎、肝硬化方药），四逆散加味（用于慢性胃炎，溃疡病方药）。《处方选》

(二) 醋炒柴胡（醋柴胡）

1. 补中益气丸，回生救急散。《成方配本》

2. 加味舒肝饮，补气利水汤。《榆林中医》

(三) 软柴胡

木香顺气丸。《成方配本》

党参

Dangshen

【处方用名】 党参，西党参，野党参，防党参，台党，台党参，潞党，炙党参，党参片。

【来源】

1. 本品为桔梗科多年生草本植物党参的干燥根部。野生或栽培。(1965)

2. 本品为桔梗科植物党参 *Codonopsis pilosula*（Franch.）Nannf.、素花党参 *Codonopsis*

pilosula Nannf. var. *modesta*（Nannf.）L. T. Shen 或川党参 *Codonopsis tangshen* Oliv. 的干燥根。秋季采挖，洗净，晒干。（2020）

【炮制方法】

（一）党参

1. 清水洗后，用麻袋盖渥 1 宿，润透，去芦头，切普通片，晒干。（1957）

2. 切片生用。（1962、1970）

3. 清水洗净，盖渥 1 夜，去芦，切约 8 厘圆片，晒干即成。（1964、1966、1972 中，生用）

4. 清水洗净，盖渥 1 夜，去芦，切 2 分长节，晒干即成。（1964、1966、1972 中，生用）

5. 清水洗净泥土，盖渥润透，去芦，切约 8 厘圆片，晒干即成。（1965）

6. 清水洗净泥土，盖渥润透，去芦，切 2 分长节，晒干即成。（1965）

7. 切片晒干，生用。（1972 西）

8. 拣净杂质，清水洗净，捞出，润透，去芦，切薄片晒干。（1975）

9. 拣净杂质，清水洗净，捞出，润透，去芦，切段，晒干。（1975）

（二）麸炒党参

切片晒干，用麸皮炒至微黄用。（1972 西）

（三）蜜炙党参

1. 蜜炙用。（1962、1970）

2. 待蜜炼开后（每斤用蜜 2 两），倒入党参片，不断翻动，文火炙至色变老黄，蜜不黏手为度。（1964、1966、1972 中，蜜炙）

3. 取党参片 10 斤，用炼熟的蜜 1 斤 4 两，加开水少许，待蜜炼开后，倒入党参片，不断翻动，文火炙至色发老黄，握之不黏手为度。（1965）

【炮制目的】

蜜炙党参

蜜炙能增强补中润燥作用。（1964、1965、1966、1972 中）

【处方应付】

1. 写西党、野党、防党付生党参；台党、潞党付潞党参；注明炙者付蜜炙党参。（1964）

2. 注明炙者付蜜炙党参。（1965）

【注意】

1. 反藜芦。（1965）

2. 反藜芦，畏五灵脂。（1975）

【应用】

（一）党参（去芦）

木香金铃丸，猪肝散，脚鱼归脾丸，三才封髓丹，十全大补丸，参茸卫生丸，附子理中丸，健脾丸，参苓白术散，香砂六君子丸，枳实消痞丸，女金丹，玉液金丹，宁坤丸，养血调经丸，毓麟珠，砂锅丸。《成方配本》

（二）党参（去皮）

参桂鹿茸丸。《成方配本》

铁牛七（雪上一枝蒿）

Tieniuqi

【处方用名】铁棒锤，雪上一枝蒿，太白老虎草。

【炮制方法】

（一）铁牛七

童便泡 7 天 7 夜后用之。（1970）

（二）煨铁牛七

在火中煨用。（1970）

（三）炒铁牛七

用河沙炒用。（1970）

铁落

Tieluo

【处方用名】铁落，铁打落。

【炮制方法】

筛去灰屑，拣净杂质。（1975）

铅丹

Qiandan

【处方用名】铅丹，黄丹，彰丹，广丹。

【炮制方法】

原药应用。(1975)

【注意】

内服宜慎，孕妇忌服。(1975)

【应用】

黄丹（炒）

癣秃散。《榆林中医》

铅粉
Qianfen

【处方用名】铅粉，宫粉，官粉。

【炮制方法】

原药应用。(1975)

【应用】

铅粉（炒）

癣秃散。《榆林中医》

透骨草
Tougucao

【来源】

本品系大戟科多年生草本植物地构菜的干燥全草。多系野生。(1965)

【炮制方法】

1. 清水洗净，切 1～2 分长节，晒干即成。(1964)
2. 拣净杂质，切 3～5 分长节即成。(1965)
3. 拣净杂质，清水洗净，捞出，润透，切段，晒干。(1975)

臭椿实
Chouchunshi

【处方用名】臭椿实，凤眼草。

【炮制方法】

拣净杂质，筛去灰屑。(1975)

射干

Shegan

【处方用名】射干，扁竹，乌扇。

【来源】

1. 本品为鸢尾科多年生草本植物射干的干燥根茎。均系野生。(1965)

2. 本品为鸢尾科植物射干 *Belamcanda chinensis*（L.）DC. 的干燥根茎。春初刚发芽或秋末茎叶枯萎时采挖，除去须根和泥沙，干燥。(2020)

【炮制方法】

1. 泡 1 天（土射干洗净即可），取出，盖渥 1 宿，润透，切薄片，晒干。(1957)

2. 南射干泡七至八成，渥 8 小时；土射干洗净泥沙，稍润，均切 5 厘片，晒干即成。(1964、1972 中)

3. 拣净杂质，用水浸泡至七八成，捞出，润透，晾至内外湿度均匀，切片晒干即成。(1965)

4. 拣净杂质，清水泡至七成，捞出，润透，切薄片，晒干。(1975)

【注意】

1. 射干有小毒，水泡可降低毒性。若不渥，片子晒干后边缘多卷曲，影响美观。(1964)

2. 孕妇忌内服。(1965、1975)

【附注】

【炮制方法】2有“南射干”“土射干”之分，编者暂未找到相关具体文献予以区分，请引起注意。

徐长卿

Xuchangqing

【处方用名】对叶草，竹叶细辛。

【来源】

本品为萝藦科植物徐长卿 *Cynanchum paniculatum*（Bge.）Kitag. 的干燥根和根茎。秋

季采挖，除去杂质，阴干。(2020)

【炮制方法】

拣净杂质，清水洗净，捞出，切段，晒干。(1975)

豹骨

Baogu

【处方用名】豹骨，豹腿骨，豹胫骨，制豹骨。

【炮制方法】

(一) 豹骨

将豹骨煮到肉烂后剔去肉，洗漂。(1970)

(二) 醋豹骨

1. 将豹骨刮去筋肉锯成半寸长的小段，刮去骨髓，用碱水泡洗 1 次，洗去油质等物，再入水浸泡 7 天，取出晒干，砂烫（防止炒时粘砂)，筛去砂子，醋淬（每斤用醋 4 两)。(1970)

2. 放在缸中泡 1～2 个月取出刮去筋肉，漂 3～4 天，日晒夜露半个月，碱水泡洗，漂 3～4 天晒干，砂烫醋淬。(1970)

(三) 酒豹骨

刮肉锯成长 1～3 厘米，劈开，用碱水泡洗 3 次，再漂 3 天晒干砂烫，每斤用酒 2 两淬透，晒干。(1970)

(四) 油制豹骨

1. 取豹骨刮净筋肉，涂抹酥油，直接置火上烘烤，上下翻动，至色变老黄质酥后，砸碎即成。(1964、1972 中)

2. 取刮净肉的豹骨块，置沸油锅内，文火炸至质酥色黄时，取出，晾凉，捣碎即成。(1964、1972 中)

3. 取去净筋肉豹骨，置锅内用芝麻油炸酥，临用时捣碎即成。(1965)

4. 取去净筋肉豹骨，涂抹酥油，直接置火上烘烤，上下翻动，至色变老黄质酥，临用时捣碎即成。(1965)

5. 将豹骨投入沸腾的麻油中，随加翻动继续加热 10 分钟，至骨上残肉变枯，骨表面成焦黄色，则已酥松即可捞出。(1970)

6. 去净筋肉，涂抹酥油或麻油，用无烟火烤至色黄质脆，取下，晾凉，用时捣碎。(1975)

7. 油炸。（1975）

（五）砂烫豹骨

砂烫。（1975）

【炮制目的】

制酥：易碎，易煎出药效。（1975）

【处方应付】

注明腿、胫骨者，按要求付给；余付制豹骨。（1975）

狼毒

Langdu

【处方用名】狼毒，白狼毒，炙狼毒，醋狼毒。

【来源】

1. 本品为大戟科多年生草本植物狼毒的干燥根。均系野生。（1965）

2. 本品为大戟科植物月腺大戟或狼毒大戟的干燥根。（1987）

3. 本品为大戟科植物月腺大戟*Euphorbia ebracteolata* Hayata 或狼毒大戟*Euphorbia fischeriana* Steud. 的干燥根。春、秋二季采挖，洗净，切片，晒干。（2020）

【炮制方法】

（一）生狼毒

1. 清水洗净，泡至六成，润透，切厚片，晒干即成。（1964、1972 中，生用）（1966，生狼毒）

2. 拣去杂质，筛去浮土即成。（1965）

3. 清水泡五至六成，洗净，捞出，润透，切厚片，晒干。（1975、1987，生狼毒）

（二）醋狼毒

1. 取狼毒片，加醋煮之（每斤用醋 5 两），至醋吸尽为度，晒干即成。（1964、1972 中，醋制）

2. 取狼毒片 10 斤，加醋 3 斤煮之，至醋吸尽为度，晒干即成。（1965，醋制）

3. 取狼毒片，加醋拌匀（每斤用醋 5 两），至醋吸净为度，置锅中文火微炒干即得。（1966）

4. 取狼毒片置锅内加醋煮至吸尽，取出，晒干。每狼毒片 100 斤，用醋 30 斤。（1975）

5. 取狼毒片置锅内加醋煮至吸尽，取出，晒干。（1987）

【炮制目的】

醋狼毒

1. 醋制：降低毒性，加强消胀止痛作用。(1965)

2. 醋炙解毒。(1966)

3. 醋煮：解毒。(1975)

4. 本品毒性剧烈，少有内服，多外用杀虫，醋炙后能降低毒性，可供内服。(1987)

【处方应付】

1. 外用付生品；内服付醋制狼毒。(1964、1972 中)

2. 不注明生者，付醋狼毒。(1975、1987)

【注意】

1. 本品有大毒，内服宜慎用，畏密陀僧。(1965)

2. 产于西藏、新疆、青海、四川、云南、贵州等地者为西北狼毒，系瑞香科植物；产于陕西、青海、内蒙古等地者为毛茛科植物牛扁，性状均与本品不同。(1965)

3. 内服宜慎，孕妇忌服，畏密陀僧。(1975)

凌霄花

Lingxiaohua

【处方用名】凌霄花，紫葳，紫威花。

【来源】

1. 本品系紫葳科落叶藤本植物凌霄的干燥花。野生或栽培。(1965)

2. 本品为紫葳科植物凌霄 *Campsis grandiflora*(Thunb.) K.Schum. 或美洲凌霄 *Campsis radicans*(L.) Seem. 的干燥花。夏、秋二季花盛开时采摘，干燥。(2020)

【炮制方法】

1. 拣净杂质，筛去浮土即成。(1964、1972 中)

2. 拣净杂质，去梗，筛去灰屑即成。(1965)

3. 拣净杂质及柄，筛去灰屑。(1975)

【注意】

孕妇忌服。(1975)

高丽参
Gaolishen

【炮制方法】

去芦，将药料放笼内加热蒸15分钟，取出，趁热切斜薄片，晾干（若蒸的时间过长，则色易变，应注意）。（1957）

高良姜
Gaoliangjiang

【处方用名】高良姜，良姜，肥良姜。

【来源】

1. 本品为姜科多年生草本植物高良姜的干燥地下根状茎。野生或栽培。（1965）

2. 本品为姜科植物高良姜 *Alpinia officinarum* Hance 的干燥根茎。夏末秋初采挖，除去须根和残留的鳞片，洗净，切段，晒干。（2020）

【炮制方法】

1. 清水泡五六小时，捞出，盖渥1宿，润透，切顺长薄片，晒干。（1957）

2. 清水泡五至六成（约1天），湿布盖渥，润透，切5厘片，晒干即成。（1964、1966、1972中）

3. 拣去杂质，清水浸泡，洗净，捞出，润透，切片，晒干即成。（1965）

4. 拣净杂质，清水泡五至六成，洗净，捞出，润透，切薄片，晒干。（1975）

拳参
Quanshen

【处方用名】拳参，紫参，草河车。

【来源】

1. 本品为蓼科多年生草本植物拳参的干燥地下根状茎。均系野生。（1965）

2. 本品为蓼科植物拳参 *Polygonum bistorta* L. 的干燥根茎。春初发芽时或秋季茎叶将枯萎时采挖，除去泥沙，晒干，去须根。（2020）

【炮制方法】

1. 拣去杂质，用水洗净，润透切片，晒干即成。（1965）

2. 拣净杂质，清水泡至六成，洗净，捞出，润透，切薄片，晒干。(1975)

【注意】

孕妇内服宜慎。(1975)

粉萆薢
Fenbixie

【处方用名】川萆薢，萆薢，粉萆薢，红萆薢。

【来源】

1. 本品为薯蓣科多年蔓生草本植物粉萆薢的干燥地下根状茎。均系野生。(1965)

2. 本品为薯蓣科植物粉背薯蓣 *Dioscorea hypoglauca* Palibin 的干燥根茎。秋、冬二季采挖，除去须根，洗净，切片，晒干。(2020)

【炮制方法】

1. 挖坑置药于内，以土覆盖，每日泼水 2～3 次，俟润透后，切薄片，晒干。(1957)

2. 拣净杂质，筛去浮土，即成。(1965)

3. 拣净杂质，除去须根，清水泡透，洗净，捞出，切薄片，晒干。(1975)

粉葛
Fenge

【处方用名】粉葛，粉葛根，甘葛。

【来源】

本品为豆科植物甘葛藤 *Pueraria thomsonii* Benth. 的干燥根。秋、冬二季采挖，除去外皮，稍干，截段或再纵切两半或斜切成厚片，干燥。(2020)

【炮制方法】

(一) 粉葛

用清水喷潮，切普通片，晒干。(1957)

(二) 煨粉葛

参考“葛根”条目的“煨葛根”。

【附注】

传统的葛根包括粉葛与葛根，从 2005 年版《中国药典》开始将葛根分为“粉葛”“葛根”2种。故“粉葛”的炮制方法可参考“葛根”条。

【附注】

品名：粉葛根。(1957)

益母草

Yimucao

【处方用名】益母草，益母，坤草。

【来源】

1. 本品系唇形科1年生草本植物益母草的干燥茎叶。野生或栽培。(1965)

2. 本品为唇形科植物益母草 *Leonurus japonicus* Houtt. 的新鲜或干燥地上部分。鲜品春季幼苗期至初夏花前期采割；干品夏季茎叶茂盛、花未开或初开时采割，晒干，或切段晒干。(2020)

【炮制方法】

1. 清水洗净，切为咀，晒干。(1957，干益母草)

2. 去根，清水洗净，稍润，切2分长节，晒干即成。(1964、1972 中)

3. 拣净杂质，除去残根，洗净，稍润后切2分长节，晒干即成。(1965)

4. 拣净杂质，除去杂根，洗净，润透切2分长节，及时晒干即可。(1966)

5. 采后切片晒干即可。(1972 西)

6. 拣净杂质，去根，清水泡至五成，捞出，润透，切段，晒干。(1975)

【应用】

(一) 鲜益母草

益母膏。《成方配本》

(二) 益母草(炒)

双补荣筋汤。《榆林中医》

益智

Yizhi

【处方用名】益智，益智仁。

【来源】

1. 本品系姜科多年生草本植物益智的干燥成熟果实。栽培或野生。(1965)

2. 本品为姜科植物益智 *Alpinia oxyphylla* Miq. 的干燥成熟果实。夏、秋间果实由绿变红时采收，晒干或低温干燥。（2020）

【炮制方法】

（一）益智仁

拣净杂质，碾破去皮，取净仁即成。（1965）

（二）盐益智仁

1. 先剥去皮，每 10 斤仁加盐 5 两，水适量，微炒。（1957，盐益智仁）

2. 拣净果柄等杂质，炒至外皮鼓起并显焦黄色时，用石碾碾破，簸去皮取仁，用盐水拌匀（每斤用盐 5 钱），渗透，文火微炒，晒干，用时捣碎，或先剥去外皮，再用盐水拌匀，炒后微捣亦可。（1964、1972 中）

3. 拣净杂质，置锅内炒至黄黑色，用碾串碎，筛去末，簸净皮，用盐水拌匀（每 10 斤用盐 4 两），稍闷微炒即成。（1965）

4. 拣净果柄杂质，炒至外皮鼓起，并显焦黄色时碾破去皮取仁。用盐水拌匀，每斤用盐 5 钱。渗透，文火微炒，晒干，用时捣碎。或先剥去外皮，再用盐水拌匀，炒后捣碎。（1966）

5. 拣净杂质，置锅内武火炒至外皮鼓起，呈焦黄色，取出，碾去壳，取仁，盐水拌匀，微润，再用文火微炒，取出，晾凉，用时捣碎。每益智仁 100 斤，用盐 3 斤。（1975）

6. 盐水炙。（1991）

【炮制目的】

盐益智仁

1. 盐炒引药入肾。（1964、1965）

2. 果皮无药效，故去壳。炒除辛燥免伤肾，盐炙入肾。（1966）

3. 盐炒：入肾，减少辛散之性，增强温脾补肾。（1975）

【注意】

有效成分在种仁而不在果皮，故必须去皮。（1964、1972 中）

【应用】

益智仁（炒）

紫朴分消散。《榆林中医》

【附注】

品名：益智仁。（1957、1964、1966、1973、1975）

娑罗子
Suoluozi

【处方用名】娑罗子，索罗子，天师栗，开心果。

【来源】

1. 本品系七叶树科落叶乔木植物七叶树或天师栗的干燥成熟果实。均系栽培。(1965)

2. 本品为七叶树科植物七叶树 *Aesculus chinensis* Bge.、浙江七叶树 *Aesculus chinensis* Bge. var. *chekiangensis*（Hu et Fang）Fang 或天师栗 *Aesculus wilsonii* Rehd. 的干燥成熟种子。秋季果实成熟时采收，除去果皮，晒干或低温干燥。(2020)

【炮制方法】

1. 剥去硬壳，剪为碎块，微焙即成。(1964)

2. 剥去硬壳，剪为碎块，微焙后研细粉冲服。(1964)

3. 剥去外壳，用水洗净，晒干，剪成小块，微焙即成。(1965)

4. 拣净杂质，清水泡透，捞出，切薄片，晒干。(1975)

海马
Haima

【处方用名】海马，对海马。

【来源】

1. 本品为海龙科海栖鱼类动物克氏海马、刺海马、大海马或三斑海马除去内脏的干燥体。养殖或野生。(1965)

2. 本品为海龙科动物线纹海马 *Hippocampus kelloggi* Jordan et Snyder、刺海马 *Hippocampus histrix* Kaup、大海马 *Hippocampus kuda* Bleeker 、三斑海马 *Hippocampus trimaculatus* Leach 或小海马（海蛆）*Hippocampus japonicus* Kaup 的干燥体。夏、秋二季捕捞，洗净，晒干；或除去皮膜和内脏，晒干。(2020)

【炮制方法】

(一) 海马

1. 捣碎或研为粉末用。(1957)

2. 取原药剪小块即成。(1964、1972 中，生用)

3. 刷净灰屑，用时切块即成。(1965)

4. 刷净，用时切段。(1975)

(二)制海马

1. 取剪碎的小块，与净黄土用文火炒至膨胀、色变微黄时，筛净黄土即成。(1964、1972中，炒用)

2. 取细黄土置锅内加热，倒入海马段，文火炒至鼓起，呈黄色，取出，筛净黄土，晾凉，研成细粉。(1975)

【炮制目的】

制海马

烫制：易粉碎。(1975)

【注意】

孕妇内服宜慎。(1975)

海驹

Haiju

【炮制方法】【炮制目的】【注意】均同海马，但力稍逊。(1975)

海风藤

Haifengteng

【来源】

1. 本品为胡椒科常绿攀缘藤本植物风藤的干燥茎。均系野生。(1965)

2. 本品为胡椒科植物风藤 *Piper kadsura*(Choisy)Ohwi 的干燥藤茎。夏、秋二季采割，除去根、叶，晒干。(2020)

【炮制方法】

1. 先用刀截短，清水泡 2～3 小时，取出，盖渥 1 宿，润透，切厚片。(1957)

2. 截成节，按粗细分类，泡六至七成，盖渥润透，切薄片，晒干即成。(1964、1972 中)

3. 截成节，按粗细分类，泡六至七成，捞出，盖渥润透，切薄片，晒干即成。(1965)

4. 拣净杂质，截成长段，粗细分开，清水泡至五成，捞出，润透，切薄片，晒干。(1975)

海龙

Hailong

【来源】

本品为海龙科动物刁海龙*Solenognathus hardwickii*（Gray）、拟海龙*Syngnathoides biaculeatus*（Bloch）或尖海龙*Syngnathus acus* Linnaeus的干燥体。多于夏、秋二季捕捞，刁海龙、拟海龙除去皮膜，洗净，晒干；尖海龙直接洗净，晒干。（2020）

【炮制方法】

（一）海龙

1. 捣碎或研为粉末用。（1957）

2. 取原药剪小块即成。（1972中，生用）

（二）制海龙

取剪碎的小块，与净黄土用文火炒至膨胀、色变微黄时，筛净黄土即成。（1964、1972中，炒用）

海金沙

Haijinsha

【来源】

1. 本品系海金沙科多年生攀缘蕨类植物海金沙的干燥孢子。均系野生。（1965）

2. 本品为海金沙科植物海金沙*Lygodium japonicum*（Thunb.）Sw.的干燥成熟孢子。秋季孢子未脱落时采割藤叶，晒干，搓揉或打下孢子，除去藤叶。（2020）

【炮制方法】

1. 取原药用粗箩除去杂质即成。（1964、1972中）

2. 过马尾箩，去净杂质即成。（1965）

3. 筛去杂质。（1975）

【注意】

本品易燃烧，宜装入瓷缸或铅桶内，放置干燥处。（1964、1972中）

海狗肾

Haigoushen

【炮制方法】

土炒海狗肾

放入黄土加热的锅内，炒至发虚后，筛去土，碾为粉末。(1957)

海桐皮

Haitongpi

【处方用名】海桐皮，刺桐皮，桐皮。

【炮制方法】

1. 清水洗净，以麻袋盖渥1宿，润透，切成丝，晒干。(1957)
2. 洗净泥土，渥1夜，润透，切2～3分长条或节，晒干即成。(1964、1972中)
3. 拣净杂质，清水泡至五成，洗净，捞出，润透，切细丝，晒干。(1975)

海浮石

Haifushi

【处方用名】浮石，海浮石。

【来源】

本品为滨珊瑚科水生动物黑滨珊瑚的干燥群体，另一种为氧化硅一类的矿石。(1965)

【炮制方法】

(一) **海浮石**

拣去杂质，洗净泥沙，晾干，捣碎即成。(1965)

(二) **煅海浮石**

取洗净的海浮石置坩埚内在无烟炉火中煅透，取出，放凉，捣碎即成。(1965)

海螵蛸

Haipiaoxiao

【处方用名】海螵蛸，海蛸，乌贼骨，墨鱼骨。

【来源】

1. 本品系乌贼科海产软体动物乌贼的干燥背骨。均系野生。（1965）

2. 本品为乌贼科动物无针乌贼 *Sepiella maindroni* de Rochebrune 或金乌贼 *Sepia seculenta* Hoyle 的干燥内壳。收集乌贼鱼的骨状内壳，洗净，干燥。（2020）

【炮制方法】

1. 剥掉硬壳，刷去灰。（1957）

2. 去净杂质，煎剂轻微捣碎块即成；外用或冲服，须用刀剥去背部硬甲，再研细粉用。（1964、1972 中）

3. 刷洗干净，晒干，剁成小块即成。（1965）

4. 刷洗干净，晒干，斫成小块备用。外用或冲服，须用刀剥去背部硬甲，再研细粉用。（1966）

5. 洗后晒干。（1972 西）

6. 拣净杂质，清水洗净，捞出，晒干，折碎。外用或冲服，须除硬甲，再研细粉。（1975）

【应用】

乌贼骨（微火微炒）

健胃散。《榆林中医》

海藻

Haizao

【处方用名】海藻，淡海藻，马尾藻。

【来源】

1. 本品系马尾藻科海藻植物羊栖菜或海蒿子的干燥全草。前者习称“小叶海藻”，后者习称“大叶海藻”。多系野生。（1965）

2. 本品为马尾藻科植物海蒿子 *Sargassum pallidum*（Turn.）C. Ag. 或羊栖菜 *Sargassum fusiforme*（Harv.）Setch. 的干燥藻体。前者习称“大叶海藻”，后者习称“小叶海藻”。夏、秋二季采捞，除去杂质，洗净，晒干。（2020）

【炮制方法】

1. 拣去砂石杂质，切碎（不用水淘，免失药效）。（1957）

2. 洗净泥沙等杂质，切 3～4 长节，晒干即成。（1964、1972 中）

3. 拣净杂质，用水洗漂，稍晾切 3～4 分长节，晒干即成。（1965）

4. 拣去杂质，用水洗漂，捞出稍晾，切3～4分长段，晒干即可。(1966)

5. 拣净杂质，洗净，捞出，切段，晒干。(1975)

【炮制目的】

除杂质，减腥咸味，制饮片。(1966)

【注意】

反甘草。(1965、1966、1975)

浮小麦
Fuxiaomai

【处方用名】浮小麦，浮麦。

【来源】本品为禾本科（Gramineae）植物小麦（*Triticum aestivum* L.）未成熟的秕瘦种子。(1962)

【炮制方法】

(一) **浮小麦**

1. 清水淘净，晒干。(1957)

2. 生用。(1962、1970)

3. 拣净杂质，筛去灰屑。(1975)

(二) **炒浮小麦**

1. 炒用。(1962、1970)

2. 拣净杂质，筛去灰屑，微炒后用。(1975)

(三) **麸炒浮小麦**

以药10斤，麸子2斤，共微炒。(1957)

【处方应付】

不注明炒者，付生浮小麦。(1975)

浮海石
Fuhaishi

【炮制方法】

(一) **浮海石**

拣净杂质，清水洗净，捞出，晒干，碾成粗末。(1975，生浮海石)

（二）煅浮海石

取净浮海石置坩埚内，放入无烟炉火中煅至红透，取出，晾凉，碾成粗末。（1975）

【炮制目的】

煅浮海石

煅：使药物纯洁。（1975）

浮萍

Fuping

【处方用名】浮萍，紫背浮萍，水萍，浮萍草。

【来源】

1. 本品系浮萍科 1 年生草本植物紫萍的干燥带根全草。均系野生。（1965）

2. 本品为浮萍科植物紫萍 *Spirodela polyrrhiza*（L.）Schleid. 的干燥全草。6～9 月采收，洗净，除去杂质，晒干。（2020）

【炮制方法】

1. 先以中眼筛过之，筛下的浮萍草再罗去泥土，拣净杂质即成。（1964）

2. 筛去灰屑，拣去杂质即成。（1965）

3. 拣净杂质，筛去灰屑。（1975）

【附注】

品名：浮萍草。（1964、1965、1972、1975）

通草

Tongcao

【处方用名】通草，白通草，通脱木。

【来源】

1. 本品系五加科落叶灌木植物通脱木的干燥茎髓。均系野生。（1965）

2. 本品为五加科植物通脱木 *Tetrapanax papyrifer*（Hook.）K. Koch 的干燥茎髓。秋季割取茎，截成段，趁鲜取出髓部，理直，晒干。（2020）

【炮制方法】

（一）通草

1. 干切为咀。（1957）

2. 刷净浮尘，干切 2～3 分长节即成。(1964)

3. 拣去杂质，切片或切丝即成。(1965)

4. 刷净浮尘，干切 2~3 分长节即成。(1966)

5. 拣净杂质，切段，筛去灰屑。(1975)

(二) **朱通草**

取通草片或丝 10 斤用朱砂粉 10 两，将通草置盆内，喷淋清水少许，微润加入朱砂粉撒布均匀，随时翻动，至外面挂匀朱砂为度，取出，晾干即成。(1965)

【注意】

孕妇忌服。(1975)

【附注】

通草棍系旌节花科落叶灌木植物通条树的干燥茎髓。呈圆柱形，长短粗细不一。表面洁白色或带微黄色，质轻松、柔软，易折断，断面有蜡样光泽。(1965)

预知子

Yuzhizi

【处方用名】预知子，八月札，八月炸。

【来源】

本品为木通科植物木通 *Akebia quinata* (Thunb.) Decne.、三叶木通 *Akebia trifoliata* (Thunb.) Koidz. 或白木通 *Akebia trifoliata* (Thunb.) Koidz. var. *australis* (Diels) Rehd. 的干燥近成熟果实。夏、秋二季果实绿黄时采收，晒干，或置沸水中略烫后晒干。(2020)

【炮制方法】

拣净杂质，清水洗净，捞出，润透，切厚片，晒干。(1975)

【注意】

孕妇忌服。(1975)

桑叶

Sangye

【处方用名】桑叶，霜桑叶，冬桑叶，炙桑叶，蜜炙桑叶。

【来源】

本品为桑科植物桑 *Morus alba* L. 的干燥叶。初霜后采收，除去杂质，晒干。(2020)

【炮制方法】

（一）桑叶

1. 拣净叶柄，微揉，筛去浮土即成。（1964、1972 中，生用）

2. 拣净杂质、叶柄，微揉，筛除浮土即成。（1966）

3. 晒干后生用。（1970）

4. 生用。（1972 西）

5. 拣净杂质，揉碎，筛去灰屑，簸取叶弃梗。（1975）

（二）蜜炙桑叶

1. 待蜜炼开后（每斤用蜜 4 两），倒入净桑叶，不断翻动，炙至蜜不黏手为度。（1964、1972 中，蜜炙）

2. 待蜜炼开后（每斤用蜜 4 两），倒入净桑叶，文火炒至变黄色，蜜不黏手为度。（1966，炙桑叶）

3. 蜜炙用。（1970、1972 西）

4. 取蜂蜜置锅内化开，倒入净桑叶，文火炙至蜜不黏手，取出，晾凉。每桑叶 100 斤，用蜂蜜 25 斤。（1975，炙桑叶）

【炮制目的】

蜜炙桑叶

1. 蜜炙能润肺。（1964、1966）

2. 蜜炙：润肺止咳。（1975）

【处方应付】

1. 不注明炙者付生桑叶。（1964、1972 中）

2. 不注明炙者，付桑叶。（1975）

【注意】

1. 忌用水洗。揉力不能过大，以免成碎末。（1964）

2. 忌用水洗。（1972 中）

桑白皮

Sangbaipi

【处方用名】桑白皮，生桑皮，桑根白皮，炙桑白皮，炙桑皮。

【来源】

1. 本品系桑科落叶乔木植物桑的干燥根皮。多系栽培。(1965)

2. 本品为桑科植物桑的干燥根皮。(1987)

3. 本品为桑科植物桑 *Morus alba* L. 的干燥根皮。秋末叶落时至次春发芽前采挖根部，刮去黄棕色粗皮，纵向剖开，剥取根皮，晒干。(2020)

【炮制方法】

(一) 桑白皮

1. 清水洗后，以麻袋盖渥 1 宿，润透，切成丝。(1957)

2. 刮净外粗膜皮，清水洗净，渥透，切丝，晒干即成。(1964、1972 中，生用)

3. 拣净杂质，清水洗净，润透切丝，晒干即成。(1965)

4. 刮除外粗膜皮，清水洗净，润透后切丝晒干即成。(1966，桑皮)

5. 拣净杂质，清水洗净，捞出，润透，切细丝，晒干。(1975，生桑白皮)

6. 洗净，稍润，切细丝，干燥。(1987，生桑白皮)

(二) 蜜桑白皮

1. 药 10 斤，蜜 2 斤，按常规炮制之。(1957)

2. 待蜜炼开后（每斤用蜜 4 两），倒入桑皮丝，文火炙至外皮赤黄色，蜜不黏手为度。(1964、1972 中，蜜炙)

3. 取桑皮丝 10 斤，用熟蜜 3 斤与开水少许，拌匀、稍闷，置锅内以文火炒至深黄色不黏手为度，取出放凉即成。(1965，蜜桑皮)

4. 蜜炼开后，加切好的桑皮丝，文火炙至外皮赤黄色，不黏手为度。(1966，炙桑皮)

5. 取蜂蜜置锅内化开，倒入桑皮丝，不断翻动，文火炙至蜜不黏手，取出，晾凉。每桑白皮 100 斤，用蜂蜜 30 斤。(1975，炙桑白皮)

6. 取蜂蜜置锅内化开，倒入桑白皮丝，文火炙至蜜不黏手，取出，晾凉。(1987，炙桑白皮)

7. 蜜炙。(1991)

【炮制目的】

(一) 桑白皮

生用行水消胀。(1965)

(二) 蜜桑白皮

1. 蜜炙增强祛痰镇咳、润肺止嗽作用。(1965)

2. 蜜炙增强润肺止喘作用。(1966)

3. 蜜炙增强润肺止咳之功效。(1987)

【处方应付】

1. 不注明生者付蜜炙桑皮。(1964、1972 中)

2. 不注明生者，付炙桑白皮。(1975、1987)

【应用】

(一) 炙桑白皮

1. 二母宁嗽丸，止嗽金丹。《成方配本》

2. 水肿（二)。《王新午》

(二) 炒桑皮

杏苏散。《处方选》

【附注】

品名：

1. 桑根白皮。(1957)

2. 桑皮。(1991)

桑枝
Sangzhi

【处方用名】桑枝，嫩桑枝，炒桑枝。

【来源】

本品为桑科植物桑 *Morus alba* L. 的干燥嫩枝。春末夏初采收，去叶，晒干，或趁鲜切片，晒干。(2020)

【炮制方法】

(一) 桑枝

1. 趁湿切斜片，晒干。(1957)

2. 取鲜嫩桑枝切斜薄片，晒干即成。如干货须清水浸软，切片或短节用。(1964)。

3. 采后略晒，趁软切成斜片。(1972 西)

4. 拣净杂质，清水泡至六成，捞出，润透，切斜薄片，晒干。(1975)

(二) 炒桑枝

1. 趁湿切斜片，晒干，微炒。(1957)

2. 微炒至带香气。(1964，炒用)

3. 拣净杂质，清水泡至七成，捞出，润透，切斜薄片，晒干，微炒后用。(1975)

【注意】

1. 过粗的老枝不宜药用。(1964)

2. 粗的老枝不能药用。(1975)

【应用】

炒桑枝

痛风。《王新午》

桑寄生

Sangjisheng

【处方用名】桑寄生，寄生，广寄生。

【来源】

1. 本品为桑寄生科Loramthaceae植物桑寄生*Loranthus yadoriki* sieb.的嫩枝及叶。(1962)

2. 本品系桑寄生科寄生性常绿小灌木植物桑寄生的干燥带叶茎枝。均系野生。(1965)

3. 本品为桑寄生科植物桑寄生*Taxillus chinensis*（DC.）Danser的干燥带叶茎枝。冬季至次春采割，除去粗茎，切段，干燥，或蒸后干燥。(2020)

【炮制方法】

(一) 桑寄生

1. 泡三四小时，取出，用麻袋盖渥1宿，润透，切普通片，晒干。(1957)

2. 用水浸润后切碎生用。(1962、1970)

3. 除去原带树枝寄主，鲜货洗净，如干货泡2～3小时，堆渥约1小时，润软，切片，晒干即成。(1964、1972中)

4. 拣净杂质，用水浸泡2～3小时，捞出，润透后切片，晒干即成。(1965)

5. 除去树枝（寄主），鲜货洗净（干货泡2～3小时，堆渥约1小时润软），切片，晒干即成。(1966)

6. 切碎晒干即可。(1972西)

7. 拣净杂质，清水洗净，捞出，润透，切厚片，晒干。(1975)

(二) 酒桑寄生

酒炒用。(1962、1970)

【注意】

干货若浸泡过久，则影响疗效。（1964）

【附注】

品名：寄生。（1964、1965、1966、1972中、1975）

桑椹

Sangshen

【处方用名】桑椹，黑桑椹，桑椹子，黑桑葚，桑葚子。

【来源】

本品为桑科植物桑 *Morus alba* L. 的干燥果穗。4～6月果实变红时采收，晒干，或略蒸后晒干。（2020）

【炮制方法】

1. 晒干，去净果柄即成。（1964、1972中）

2. 拣净杂质及果柄。（1975）

【注意】

1. 质嫩青绿者，不宜药用。（1964、1972中）

2. 质嫩色绿者，不宜药用。（1975）

【附注】

品名：桑葚。（1972中）

桑螵蛸

Sangpiaoxiao

【处方用名】桑螵蛸，桑蛸，螳螂子。

【来源】

1. 本品系螳螂科大刀螳螂的干燥卵鞘。均系野生。（1965）

2. 本品为螳螂科昆虫大刀螂、小刀螂或巨斧螳螂的干燥具卵卵鞘。（1987）

3. 本品为螳螂科昆虫大刀螂 *Tenodera sinensis* Saussure、小刀螂 *Statilia maculata*（Thunberg）或巨斧螳螂 *Hierodula patellifera*（Serville）的干燥卵鞘。以上3种分别习称“团螵蛸”“长螵蛸”及“黑螵蛸”。深秋至次春收集，除去杂质，蒸至虫卵死后，干燥。（2020）

【炮制方法】

（一）桑螵蛸

1.清水洗后，加热微蒸，拣去梗，备用。（1957）

2.拣去杂质，簸去灰屑即成。（1965）

3.拣净杂质，筛去灰屑，置笼内蒸30分钟，取出，晾干。（1975）

4.取原药材，除去杂质，用清水洗净泥屑，置蒸制容器内用武火蒸约1小时至圆气上升，并在容器壁有蒸气凝结成水珠滴下为度，取出晒干或烘干。用时剪碎。（1987）

（二）炒桑螵蛸

拣净树枝，蒸至上汽后再蒸约30分钟，晒干，微炒即成。（1964、1972中）

【炮制目的】

（一）桑螵蛸

1.蒸：防止卵化幼虫，而失去药效。（1975）

2.生用令人泄泻，蒸制后可降低副作用，可将虫卵杀死，便于贮存。（1987）

（二）炒桑螵蛸

蒸焙为助长固涩作用。（1964）

【注意】

必须蒸透杀死虫卵，以免孵化成虫。（1964、1972中）

排草
Paicao

【炮制方法】

拣净杂质，清水喷润至透，切厚片，阴干。（1975）

菁菜
Jingcai

【处方用名】菁菜，地菜。

【炮制方法】

鲜用或晒干用。（1972西）

【附注】

菁菜（又名地菜）。（1972西）

黄三七

Huangsanqi

【处方用名】黄三七，土黄连，太白黄连。

【炮制方法】

将初采来的药用槐实汁煮片刻，取出晒干，色黄不变。或者初采回在火上烤，则黄不变色。（1970）

黄芩

Huangqin

【处方用名】黄芩，条芩，子芩，淡黄芩，枯芩，黄芩片，酒黄芩，黄芩炭。

【来源】

1. 本品为唇形科多年生草本植物黄芩的干燥根部。均系野生。（1965）

2. 本品为唇形科植物黄芩的干燥根。（1987）

3. 本品为唇形科植物黄芩 *Scutellaria baicalensis* Georgi 的干燥根。春、秋二季采挖，除去须根和泥沙，晒后撞去粗皮，晒干。（2020）

【炮制方法】

（一）黄芩片

1. 先将水烧开，放药略煮，取出切为薄片，晒干。（1957，黄芩片）

2. 去硬苗（茎与根茎）及杂质，按粗细分类，投入沸水锅中，不断搅动，大的约 20 分钟，小的数分钟，以变软为度，渥透，切 5 厘片，晒干，簸净心子及木栓碎皮即成。（1964、1972 中，生用）

3. 拣去杂质，除去残茎，以粗细分类，投入沸水锅中，不断翻动，以变软为度，渥透，切片晒干即成。（1965）

4. 去残茎、根茎及杂质，按粗细分类，投入沸水锅中，不断翻动，大的约 20 分钟，小的约数分钟，以变软为度，渥透，切 5 厘片，晒干，簸去芯子及栓皮、碎片即成。（1966，生用）

5. 原药用开水泡过后，放蒲包内闷透切片，晒干生用。（1970）

6. 切片晒干，生用。（1972 西）

7. 拣净杂质，除去残茎，粗细分开，投入沸水锅内，不断翻动，煮 5～10 分钟，至全部

变软，捞出，即时切薄片，迅速晒干或烘干，簸去枯末。（1975，生黄芩）

8. 取原药材，除去杂质，洗净泥屑，置蒸制容器内隔水加热，蒸至透气后 1 小时，候质地软化，取出，趁热切片，干燥。（1987）

9. 将净黄芩投入沸水中煮 10 分钟，取出，闷透，切片，干燥。（1987）

（二）炒黄芩

切片晒干，炒黄用。（1972 西）

（三）酒黄芩

1. 以黄酒喷之（药 10 斤黄酒 20 两）微炒，谓之“酒黄芩”。（1957）

2. 取黄芩片，用黄酒拌匀（每斤用酒 2 两），润透，文火炒至稍带黄色为度。（1964、1972 中，酒炒）

3. 取黄芩片 10 斤，用黄酒 1 斤 4 两喷淋均匀，润透，文火炒至稍有黄色为度。（1965）

4. 取黄芩片，用黄酒拌匀（每斤用酒 2 两），润透，文火炒至微带黄色为度。（1966，酒炙）

5. 以黄酒喷后，微炒，称“酒黄芩”。（1970）

6. 切片晒干，用黄酒拌炒用。（1972 西）

7. 取黄芩片，黄酒拌匀，微润，置锅内文火微炒，取出，晾凉。每黄芩片 100 斤，用黄酒 20 斤。（1975）

8. 取黄芩喷淋黄酒，拌匀，闷润，待辅料全被吸尽后，置锅中用文火加热，炒至药物表面微干，深黄色，嗅到药物与辅料的固有香气，取出晾凉。每 100 公斤黄芩，用黄酒 10 公斤。（1987）

（四）黄芩炭

1. 取黄芩片，武火炒至焦黑色存性为度。（1964、1972 中，炒炭）

2. 取黄芩片，置锅内以武火炒至焦黑色存性为度。（1965）

3. 取黄芩片，武火炒至焦黑色存性为度。（1966，炒炭）

4. 切片晒干，炒炭用。（1972 西）

5. 取黄芩片，置锅内武火炒至焦黑色，须存性，喷水少许，取出，晾凉。（1975）

6. 取黄芩片，置锅中，用武火加热炒至药物外表呈焦褐色，里面呈深黄色，存性，喷水灭尽火星，取出摊晾。（1987）

【炮制目的】

（一）酒黄芩

1. 酒炒能清上焦邪热。（1964、1965、1966）

2. 酒炒：清上焦热。(1975、1987)

（二）黄芩炭

1. 炒炭能凉血止血。(1964、1965、1966)

2. 止血。(1972 西。1975)

3. 炒炭清热止血。(1987)

【处方应付】

1. 写酒炒者付酒炒黄芩，炭者付黄芩炭，余不注明者皆付生黄芩。(1964、1972 中)

2. 注明酒、炭者，按要求付给，余付黄芩。(1975、1987)

【注意】

1. 用沸水能保持色泽黄亮，冷水则片子发绿，影响质量，故必须用沸水使软。(1964)

2. 沸水煮则保持药效，炒炭防复燃。(1975)

【应用】

（一）炒黄芩

当归龙荟丸，耳鸣耳聋丸，黄连羊肝丸，琥珀还睛丸，明目上清丸，鳖甲煎丸，圣济鳖甲丸，安宫牛黄丸，防风通圣丸，九味羌活丸，黄连上清丸，犀角解毒丸，甘露消毒丹，止嗽金丹，保和丸，宁坤丸。《成方配本》

（二）酒黄芩

1. 礞石滚痰丸，清胃黄连丸，连翘败毒丸，噙化上清丸，清气化痰丸，沉香化滞丸，玉液金丹，调经丸，调经种子丸，保胎散，回生救急散。《成方配本》

2. 沆瀣单。《处方选》

3. 加味香连化滞汤，益气清热止血汤。《榆林中医》

（三）黄芩炭

1. 荷叶丸。《成方配本》

2. 痔血脱肛。《王新午》

3. 黄土理中汤，益气止血饮。《榆林中医》

黄芪

Huangqi

【处方用名】黄芪，晋芪，生黄芪，箭黄芪，绵黄芪，生芪。

【来源】

1. 本品为豆科多年生草本植物黄芪的干燥根。野生或栽培。(1965)

2. 本品为豆科植物蒙古黄芪或膜荚黄芪的干燥根。(1987)

3. 本品为豆科植物蒙古黄芪 *Astragalus membranaceus*(Fisch.)Bge. var. *mongholicus*(Bge.)Hsiao 或膜荚黄芪 *Astragalus membranaceus*(Fisch.)Bge. 的干燥根。春、秋二季采挖,除去须根和根头,晒干。(2020)

【炮制方法】

(一)黄芪

1. 清水洗净,用麻袋盖渥 1 宿,润透,去芦头,切圆片或斜片,阴干。(1957)

2. 去芦头及须根,清水洗净,盖渥数小时,润透,切 5 厘片,阴干即成。(1964、1966,生用)

3. 拣净杂质,除芦头及须根,清水洗净,盖渥数小时,润透后切 3 厘斜片或圆片,阴干即成。(1965)

4. 切片阴干生用。(1970)

5. 切片,生用。(1972 西)

6. 去芦头及须根,清水洗净,盖渥数小时,润透,切 5 厘片,阴干即成。(1972 中,生用)

7. 拣净杂质,去芦,清水洗净,捞出,润透,切薄片,晒干。(1975,生黄芪)

8. 除去杂质,大小分开,洗净,润透,切厚片,干燥。(1987)

(二)麸炒黄芪

切片,麸皮炒用。(1972 西)

【处方应付】

不注明炙者,付生黄芪。(1964、1965、1975、1987)

【应用】

黄芪(盐水拌炒)

内托酒煎汤化裁。《榆林中医》

炙黄芪

Zhihuangqi

【处方用名】炙黄芪,蜜炙黄芪,蜜黄芪,炙芪。

【来源】

本品为黄芪的炮制加工品。(2020)

【炮制方法】

1. 每10斤用蜜50两,先将蜜煎至半生半熟时再放入药使均匀沾蜜为度。(1957)

2. 待蜜炼开后(每斤用蜜4两),倒入黄芪片,不断翻动,文火炙至色变老黄,蜜不黏手为度。(1964、1966、1972中,蜜炙)

3. 取黄芪片10斤,用蜜2.5斤,将蜜炼开后,倒入黄芪片,不断翻动,文火炙至色变黄,不黏手为度,取出晾凉即成。(1965,蜜炙黄芪)

4. 蜜炙。(1970)

5. 切片,蜜炙用。(1972西)

6. 取蜂蜜置锅内化开,倒入黄芪片,不断翻动,文火炙至蜜不黏手,取出,晾凉。每黄芪100斤,用蜂蜜30斤。(1975)

7. 取蜂蜜置锅内化开,倒入黄芪片,不断翻动。文火炒至蜜不黏手,取出晾凉。(1987)

8. 蜜炙。(1991)

【炮制目的】

1. 蜜炙增强补中作用。(1964、1965、1966、1972中)

2. 蜜炙:补中益气。(1975)

3. 蜜炙能增强补中益气、扶脾生血的作用。(1987)

【处方应付】

不注明炙者,付生黄芪。(1964、1965、1975、1987)

【应用】

1. 人参养荣丸,补中益气丸,脚鱼归脾丸,十全大补丸,玉液金丹,乌鸡白凤丸,培坤丸,调经养荣丸(即妇女养荣丸),消积皂矾丸。《成方配本》

2. 复方理脾散,十全大补汤加减,补中益气汤加减(人参补中丸)。《处方选》

3. 汗闭。《王新午》

4. 化痰平喘汤。《榆林中医》

黄连

Huanglian

【处方用名】黄连,川连,雅连,鸡爪连,光黄连,吴萸连,酒连,姜连,味连,野连,峨眉连，凤尾连（雅连），酒黄连，姜黄连。

【来源】

1. 本品为毛茛科多年生草本植物黄连的干燥根状茎。多系栽培。（1965）

2. 本品为毛茛科植物黄连、三角叶黄连或云连的干燥根茎。（1987）

3. 本品为毛茛科植物黄连 *Coptis chinensis* Franch.、三角叶黄连 *Coptis deltoidea* C. Y. Cheng et Hsiao 或云连 *Coptis teeta* Wall. 的干燥根茎。以上 3 种分别习称“味连”“雅连”“云连”。秋季采挖，除去须根和泥沙，干燥，撞去残留须根。（2020）

【炮制方法】

（一）黄连片

1. 去净绒毛，以热水渗透，切薄片或捣碎用。（1957）

2. 拣净杂质，除去须根，用时捣碎即成。（1964、1966，生用）

3. 拣去杂质，除去须毛，刷去泥土即成。（1965）

4. 生用。（1970）

5. 拣净杂质，除去须毛，用时捣碎。（1975）

6. 切片用。（1975）

7. 除去杂质，润透后切薄片，晾干，或用时捣碎。（1987）

（二）酒黄连

1. 取黄连，用黄酒拌匀（每斤用酒 4 两），渗至酒尽变软，稍晾切片或晾干捣碎即成。（1964、1966，酒制）

2. 取拣净的黄连 10 斤，用黄酒 1 斤 4 两拌匀，置锅内，炒至微干，取出晾凉即成。（1965）

4. 取净黄连，黄酒拌匀，微润，置锅内文火微炒，取出，晒干，用时捣碎。每黄连 100 斤，用黄酒 12 斤。（1975）

5. 取净黄连，黄酒拌匀，微润，置锅内用文火微炒，取出，晒干，用时捣碎。每黄连 100 公斤，用黄酒 12.5 公斤。（1987）

（三）姜黄连

1. 姜汁炒。（1962、1970）

2. 取生姜片熬汤（每斤用姜 4 两），或鲜姜捣汁去渣（每斤用姜 3 两），加适量沸水，倒入黄连搅拌，待汁吸尽变软时，切片或晾干捣碎。（1964、1966，姜制）

3. 取净鲜姜 1 斤 4 两，切碎，加适量水压榨取汁，加入拣净的黄连 10 斤拌匀，待汁吸尽，

置锅内用文火炒至微干，取出晾干即成。(1965)

4. 取生姜捣碎，加水适量，压榨取汁，与黄连拌匀至吸尽，置锅内文火微炒，取出，晒干，用时捣碎。每黄连 100 斤，用生姜 25 斤。(1975)

5. 取生姜捣碎，加水适量，压榨取汁，与黄连拌匀至吸尽，置锅内文火微炒，取出，晒干，用时捣碎。每 100 公斤黄连，用生姜 12.5 公斤。(1987)

(四)萸黄连

1. 取吴萸熬汤(每斤用吴萸 2 两)，除去吴萸，倒入黄连，微火煮至汤干为度，切片用。(1964、1966，吴萸制)

2. 取吴萸熬汤(每斤用吴萸 2 两)，除去吴萸，倒入黄连，微火煮至汤干为度，晾干捣碎用。(1964，吴萸制)

3. 取吴茱萸 4 两置锅内加水煎汤，捞出吴茱萸，加入拣净的黄连 10 斤拌匀，待汤吸尽，文火炒至微干，取出晾干即成。(1965)

4. 取净吴茱萸，置锅内加水适量煎汤，捞出吴茱萸，倒入黄连煮至汤尽，文火炒至微干，取出，晒干，用时捣碎。每黄连 100 斤，用吴茱萸 10 斤。(1975，吴萸黄连)

5. 取吴茱萸加适量水煎煮，煎液与净黄连拌匀，待液吸尽，文火炒干，用时捣碎。每黄连 100 公斤，用吴茱萸 10 公斤。(1987，吴萸黄连)

(五)黄连炭

1. 取整个黄连炒至外面黑色存性为度，喷水少许，晾干即成。(1964、1966，炒炭)

2. 取拣净的黄连置锅内以武火炒至外面黑色存性为度，喷水少许，晾干即成。(1965)

【炮制目的】

(一)酒黄连

1. 酒制治上焦之火。(1964、1966)

2. 酒炒治上焦之火。(1965)

3. 酒炒：清上焦之火。(1975)

4. 酒炙引药上行，善清头目之火。(1987)

(二)姜黄连

1. 姜制治中焦之火并能止呕。(1964)

2. 姜炒治中焦之火并能止吐。(1965)

3. 姜炒：清中焦之火。(1975)

4. 姜制可缓和苦寒之性，善治胃热呕吐。(1987)

（三）萸黄连

1. 吴萸制泻气分湿热而止痛。（1964、1966）

2. 吴萸炒，泻气分湿热而止痛。（1965）

3. 吴茱萸炒：清湿热之火。（1975）

4. 吴茱萸制可抑制其苦寒之性，使其寒而不滞，清气分湿热。（1987）

（四）黄连炭

1. 炒炭则能增强止血止泻，降低寒性。（1964）

2. 炒炭则能增强止血止泻。（1965）

3. 炒炭止血，止泻，降低寒性。（1966）

【处方应付】

1. 写川黄连、雅连、鸡爪连皆付生黄连，写吴萸连或酒制、姜制、炒炭者分别按要求付给。（1964）

2. 写川连、雅连、鸡爪连应付生黄连，其余皆按要求付给。（1965）

3. 注明吴萸、酒、姜者，按要求付给，余付黄连。（1975、1987）

【注意】

吴萸连须微火煮，否则不易渗透。酒连须冷浸，并经常翻动。（1964）

【应用】

（一）炒黄连

当归龙荟丸，木香槟榔丸，香连丸。《成方配本》

（二）酒黄连

拨云退翳丸，脏连丸。《成方配本》

（三）姜黄连

1. 左金丸，保和丸。《成方配本》

2. 消积保中丸，三仙二陈汤，凉肝明目饮。《榆林中医》

黄药子

Huangyaozi

【炮制方法】

拣净杂质，除去须毛，清水泡至八成，洗净，捞出，润透，切厚片，晒干。（1975）

黄柏

Huangbai

【处方用名】黄柏，黄檗，川黄柏，酒黄柏，盐黄柏，黄柏炭。

【来源】

1. 本品为芸香科 Rutaceae 植物黄皮树 *Phellodendron chincnse* Schneid. 的树皮。(1962)

2. 本品为芸香科落叶乔木植物黄柏除去栓皮的干燥干皮。多系野生。(1965)

3. 本品为芸香科植物黄皮树或黄檗的干燥树皮。(1987)

4. 本品为芸香科植物黄檗 *Phellodendron amurense* Rupr. 的干燥树皮。剥取树皮，除去粗皮，晒干。(2020，关黄柏)

5. 本品为芸香科植物黄皮树 *Phellodendron chinense* Schneid. 的干燥树皮。习称“川黄柏”。剥取树皮后，除去粗皮，晒干。[2020，黄柏（川黄柏)]

【炮制方法】

(一) 黄柏

1. 清水浸润，再用麻袋盖渥 1 宿，使之润透，切为粗丝。(1957)

2. 原药湿润后，切丝生用。(1962)

3. 清水洗净，渥数小时，润透，切丝，晒干即成。(1964、1972 中，生用)

4. 拣净杂质，清水洗净，捞出润透，切丝晒干即成。(1965)

5. 拣去杂质，水洗捞出，润透切丝晒干。(1966)

6. 采后先刮去外面粗皮，晒干压平，制时可浸润切片，生用。(1972 西)

7. 拣净杂质，清水洗净，捞出，润透，切细丝，晒干。(1975)

8. 除去杂质，喷淋清水，润透，切细丝，干燥。(1987)

(二) 酒黄柏

1. 原药湿润后，切丝，酒炒用。(1962)

2. 用黄酒拌匀黄柏丝（每斤用酒 2 两)，微炒至色稍变为度。(1964、1972 中，酒炒)

3. 取黄柏丝 10 斤，用黄酒 1 斤喷淋拌匀，置锅内以文火炒至色稍变为度，取出，晾凉即成。(1965)

4. 取黄柏丝，黄酒喷匀，微润，置锅内文火微炒，取出，晾干。每黄柏丝 100 斤，用黄酒 10 斤。(1975)

5. 取黄柏丝，黄酒喷匀，微润，置锅内文火炒干。每 100 公斤黄柏丝，用黄酒 10 公斤。(1987)

（三）盐黄柏

1.原药湿润后，切丝，盐水炒用。（1962）

2.喷洒盐水（每斤用盐5钱），拌匀，微炒至色稍变为度。（1964、1972中，盐炒）

3.取黄柏丝10斤，用盐4两化水喷洒均匀，置锅内以文火炒至色稍变为度，取出晾凉即成。（1965，盐炒黄柏）

4.取黄柏丝，喷盐水（每斤用盐5钱），拌匀微炒，至稍变色为度。（1966）

5.取黄柏丝，盐水喷匀，微润，置锅内文火微炒，取出，晾干。每黄柏丝100斤，用盐3斤。（1975）

6.取黄柏丝，盐水喷匀，微润，置锅内文火炒干。每100公斤黄柏丝，用食盐3公斤。（1987）

7.盐水炙。（1991）

（四）焦黄柏

采后先刮去外面粗皮，晒干压平，制时可浸润切片，清炒至略焦。（1972西）

（五）黄柏炭

1.倒入黄柏丝，不断翻动，武火炒至焦黑色存性为度，喷水灭火星，晒干即成。（1964、1972中，炒炭）

2.取黄柏丝，置锅内以武火炒至焦黑色，但须存性，喷淋清水，取出晾凉即成。（1965）

3.用武火炒黄柏丝，至焦黑色存性为度。喷水灭火星，晒干即得。（1966，炭黄柏）

4.采后先刮去外面粗皮，晒干压平，制时可浸润切片，炒成炭。（1972西）

5.取黄柏丝，置锅内武火炒至焦黑色，须存性，喷水少许，取出，晾凉。（1975、1987）

【炮制目的】

（一）酒黄柏

1.酒炒引药上行清上部热。（1964、1965、1972中）

2.酒炒：引药上行治目赤耳鸣。（1975）

3.酒炙引药上行治目赤耳鸣。（1987）

（二）盐黄柏

1.盐炒引药入肾泻肾火。（1964、1965、1972中）

2.盐炙引药入肾，泻肾火。（1966）

3.盐炒：入肾治赤白浊淫，梦遗滑精。（1975）

4.本品生用苦燥，清热燥湿作用较强，尤多用于下焦湿热所致的小便淋涩、赤白带下、阴部肿痛、足膝痿软等症。盐炙可缓和苦燥之性，增强泻相火之力，多用于肾阴不足，虚火

上炎之症。(1987)

(三)黄柏炭

1. 炒炭取其止血。(1964、1966、1972 中)

2. 炒炭增强止血作用。(1965、1987)

3. 炒炭:止血。(1975)

【处方应付】

1. 写黄檗、川黄柏付生黄柏丝;酒炒付酒炒黄柏;炭者付黄柏炭;盐者付盐炒黄柏。(1964、1972 中)

2. 注明酒、盐、炭者,按要求付给,余付黄柏。(1975)

【应用】

(一)炒黄柏

1. 当归龙荟丸,黄连羊肝丸。《成方配本》

2. 痛风(一)。《王新午》

3. 水陆扶正膏。《榆林中医》

(二)酒黄柏

1. 木香槟榔丸,耳鸣耳聋丸,清胃黄连丸,连翘败毒丸。《成方配本》

2. 沆瀣单。《处方选》

3. 千金化痰丸,牙痛验方,加味导赤汤,益气清热止血汤。《榆林中医》

(三)盐黄柏

1. 琥珀还睛丸,滋阴百补丸,知柏地黄丸(原名知柏地八味丸),三才封髓丹,健步虎潜丸。《成方配本》

2. 汗闭。《王新午》

3. 骨痨散。《榆林中医》

(四)姜黄柏

风温。《王新午》

(五)炙黄柏

劳淋验方。《榆林中医》

【附注】

据本书所收载文献,未对关黄柏(黄檗)和黄柏[川黄柏(黄皮树)]分列,即本条黄柏包括关黄柏和黄柏(川黄柏),而《中国药典》2020 年版已分列,特此说明。

黄精
Huangjing

【处方用名】黄精，比斗根，鸡头黄精，鸡头参，制黄精，蒸黄精，酒黄精。

【来源】

1. 本品为百合科 Liliaceae 植物黄精 *Polygonatum sibiricum* Red. 的根茎。（1962）

2. 本品为百合科多年生草本植物黄精的干燥地下根茎。多系野生。（1965）

3. 本品为百合科植物滇黄精、黄精或多花黄精的干燥根茎。（1987）

4. 本品为百合科植物滇黄精 *Polygonatum kingianum* Coll. et Hemsl.、黄精 *Polygonatum sibiricum* Red. 或多花黄精 *Polygonatum cyrtonema* Hua 的干燥根茎。按形状不同，习称“大黄精”“鸡头黄精”“姜形黄精”。春、秋二季采挖，除去须根，洗净，置沸水中略烫或蒸至透心，干燥。（2020）

【炮制方法】

（一）黄精

1. 切片生用。（1962）

2. 拣去杂质，洗净切 2～3 分小段，晒干即成。（1965）

3. 洗净蒸透，晒至半干时切片晒干。（1972 西）

4. 取原药材，除去杂质，洗净，略润至软硬适度，切片，干燥。（1987）

（二）酒黄精

1. 一般常规：先洗净再每 10 斤以黄酒 20 两拌匀，入笼蒸 3～4 次，每次 2 小时，至色黑为度。（1957）

2. 加黄酒经过数次蒸晒（或煮）使变成黑棕色后用。（1962）

3. 拣去杂质，洗净，晒干，用黄酒拌匀（每斤用酒 4 两），润透，蒸数小时，晒干，再用黄酒拌、蒸，如此反复蒸至断面呈乌黑色为度，一般蒸 2～3 次即可。（1964、1966、1972 中）

4. 拣去杂质，洗净，晒干，用黄酒拌匀（每斤用酒 4 两），装入铜罐，隔水蒸 24 小时，晾干即成。（1964、1966、1972 中）

5. 取拣净的黄精 10 斤洗净，用黄酒约 2.5 斤拌匀，润透，蒸数小时，晒干，再用黄酒约 2.5 斤拌匀再蒸，至断面乌黑色为度，晾干即成。（1965）

6. 取拣净的黄精 10 斤洗净，用黄酒约 2.5 斤拌匀，装入铜罐内，隔水炖至酒吸尽，晾干即成。（1965）

7. 拣净杂质，清水淘净，捞出，黄酒拌匀，置罐或适宜容器内，密闭，隔水炖至酒吸尽，断面呈黑褐色，取出，晒至软硬适宜，切厚片晒干。每黄精 100 斤，用黄酒 25 斤。（1975）

8. 取净黄精片与黄酒拌匀、装入罐或适宜容器内，密闭，隔水炖至酒吸尽，断面呈黑褐色，口尝无麻味为度，取出，切片，干燥。每 100 公斤黄精，用黄酒 20 公斤。（1987）

（三）制黄精

取黄精，洗净，反复蒸至内外呈滋润黑色，切片，干燥。（1987）

（四）蜜黄精

蜜炙。（1991）

【炮制目的】

酒黄精

1. 酒蒸为减去刺激性并增强药效。（1964、1965）

2. 酒蒸减除刺激性，增强药效。（1966）

3. 酒制：增强补益作用。（1975、1987）

【注意】

待干足后，放瓷罐内，并经常检查防霉。（1964）

菟丝子

Tusizi

【处方用名】菟丝子，丝子，无根草（关中），酒炒丝子。

【来源】

1. 本品为旋花科 Convolvulaceae 植物金灯藤 *Cuscuta japonic* Cahoisy. 的种子。（1962）

2. 本品系旋花科 1 年生寄生蔓草草本植物菟丝子的干燥成熟种子。均系野生。（1965）

3. 本品为旋花科植物南方菟丝子 *Cuscuta australis* R. Br. 或菟丝子 *Cuscuta chinensis* Lam. 的干燥成熟种子。秋季果实成熟时采收植株，晒干，打下种子，除去杂质。（2020）

【炮制方法】

（一）菟丝子

1. 原药生用。（1962、1970）

2. 淘净泥沙，晒干，拣净杂质即成。（1964、1972 中，生用）

3. 拣净杂质，洗净泥土，晒干即成。（1965）

4. 淘净晒干即可。（1972 西）

5. 清水淘净，捞出，晒干，拣净杂质。（1975）

（二）酒菟丝子

1. 洗净后，酒浸 1～2 日，漉出，微火蒸片刻，晒干用。忌用火炒及水煮。（1962、1970）

2. 取净丝子，喷洒黄酒（每斤用酒 2 两），待酒吸干后，文火微炒即成。（1964、1972 中，酒炒）

3. 取净菟丝子 10 斤，用黄酒 1 斤喷洒均匀，待酒吸干后，置锅内用文火微炒，取出，放凉即成。（1965）

4. 取净菟丝子，黄酒拌匀，微润，文火炒至爆裂，取出，晾凉。每菟丝子 100 斤，用黄酒 10 斤。（1975，炒菟丝子）

5. 酒炙。（1991）

【炮制目的】

酒菟丝子

酒炒，增强益肾壮阳。（1975）

【处方应付】

1. 写酒炒或酒浸者付酒炒菟丝子。（1964、1972 中）

2. 不注明生者，付炒菟丝子。（1975）

【注意】

最少淘洗 3 次，才能干净。（1964）

【应用】

（一）酒菟丝子

搜风顺气丸，参桂鹿茸丸，五子衍宗丸，无比山药丸，七宝美髯丹，保产无忧散。《成方配本》

（二）菟丝饼（酒蒸）

玉露丹。《榆林中医》

菊花

Juhua

【处方用名】菊花，甘菊花，白菊花，杭菊花，滁菊花，黄菊花，野菊花，菊花炭。

【来源】

1. 本品系菊科多年生草本植物菊的干燥头状花序。均系栽培。（1965）

2. 本品为菊科植物菊 *Chrysanthemum morifolium* Ramat. 的干燥头状花序。9～11 月花盛开时分批采收，阴干或焙干，或熏、蒸后晒干。药材按产地和加工方法不同，分为“亳菊”“滁菊”“贡菊”“杭菊”“怀菊”。（2020）

【炮制方法】

（一）菊花

1. 拣去柄用。（1957）

2. 拣净杂质及花柄，筛去浮土即成。（1964、1972 中）

3. 拣净杂质，除去残留的梗叶，筛去灰屑即成。（1965）

4. 拣净杂质及残留梗叶，筛除浮土即得。（1966）

5. 拣净晒干，生用。（1972 西）

6. 拣净杂质及梗叶，筛去灰屑。（1975）

（二）炒菊花

拣净晒干，炒微焦。（1972 西）

（三）菊花炭

1. 取拣净的菊花，置锅内炒至焦褐色但须存性，喷淋清水，取出，晾干即成。（1965，炒菊花炭）

2. 取拣净的菊花，置锅内炒至焦黄色为度，但须存性。喷淋清水，取出晒干即得。（1966）

3. 武火炒焦黑色存性为度。（1966，炒焦）

4. 炒至黑色为度。（1972 西）

5. 取净菊花，置锅内武火炒至焦黑色，须存性，喷水少许，取出，晾凉。（1975）

【炮制目的】

菊花炭

1. 炒炭减轻发散作用。（1965）

2. 炒炭活瘀血。（1966）

3. 炒炭：减轻辛散之性。（1975）

【处方应付】

1. 写菊花、甘菊付白菊花，其余按处方要求分别付给。（1964）

2. 写菊花、甘菊付白菊花，其余照付。（1972 中）

3. 注明滁、炭者，按要求付给，余付菊花。（1975）

【应用】

炒菊花

中风。《王新午》

梧桐子
Wutongzi

【炮制方法】

拣净杂质，筛去灰屑。（1975）

梅花
Meihua

【处方用名】梅花，白梅花，绿萼梅，红梅花。

【来源】

本品为蔷薇科植物梅 *Prunus mume*（Sieb.）Sieb. et Zucc. 的干燥花蕾。初春花未开放时采摘，及时低温干燥。（2020）

【炮制方法】

拣净杂质及梗，筛去灰屑。（1975，白梅花）（1975，红梅花）

【附注】

品名：

1. 白梅花。（1975）

2. 红梅花。（1975）

硇砂
Naosha

【处方用名】硇砂，紫硇砂，血硇，盐硇，白硇砂。

【来源】

本品系紫色食盐的结晶体。(1965)

【炮制方法】

(一)硇砂

1. 外用研极细粉即成。(1964、1972 中)

2. 刷净泥屑，剁成小块或研成极细粉即成。(1965)

3. 拣净杂质，用时捣碎。(1975，生硇砂)

(二)制硇砂

1. 内服砸成碎块，放沸水盆中溶化，除去沉渣，此盆置醋水锅中隔水加热(每斤用米醋0.5 斤，加水适量)，随时捞出液面析出的白霜，放纸上干燥，至霜尽为度。(1964)

2. 取硇砂粉，置盆中加热水溶化，滤过后取滤液，倒入锅中加热提炼，至液面析出白霜，静置后捞出置纸上，晾干即可，残留滤液亦可如法提炼至尽。(1966)

3. 取硇砂碎块，沸水溶化，沉淀，去渣，再加入等量醋，隔水加热蒸发，随时撇出液面的白色浮霜，直至霜尽，干燥。(1975)

【炮制目的】

制硇砂

1. 提纯，除杂质。(1966)

2. 制：使药物纯洁，降低毒性。(1975)

【处方应付】

不注明制者，付生硇砂。(1975)

【注意】

1. 本品有毒，力峻，内服宜慎。须装瓷罐内密封，放置干燥阴凉处。(1964、1972 中)

2. 本品有毒力峻，内服宜慎。(1965)

3. 孕妇忌服。(1965、1975)

常山

Changshan

【处方用名】常山，黄常山，鸡骨常山，酒炒常山，酒炙常山，酒常山。

【来源】

1. 本品为虎耳草科多年生落叶小灌木植物常山的干燥根。野生与栽培。(1965)

2. 本品为虎耳草科植物常山 *Dichroa febrifuga* Lour. 的干燥根。秋季采挖，除去须根，洗净，晒干。（2020）

【炮制方法】

（一）常山

1. 去梢以清水浸泡（春、秋 2 日，夏 1 日，冬 4 日），至一定程度，取出，盖渥 1 宿，润透，切斜薄片，晒干。（1957）

2. 取根截成段，清水泡八成（约 3 天），切 5 厘片，晒干即成。（1964、1966、1972 中，生用）

3. 拣净杂质，分开大小条，用清水浸泡，泡透后捞出，切片，晒干即成。（1965）

4. 拣净杂质，除去残茎，清水泡透，捞出，切薄片，晒干。（1975）

（二）酒常山

1. 取常山片，用白酒拌匀（每斤用酒 2 两），文火微炒即成。（1964、1972 中，酒炒）（1966，酒炙）

2. 取常山片 10 斤，用黄酒 1 斤 4 两拌匀，稍润，置锅内文火炒至微干，取出，放凉即成。（1965，酒常山）

3. 取常山片，白酒拌匀，微润，文火微炒，取出，晾干。每常山 100 斤，用白酒 12 斤。（1975，酒常山）

【炮制目的】

（一）常山

生用则上行引吐。（1964、1965）

（二）酒常山

1. 酒炒则不致涌吐。（1964、1965）

2. 酒炙免致涌吐。（1966）

3. 酒炒：增强截疟，减轻呕吐。（1975）

【处方应付】

1. 写常山付生常山片；酒者付酒炒常山。（1964、1972 中）

2. 不注明酒炒者付生常山。（1965）

3. 不注明生者，付酒常山。（1975）

【注意】

1. 清水泡后切片不黏。（1964）

2. 孕妇慎用。(1965)

3. 老人、孕妇内服宜慎。(1975)

野菊花

Yejuhua

【来源】

本品为菊科植物野菊 *Ghrysanthemum indicum* L. 的干燥头状花序。秋、冬二季花初开放时采摘，晒干，或蒸后晒干。(2020)

【炮制方法】

1. 拣净杂质及花柄，筛去浮土即成。(1964、1972 中)

2. 拣净杂质及柄，筛去灰屑。(1975)

蛇含石

Shehanshi

【炮制方法】

煅蛇含石

1. 洗净晾干，装入坩埚，武火煅至红透，迅速倒入米醋内淬之（每斤用醋 3 两），晾凉，捣碎即成。(1964、1972 中)

2. 刷净，置坩埚内，放入无烟炉火中煅至红透，取出，倒入醋盆内淬之，捞出，晾干，用时捣成粗末。每蛇含石 100 斤，用醋 20 斤。(1975)

【炮制目的】

煅蛇含石

醋煅：易碎，便于煎出药效。(1975)

蛇床子

Shechuangzi

【来源】

1. 本品为伞形科 2 年生草本植物蛇床的干燥成熟果实。均系野生。(1965)

2. 本品为伞形科植物蛇床 *Cnidium monnieri*（L.）Cuss. 的干燥成熟果实。夏、秋二季

果实成熟时采收，除去杂质，晒干。（2020）

【炮制方法】

1. 拣去杂质，筛去浮土即成。（1965）

2. 拣净杂质，筛去灰屑。（1975）

【应用】

蛇床子（微炒）

矾石丸。《榆林中医》

蛇蜕

Shetui

【处方用名】蛇蜕，龙衣，蛇退，长虫皮。

【来源】

1. 本品系游蛇科陆栖爬行动物黑眉锦蛇、锦蛇或乌风蛇蜕下的干燥皮膜。均系野生。（1965）

2. 本品为游蛇科动物黑眉锦蛇 *Elaphe taeniura* Cope、锦蛇 *Elaphe carinata*（Guenther）或乌梢蛇 *Zaocys dhumnades*（Cantor）等蜕下的干燥表皮膜。春末夏初或冬初收集，除去泥沙，干燥。（2020）

【炮制方法】

（一）蛇蜕

1. 拣净杂质，筛去浮土，剪约1寸长节即成。（1964、1972中）

2. 刷净，剪段即成。（1965）

3. 切片生用。（1970）

4. 拣净杂质，筛去灰屑，切碎。（1975）

（二）麸炒蛇蜕

1. 待麸皮炒至冒烟后，倒入净蛇蜕，拌炒至微带黄色为度。（1964、1972中，麸炒）

2. 麸皮置锅内炒至冒烟时，倒入净蛇蜕，拌炒至微带黄色为度，取出，筛去麸皮即成。（1965）

（三）蜜炙蛇蜕

1. 压粉制丸时，须蜜炙至老黄色为度。（1964、1972中）

2. 制粉时须蜜炙至黄色。(1975)

(四)炒蛇蜕

如作丸剂配料时则炒后应用。(1970)

(五)醋蛇蜕

剪碎，每药 10 斤，用醋 2 斤微炒。(1957)

(六)面汤蛇蜕

以面汤浸湿，置太阳下晒干，轧面用。(1957)

【炮制目的】

蜜炙蛇蜕

蜜炙后便于粉碎。(1964、1972 中)

【处方应付】

写炒者付麸炒蛇蜕，其余付生蛇蜕。(1964、1972 中)

【应用】

蛇蜕(炒黄)

张氏薰药方。《榆林中医》

铜绿
Tonglü

【处方用名】铜绿，铜青。

【炮制方法】

1. 原药拣净杂质即成。(1964、1972 中)

2. 原药应用。(1975)

【处方应付】

一般多作外用。(1975)

【注意】

本品有毒，一般多作外用，内服宜慎。(1964、1972 中)

银朱
Yinzhu

【处方用名】银珠，辛红。

【炮制方法】

原药应用。(1975)

【注意】

内服宜慎。(1975)

银柴胡

Yinchaihu

【处方用名】银柴胡,银胡。

【来源】

1. 本品为石竹科多年生草本植物银柴胡的干燥根。均系野生。(1965)

2. 本品为石竹科植物银柴胡 *Stellaria dichotoma* L. var. *lanceolata* Bge. 的干燥根。春、夏间植株萌发或秋后茎叶枯萎时采挖;栽培品于种植后第三年 9 月中旬或第四年 4 月中旬采挖,除去残茎、须根及泥沙,晒干。(2020)

【炮制方法】

1. 清水洗后,用麻袋盖渥 1 宿,润透,切普通片,晒干。(1957)

2. 去芦,拣净杂质,清水洗净,渥 1 夜,润透,切 3 厘片,晒干即成。(1964、1966、1972 中)

3. 拣去杂质,去芦,清水洗净,略泡,捞出,润透切片,晒干即得。(1965)

4. 拣净杂质,清水洗净,捞出,润透,去芦,切薄片,晒干。(1975)

银精石

Yinjingshi

【炮制方法】

煅银精石

拣净杂质,筛去灰屑,置坩埚内,放入无烟炉火中煅至红透,取出,晾凉,用时捣碎。(1975)

甜石莲

Tianshilian

【来源】

石莲子分为甜、苦 2 种。甜石莲即沉于泥内的干燥成熟果实。在整修池塘时,捞出,洗

净，晒干即成。(1965)

【炮制方法】

用时去硬壳及心。(1965)

甜瓜子
Tianguazi

【处方用名】甜瓜子，香瓜子，甜瓜子。

【来源】

1. 本品系葫芦科1年生攀缘或匍匐草本植物甜瓜的干燥成熟种子。均系栽培。(1965)

2. 本品为葫芦科植物甜瓜 *Cucumis melo* L. 的干燥成熟种子。夏、秋二季果实成熟时收集，洗净，晒干。(2020)

【炮制方法】

1. 拣去杂质，清水淘净，晒干，用时捣碎即成。(1964)

2. 拣去杂质，清水洗净，晒干，用时捣碎即成。(1965)

3. 拣净杂质，清水洗净，捞出，晒干，用时捣碎。(1975)

甜地丁
Tiandiding

【处方用名】甜地丁，米口袋。

【来源】

系豆科多年生草本植物米口袋的干燥全草及根。均系野生。(1965)

【炮制方法】

拣去杂质，用水稍润，切2～3分节，晒干即成。(1965)

甜杏仁
Tianxingren

【处方用名】甜杏仁，叭哒杏仁。

【来源】

本品为蔷薇科落叶乔木植物杏的干燥成熟种仁。栽培或野生。(1965)

【炮制方法】

1. 拣净杂质及硬核皮，置沸水中微煮（约2～3分钟），或开水泡20～30分钟，去皮尖，晒干，簸净，用时捣碎。（1965）

2. 开水泡后去外皮砸碎用。（1972 西）

3. 拣净杂质，筛去灰屑，置沸水锅内煮至外皮微皱，捞出，搓去皮，晒干，用时捣碎。（1975）

盘龙七

Panlongqi

【炮制方法】

将药用老陈土炒，效佳。（1970）

【附注】

盘龙七（石白菜、四贴菜、龙盘草）。（1970）

象牙屑

Xiangyaxie

【处方用名】象牙屑，象牙。

【炮制方法】

拣净杂质，刷去灰屑，锉末或捣碎。（1975）

象皮

Xiangpi

【处方用名】象皮，制象皮，橡皮粉，土炒象皮。

【来源】

1. 本品系象科林栖脊椎动物印度象或非洲象去毛的干燥皮。野生或饲养。（1965）

2. 本品为象科动物印度象或非洲象的干燥外皮。（1987）

【炮制方法】

（一）象皮

1. 取整象皮，用水浸泡约3天，刷洗净杂质，稍闷，晒至八成干，再沾水1次，俟内外

湿度一致，切片，晒干即成。(1965)

2. 洗刷干净，置笼内蒸至微软，取出，切厚片，晒干。(1975)

3. 洗刷干净，置笼内蒸至微软，取出，切厚片，干燥。(1987)

(二) 土炒象皮

1. 放入黄土加热的锅内，炒至发虚起泡后，取出筛净，碾为细末。(1957)

2. 取细黄土置锅内加热至发泡，倒入象皮片，文火炒至鼓起，呈黄色，取出，筛净土，晾凉。(1975，制象皮)

3. 取细黄土置锅内加热至发泡，土呈灵活状态时，投入象皮片，文火炒至鼓起，呈黄色，取出，筛净土，放凉。(1987)

(三) 滑石粉炒橡皮

将滑石粉置锅内加热，倒入象皮片，用武火炒至鼓起呈深黄色时，取出，筛去滑石粉，放凉，碾成细粉，过罗即成。(1965，橡皮粉)

【炮制目的】

土炒象皮

1. 烫：便于研细粉。(1975，制象皮)

2. 便于研细粉。(1987，制象皮)

【应用】

象皮(炒透)

立马追。《榆林中医》

猪牙皂

Zhuyazao

【处方用名】猪牙皂，牙皂，小牙皂，眉皂。

【来源】

1. 本品系豆科落叶乔木植物猪牙皂的干燥成熟果实。均系野生。(1965)

2. 本品为豆科植物皂荚 *Gleditsia sinensis* Lam. 的干燥不育果实。秋季采收，除去杂质，干燥。(2020)

【炮制方法】

(一) 猪牙皂

1. 刷净尘土，除去果柄，用时折碎即成。(1964)

2. 刷洗干净，除去果柄，用时剪碎即成。（1965）

3. 刷净尘土，除去果柄，用时捣碎。（1966，生用）

4. 拣净杂质，切段。（1975）

（二）煨猪牙皂

取净牙皂埋于热草灰中，煨至发胀为度。用时捣碎。（1966，煨）

【注意】

孕妇忌服。（1965、1975）

【附注】

据本书收录文献，【来源】项与《中国药典》2020年版有异，请引起注意。

猪苓

Zhuling

【处方用名】猪苓，黑猪苓，猪苓皮。

【来源】

1. 本品为多孔菌科寄生的真菌类担子菌植物猪苓的干燥菌核。均系野生。（1965）

2. 本品为多孔菌科真菌猪苓 *Polyporus umbellatus*（Pers.）Fries 的干燥菌核。春、秋二季采挖，除去泥沙，干燥。（2020）

【炮制方法】

1. 清水洗净，拣去砂石，再泡三四小时，取出，盖渥润透后，切厚片，晒干。（1957）

2. 按大小分类，泡六至七成，润透，剔除凹陷处砂石，切片，晒干即成。（1964、1972 中）

3. 挖去砂石，洗净，润透切片，晒干即成。（1965）

4. 按大小分类，泡六至七成，挖除凹陷处砂石，润透切片晒干即可。（1966）

5. 拣净杂质，大小分开，清水泡至七成，捞出，润透，除去砂石，切薄片，晒干。（1975）

【注意】

砂石必须挖净，以免切片时伤刀口。（1964、1972 中）

猫爪草

Maozhuacao

【来源】

本品为毛茛科植物小毛茛 *Ranunculus ternatus* Thunb. 的干燥块根。春季采挖，除去须

根和泥沙，晒干。（2020）

【炮制方法】

1. 拣去杂质，洗净泥沙，晒干即成。（1964）

2. 拣净杂质，清水洗净，捞出，晒干。（1975）

麻黄

Mahuang

【处方用名】麻黄，麻黄绒，麻黄茸，麻黄草，炙麻黄，炙麻黄绒。

【来源】

1. 本品为麻黄科多年生草本或小灌木植物草麻黄、木贼麻黄及中麻黄的干燥草质茎。均系野生。（1965）

2. 本品为麻黄科植物草麻黄、中麻黄或木贼麻黄的干燥草质茎。（1987）

3. 本品为麻黄科植物草麻黄 *Ephedra sinica* Stapf、中麻黄 *Ephedra intermedia* Schrenk et C. A. Mey. 或木贼麻黄 *Ephedra equisetina* Bge. 的干燥草质茎。秋季采割绿色的草质茎，晒干。（2020）

【炮制方法】

（一）麻黄

1. 清水喷匀，盖渥 1 宿，润透，去根，切 5 分长咀，晒干。（1957）

2. 切成小段生用。（1962）

3. 去根及芦头，取地上部分洗净，甩去水分，切 3～4 分长节，晒干即成。（1964、1972 中，生用）

4. 拣去杂质，除净木质茎及根，洗净微润后切 2～3 分节，晾干即成。（1965）

5. 去根及芦头，取地上部分洗净，微润后切 3～4 分长节，晒干即成。（1966）

6. 拣净杂质，除去残根及木质茎，清水洗净，捞出，切段，晒干。（1975）

7. 除去木质茎、残根及杂质，切段。（1987）

（二）麻黄绒

1. 取切好之净麻黄，捣碎，罗去粉末即成。（1964、1966、1972 中，麻黄茸）

2. 取麻黄碾碎，筛去粉末。（1975）

3. 取麻黄碾碎，筛去粉末即可。（1987）

（三）**蜜麻黄**

1. 药 10 斤，用蜜 20 两，按常规炮制。（1957）

2. 切成小段蜜炙用。（1962、1970）

3. 待蜜炼开后（每斤用蜜 2 两），倒入已切好之净麻黄节，不断翻动，文火炙至色变黄亮，蜜不黏手为度。（1964、1966，炙麻黄）（1972 中，蜜炙）

4. 取麻黄节 10 斤，用炼熟的蜜 1.5 斤与开水少许，拌匀，置锅内用文火炙至不黏手为度，取出，放凉即成。（1965，蜜炙麻黄）

5. 取蜂蜜置锅内化开，倒入麻黄段，不断翻动，文火炙至蜜不黏手，取出，晾凉。每麻黄 100 斤，用蜂蜜 12.5 斤。（1975，炙麻黄）

6. 取蜂蜜置锅内化开，倒入麻黄段，文火炙至蜜不黏手，取出，晾凉。（1987）

7. 蜜炙。（1991）

（三）**蜜麻黄绒**

蜜炙用。（1987）

【炮制目的】

（一）**麻黄**

除根免止汗。（1966）

（二）**麻黄绒**

1. 制茸，减轻发汗作用。（1966）

2. 制绒：除去其髓，减轻发汗作用。（1975）

（三）**蜜麻黄**

1. 蜜炙为缓和发汗作用，增强平喘作用。（1964）

2. 蜜炙减轻发汗作用，增强止咳平喘作用。（1966）

3. 蜜炙：可抑制其发散，增强止咳。（1975）

4. 蜜炙缓和发汗力，增强止咳平喘作用，制绒缓和发散作用。（1987）

【处方应付】

1. 注明炙者付蜜炙麻黄，茸者付麻黄茸，单写麻黄则付生麻黄。（1964、1972 中）

2. 注明炙、绒者，按要求付给，余付麻黄。（1975、1987）

【注意】

服用前须先煎去泡沫。（1962）

【应用】

（一）麻黄绒

保安万灵丹。《成方配本》

（二）炒麻黄

定喘消水饮。《榆林中医》

（三）炙麻黄

1. 阳和汤化裁。《处方选》

2. 风温。《王新午》

3. 祛寒宣肺汤。《榆林中医》

麻黄根

Mahuanggen

【来源】

1. 本品系麻黄的干燥根茎。（1965）

2. 本品为麻黄科植物草麻黄 *Ephedra sinica* Stapf 或中麻黄 *Ephedra intermedia* Schrenk et C. A. Mey. 的干燥根和根茎。秋末采挖，除去残茎、须根和泥沙，干燥。（2020）

【炮制方法】

1. 清水洗净泥土，切薄片，晒干。（1957）

2. 取粗根清水泡八成（1～2 天），细根洗净，润透，切 5 厘斜片，晒干即成。（1964）

3. 除芦头杂质、粗根，洗，清水泡八成（1～2 天），细根洗净，润透，切 5 厘斜片，晒干即成。（1966）

4. 拣净杂质，除去残茎，清水泡至六成，捞出，润透，切薄片，晒干。（1975）

【应用】

炙麻黄根

桂枝牡蛎汤。《榆林中医》

鹿角

Lujiao

【处方用名】鹿角，鹿角粉，鹿角片。

【来源】

1. 本品为鹿科陆栖脊椎动物梅花鹿或马鹿雄鹿已成长骨化的角。多系野生。（1965）

2. 本品为鹿科动物马鹿 *Cervus elaphus* Linnaeus 或梅花鹿 *Cervus Nippon* Temminck 已骨化的角或锯茸后翌年春季脱落的角基，分别习称“马鹿角”“梅花鹿角”“鹿角脱盘”。多于春季拾取，除去泥沙，风干。(2020)

【炮制方法】

1. 取原药锯成节，再锉粉末并研细过筛用。(1964、1972 中)

2. 锯成长段，用温水浸泡，捞出，镑片，晾干即成。(1965)

3. 切成长段，用温水浸泡，捞出镑片，晒干即成。(1966)

4. 锉粉末，研成细粉。(1966)

5. 将鹿角用水泡软，镑成薄片生用或直接锉粉。多熬制鹿角胶应用。(1970)

6. 刷净，锉成粗末。(1975)

7. 刷净，砍成碎片。(1975)

鹿角胶

Lujiaojiao

【处方用名】鹿胶，鹿胶珠。

【来源】

本品为鹿角经水煎煮、浓缩制成的固体胶。(2020)

【炮制方法】

(一) 鹿角胶

1. 取鹿角胶，用时捣成小豆大即成。(1964、1972 中，生用)

2. 取鹿角胶，用时捣豆粒大即成。(1966，生用)

3. 用时捣碎。(1975)

(二) 鹿角胶珠

1. 取鹿角胶，剪 1.5～2 分宽方块，筛去粉末，待蛤粉炒热后，倒入胶块，文火轻搅，炒至胶块变黄色，膨胀成珠而稍停不再凹陷时，筛去蛤粉即成。(1964、1966，烫用；1972 中，炒用)

2. 将鹿角胶烘软，剪成小方块，再取蛤粉置锅内加热至发泡，倒入鹿角胶块，文火炒至胶块呈圆珠状，内无生心，取出，筛净蛤粉。(1975)

【炮制目的】

鹿角胶珠

1. 蛤烫有助于治劳咳。(1966)

2. 烫珠：易煎易碎。（1975）

【处方应付】

1. 注明炒或珠者付鹿角珠，其余皆付生鹿角胶。（1964、1972 中）

2. 不注明珠者，付鹿角胶。（1975）

【注意】

如炒至刚膨胀鼓起时取出，不久即会凹陷下去。（1964、1972 中）

鹿角霜

Lujiaoshuang

【来源】

本品为鹿角去胶质的角块。春、秋二季生产，将骨化角熬去胶质，取出角块，干燥。（2020）

【炮制方法】

1. 取熬过鹿角胶的残角，打碎即成。冲服须再研细粉。（1964、1972 中）

2. 拣净杂质，捣碎。（1975）

【应用】

毓麟珠。《成方配本》

鹿尾

Luwei

【炮制方法】

蛤粉炒鹿尾

用时燎去毛，洗刷干净，烘软，切厚片，再取蛤粉置锅内加热至发泡，倒入鹿尾片，文火炒至鼓起呈黄色，取出，筛净蛤粉，晾凉。（1975）

鹿肾

Lushen

【处方用名】鹿鞭，鹿肾。

【炮制方法】

土炒鹿肾

1. 除去附带筋肉，切片，取净黄土以文火炒至微膨胀发酥为度，筛净黄土研细粉用。（1964、1972中）

2. 洗刷干净，烘软，切厚片，再取细黄土置锅内加热至发泡，倒入鹿肾片，文火炒至鼓起，呈黄色，取出，筛净黄土，晾凉。（1975）

【炮制目的】

土炒鹿肾

烫：便于粉碎。（1975）

鹿茸

Lurong

【处方用名】血茸片，嫩茸尖，黄毛茸，关东茸，青毛茸。

【来源】

1. 本品为鹿科陆栖动物梅花鹿或马鹿雄鹿未骨化而带茸毛的幼角。前者习称“花鹿茸”，后者习称“马鹿茸”。野生或饲养。（1965）

2. 本品为鹿科动物梅花鹿 *Cervus nippon* Temminck 或马鹿 *Cervus elaphus* Linnaeus 的雄鹿未骨化密生茸毛的幼角。前者习称“花鹿茸”，后者习称“马鹿茸”。夏、秋二季锯取鹿茸，经加工后，阴干或烘干。（2020）

【炮制方法】

（一）**鹿茸片**

1. 先用玻璃刮净毛或以酒精灯烧去毛后，打成短节，以黄酒渗1天（茸10斤黄酒0.5斤），再放笼内蒸1小时，取出切薄片，阴干。（1957）

2. 刮去茸毛（或用火燎），刷净，用黄酒润透（每斤用酒2两），切片。（1964、1972中）

3. 刮去茸毛（或用火燎），刷净，用黄酒润透（每斤用酒2两），酒浸后蒸软切片用。（1964、1972中）

4. 取鹿茸，燎去毛，用玻璃片刮净后，以布带围绕，用热酒自底部孔内灌入，不断添酒，至润透为度，切片，压平，晾干即成。（1965）

5. 取鹿茸，燎去毛，再用玻璃片刮净后，以布袋围绕，用热黄酒（每斤用酒2两）自底

部孔内灌入，不断添酒，至润透为度，切片压平，晒干即得。（1966）

6. 取鹿茸，燎去毛，再用玻璃片刮净后，以布袋围绕，用热黄酒（每斤用酒 2 两）自底部孔内灌入，不断添酒，至润透为度，蒸软切片。（1966）

7. 燎去毛，刷净，用热黄酒或白酒由底部徐徐灌入，润透，切厚片，压平，晾干，用时碾成细粉。（1975）

（二）鹿茸粉

研细粉用。（1966）

（三）鹿茸酥

用少量酥油文火炙酥用。（1964、1966、1972 中）

【炮制目的】

去毛，防止刺激咽喉，引起咳嗽；酒制，增强补益。（1975）

【处方应付】

1. 写血茸片、嫩茸尖付制西茸片；关东茸、黄毛茸付制东茸片。（1964、1972 中）

2. 不注明黄毛者，付青毛茸。（1975）

【注意】

茸毛必须除净，防止刺激呼吸道黏膜。酥油制火力宜小，以免伤损药力。（1964、1972 中）

【应用】

炙鹿茸

1. 参茸卫生丸。《成方配本》

2. 补肾地黄散。《处方选》

鹿筋

Lujin

【炮制方法】

洗刷干净，剁去蹄骨，烘软，切段，再取滑石粉置锅内炒至发泡，倒入鹿筋段，文火炒至鼓起，呈黄色，取出，筛净滑石粉，晾凉。（1975）

【炮制目的】

烫：便于粉碎。（1975）

鹿衔草
Luxiancao

【处方用名】鹿含草，鹿寿草。

【来源】

本品为鹿蹄草科植物鹿蹄草 *Pyrola calliantha* H. Andres 或普通鹿蹄草 *Pyrola decorata* H. Andres 的干燥全草。全年均可采挖，除去杂质，晒至叶片较软时，堆置至叶片变紫褐色，晒干。(2020)

【炮制方法】

拣净杂质，清水喷润，切段，晒干。(1975)

商陆
Shanglu

【处方用名】商陆，白商陆，生商陆，花商陆，醋商陆，制商陆。

【来源】

1. 本品为商陆科多年生草本植物商陆的干燥根。多系野生。(1965)

2. 本品为商陆科植物商陆或垂序商陆的干燥根。(1987)

3. 本品为商陆科植物商陆 *Phytolacca acinosa* Roxb. 或垂序商陆 *Phytolacca americana* L. 的干燥根。秋季至次春采挖，除去须根和泥沙，切成块或片，晒干或阴干。(2020)

【炮制方法】

（一）生商陆

1. 拣净杂质，剪或切成骨牌块大小即成。(1964、1972 中，生用)

2. 拣去杂质，切成小块即成。(1965)

3. 拣净杂质，剪切成骨排大小即成。(1966，生用)

4. 切片生用。(1970)

5. 拣净杂质，清水泡至六成，洗净，捞出，润透，切厚片，晒干。(1975)

6. 除去杂质，洗净，润透，切厚片或块，干燥。(1987)

（二）醋商陆

1. 取已切好的商陆块，用米醋拌匀（每斤用醋 5 两），共煮至醋干为度。(1964、1972 中，醋制)

2. 取商陆 10 斤，用米醋 3 斤拌匀，置锅中共煮至醋干为度。(1965)

3. 取已切好的商陆块，用米醋拌匀（每斤用醋 5 两）共煮干为度。(1966，醋煮)

4. 醋炒用。(1970)

5. 取商陆片，置锅内加醋煮至吸尽，取出，晒干。每商陆 100 斤，用醋 30 斤。(1975)

6. 取净商陆，置锅内加醋煮至吸尽，取出，晒干。每 100 公斤 商陆用醋 30 公斤。(1987)

(三) 黑豆制商陆

用黑豆水浸蒸。(1964、1965、1972 中)

【炮制目的】

醋商陆

1. 醋制可解毒性。(1964、1965)

2. 醋煮降轻毒性，增强泻水力。(1966)

3. 醋煮：降低毒性。(1975)

4. 商陆为泻下峻药，最易伤脾。醋炙能降低毒性，缓和泻下作用。(1987)

【处方应付】

1. 不注明生者付醋炙商陆。(1964、1965、1972 中)

2. 不注明生者，付醋商陆。(1975、1987)

【注意】

孕妇忌服。(1965、1975)

旋覆花

Xuanfuhua

【处方用名】 旋覆花，复花，旋复花，蜜复花，金沸草，伏花，金沸花，生复花，炙复花，炙旋覆花。

【来源】

1. 本品系菊科多年生草本植物旋复花或线叶旋复花的干燥头状花序。均系野生。(1965)

2. 本品为菊科植物旋复花或欧亚旋复花的干燥头状花序。(1987)

3. 本品为菊科植物旋覆花 *Inula japonica* Thunb. 或欧亚旋覆花 *Inula Britannica* L. 的干燥头状花序。夏、秋二季花开放时采收，除去杂质，阴干或晒干。(2020)

【炮制方法】

(一) 旋覆花

1. 拣净柄，供用。(1957)

2. 拣净柄、叶及杂质，筛去浮土，取花朵即成。（1964、1972 中，生用）

3. 拣净杂质，除去残柄，罗去灰土即成。（1965）

4. 拣净杂质，残柄，筛去浮土即成。（1966）

5. 拣净杂质及梗叶，筛去灰屑。（1975、1987，生旋复花）

（二）蜜旋覆花

1. 每 10 斤药用蜜 40 两，加适量的水，按常规炮制。（1957）

2. 待蜜炼开后（每斤用蜜 6 两），倒入净花朵，文火炙至色变老黄，蜜不黏手为度。（1964、1972 中，蜜炙）

3. 取净旋复花 10 斤，用熟蜂蜜 3.5 斤加开水少许拌匀，稍润，置锅内用文火炒至黄色，不黏手为度。取出，放凉即成。（1965）

4. 待蜜炼开后（每斤用蜜 6 两），倒入净复花，文火炒至色变黄色，不黏手为度。（1966，蜜复花）

5. 取蜂蜜置锅内化开，倒入净旋复花，不断翻动，文火炙至蜜不黏手，取出，晾凉。每旋复花 100 斤，用蜂蜜 50 斤。（1975，炙旋复花）

6. 取蜂蜜置锅内化开，倒入净旋复花，文火炙至蜜不黏手，取出，晾凉。每 100 公斤旋复花，用炼蜜 40 公斤。（1987，炙旋复花）

7. 蜜炙。（1991）

【炮制目的】

蜜旋覆花

1. 蜜炙增强润燥消痰定喘的功效。（1964，蜜炙）（1966）

2. 蜜炙增润燥消痰定喘作用。（1965）

3. 蜜制：润肺。（1975）

4. 蜜炙能增强润肺止咳作用。（1987）

【处方应付】

不注明生者付蜜炙旋复花。（1964、1972 中、1975、1987）

【注意】

1. 不论生品或蜜炙，均需用白纱布包后入煎。（1964、1972 中）

2. 处方未注明生复花者，均付蜜炙复花，均需纱布包煎。（1966）

3. 需用纱布包煎。（1975）

【附注】

品名：旋复花。(1964、1973、1975)

望月砂

Wangyuesha

【处方用名】望月砂，野兔子粪。

【来源】

本品系兔科栖息原野动物蒙古兔或华南兔的干燥粪粒。均系野生。(1965)

【炮制方法】

1.(即兔矢)拣去砂石，生用。(1957)

2.取原药拣净杂质即成。(1964、1972中)

3.拣净杂质，筛去灰屑即成。(1965)

4.拣净杂质，筛去灰屑。(1975)

羚羊角

Lingyangjiao

【处方用名】羚羊角，羚羊，羚羊尖，嫩羚羊。

【来源】

1.本品系洞角科陆栖动物赛加雄性羚羊的角。均系野生。(1965)

2.本品为牛科动物赛加羚羊 *Saiga tatarica* Linnaeus 的角。猎取后锯取其角，晒干。(2020)

【炮制方法】

1.以锉锉为细末。(1957)

2.铇为薄片。(1957)

3.清水泡1天，镑薄片，去骨塞。(1964、1972中)

4.锉末再研成极细粉，过绢筛即成。(1964、1972中)

5.锉碎，研成极细的粉或除去骨塞，入温水中浸泡，捞出，镑成纵向薄片即成。(1965)

6.清水泡1天，镑薄片，去骨塞晒干即成。(1966)

7.取羚羊角，锉碎，研极细粉。(1966)

8.刷净，除去骨塞，锉末或研细粉。(1975)

【处方应付】

写冲服者付细粉。（1964、1972 中）

【注意】

骨塞为非药用部分，不论镑片或锉末，必须除去。（1964、1972 中）

淫羊藿

Yinyanghuo

【处方用名】淫羊藿，羊藿，炙羊藿，羊藿叶，仙灵脾，炙淫羊藿。

【来源】

1. 本品系小檗科多年生草本植物淫羊藿叶、箭叶淫羊藿及心叶淫羊藿的干燥全草。均系野生。（1965）

2. 本品为小檗科植物淫羊藿、箭叶淫羊藿、柔毛淫羊藿或朝鲜淫羊藿的干燥地上部分。（1987）

3. 本品为小檗科植物淫羊藿 *Epimedium brevicornu* Maxim.、箭叶淫羊藿 *Epimedium sagittatum*（Sieb. et Zucc.）Maxim.、柔毛淫羊藿 *Epimedium pubescens* Maxim. 或朝鲜淫羊藿 *Epimedium koreanum* Nakai 的干燥叶。夏、秋季茎叶茂盛时采收，晒干或阴干。（2020）

【炮制方法】

（一）淫羊藿

1. 拣净杂质，去梗，筛去碎屑即成。（1965）

2. 除去叶柄及梗，拣净杂质，取叶片清水洗净，微渥，切碎片。（1966，生用）

3. 除去杂质，喷淋清水，稍润，切丝，干燥。（1987）

（二）炙淫羊藿

1. 清水洗后，弃去枝、柄，留叶切碎，以羊油微炒（药 10 斤，用羊油 20 两）。（1957）

2. 除去叶柄及梗，拣净杂质，取叶片清水洗净，微渥，剪碎片。待酥油或羊油炼开后（每斤用酥油或羊油 2 两），除去液面浮起之泡沫等杂质，倒入碎叶片，不断翻动，使叶片渗油均匀、微带黄色为度。（1964）

3. 取净淫羊藿 10 斤用羊脂油 2.5 斤，置锅内加热融化，去渣，倒入淫羊藿，不断翻动，文火炙至微黄色，使油脂均匀吸尽为度，取出放凉即成。（1965）

4. 取酥油或羊油炼开后（每斤用酥油 2 两），除去液面浮起泡沫等杂质。倒入碎叶片，不

断翻动，使生叶渗油均匀，微带黄色为度。（1966，炙用）

5. 酥油或羊油炒用。（1970）

6. 拣净杂质，去梗，切宽丝，筛去灰屑，再取羊脂油（炼油）置锅内化开，倒入淫羊藿丝，不断翻动，文火炒至油吸尽微带黄色，取出，晾凉。每淫羊藿 100 斤，用羊脂油（炼油）或酥油 20 斤。（1975）

7. 取羊脂油加热融化，倒入淫羊藿丝，用文火炒至均匀有光泽，或油吸尽微带色，取出，放凉。每 100 公斤淫羊藿，用羊脂油（炼油）20 公斤。（1987）

8. 酥炙。（1991）

【炮制目的】

炙淫羊藿

1. 羊脂炙助药力。（1966）

2. 油炙：增强补肾壮阳。（1975）

3. 油炙能增强补肾阳的作用。（1987）

【处方应付】

不写生者付炙羊霍。（1964、1965）

【注意】

炙时火力宜小，渗油应均匀。（1964）

【应用】

酥炙淫羊藿

虎骨酒。《成方配本》

淡竹叶

Danzhuye

【处方用名】淡竹叶，竹叶，竹叶麦冬，竹子之叶，卷心竹叶。

【来源】

1. 本品为禾本科多年生草本植物淡竹叶的干燥全草。均系野生。（1965）

2. 本品为禾本科植物淡竹叶 *Lophatherum gracile* Brongn. 的干燥茎叶。夏季未抽花穗前采割，晒干。（2020）

【炮制方法】

1. 去根，清水喷匀，盖渥 1 宿，润透，切为咀，晒干。（1957）

2. 去根，拣净杂质，切 2～3 分长节即成。（1964、1972 中）

3. 拣去杂质，除去残根，切 3～5 分长节，过筛去土即成。（1965）

4. 洗净晒干即可。（1972 西，竹叶）

5. 拣净杂质，去根，切段，筛去灰屑。（1975）

【附注】

1. 品名：淡竹叶又名竹叶麦冬。（1972 西）

2. 淡竹叶原植物的须根中部常膨大为纺锤形的块根，形如麦冬，亦被称为“竹叶麦冬”。

淡豆豉
Dandouchi

【处方用名】淡豆豉，豆豉，香豆豉。

【来源】

本品为豆科植物大豆 *Glycine max*（L.）Merr. 的干燥成熟种子（黑豆）的发酵加工品。（2020）

【炮制方法】

1. 将黑豆洗净，加入适量水，每 10 斤黑豆加 1 斤首乌，同煮 1 小时，豆熟捞出放瓷罐内覆盖，置于热处使之发酵（夏 3 天，春、秋 5 天，冬 6 天），取出，晒干，捣碎。（1957）

2. 取桑叶、青蒿置锅内加水煎汤，过滤，取药汤与洗净的黑豆拌匀，俟汤吸尽，置笼内蒸透，取出，稍晾，再置容器内，上盖煎过的桑叶、青蒿渣，闷至发酵生黄衣时，取出，晒干。每黑豆 100 斤，用桑叶 4 斤、青蒿 7 斤。（1975）

3. 蒸制。（1991）

【应用】

银翘散。《成方配本》

密陀僧
Mituoseng

【处方用名】密陀僧，老底，陀僧。

【炮制方法】

刷净，用时研细粉。（1975）

【处方应付】

畏狼毒，内服宜慎。（1975）

密蒙花
Mimenghua

【处方用名】密蒙花，蒙花。

【来源】

1. 本品为马钱科 Loganiaceae 植物密蒙花 *Buddleia officinalis* Maxim. 的花蕾。（1962）

2. 本品系马钱科落叶灌木植物密蒙树的干燥花蕾或花序。多系野生。（1965）

3. 本品为马钱科植物密蒙花 *Buddieja officinalis* Maxim. 的干燥花蕾和花序。春季花未开放时采收，除去杂质，干燥。（2020）

【炮制方法】

（一）密蒙花

1. 拣净杂质。（1957）

2. 生用。（1962）

3. 拣净花柄、叶等杂质，筛去浮土，取花朵即成。（1964、1972 中）

4. 拣净枝叶杂质，筛去浮土即成。（1965）

5. 拣净杂质及梗叶，筛去灰屑。（1975）

（二）蜜密蒙花

蜜炙用。（1962）

【注意】

1. 陈货色变红时不能药用。（1964、1972 中）

2. 陈久色变老黄，不能药用。（1975）

【附注】

品名：蜜蒙花。（1962）

续断
Xuduan

【处方用名】续断，川续断，川断，川断肉，酒续断。

【来源】

1. 本品为山萝卜科多年生草本植物川续断或续断的干燥根。野生或栽培。(1965)

2. 本品为川续断科植物川续断 *Dipsacus asper* Wall. ex Henry 的干燥根。秋季采挖，除去根头和须根，用微火烘至半干，堆置“发汗”至内部变绿色时，再烘干。(2020)

【炮制方法】

(一) 续断片

1. 清水洗净，用麻袋盖渥 1 宿，润透，切薄片。(1957)

2. 拣净杂质，去芦，洗净，微润，切 5 厘片，晒干即成。(1964、1966、1972 中，生用)

3. 拣去杂质，去芦，清水洗净，闷润至内外湿度均匀，切片晒干即成。(1965)

4. 拣净杂质，清水洗净，捞出，润透，去芦，切薄片，晒干。(1975)

(二) 酒续断

1. 取续断片，用黄酒拌匀（每斤用酒 2 两)，稍润，文火微炒即成。(1964、1972 中，酒炒)(1966，酒炙)

2. 取干续断片 10 斤，用黄酒 1 斤 4 两拌匀，稍润，置锅中以文火微炒即成。(1965)

(三) 盐续断

1. 按常规盐炒者，药 10 斤，盐 1 两，水适量浸润后，微炒。(1957)

2. 盐水炒用。(1962)

【炮制目的】

酒续断

1. 酒炒增气血流通，迅速发挥效用。(1965)

2. 切制饮片，酒炙促进活血通经。(1966)

【处方应付】

1. 写续断、川断付生续断，炒者付酒炒续断。(1964、1972 中)

2. 注明炒者付酒炒续断，不注明者付生续断。(1965)

【应用】

(一) 酒续断

参茸卫生丸。《成方配本》

(二) 蒸续断

艾附暖宫丸，保胎散。《成方配本》

（三）炒续断

痛风（五）。《王新午》

【附注】

品名：川续断。（1957）

绵马贯众

Mianmaguanzhong

【处方用名】贯众，管仲。

【来源】

1. 本品为蕨类多年生草本植物叉蕨科、蹄盖蕨科、乌毛蕨科或紫萁科贯众的干燥根茎。均系野生。（1965）

2. 本品为鳞毛蕨科植物粗茎鳞毛蕨 *Dryopteris crassirhizoma* Nakai 的干燥根茎和叶柄残基。秋季采挖，削去叶柄，须根，除去泥沙，晒干。（2020）

【炮制方法】

1. 掰下叶柄残基，洗净泥土，折 5 分长节即成。（1964、1972 中，生用）

2. 掰下叶柄残基，洗净泥土，晒干，折 5 分长节即成。（1965）

3. 浸软后切片阴干，生用。（1970）

4. 洗净晒干即可。（1972 西）

5. 拣净杂质，掰下叶柄残基，簸净膜皮，折段。（1975，生贯众）

6. 清水泡透，捞出，切厚片，晒干。（1975，生贯众）

【处方应付】

1. 注明炭者付贯众炭，其余付生贯众。（1964、1965、1972 中）

2. 不注明炭者，付生贯众。（1975）

【应用】

贯众炭

调经养荣汤。《榆林中医》

【附注】

1. 品名：贯众。（1964、1965、1970、1972 西、1972 中、1975）

2. 过去贯众有多种基原，皆作贯众使用，包括 2020 年版《中国药典》收载的“绵马贯众”与“紫萁贯众”，炮制方法可互为借鉴。

绵马贯众炭
Mianmaguanzhongtan

【处方用名】贯众炭。

【来源】

本品为绵马贯众的炮制加工品。（2020）

【炮制方法】

1. 清水洗净，搿碎炒炭。（1957）

2. 取净贯众节，武火炒至表面焦黑色，断面焦黄色为度。（1964、1972 中，炒炭）

3. 取净贯众节，置锅内用武火炒至表面焦黑色，断面焦黄色为度。（1965）

4. 炒焦用。（1970）

5. 取净贯众段或片，置锅内武火炒至焦黑色，内呈焦褐色，须存性，喷水少许，取出，晾凉。（1975）

【炮制目的】

炒炭，增强止血。（1975）

琥珀
Hupo

【处方用名】琥珀，血琥珀，黑琥珀，琥珀粉。

【来源】

本品系松属植物的树脂埋藏地下经久成为化石状的物质。（1965）

【炮制方法】

（一）琥珀

1. 剪成小块，再研为极细粉即成。（1964、1972 中）

2. 拣净杂质，用时捣碎或研成细粉即成。（1965）

3. 拣去杂质，用时捣碎或研细即可。（1966）

4. 拣净杂质，研成细粉。（1975）

（二）水飞琥珀

研细过筛后，置乳钵中，水飞至研末无声为度。先澄清液，吸去上层清水，将琥珀铺在布上，上盖一层纸，晒干再研细即得。（1966，水飞）

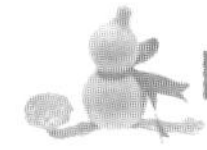

【炮制目的】

水飞琥珀

便于服用，研为细粉。（1966）

【附注】

目前市场上供应一种琥珀渣，质较差。（1965）

斑蝥

Banmao

【处方用名】斑蝥，斑毛虫，斑蝥虫，生斑蝥，炒斑蝥。

【来源】

1. 本品系芫青科斑蝥的干燥全体。均系野生。（1965）

2. 本品为芫青科昆虫南方大斑蝥或黄黑小斑蝥的干燥体。（1987）

3. 本品为芫青科昆虫南方大斑蝥 *Mylabris phalerata* Pallas 或黄黑小斑蝥 *Mylabri cichorii* Linnaeus 的干燥体。夏、秋二季捕捉，闷死或烫死，晒干。（2020）

【炮制方法】

（一）**生斑蝥**

1. 外科生用。（1964、1966、1972 中）

2. 拣去杂质，用时去足翅即成。（1965）

3. 拣净杂质，筛去灰屑。（1975）

4. 除去头、足、翅及杂质，筛去灰屑。（1987）

（二）**米斑蝥**

1. 取原药与适量大米同焙，至米变黄色时，筛去大米，去头足即成。（1964、1972 中）

2. 将 2 斤米置锅内加热，喷水少许，俟烟冒出时，加入斑蝥 10 斤，轻轻翻炒，取出，去净米粒，除去足翅即成。（1965，米炒斑蝥）

3. 取原药与糯米（或大米）同焙至米变黄色时，筛去米，去头、足、翼即成。（1966）

4. 将锅刷湿，撒入适量米，使锅底粘匀，置火上加热至冒烟时，倒入斑蝥，徐徐摇动，炒至微黄色，倒出，晾凉，拣去米，除头、足、翅。（1975，炒斑蝥）

5. 将锅烧热，撒上浸湿的米，使其平贴于锅上，待冒烟时投入净斑蝥，轻轻翻动。炒至米呈黄棕色，取出，筛去米。（1987，炒斑蝥）

【炮制目的】

米斑蝥

1. 本品有大毒，性峻烈，刺激性强，去头足和米炒为降低毒性。（1964）

2. 本品性峻烈，刺激性强，去头足拌米焙为降低毒性。（1966）

3. 米炒：降低毒性，并可矫味。（1975）

4. 米炒降低毒性，并可矫臭。（1987）

【处方应付】

1. 注明生字或外用者皆付生斑蝥，内服药付炒斑蝥。（1964、1972 中）

2. 内服用炒的，外用付生品。（1975、1987）

【注意】

孕妇忌服。（1975）

款冬花

Kuandonghua

【处方用名】款冬花，冬花，九九花，生款冬花，蜜炙冬花，炙冬花。

【来源】

1. 本品为菊科多年生草本植物款冬的干燥花蕾。多系野生。（1965）

2. 本品为菊科植物款冬的干燥花蕾。（1987）

3. 本品为菊科植物款冬 *Tussilago farfara* L. 的干燥花蕾。12 月或地冻前当花尚未出土时采挖，除去花梗和泥沙，阴干。（2020）

【炮制方法】

（一）款冬花

1. 拣净花梗等杂质，或用清水淘净，晒干即成。（1964、1972 中，生用）

2. 拣净杂质及花梗，筛去灰屑即成。（1965、1975，生款冬花）

3. 拣净花梗、杂质及砂土即得。（1966）

4. 原药生用。（1970）

5. 拣净杂质及残梗，筛去灰屑。（1987，生款冬花）

（二）蜜款冬花

1. 拣尽梗，筛去末，蜜炙之（药 10 斤，用蜜 30 两）。（1957）

2. 待蜜炼开后（每斤用蜜 3 两），倒入净冬花，文火炙至色变老黄，蜜不黏手为度。（1964、1972 中，蜜炙）

3. 取拣净的款冬花 10 斤，用炼熟的蜂蜜 2.5 斤与开水少许，拌匀，稍闷，置锅内用文火炒至微黄色不黏手为度，取出，放凉即成。（1965，蜜冬花）

4. 取拣净的冬花，待蜜炼开后（每斤用蜜 3 两），倒入，文火炙至色变老黄，不黏手为度。（1966，蜜炙冬花）

5. 蜜炙。（1970）

6. 取蜂蜜置锅内化开，倒入净款冬花，不断翻动，文火炙至蜜不黏手，取出，晾凉。每款冬花 100 斤，用蜂蜜 25 斤。（1975，炙款冬花）

7. 取蜂蜜置锅内化开，倒入净款冬花，文火炙至蜜不黏手，取出，晾凉。每 100 公斤款冬花，用炼蜜 40 公斤。（1987）

8. 蜜炙。（1991）

【炮制目的】

蜜款冬花

1. 蜜炙增强润燥止咳作用。（1964、1966）

2. 蜜炙：增强润肺止咳。（1975、1987）

【处方应付】

不注明生者，付蜜炙冬花。（1964、1972 中、1975、1987）

【应用】

炙款冬花

噙化上清丸，止嗽金丹。《成方配本》

葛根

Gegen

【处方用名】葛根，煨葛根。

【来源】

1. 本品为豆科多年生缠绕藤本植物葛的干燥根部。多系野生。（1965）

2. 本品为豆科植物野葛 *Pueraria lobata*（Willd.）Ohwi 的干燥根。习称野葛。秋、冬二季采挖，趁鲜切成厚片或小块；干燥。（2020）

【炮制方法】

（一）葛根

1. 清水洗净，润约1小时，截7～8分长节，再纵切顺长片，晒干即成。（1964、1972中，广葛根）

2. 刮净粗皮，清水润湿，切顺长片或直接将干货截成节，再纵切顺长片。（1964，陕葛根）

3. 拣去杂质，刮去外粗皮，清水洗净，润透，切7～8分长节，再纵切顺长片，晒干即成。（1965）

4. 刮除粗皮，洗净，润湿，截成7～8分长节，再纵切顺长片，晒干即成。（1966，生用）

5. 切片生用。（1970）

6. 拣净杂质，清水泡至六成，捞出，润透，切5～8分段，再切顺厚片，晒干。（1975）

（二）煨葛根

1. 煨用。（1962、1970）

2. 先于平底锅铺白绵纸一张，取葛根片（广产或陕产）平摊纸上，然后覆盖一张白绵纸，加木板轻压，并用文火加热，煨至底层纸呈焦黄色时，葛根片即熟透，搅匀，再盖片刻，取出，晾凉即成。（1964、1972中）

3. 先于平锅底铺白绵纸一张，取葛根片平摊纸上，然后覆盖一张白绵纸，加木板轻压，并用文火加热，煨至底层纸呈焦黄色时，葛根片即熟透，搅匀，再盖片刻，取出，晾凉即成。（1965）

4. 先于平锅底铺白绵纸一层，取葛根片平摊于报纸上，然后覆盖纸一块，加木板轻压，再用文火加热，煨至底层纸焦黄色时，搅匀，再盖片刻取出，晾凉即成。（1966，煨用）

5. 取滑石粉，置锅内加热，倒入葛根片，文火微炒，取出，筛净滑石粉。（1975）

【炮制目的】

煨葛根

1. 煨为缓和发散作用，增强升举脾胃清阳之气。（1964、1965、1966）

2. 煨：减轻解肌作用，增强止泻功能。（1975）

【处方应付】

1. 写葛根、粉葛根付生葛根，注明煨者付煨葛根。（1964）

2. 不注明煨者付生葛根。（1965）

3. 不注明煨者，付葛根。（1975）

【应用】

煨葛根

治虚寒痢方，治休息痢方，清热止泻汤。《榆林中医》

【附注】

条目中提到的葛根“广产或陕产”，当时是以产地来区分品种和质量，“广产”为两广一带所产的葛根，相当于2020年版《中国药典》收载的“粉葛”;“陕产”为陕西地产的葛根，相当于2020年版《中国药典》收载的“葛根”（野葛）。

葛花

Gehua

【处方用名】葛花，葛条花。

【来源】

本品为豆科多年生落叶藤本植物葛的干燥花。多系野生。（1965）

【炮制方法】

1. 拣净杂质，去柄，筛去土即成。（1965）

2. 拣净杂质，筛去灰屑。（1975）

葡萄干

Putaogan

【处方用名】葡萄干，白葡萄，索索葡萄。

【炮制方法】

拣净杂质及果柄。（1975）

葱白

Congbai

【处方用名】葱白，葱白头。

【炮制方法】

用鲜品。（1972西）

葱子
Congzi

【炮制方法】

拣净杂质，簸去灰屑。(1975)

葶苈子
Tinglizi

【处方用名】葶苈子，葶苈，甜葶苈，炒葶苈子。

【来源】

1. 本品系十字花科1年生草本植物独行菜的干燥成熟种子。均系野生。(1965)

2. 本品为十字花科植物播娘蒿 *Descurainia sophia*（L.）Webb. ex Prantl. 或独行菜 *Lepidium apetalum* Willd. 的干燥成熟种子。前者习称“南葶苈子”，后者习称“北葶苈子”。夏季果实成熟时采割植株，晒干，搓出种子，除去杂质。(2020)

【炮制方法】

(一) 葶苈子

1. 拣去杂质，罗净浮土即成。(1964，生用)

2. 拣净杂质，筛去灰土即成。(1965)

3. 拣净杂质，筛去灰屑。(1965，生葶苈子)

(二) 炒葶苈子

1. 于平锅底摊一张绵纸，上撒一层葶苈子，文火焙约3～5分钟即成。(1964，炒用)

2. 取净葶苈子，置锅内以文火炒至微鼓起并有香气为度，取出放凉即成。(1965)

3. 种子去壳入药微炒捣用。(1970)

4. 取净葶苈子，置锅内文火炒至发出香气，取出，晾凉。(1975)

5. 清炒。(1991)

【炮制目的】

炒葶苈子

1. 炮制目的：炒为缓和峻猛之性。(1964)

2. 炒：减少寒性。(1975)

【处方应付】

不注明炒者，付生葶苈子。（1975）

【注意】

1. 本品含黏液质，遇水发黏结成团块，故应忌水。（1964）

2. 需用纱布包煎。（1975）

【应用】

炒葶苈

逐水散。《榆林中医》

萱草根

Xuancaogen

【炮制方法】

1. 拣净杂质，淘净泥沙，润透，切约 2 分长节，晒干即成。（1964）

2. 拣净杂质，除去残茎，清水洗净，捞出，稍晾，切段，晒干。（1975）

萹蓄

Bianxu

【处方用名】萹蓄，扁竹。

【来源】

1. 本品为蓼科 1 年生草本植物萹蓄的干燥地上部分。均系野生。（1965）

2. 本品为蓼科植物萹蓄 *Polygonum aviculare* L. 的干燥地上部分。夏季叶茂盛时采收，除去根和杂质，晒干。（2020）

【炮制方法】

1. 去根及杂质，清水洗净，切 3 分长节，晒干即成。（1964、1972 中）

2. 拣净杂质，除去残根，洗净，润透后切成 3～5 分节，晒干即成。（1965）

3. 洗净去根晒干切碎用。（1972 西）

4. 拣净杂质，去根，清水洗净，捞出，润透，切段，晒干。（1975）

楮实子

Chushizi

【处方用名】楮实子，楮实。

【来源】

1. 本品系桑科落叶乔木植物构树的干燥成熟果实。野生或栽培。（1970）

2. 本品为桑科植物构树 *Broussonetia papyrifera*（L.）Vent. 的干燥成熟果实。秋季果实成熟时采收，洗净，晒干，除去灰白色膜状宿萼和杂质。（2020）

【炮制方法】

（一）楮实子

1. 筛去杂质，簸净膜皮即成。（1964、1972 中）

2. 簸净杂质，筛去浮土，用时捣碎即成。（1965）

3. 生用。（1970）

4. 拣净杂质，簸去膜皮。（1975）

（二）炒楮实子

炒用。（1970）

棕榈

Zonglü

【处方用名】棕榈，棕板，棕板炭，棕榈炭，棕炭，陈棕炭。

【来源】

1. 本品为棕榈科植物棕榈的干燥叶柄。（1987）

2. 本品为棕榈科植物棕榈 *Trachycarpus fortunei*（Hook，f.）H. Wendl. 的干燥叶柄。采棕时割取旧叶柄下延部分和鞘片，除去纤维状的棕毛，晒干。（2020）

【炮制方法】

（一）棕榈炭

1. 剪成小块，煅炭用。（1957）

2. 将棕皮切成小块，入耐热容器中封固，如煅血余炭法煅成。（1970）

3. 拣净杂质，切大方块，置锅内，上覆盖一锅，两锅接合处用盐泥封固，上压重物，勿使泄气，武火煅至上锅底湿白纸呈焦黄色，即停火，待凉取出。（1975）

4. 取净棕板，置锅内，上扣一较小锅，两锅结合处垫数层纸，并用黄泥封固，扣锅上压一重物，用武火煅透，冷后取出。（1987，煅炭）

5. 制炭。（1991）

（二）炒棕榈

取洁净棕板，切成小块，用武火炒至黑棕色，喷淋少量清水，取出干燥。（1987，炒炭）

【炮制目的】

棕榈炭

1. 煅炭：止血。（1975）

2. 生棕板不入药，经煅后方可入药，并具有止血作用。（1987）

【注意】

煅炭防复燃。（1975）

【附注】

品名：棕榈（棕板）。（1975）

硝石

Xiaoshi

【处方用名】硝石，火硝，焰硝。

【炮制方法】

拣净杂质。（1975）

硫黄

Liuhuang

【处方用名】硫黄，龙黄，生硫黄，石硫黄，制硫黄。

【来源】

1. 本品系天然硫黄矿或含硫矿物提制而成。（1965）

2. 本品为自然元素类矿物硫族自然硫，采挖后，加热熔化，除去杂质；或用含硫矿物经加工制得。（2020）

【炮制方法】

（一）硫黄

1. 去掉盆底不纯部分（俗称根子），捣碎或研细粉即成。（1964、1972 中，生用）

2. 去净杂质，敲成小块即成。（1965）

3. 去掉盆底不洁部分（俗称根子），捣碎或研细末即成。（1966，生硫黄）

4. 去掉盆底不纯部分，用时捣碎或研细粉。（1975，生硫黄）

（二）制硫黄

1. 取豆腐挖一凹槽，内填满硫黄小块，上面再覆盖一层豆腐，置盘内蒸约 2 小时，放凉，去净豆腐即成。（1964，制用）

2. 取净硫黄 10 斤与豆腐 20 斤同煮，至豆腐现黑绿色为度，取出，漂去豆腐，阴干即成。（1965）

3. 取拣净的硫黄块与豆腐同煮，至豆腐现黑色为度，取出漂去豆腐，阴干即得。硫黄 10 斤用豆腐 2 斤。（1966）

4. 净硫黄砸碎，与豆腐干置锅内，加水共煮，至豆腐干呈黑绿色，拣出豆腐干。冷后，取出，晾干。每硫黄 100 斤，用豆腐干 50 斤。（1975）

【炮制目的】

制硫黄

1. 豆腐制为解毒。（1964）

2. 豆腐制：降低毒性，并可矫味。（1975）

【处方应付】

1. 不注明制者付生硫黄。（1964、1972 中）

2. 内服付制硫黄，外用付生硫黄。（1975）

【注意】

1. 本品易燃，应严禁烟火。（1964、1972 中）

2. 畏芒硝。（1965）

3. 孕妇忌服，畏芒硝、元明粉。（1975）

【应用】

硫黄（纸裹之以炭炙，赤时，醋盐淬之）

续嗣降生丹。《榆林中医》

雄黄

Xionghuang

【处方用名】雄黄，明雄黄，苏雄，雄精，明雄。

【来源】

1. 本品系含硫化砷的矿石。(1965)

2. 本品为硫化物类矿物雄黄族雄黄，主含二硫化二砷（As_2S_2）。采挖后，除去杂质。(2020)

【炮制方法】

(一) **雄黄**

1. 取原药拣净杂质，研细粉即成。(1964、1972 中)

2. 拣净杂质，研成细粉即成。(1965)

3. 取雄黄块，研成细粉。(1966)

4. 拣净杂质，研成细粉。(1975)

(二) **飞雄黄**

取雄黄块，用水飞法研成细粉。(1966)

【处方应付】

注明雄精者付明雄，余付雄黄。(1975)

【注意】

1. 本品遇火后产生剧毒，故应禁忌。(1964、1972 中)

2. 孕妇忌服，禁见火。(1975)

紫贝齿

Zibeichi

【处方用名】紫贝齿，贝齿，生紫贝齿，煅贝齿，煅紫贝齿。

【炮制方法】

(一) **紫贝齿**

1. 清水洗净，晾干，捣粗末即成。(1964、1972 中，生用)

2. 清水洗净，捞出，晒干，用时捣碎。(1975，生紫贝齿)

(二) **煅紫贝齿**

1. 置炉火内煅至红透，捣碎用。(1964、1972 中，煅用)

2. 取净紫贝齿，置锅内煅至微红，取出，晾凉，碾成粗粉。(1975，煅紫贝齿)

【炮制目的】

煅紫贝齿

煅：易碎，易煎出药效。(1975)

【处方应付】

不注明生者付煅贝齿。(1964、1972 中、1975)

紫石英

Zishiying

【来源】

本品为氟化物类矿物萤石族萤石，主含氟化钙（CaF_2）。采挖后，除去杂石。(2020)

【炮制方法】

（一）紫石英

1. 洗净，捣碎即成。(1964、1965、1972 中，生用)

2. 拣净杂质，清水洗净，捞出，晒干，碾成粗末。(1975，生紫石英)

（二）煅紫石英

1. 取石英置炉火内，煅至红透，倒入米醋内淬之（每斤用醋 4 两），如此再煅、淬 1 次，晾干，捣碎即成。(1964、1972 中，煅用)

2. 取净的紫石英块 10 斤，置坩埚内，在无烟的炉火中煅红，倒入盛有米醋 3 斤的盆中淬酥，取出，再煅淬 1 次，晾干即成。(1965)

3. 取净紫石英置坩埚内，放入无烟炉火中煅至红透，取出，倒入醋盆内淬之，如此再煅淬 1 次，晾干，碾成粗末。每紫石英 100 斤，用醋 30 斤。(1975)

【炮制目的】

煅紫石英

煅：易碎，便于煎出药效。(1975)

紫花地丁

Zihuadiding

【处方用名】紫花地丁，地丁草，箭头草，铁头尖，地丁。

【来源】

1. 系堇菜科多年生草本植物紫花地丁的干燥全草。均系野生。主产于江苏、浙江、安徽、陕西等地。(1965)

2. 本品为堇菜科植物紫花地丁 *Viola yedoensis* Makino 的干燥全草。春、秋二季采收，

除去杂质，晒干。(2020)

【炮制方法】

1. 清水喷匀，切碎，晒干。(1957)

2. 拣净杂质，清水喷匀，润透，切 3～4 分长节，晒干即成。(1964、1972 中)

3. 晒干放干燥处。(1972 西)

4. 拣净杂质，清水洗净，迅速捞出，切段，晒干。(1975)

【附注】

品名：地丁。(1964、1973)

紫苏
Zisu

【处方用名】紫苏，赤苏。

【来源】

本品系唇形科 1 年生草本植物紫苏的干燥全草。多系栽培。(1965)

【炮制方法】

(一) 紫苏

1. 拣去杂质，除去主秆，水浸润透后，切约 3 分节，晒干即成。(1965)

2. 拣净杂质，折取嫩枝，清水洗净，捞出，润透，切段，晒干。(1975)

(二) 蜜紫苏

蜜炙。(1975)

【附注】

《中国药典》2020 年版一部收载有“紫苏子”“紫苏叶”“紫苏梗”。即陕西省早期的紫苏是全草入药，现行 2020 年版《中国药典》要求紫苏分部位入药，无全草入药的规格。

紫苏子
Zisuzi

【处方用名】紫苏子，苏子，炒苏子，蜜炙苏子，炙苏子，炒紫苏子。

【来源】

1. 本品系唇形科 1 年生草本植物紫苏的干燥成熟果实。多系栽培。(1965)

2. 本品为唇形科植物紫苏的干燥成熟果实。(1987)

3. 本品为唇形科植物紫苏 *Perilla frutescens*(L.)Britt. 的干燥成熟果实。秋季果实成熟时采收，除去杂质，晒干。(2020)

【炮制方法】

(一)紫苏子

1. 生用。(1970)

2. 取原药材，除去杂质，洗净，干燥。(1987)

(二)炒紫苏子

1. 簸净杂质，清水淘洗，晒干，炒至果壳崩裂发出香气为度；用时捣碎。(1964，炒用)

2. 簸净杂质，清水淘洗，晒干，置锅内炒至果壳崩裂发出香气为度，取出，放凉，用时捣碎即成。(1965)

3. 簸净杂质，清水淘洗，晒干，用文火炒至果原崩裂，发出香气为度。用时捣碎。(1966，炒用)

4. 炒用。(1970)

5. 拣净杂质，筛去灰屑，置锅内文火炒至发出香气，取出，晾凉，用时捣碎。(1975)

6. 取净紫苏子，用文火炒至有爆裂声，发出香气时取出，放凉。用时捣碎。(1987)

7. 清炒。(1991)

(三)蜜紫苏子

1. 待蜜炼开后(每斤用蜜 1 两)，倒入净苏子，文火炙至色变老黄，蜜不黏手为度；用时捣碎。(1964，蜜炙)

2. 取净紫苏子 10 斤，用熟蜜 10 两，待蜜炼开后，倒入苏子，文火炙至色变老黄，握之不黏手为度，用时捣碎即成。(1965)

3. 蜜炼开后(每斤用蜜 1 两)，倒入净苏子，文火炒至老黄色，蜜不黏手为度，用时捣碎。(1966，蜜炙)

4. 蜜炙用。(1975)

【炮制目的】

(一)炒紫苏子

1. 炒：减轻表散。(1975)

2. 炒后发泡，种皮爆裂，易于煎出有效成分。(1987)

（二）**蜜紫苏子**

1. 蜜炙润肺。（1966）

2. 蜜炙：增强止嗽。（1975）

【处方应付】

写生者付生苏子，炙者付蜜炙苏子，余皆付炒苏子。（1964）

【注意】

1. 夏季砸碎易虫蛀，故宜用时再捣。（1964）

2. 砸碎置夏易虫蛀，故用时再捣。（1965）

【应用】

炒紫苏子（炒苏子）

1. 止嗽金丹。《成方配本》

2. 清肺平喘汤。《榆林中医》

【附注】

品名：苏子。（1991）

紫苏叶
Zisuye

【处方用名】紫苏叶，苏叶。

【来源】

本品为唇形科植物紫苏 *Perilla frutescens*（L.）Britt. 的干燥叶（或带嫩枝）。夏季枝叶茂盛时采收，除去杂质，晒干。（2020）

【炮制方法】

（一）**紫苏叶**

1. 拣净杂质备用。（1957）

2. 去叶柄及杂质，筛净浮土即成。（1964、1972 中）

3. 拣去杂质及梗，筛去浮土即成。（1966）

4. 拣净杂质及梗，筛去灰屑。（1975）

（二）**蜜紫苏叶**

1. 蜜炙者，每 10 斤用蜜 2 斤。（1957，蜜苏叶）

2. 蜜炙用。（1975）

紫苏梗
Zisugeng

【处方用名】紫苏梗，苏梗，老苏梗。

【来源】

本品为唇形科植物紫苏 *Perilla frutescens*（L.）Britt. 的干燥茎。秋季果实成熟后采割，除去杂质，晒干，或趁鲜切片，晒干。(2020)

【炮制方法】

1. 清水喷匀，盖渥，俟润透后，切薄片，晒干。(1957)

2. 去嫩枝，取梗（茎）洗净，略泡，渥约数小时，勤淋水，润透，切斜薄片，晒干即成。(1964、1972 中)

3. 取折去嫩枝的老梗，去根，清水略泡，捞出，润透，切斜薄片，晒干。(1975)

【附注】

品名：苏梗。(1964、1973)

紫河车
Ziheche

【处方用名】紫河车，胎盘，人衣胞，杜河车。

【来源】

1. 本品系健康产妇的干燥胎盘。(1965)

2. 本品为健康人的干燥胎盘。将新鲜胎盘除去羊膜和脐带，反复冲洗至去净血液，蒸或置沸水中略煮后，干燥。(2010)

【炮制方法】

1. 将新胎盘表面白皮去掉，剪断血管，排除余血，清水洗泡四五次，每 2 小时换水 1 次，再用甘草水（药 10 斤，用甘草 4 两）煮沸，取出烘干，研为粉末。条件许可，最好用电烘箱烘干。(1957)

2. 取健康产妇的新鲜胎盘，清水浸泡 2 小时，剪去表面薄膜，刺破血管，清水洗净为度；加甘草同煮（每 10 斤用甘草 4 两），至胎盘浮起，外皮变白，挤干水分，烘干，研细粉即成。(1964、1972 中)

3. 研成细粉即成。(1965)

4. 取健康产妇鲜胎盘，清水浸泡 2 小时，剪除薄膜刺破血管，清水洗净为度，加甘草（每 10 斤用甘草 4 两）同煮至胎盘浮起，外皮变白，挤干水分，烘干，研细粉即成。（1966）

5. 取健康产妇的胎盘，清水泡 2 小时，捞出，剪去薄膜，割破大血管，反复将血洗净，另取花椒布包煎汤，加入净胎盘，煮 2～3 分钟，及时捞出，沥净水，黄酒拌匀，再蒸透，烘干，用时碾细粉。每胎盘 100 个，用花椒 4 两，黄酒 2 斤。（1975）

【炮制目的】

1. 除杂质污物，制成干品，甘草解毒。（1966）

2. 花椒、酒制：矫味。（1975）

【注意】

凡患梅毒、肺结核及其他传染病产妇之胎盘，或腐烂变质者不可应用。（1964、1972 中）

【附注】

《中国药典》自 2015 年版始，未收载紫河车。

紫荆皮

Zijingpi

【处方用名】紫荆皮，荆皮。

【炮制方法】

1. 清水泡 2 小时，取出，盖渥 1 宿，润透，切成丝，晒干。（1957）

2. 除大树皮外，一般不刮粗皮。清水洗净，盖渥润透，切丝，晒干即成。（1964）

3. 拣净杂质，清水泡至五成，洗净，捞出，润透，切细丝，晒干。（1975）

紫草

Zicao

【处方用名】紫草，软紫草。

【来源】

1. 本品为紫草科多年生草本植物新疆紫草或紫草的干燥根。均系野生。（1965）

2. 本品为紫草科植物新疆紫草 *Arnebia euchroma*（Royle）Johnst. 或内蒙紫草 *Arnebia guttata* Bunge 的干燥根。春、秋二季采挖，除去泥沙，干燥。（2020）

【炮制方法】

1. 去芦，拣净杂质。(1957)

2. 拣净杂质，筛去浮土，切1寸长节即成。(1964、1965、1966)

3. 拣净杂质，切段，筛净灰屑。(1975)

紫草茸

Zicaorong

【炮制方法】

1. 取原药拣净砂土及木棒等杂质即成。(1964、1972中)

2. 拣净杂质及残留树枝，簸去灰屑。(1975)

【注意】

孕妇忌服。(1975)

紫菀

Ziwan

【处方用名】紫菀，紫苑，紫菀茸，炙紫菀，蜜炙紫苑。

【来源】

1. 本品为菊科多年生草本植物紫菀的干燥根部。多为栽培。(1965)

2. 本品为菊科植物紫菀的干燥根及根茎。(1987)

3. 本品为菊科植物紫菀 *Aster tataricus* L.f. 的干燥根和根茎。春、秋二季采挖，除去有节的根茎（习称“母根”）和泥沙，编成辫状晒干，或直接晒干。(2020)

【炮制方法】

（一）紫菀

1. 清水洗净，切薄片，晒干。(1957)

2. 拣去杂质，洗净泥沙，渥约1小时，润透，芦头切薄片，须根切2分长节，晒干即成。(1957、1965、1966、1972中，生用)

3. 切段后生用。(1970)

4. 拣净杂质，除去残茎，清水洗净，捞出，微润，切段，晒干。（1964，生紫菀）（1975，生紫菀）

5. 除去杂质，洗净、稍润，切厚片，干燥。（1987）

（二）蜜紫菀

1. 蜜炙者，每 10 斤用蜜 30 两。（1957）

2. 待蜜炼开后（每斤用蜜 3 两），倒入片子及须根节，不断翻动，文火炙至色变紫黑，蜜不黏手为度。（1964、1972 中，蜜炙）

3. 取紫菀片 10 斤，用熟蜜 2 斤，待蜜炼开后，倒入紫菀片，不断翻动，文火炙至色变紫黑，握之不黏手为度。（1965，蜜炙）

4. 待蜜炼开后（每斤用蜜 3 两）倒入切好的紫菀，不断搅翻，文火炙到色变紫黑，蜜不黏手为度。（1966，蜜炙）

5. 切段后蜜炙用。（1970）

6. 取蜂蜜置锅内化开，倒入紫菀段，不断翻动，文火炙至蜜不黏手，取出，晾凉。每紫菀 100 斤，用蜂蜜 20 斤。（1975，炙紫菀）

7. 取蜂蜜置锅内化开，倒入紫菀片，不断翻动，文火炒至不黏手，取出，晾凉。（1987，炙紫菀）

8. 蜜炙。（1991）

【炮制目的】

蜜紫菀

1. 去杂质，切饮片，蜜炙润肺止咳作用增强。（1966）

2. 蜜炙：润肺。（1975）

3. 蜜炙增强润肺止咳的作用。（1987）

【处方应付】

不注明生者，付蜜炙紫菀。（1964、1965、1975、1987）

【应用】

炙紫菀

痰饮（一）。《王新午》

【附注】

品名：紫苑。（1957、1991）

紫梢花

Zishaohua

【炮制方法】

1. 拣净杂质，去掉木棍即成。（1964、1972 中）

2. 拣净杂质，筛去灰屑。（1975）

蛤壳

Geqiao

【处方用名】蛤壳，海蛤壳，蛤粉，海蛤粉，蛤蜊粉，煅蛤壳。

【来源】

1. 本品为帘蛤科软体动物文蛤或青蛤的贝壳。均系野生。（1965）

2. 本品为帘蛤科动物文蛤或青蛤的贝壳。（1987）

3. 本品为帘蛤科动物文蛤 *Meretrix meretrix* Linnaeus 或青蛤 *Cyclina sinensis* Gmelin 的贝壳。夏、秋二季捕捞，去肉，洗净，晒干。（2020）

【炮制方法】

（一）蛤壳

1. 取洗净的蛤壳，研细粉生用。（1964、1972 中）

2. 洗净，晒干，碾碎即成。（1965）

3. 清水洗净，捞出，晒干，碾成粗末。（1975）

4. 取原药材，洗净，晒干，碾成细粉。（1987）

（二）煅蛤壳

1. 用坩埚放火上煅红，再碾为粉末。（1957，蛤粉）

2. 洗净晒干，直接置火上煅至红透，砸成粉，过筛即成。（1964、1972 中）

3. 取洗净的蛤壳，置坩埚内在无烟炉火中煅透，取出，晾凉、碾碎即成。（1965）

4. 取净蛤壳，置锅内武火煅至红透，取出，晾凉，碾成粗末。（1975）

5. 取净蛤壳，置耐火容器内，煅至红透，取出放凉，碾碎。（1987）

6. 煅制。（1991，蛤蛎）

【炮制目的】

煅蛤壳

1. 煅：便于粉碎。（1975）

2. 本品煅后增强收涩制酸作用。（1987）

【处方应付】

1. 不注明生者皆付煅蛤粉。（1964、1972 中）

2. 不注明生者，付煅蛤壳。（1975、1987）

【注意】

煅后可烧掉部分有机物质，且易粉碎。（1964、1972 中）

【附注】

品名：蛤粉。（1957）

蛤蚧

Gejie

【来源】

1. 本品为守宫科陆栖动物蛤蚧除去内脏的干燥体。多系野生。（1965）

2. 本品为壁虎科动物蛤蚧 *Gekko gecko* Linnaeus 的干燥体。全年均可捕捉，除去内脏，拭净，用竹片撑开，使全体扁平顺直，低温干燥。（2020）

【炮制方法】

（一）**酒蛤蚧**

1. 用黄酒炙。（1964、1972 中）

2. 取去头足，将一对蛤蚧折成段，用黄酒 8 钱浸后，置文火焙干即得。（1965）

（二）**酥制蛤蚧**

1. 除去头足，剪碎，用酥油烤炙，研为粉末。（1957）

2. 用时刷掉背部鳞片，除去竹板及头足，剪碎，浇少量酥油，文火炙至酥脆即成。（1964、1972 中）

3. 除去头足，刷掉背部鳞片，涂少量酥油，文火炙至脆酥即成，亦有用黄油炙。（1966）

【炮制目的】

酥制蛤蚧

油、酥炙除臭易碎。（1966）

【注意】

头部有毒必须除去，主要疗效在尾部，应注意保存。（1964、1972 中）

【应用】

酥炙蛤蚧

肺肾双补祛痨丸。《榆林中医》

黑芝麻
Heizhima

【处方用名】黑芝麻，巨胜子，巨胜。

【来源】

1. 本品系脂麻科 1 年生草本植物脂麻的干燥成熟种子。均系栽培。（1965）

2. 本品为脂麻科植物脂麻 *Sesamum indicum* L. 的干燥成熟种子。秋季果实成熟时采割植株，晒干，打下种子，除去杂质，再晒干。（2020）

【炮制方法】

1. 簸净杂质，罗去浮土，用时捣碎即成。（1964、1972 中）

2. 簸净杂质，筛去灰尘，淘净，晒干即成。（1965）

3. 拣净杂质，筛去灰屑，用时捣碎。（1975）

黑豆
Heidou

【处方用名】黑豆，黑稽豆。

【来源】

本品为豆科植物大豆 *Glycine max*（L.）Merr. 的干燥成熟种子。秋季采收成熟果实，晒干，打下种子，除去杂质。（2020）

【炮制方法】

拣净杂质，筛去灰屑，用时捣碎。（1975）

【应用】

炒黑豆

益肾固带汤。《榆林中医》

锁阳

Suoyang

【处方用名】锁阳，锈铁棒，制锁阳。

【来源】

1. 本品为锁阳科 1 年生寄生草本植物锁阳的干燥肉质茎。均系野生。（1965）

2. 本品为锁阳科植物锁阳 *Cynomorium songaricum* Rupr. 的干燥肉质茎。春季采挖，除去花序，切段，晒干。（2020）

【炮制方法】

1. 清水洗净，用笼蒸 2～3 小时，晾去水分，切薄片，晒干。（1957）

2. 拣净杂质，清水泡五至六成，润透，切薄片。（1964、1966、1972 中）

3. 洗净后微渥，蒸 20～30 分钟，晾凉切薄片，晒干即成。（1964、1966、1972 中）

4. 拣净杂质，洗净泥土，剁成小块或润透后，切片晒干即成。（1965）

5. 拣净杂质，清水泡至五成，捞出，润透，切薄片，晒干。（1975）

【应用】

酒锁阳

健步虎潜丸。《成方配本》

鹅不食草

Ebushicao

【处方用名】鹅不食草，鹅不食，鹅儿不食草，石胡荽，地胡椒。

【来源】

本品为菊科植物鹅不食草 *Centipeda minima*（L.）A. Br. et Aschers. 的干燥全草。夏、秋二季花开时采收，洗去泥沙，晒干。（2020）

【炮制方法】

1. 去根及杂质，清水洗净，晒干，切 2～3 分长节即成。（1964）

2. 拣净杂质，清水洗净，捞出，切段，晒干。（1975）

鹅管石

Eguanshi

【处方用名】鹅管石，生鹅管石，煅鹅管石。

【来源】

本品系珊瑚科的石灰质骨骼（珊瑚鹅管石）及鹅管状的钟乳石（钟乳鹅管石）。(1965)

【炮制方法】

（一）鹅管石

1. 拣去杂质，洗净泥土，砸碎即成。(1965)

2. 拣净杂质，清水洗净，捞出，晾干，用时捣碎。(1975)

（二）煅鹅管石

取净鹅管石置坩埚内，放入无烟炉火煅至红透，取出，晾凉，用时捣碎。(1975)

【炮制目的】

煅鹅管石

煅：易碎，便于煎出药效。(1975)

【处方应付】

不注明生者，付煅鹅管石。(1975)

番泻叶

Fanxieye

【处方用名】番泻叶，泻叶。

【来源】

1. 本品系豆科草本状小灌木植物狭叶番泻和尖叶番泻的干燥小叶。多系栽培。(1965)

2. 本品为豆科植物狭叶番泻 *Cassia angustifolia* Vahl 或尖叶番泻 *Cassia acutifolia* Delile 的干燥小叶。(2020)

【炮制方法】

1. 拣去梗和坏叶，取黄绿色者供药用。(1957)

2. 取原药拣净杂质，筛去浮土即成。(1964)

3. 拣去杂质，簸净梗荚即成。(1965)

4. 拣净杂质，筛去灰屑。(1975)

蜡梅花

Lameihua

【处方用名】蜡梅花，黄梅花。

【炮制方法】

拣净杂质及梗，筛去灰屑。（1975）

猴枣

Houzao

【炮制方法】

1. 除去中心核子（柴棍、豆衣及小石子等），研细粉即成。（1964、1972 中）

2. 用时敲破，除去中心异物，研成细粉。（1975）

滑石

Huashi

【处方用名】滑石，滑石粉，飞滑石。

【来源】

1. 本品为一种天然矿石。（1965）

2. 本品为硅酸盐类矿物滑石族滑石，主含含水硅酸镁［$Mg_3(Si_4O_{10})(OH)_2$］。采挖后，除去泥沙和杂石。（2020）

【炮制方法】

1. 碾为粉末，注入清水，飞去浮灰，取沉淀，晒干。（1957）

2. 拣去杂质，研成细粉或砸小块即成。（1965）

3. 洗净研成细粉，或水飞研粉。（1966）

4. 拣净杂质，刷去浮土，碾成极细粉。（1975）

【注意】

孕妇内服宜慎。（1975）

寒水石

Hanshuishi

【处方用名】寒水石，生寒水石，煅水石，煅寒水石。

【来源】

1. 本品为一种天然的硫酸钙矿石（红石膏）或碳酸钙矿石（方解石）。（1965）

2. 本品为天然产的单斜晶系矿石红石膏。（1987）

【炮制方法】

（一）寒水石

1. 洗净泥土，捣碎即成。（1964、1972 中，生用）

2. 拣净杂质，洗净泥土，捣碎即成。（1965）

3. 拣净杂质，清水洗净，捞出，晒干，用时捣碎。（1975）

4. 取原药材，洗净，晒干，砸成碎块。（1987）

（二）煅寒水石

1. 取净寒水石装入坩埚内，武火煅至红透，捣碎即成。（1964、1972 中）

2. 取寒水石装入坩埚内，武火煅至红透，取出，放凉，捣碎即成。（1965）

3. 取净寒水石，置坩埚内，放入无烟炉火中煅至红透，取出，晾凉，用时捣碎。（1975）

4. 取净药材置于耐火容器内，用武火煅至红透，取出放凉，碾碎。（1987）

【炮制目的】

煅寒水石

1. 煅后寒性缓和，内服则不伤胃。（1964、1972 中）

2. 煅：减少寒性，增强收湿作用。（1975）

3. 生用清热泻火，除烦止渴。煅后缓和其寒性，质酥、易粉碎，便于煎煮；外用增强收敛作用。（1987）

【处方应付】

1. 不注明生者付煅寒水石。（1964、1972 中）

2. 不注明煅者，付生寒水石。（1975、1987）

【注意】

不应直接火煅，以免崩开，损耗量大。（1964、1972 中）

【应用】

煅寒水石

蟾酥丸，烫伤药，噙化上清丸。《成方配本》

寒食面

Hanshimian

【炮制方法】

取面粉 1.5 斤，分出 0.5 斤调稠并擀成薄片 2 块，将所余面粉包合于内，捏紧，蒸熟，挂

通风处阴干即成。(1964、1972 中)

【注意】

以愈陈久愈佳。宜于清明节前 1 天蒸熟。(1964、1972 中)

犀角

Xijiao

【处方用名】犀角，暹罗角，广角，犀牛角，广西角，犀角片，犀角粉。

【来源】

本品为犀科陆栖脊椎动物印度犀、爪哇犀、苏门犀、黑犀或白犀的角。均系野生。(1965)

【炮制方法】

1. 以锉锉为细末。(1957)
2. 铇为薄片。(1957)
3. 干货锉成细粉即成。(1964、1972 中，犀角粉)
4. 清水泡 7～8 天，共换水 3 次，镑薄片或刮成丝，晾干即成。(1964、1972 中，犀角片)
5. 取犀角劈成瓣，置温水中浸泡，捞出，镑片或锉粉，研成极细粉即成。(1965)
6. 清水泡 7～8 天（换水 2 次），镑薄片或刨成条，晒干即可。(1966，犀角片)
7. 干货用锉锉成粉，研细即可。(1966，犀角粉)
8. 刷净，锉末或研细粉。(1975)

【处方应付】

1. 不写暹罗者皆付广犀角。(1964、1972 中)
2. 不注明暹罗者，付广西角。(1975)

【注意】

恶乌头、草乌。

蓖麻子

Bimazi

【处方用名】蓖麻子，蓖麻，红蓖麻。

【来源】

本品为大戟科植物蓖麻 *Ricinus communis* L. 的干燥成熟种子。秋季采摘成熟果实，晒干，

除去果壳，收集种子。（2020）

【炮制方法】

1. 剥去皮壳，取种仁即成。（1964）

2. 拣净杂质，用时砸破取仁。（1975）

【注意】

1. 蓖麻仁易泛油，宜用时去壳。（1964）

2. 蓖麻仁易泛油，宜用时去壳；内服宜慎。（1975）

蒺藜

Jili

【处方用名】蒺藜，蒺力，刺蒺藜，白蒺藜，刺蒺力。

【来源】

1. 本品为蒺藜科 1 年生或多年生草本植物蒺藜的干燥成熟果实。均系野生。（1965）

2. 本品为蒺藜科植物蒺藜 *Tribulus terrestris* L. 的干燥成熟果实。秋季果实成熟时采割植株，晒干，打下果实，除去杂质。（2020）

【炮制方法】

（一）蒺藜

1. 拣净杂质，漂去泥土，晒干，除净硬刺即成。（1965）

2. 晒干生用。（1972 西）

（二）炒蒺藜

1. 拣净杂质，碾去刺，筛去灰屑，置锅内文火炒至微黄色，取出，晾凉。（1975）

2. 清炒。（1991）

（三）盐蒺藜

1. 用石碾碾去刺，加盐水（每 10 斤药，用盐 4 两，水适量），炒黄。（1957）

2. 碾去尖刺，簸净杂质，用盐水拌匀（每斤用盐 5 钱），晾干，文火炒至微黄色即成。（1964、1966、1972 中）

3. 取去刺的蒺藜 10 斤，用盐 4 两溶于适宜水中搅匀，闷透，用文火炒至微黄色为度，取出，晒干即成。（1965）

4. 晒干，盐水炒微黄用。（1972 西）

【炮制目的】

盐蒺藜

盐水炒，助行血散血作用。（1964、1966）

【处方应付】

不注明生者皆付盐炒蒺藜。（1964、1972 中）

【注意】

孕妇慎用。

【应用】

炒蒺藜

明目地黄丸，明目蒺藜丸，石斛夜光丸，黄连羊肝丸，黄连羊肝丸，拨云退翳丸，壮元丹（俗名打虎壮元丹）。《成方配本》

【附注】

品名：白蒺藜。（1957、1964、1966、1972、1973）

蒲公英

Pugongying

【处方用名】蒲公英，公英。

【来源】

1. 本品系菊科多年生草本植物蒲公英的干燥带根全草。均系野生。（1965）

2. 本品为菊科植物蒲公英 *Taraxacum mongolicum* Hand.-Mazz.、碱地蒲公英 *Taraxacum borealisinense* Kitam. 或同属数种植物的干燥全草。春至秋季花初开时采挖，除去杂质，洗净，晒干。（2020）

【炮制方法】

（一）蒲公英

1. 清水喷匀，切为咀，晒干。（1957）

2. 原药切段生用。（1962、1970）

3. 拣净杂质，切约 3 分长节，罗去浮土及碎末即成。（1964、1972 中）

4. 拣净杂质，抖净泥土，切 3 分长节即成。（1965）

5. 拣净杂质，清水洗净，捞出，切段，晒干。（1975）

（二）酒炒蒲公英

原药切段酒炒用。（1962、1970）

蒲黄

Puhuang

【处方用名】蒲黄，生蒲黄，炒蒲黄，蒲棒粉，毛蜡烛花，水蜡烛，蒲黄炭。

【来源】

1. 本品为香蒲科多年生草本植物长苞香蒲的干燥花粉。均系野生。（1965）
2. 本品为香蒲科植物水烛香蒲、东方香蒲或同属植物的干燥花粉。（1987）
3. 本品为香蒲科植物水烛香蒲 *Typha angustifolia* L.、东方香蒲 *Typha orientalis* Presl 或同属植物的干燥花粉。夏季采收蒲棒上部的黄色雄花序，晒干后碾轧，筛取花粉。（2020）

【炮制方法】

（一）生蒲黄

1. 生用。（1957、1970、1972 西）
2. 取原药用粗箩除去杂质即成。（1964、1972 中）
3. 揉碎结块，过细筛，除去杂质即成。（1965）
4. 揉碎结块，过筛，除去杂质即得。（1966）
5. 筛去杂质。（1975）
6. 取原药材，揉碎结块，除去花丝及杂质。（1987）

（二）炒蒲黄

炒用。（1970）

（三）蒲黄炭

1. 一般常规，炒炭。（1957）
2. 取净蒲黄文火炒至黑色存性为度。（1964、1972 中，炒炭）
3. 取净蒲黄粉，置锅内炒至黑褐色，但须存性。喷淋清水少许，取出晾干即成。（1965）
4. 取净蒲黄炒至黑褐色存性为度。（1966）
5. 取净蒲黄，文火炒至黑色存性为度。（1975）
6. 取净蒲黄，用中火炒至焦黑色，喷适量清水取出，摊晾干燥。（1987）
7. 制炭。（1991）

【炮制目的】

蒲黄炭

1. 炒炭后药性收敛止血。治吐血、衄血、泻血、血痢、崩漏带下。（1965）

2. 炒炭增强收涩止血。（1964、1966）

3. 炒炭：增强止血。（1975）

4. 本品生用性滑，偏于活血化瘀止痛。炒炭后性涩，偏于止血。（1987）

【处方应付】

1. 不注明生者付炒蒲黄。（1964）

2. 不注明生者，皆付蒲黄炭。（1965、1975、1987）

【注意】

1. 炒炭后易反性复燃，必须隔夜再装药斗或包装。（1964）

2. 蒲黄炭易反性复燃，必须隔夜再贮存。（1965）

3. 炒炭防复燃，防霉。（1975）

【应用】

（一）**炒蒲黄**

1. 葛氏太平丸，妇科回生丹。《成方配本》

2. 方药（泌尿系病症 - 急、慢性肾炎）。《处方选》

3. 崩漏。《王新午》

4. 固漏饮，黄金益母散。《榆林中医》

（二）**焦蒲黄**

止血四红丸。《成方配本》

【附注】

品名：蒲黄（又名水蜡烛）。（1972 西）

椿皮

Chunpi

【处方用名】椿皮，椿白皮，樗白皮，椿根皮，生椿白皮，椿樗白皮，椿根白皮，臭椿皮，苦椿皮。

【来源】

1. 本品为苦木科 Simarubaceae 植物樗树（俗名臭椿）*Ailanthus altissima* Sw. 的根皮及

茎皮。（1962）

2. 本品系苦木科落叶乔木植物樗木的干燥根皮或干皮。栽培或野生。（1965）

3. 本品为苦木科植物臭椿 *Ailanthus altissima*（Mill.）Swingle 的干燥根皮或干皮。全年均可剥取，晒干，或刮去粗皮晒干。（2020）

【炮制方法】

（一）椿皮

1. 切成细丝，生用。（1962、1970）

2. 刮净粗皮，清水润透，切丝或块，晒干即成。（1965）

3. 挖取后趁新鲜时剥皮，刮去粗皮晒干，生用。（1972 西）

4. 拣净杂质，刮去残留粗皮，清水泡至五成，洗净，捞出，润透，切细丝，晒干。（1975，生椿皮）

（二）炒椿皮

1. 刮去外面粗皮，剪成小块，微炒（香者为椿，臭者为樗）。（1957）

2. 洗去泥土，刮净粗皮，清水润透，切丝或块，文火炒至微黄色为度。（1964）

（三）麸炒椿皮

1. 取麸皮 1 斤撒入加热的锅内，待烟冒出时，倒入椿皮丝 10 斤，炒至微黄色取出，筛去麸皮，放凉即成。（1965，炒椿皮）

2. 挖取后趁新鲜时剥皮，刮去粗皮晒干，用麸皮炒黄用。（1972 西）

3. 将锅加热至微红，撒入麸皮，倒入椿皮，武火炒至微黄，取出，刷净麸皮，晾凉。每椿皮 100 斤，用麸皮 10 斤。（1975，炒椿皮）

（四）醋椿皮

1. 醋炒。（1964，醋炒）

2. 切成细丝，醋炒用。（1962、1970）

（五）蜜椿皮

蜜炙。（1964，蜜炙）

【炮制目的】

麸炒椿皮

炒：减少寒性。（1975）

【处方应付】

1. 不注明醋炒或蜜炙者均付炒椿根白皮。（1964）

2. 不注明生者，付炒椿皮。（1975）

【应用】

（一）炒椿皮

白带丸。《成方配本》

（二）椿根皮炭

益气清热止血汤。《榆林中医》

（三）炙椿皮

椿根皮汤，加味槐花汤。《榆林中医》

【附注】

品名：

1. 椿樗白皮。（1957）

2. 椿根白皮。（1964）

3. 椿白皮。（1965、1970）

槐花

Huaihua

【处方用名】槐花，生槐花，浮槐花，炒槐花，槐花炭，槐花米，槐米，槐籽。

【来源】

1. 本品为豆科 Leguminosa 植物槐树 *Sophora japonica* Linn. 初开放的花。（1962）

2. 本品为豆科植物槐的干燥花。（1987）

3. 本品为豆科植物槐 *Sophora japonica* L. 的干燥花及花蕾。夏季花开放或花蕾形成时采收，及时干燥，除去枝、梗及杂质。前者习称“槐花”，后者习称“槐米”。（2020）

【炮制方法】

一、槐花

（一）槐花

1. 拣净杂质，供药用。（1957）

2. 生用。（1962、1964、1965、1970，生用）

3. 晒干生用。（1972 西）

4. 拣净杂质及柄、叶，筛去灰屑。（1975，生槐花）

5. 取原药材，除去杂质及叶柄，筛去灰屑。（1987，生槐花）

（二）炒槐花

1. 拣净杂质，微炒。（1957）

2. 炒用。（1962、1965、1970）

3. 拣净杂质及花柄，筛去浮土，文火炒至微黄色为度。（1964、1972中）

4. 晒干炒用。（1972西）

5. 取净槐花，置锅内文火炒至深黄色，取出，晾凉。（1975、1987）

（三）焦槐花

炒焦用。（1965）

（四）槐花炭

1. 取净槐花武火炒至焦黑色为度。（1964、1972中）

2. 取净槐花，置锅内武火炒至焦黑色，须存性，喷少许水，取出，晾凉。（1975）

3. 取净槐花，置锅内用中火或武火炒至表面焦褐色或焦黑色，喷清水少许，取出，放凉。（1987）

二、槐米

（一）槐米

1. 拣净杂质，筛去泥屑。（1965）

2. 拣净杂质去柄，筛去土即成。（1966）

3. 拣净杂质及柄，筛去灰屑。（1975）

（二）炒槐米

1. 拣净杂质，筛去浮土，文火炒至微带黄色为度。（1964、1972中）

2. 拣净杂质，筛去泥屑，炒用。（1965）

3. 取净槐米文火炒至深黄色为度。（1966）

4. 取净槐米，置锅内文火炒至深黄色，取出，晾凉。（1975）

【炮制目的】

（一）炒槐花

1. 炒黄清热凉血。（1964）

2. 本品炒黄后，有利于保存有效成分。（1987）

（二）炒槐米

1. 炒增强止血作用。（1966）

2. 炒：减轻苦寒之性。（1975）

（三）槐花炭

1. 炒炭能止血。（1964）

2. 炒炭：增强止血。（1975、1987）

【处方应付】

一、槐花

1. 注明炭者付槐花炭，其余付炒槐花。（1964、1972 中）

2. 注明生、炭者，按要求付给，余付炒槐花。（1975）

3. 不注明生者，付炒槐花。（1987）

二、槐米

不注明生者，付炒槐米。（1975）

【注意】

刺槐花，不能代用。（1957）

【应用】

（一）炒槐花

1. 痔血脱肛。《王新午》

2. 椿根皮汤，加味槐花汤。《榆林中医》

（二）焦槐花

痔漏丸。《成方配本》

（三）焦槐米

益气止血饮。《榆林中医》

【附注】

《中国药典》2020 年版一部药材“槐花”项下有槐花和槐米 2 种规格。

槐角

Huaijiao

【处方用名】槐角，槐实，生槐实，炙槐角，焦槐角，槐角炭。

【来源】

1. 本品系豆科落叶乔木植物槐的干燥成熟果实。栽培或野生。（1965）

2. 本品为豆科植物槐 *Sophora japonica* L. 的干燥成熟果实。冬季采收，除去杂质，干

燥。(2020)

【炮制方法】

(一)槐角

1. 拣净杂质，除去果柄，清水淘净，晒干即成。(1964，生用)(1965)

2. 晒干生用。(1972西)

3. 拣净杂质及果柄，筛去灰屑。(1975，生槐角)

(二)炒槐角

1. 炒黄用。(1964，炒黄)

2. 取净槐角，炒黄用。(1965)

3. 晒干炒用。(1972西)

(三)焦槐角

1. 炒焦用。(1964，炒焦)

2. 取净槐角，炒焦用。(1965)

(四)槐角炭

取净槐角，置锅内武火炒至焦黑色，须存性，喷水少许，取出，晾凉。(1975)

(五)蜜槐角

1. 清水洗后，再以蜜炙(药10斤，蜜20两)。(1957)

2. 待蜜炼开后(每斤用蜜2两)，倒入净槐角，文火炙至蜜不黏手为度。(1964，蜜炙)

3. 取净槐角10斤，用蜂蜜1斤4两置锅内炼开后倒入槐角，以文火炒至微鼓起，手握之不黏为度。(1965)

4. 取蜂蜜置锅内化开，倒入净槐角，文火炙至蜜不黏手，取出，晾凉。每槐角100斤，用蜂蜜10斤。(1975，炙槐角)

5. 蜜炙。(1991)

【炮制目的】

(一)焦槐角

炒焦可止血。(1964)

(二)槐角炭

炒炭:增强止血。(1975)

(三)蜜槐角

1. 蜜炙减轻寒性，润肠矫味。(1964)

2. 蜜炙：减缓其苦寒之性，增强润肠。(1975)

【处方应付】

1. 写生者付生槐角，焦或炭者付焦槐角，其余皆付炙槐角。(1964)

2. 注明生、炭者，按要求付给，余付炙槐角。(1975)

【应用】

(一) 焦槐角

槐角丸。《成方配本》

(二) 炙槐角

加味槐花汤。《榆林中医》

【附注】

品名：槐实。(1972)

硼砂

Pengsha

【处方用名】硼砂，月石，蓬砂。

【来源】

本品为天然硼砂经提炼而成的结晶。(1965)

【炮制方法】

(一) 硼砂

1. 生用。(1957)

2. 碾成细粉即成。(1965)

3. 拣净杂质，用时捣碎。(1975)

(二) 炒硼砂

1. 微炒。(1957)

2. 将硼砂砸成小块，置锅内加热，炒至鼓起小泡，取出，放凉即成。(1965)

(三) 煅硼砂

煅用。(1975)

【处方应付】

不注明煅者，付生硼砂。(1975)

雷丸
Leiwan

【处方用名】雷丸，竹苓。

【来源】

1. 本品为多孔菌科腐生担子菌类植物雷丸菌的干燥菌核。多系野生。(1965)

2. 本品为白蘑科真菌雷丸 *Omphalia lapidescens* Schroet. 的干燥菌核。秋季采挖，洗净，晒干。(2020)

【炮制方法】

1. 洗净捣碎用。(1957)

2. 刷净浮土，剪约 1 分大碎块。(1964、1972 中)

3. 刷净浮土，闷软切薄片。(1964、1972 中)

4. 刷净浮土，砸成细粉冲服。(1964、1972 中)

5. 拣净杂质，用水洗净，闷透切片，晒干即成。(1965)

6. 拣净杂质，用水洗净，捣碎即成。(1965)

7. 刷净浮土，剪成碎块用。(1966)

8. 刷净浮土，捣碎用。(1966)

9. 刷净浮土，闷软后切片用。(1966)

10. 拣净杂质，清水洗净，捞出，晒干，碾成细粉。(1975)

【注意】

1. 本品忌炒，否则疗效降低。(1964、1972 中)

2. 不宜煎服和炒用。(1975)

路路通
Lulutong

【处方用名】路路通，六路通，枫果，狼眼，枫树球，九孔子。

【来源】

1. 本品为金缕梅科 Hamamelidaceae 植物枫树 *Liquidambar formosana* Hance 成熟的果实。(1962)

2. 本品为金缕梅科落叶乔木植物枫香树的干燥成熟果实。均系野生。(1965)

3. 本品为金缕梅科植物枫香树 *Liquidambar formosana* Hance 的干燥成熟果序。冬季果实成熟后采收，除去杂质，干燥。（2020）

【炮制方法】

（一）路路通

1. 原药生用。（1962）

2. 除去果柄，刷净浮土即成。（1964、1965、1972 中）

3. 拣净杂质及果柄，筛去灰屑。（1975）

（二）路路通炭

煅存性研末外用。（1962）

【注意】

孕妇忌服。（1965、1975）

【附注】

品名：路路通（原名枫果）。（1965）

蜈蚣

Wugong

【处方用名】蜈蚣，金头蜈蚣，百足虫，百足。

【来源】

1. 本品系蜈蚣科陆栖多足类动物少棘巨蜈蚣的干燥全体。多系野生。（1965）

2. 本品为蜈蚣科动物少棘巨蜈蚣的干燥全体。（1987）

3. 本品为蜈蚣科动物少棘巨蜈蚣 *Scolopendra subspinipes mutilans* L.Koch 的干燥体。春、夏二季捕捉，用竹片插入头尾，绷直，干燥。（2020）

【炮制方法】

（一）蜈蚣

1. 拆掉撑体的竹板，除去头足，折断即成。外用不去头足。（1964、1966、1972 中）

2. 除去竹片及头足，用时剪碎即成。（1965）

3. 除去竹板，用时折碎。（1975）

4. 去头、足用。（1975）

5. 取原药材，除去竹片，用时折断。（1987）

（二）焙蜈蚣

1. 微焙用。（1964、1966、1972 中、1975）

2. 取净蜈蚣，除去头足，用文火焙至黑褐色。研粉。（1987）

【炮制目的】

焙蜈蚣

焙后质脆，易于研粉，降低毒性。（1987）

【应用】

（一）蜈蚣（焙冲）

白鲜皮合剂。《榆林中医》

（二）蜈蚣（焙黄）

复方蝉蜕散。《榆林中医》

（三）蜈蚣（炒）

张氏薰药方。《榆林中医》

蜗牛
Woniu

【炮制方法】

取鲜蜗牛，拣净杂质，清水洗净，捞出，捣碎，晒干。（1975）

蜂房
Fengfang

【处方用名】蜂房，露蜂房，胡蜂窠，炙蜂房。

【来源】

本品为胡蜂科昆虫果马蜂 *Polistes olivaceous*（DeGeer）、日本长脚胡蜂 *Polistes japonicus* Saussure 或异腹胡蜂 *Parapolybia varia* Fabricius 的巢。秋、冬二季采收，晒干，或略蒸，除去死蜂死蛹，晒干。（2020）

【炮制方法】

（一）蜂房

1. 去硬蒂，抖出房内死蜂，剪小块即成。（1964、1972 中）

2. 收集后备用。（1972 西）

3. 拣净杂质，除去硬蒂，切大方块，筛去灰屑。（1975）

（二）焦蜂房

1. 去硬蒂，抖出房内死蜂，切成小块，炒成焦黄色。（1964、1972 中）

2. 炒成焦黄色用。（1975）

（三）蜜蜂房

1. 去硬蒂，抖出房内死蜂，切成小块，蜜炙。（1964、972 中）

2. 蜜炙用。（1975）

【注意】

如压粉制丸，须蜜炙至黄色。（1964、1972 中、1975）

【附注】

品名：露蜂房。（1964、1972、1973）

蜂蜡

Fengla

【处方用名】蜂蜡，黄蜡。

【来源】

本品为蜜蜂科昆虫中华蜜蜂 *Apis cerana* Fabricius 或意大利蜂 *Apis mellifera* Linnaeus 分泌的蜡。将蜂巢置水中加热，滤过，冷凝取蜡或再精制而成。（2020）

【炮制方法】

原药应用。若不洁净，则取蜂蜡置锅内加清水适量，加热溶化，倒在盆内，冷后，取出，刮去杂质。（1975）

蜂蜜

Fengmi

【处方用名】蜂蜜，生蜂蜜，蜂糖，炼蜜。

【来源】

1. 本品系蜜蜂科中华蜜蜂所酿之蜜。饲养或野生。（1965）

2. 本品为蜜蜂科昆虫中华蜜蜂 *Apis cerana* Fabricius 或意大利蜂 *Apis mellifera* Linnaeus 所酿的蜜。春至秋季采收，滤过。（2020）

【炮制方法】

（一）蜂蜜

滤去杂质及死蜂。（1975，生蜂蜜）

（二）炼蜜

1. 置锅内用文火化开，捞去杂质，熬炼，过滤去沫即成。（1965）

2. 将蜜置铜锅内，加等量之水，加温搅拌，蜜溶解后，去火放置片刻，用筛滤除杂质，再加热除去水分，即成纯品。（1970）

3. 取净蜂蜜置锅内化开，滤去漂浮杂质及沫，再继续加热至中间翻腾起红黄色泡沫时，取下，稍晾，移置其他容器中。（1975）

【炮制目的】

炼蜜

炼：使药物纯洁。（1975）

【处方应付】

畏大葱、莴苣。（1975）

【注意】

不注明炼者，付生蜂蜜。（1975）

锦灯笼

Jindenglong

【处方用名】锦灯笼，酸浆，浆水罐。

【来源】

本品为茄科植物酸浆 *Physalis alkekengi* L. var. *franchetii*（Mast.）Makino 的干燥宿萼或带果实的宿萼。秋季果实成熟、宿萼呈红色或橙红色时采收，干燥。（2020）

【炮制方法】

拣净杂质及果柄，筛去灰屑。（1975）

【注意】

孕妇忌服。（1975）

【附注】

品名：酸浆。（1975）

鼠妇虫

Shufuchong

【炮制方法】

拣去杂质，筛去灰屑。(1975)

蔓荆子

Manjingzi

【处方用名】蔓荆子，荆子，京子，蔓青子，生荆子，炒荆子。

【来源】

1. 本品为马鞭草科落叶灌木植物单叶蔓荆或蔓荆的干燥成熟果实。多系野生。(1965)

2. 本品为马鞭草科植物单叶蔓荆 *Vitex trifolia* L. *var. simplicifolia* Cham. 或蔓荆 *Vitex trifolia* L. 的干燥成熟果实。秋季果实成熟时采收，除去杂质，晒干。(2020)

【炮制方法】

(一)蔓荆子

1. 拣去枝梗，撞去种蒂，簸净杂质即成。(1965)

2. 拣净杂质，筛去灰屑，用时捣碎。(1975，生蔓荆子)

(二)炒蔓荆子

1. 清水洗后，晒干，微炒后捣碎。(1957)

2. 拣去枝梗及种蒂，簸净杂质，文火炒至焦黄色即成。(1964、1972 中)

3. 取净蔓荆子，置锅内以武火炒至焦黄色，取出，放凉即成。(1965)

4. 取净蔓荆子，置锅内文火炒至白蒂焦化脱落，取出，晾凉，用时捣碎。(1975)

5. 清炒。(1991)

【炮制目的】

炒蔓荆子

炒：减轻辛性。(1975)

【处方应付】

不注明生者，付炒蔓荆子。(1975)

【应用】

炒蔓荆子

云退翳丸，明目上清丸。《成方配本》

榧子
Feizi

【处方用名】榧子，榧实，木榧，榧子仁，大榧子。

【来源】

1. 本品紫杉科常绿乔木植物榧的干燥成熟种子。野生或栽培。（1965）

2. 本品为红豆杉科植物榧 *Torreya grandis* Fort. 的干燥成熟种子。秋季种子成熟时采收，除去肉质假种皮，洗净，晒干。（2020）

【炮制方法】

（一）榧子

1. 去壳将仁捣碎。（1957）

2. 除去硬壳及薄膜皮，取仁捣碎即成。（1964）

3. 除去硬壳及薄膜皮后用时捣碎即成。（1965）

4. 砸破硬壳，取出，用时捣碎。（1975）

（二）炒榧子

1. 除去硬壳及薄膜皮，微炒后再捣。（1964）

2. 除去硬壳及薄膜皮微炒后用时捣碎即成。（1965）

【处方应付】

写榧子、榧实皆付榧子仁。（1964）

槟榔
Binglang

【处方用名】槟榔，大白，大白片，梹榔，玉片，花槟榔，榔玉，槟榔玉，玉子，焦槟榔。

【来源】

1. 本品为棕榈科常绿乔木植物槟榔的干燥成熟种子。多系栽培。（1965）

2. 本品为棕榈科植物槟榔的干燥成熟种子。（1987）

3. 本品为棕榈科植物槟榔 *Areca catechu* L. 的干燥成熟种子。春末至秋初采收成熟果实，用水煮后，干燥，除去果皮，取出种子，干燥。（2020）

【炮制方法】

（一）槟榔

1. 清水浸泡（春、秋 8 天，夏 5 天，冬 10 天），每 2 天换水 1 次，润透后，切薄片，阴干。（1957）

2. 清水泡约 2 星期（夏季每天换水 1 次，冬季稍长些），润透，切片，阴干即成。（1964、1972 中）

3. 拣净杂质，清水浸泡 2 周左右，勤换水（夏天每天换水 1 次，冬季每 2 天换水 1 次），泡透为止，捞出，切片，晾干（最好阴干）或取拣净的槟榔打碎如豆粒大即成。（1965）

4. 清水泡约 2 星期（夏季每天换水 1 次，冬季稍长些）润透切片，阴干即得。（1966）

5. 拣净杂质，清水泡透，切薄片，晒干。（1975）

6. 除去杂质，清水浸泡，润透，切薄片，晒干。（1987）

（二）炒槟榔

1. 取槟榔片，置锅内以文火炒至微黄色，取出，放凉即成。（1965）

2. 取槟榔片用文火炒至微黄，取出放凉即得。（1966）

【炮制目的】

炒槟榔

1. 炒焦能温和，加强消食作用。（1965）

2. 炒为使其性温，增加消导作用，略抑制其克伐损气之性。炒焦用于治疟治痢。（1966）

【处方应付】

1. 写玉片、大白片、花槟榔皆付生片，焦者付焦槟榔。（1964、1972 中）

2. 不注明焦者，付生槟榔。（1975）

【注意】

泡时须勤换水，以免色变红，至全槟榔浸透为度。片子应避阳光，在可能条件下最好阴干，以免变色变形。（1964）

焦槟榔

Jiaobinglang

【来源】

本品为槟榔的炮制加工品。（2020）

【炮制方法】

1. 取槟榔片，武火炒至焦黄色即成。（1964、1972 中，炒焦）

2. 取槟榔片，置锅内以武火炒至焦黄色，清水喷淋，取出，晾干即成。（1965）

3. 取槟榔片用武火炒至焦黄色，取出微喷清水晾干即得。（1966）

4. 取槟榔片，置锅内武火炒至焦黄色，取出，晾凉。（1975、1987）

【炮制目的】

1. 炒焦性温和，加强消食作用。（1964）

2. 炒焦：消食去胀。（1975）

3. 本品苦辛温，消积下气作用较强，炒焦后药性缓和，用于挟虚患者，不至于因克伐太过而耗损正气，而专用于消食去胀。（1987）

【应用】

生焦楂合剂。《榆林中医》

酸枣仁

Suanzaoren

【处方用名】酸枣仁，枣仁，生枣仁，山枣仁，炒枣仁，焦枣仁。

【来源】

1. 本品系鼠李科落叶灌木植物酸枣的干燥成熟种子。均系野生。（1965）

2. 本品为鼠李科植物酸枣的干燥成熟种子。（1987）

3. 本品为鼠李科植物酸枣 *Ziziphus jujuba* Mill. var. *spinosa*（Bunge）Hu ex H. F. Chou 的干燥成熟种子。秋末冬初采收成熟果实，除去果肉和核壳，收集种子，晒干。（2020）

【炮制方法】

（一）酸枣仁

1. 清水漂去壳及杂质，用时一定捣碎。（1957）

2. 拣净杂质及硬壳，捣碎即成。（1964、1972 中，生用）

3. 拣去杂质及核壳，用时捣碎即成。（1965）

4. 拣簸净杂质及种皮，捣碎即得。（1966，生用）

5. 生用。（1970）

6. 拣净杂质及硬壳，筛去灰屑，用时捣碎。（1975，生枣仁）

7. 取原药材洗净，淘去硬壳及杂质，捞起干燥。用时捣碎。（1987）

（二）炒酸枣仁

1. 清水漂去壳及杂质，微炒。（1957）

2. 取净枣仁，文火炒至微黄色发出香气时，再稍炒片刻，用时捣碎。（1964、1972 中，炒用）

3. 取净酸枣仁置锅内以文火炒至外皮鼓起，色微黄时取出，放凉，用时捣碎即成。（1965、1966，炒用）

4. 炒用。（1970）

5. 取净枣仁，置锅内文火炒至发出香气，取出，晾凉，用时捣碎。（1975，炒枣仁）

6. 取净枣仁，用文火炒至鼓起，色微加深，并发出香气，取出放凉。（1987，炒枣仁）

7. 清炒。（1991）

（三）焦酸枣仁

1. 炒焦用。（1964，炒焦）（1975）

2. 取净枣仁置锅内以武火炒至红褐色，取出，放凉，用时捣碎即成。（1965）

3. 取净酸枣仁，置锅中武火炒至五成变黑色，取出放凉即得。（1966，炒焦）

4. 取净枣仁，炒焦，用时捣碎。（1972 中，炒用）

【炮制目的】

（一）酸枣仁

1. 生用胆热多眠，润大肠。（1966）

2. 生用泻肝胆之热以安神。（1975，生枣仁）

（二）炒酸枣仁

1. 炒用于胆虚不眠，舒脾收敛，镇静安眠。（1966）

2. 炒：养肝血以安神。（1975）

3. 炒后易于煎出有效成分，增强疗效。（1987）

【处方应付】

1. 写焦者付焦枣仁，生者付生枣仁，其余皆付炒枣仁。（1964、1972 中）

2. 不注明生者，付炒枣仁。（1975、1987）

【应用】

炒酸枣仁（炒枣仁）

1. 脚鱼归脾丸，参茸卫生丸，牛黄镇惊丸。《成方配本》

2. 劳淋验方。《榆林中医》

酸溜溜

Suanliuliu

【炮制方法】

捣汁酒冲服。（1970）

磁石

Cishi

【处方用名】磁石，吸铁石，灵磁石，活磁石，煅磁石。

【来源】

1. 本品为具磁性的磁铁矿石。（1965）

2. 本品为磁铁矿的矿石。（1987）

3. 本品为氧化物类矿物尖晶石族磁铁矿，主含四氧化三铁（Fe_3O_4）。采挖后，除去杂石。（2020）

【炮制方法】

（一）磁石

1. 取原药捣碎或碾末即成。（1964、1972 中，生用）

2. 拣去杂质，砸碎，过筛即成。（1965）

3. 刷净，砸碎，碾成粗末。（1975，生磁石）

4. 取原药材，除去杂质，砸碎。（1987）

（二）煅磁石

1. 置坩埚于火上煅透，倒入醋中淬后，再碾为粉末（10 斤药用醋 2 斤）。（1957）

2. 取大块磁石置炉火中，武火煅至红透，倒入醋罐中淬之（每斤用醋 3 两），如系小块须装入坩埚内，煅法同上。（1964、1972 中，煅用）

3. 取净磁石 10 斤，砸碎，置坩埚内，在无烟的炉火中煅红，取出，立即放入盛有米醋 5 斤的盆内淬酥，捣碎，再煅淬 1 次，取出，立即放入盛有米醋 5 斤的盆内淬酥，捣碎，再煅淬 1 次，取出，晒干，碾成粗末即成。（1965）

4. 取净磁石砸成小块，置坩埚内，放入无烟炉火中煅至红透，取出，放入醋盆内淬之，如此再煅淬 1 次，取出，晾干，碾成粗末。每磁石 100 斤，用醋 40 斤。（1975）

5. 取净磁石，置耐火容器内，于炉火中用武火煅至红透，立即倒入醋内，淬酥，反复煅

淬呈酥脆为度。每 100 公斤磁石，用醋 40 公斤。（1987）

6. 煅制。（1991）

【炮制目的】

煅磁石

1. 煅可迅速发挥药效，并便于粉碎。（1964、1972 中）

2. 煅：易碎，便于煎出药效。（1975）

3. 煅淬质地酥脆，易于粉碎和煎出有效成分。（1987）

【处方应付】

1. 写生磁石须捣成末付之，不注明生者付煅磁石。（1964、1972 中）

2. 不注明生者，付煅磁石。（1975、1987）

【应用】

煅磁石

耳鸣耳聋丸。《成方配本》

豨莶草

Xixiancao

【处方用名】豨莶草，莶草，酒豨莶草。

【来源】

1. 本品系菊科 1 年生草本植物豨莶的干燥茎叶。多系野生。（1965）

2. 本品为菊科植物豨莶 *Siegesbeckia orientalis* L.、腺梗豨莶 *Siegesbeckia pubescens* Makino 或毛梗豨莶 *Siegesbeckia glabrescens* Makino 的干燥地上部分。夏、秋二季花开前和花期均可采割，除去杂质，晒干。（2020）

【炮制方法】

（一）豨莶草

1. 清水洗后，切为咀，晒干。（1957）

2. 去根及杂质，清水洗净，稍浸，微渥，切 2～3 分长节，阴干即成。（1964）

3. 拣去杂质，除去残根及老梗，先抖下叶另放，将梗用水浸泡，捞出，润透后，切 2～3 分长节，晒干，再与叶和匀即成。（1965）

4. 生用。（1970）

5. 拣净杂质，去根，清水洗净，捞出，润透，切段，晒干。（1975）

（二）酒豨莶草

酒蒸晒用。（1970）

【注意】

粗茎微渥后易切。叶片晒后发黑，故须阴干。（1964）

蝉花

Chanhua

【处方用名】蝉花，冠蝉。

【炮制方法】

拣净杂质，筛去灰屑。（1975）

蝉蜕

Chantui

【处方用名】蝉蜕，虫退，蝉退，蝉衣，秋蝉衣，净蝉壳，虫蜕。

【来源】

1. 本品系蝉科黑蚱羽化后的蜕壳。均系野生。（1965）

2. 本品为蝉科昆虫黑蚱 *Cryptotympana pustulata* Fabricius 的若虫羽化时脱落的皮壳。夏、秋二季收集，除去泥沙，晒干。（2020）

【炮制方法】

1. 洗去泥沙，晒干。（1957）

2. 拣净杂质，淘净泥土，晒干即成。（1964、1966、1972 中）

3. 拣去杂质，淘净泥土，晒干即成。（1965）

4. 拣净杂质，清水洗净，捞出，晒干。（1975）

5. 去头、足用。（1975）

【处方应付】

1. 不注明去头足付全蝉蜕。（1964、1972 中）

2. 不注明去头、足者，付全蝉蜕。（1975）

【注意】

孕妇忌服。（1975）

【应用】

蝉蜕（焙黄）

复方蝉蜕散。《榆林中医》

罂粟壳

Yingsuqiao

【处方用名】 罂粟壳，米壳，粟壳，炙粟壳。

【来源】

本品为罂粟科植物罂粟 *Papaver somniferum* L. 的干燥成熟果壳。秋季将成熟果实或已割取浆汁后的成熟果实摘下，破开，除去种子和枝梗，干燥。（2020）

【炮制方法】

（一）罂粟壳

1. 生用。（1964，生用）

2. 拣净杂质及果柄，搓碎。（1975，生罂粟壳）

（二）炒罂粟壳

土炒用。（1964，土炒）

（三）蜜罂粟壳（炙罂粟壳）

1. 拣净果柄及杂质，取壳剪成小块；待蜜炼开后（每斤用蜜 3 两），倒入罂粟壳碎块，文火炙至蜜不黏手为度。（1964）

2. 取蜂蜜置锅内化开，倒入净碎罂粟壳，文火炙至蜜不黏手，取出，晾凉。每槐角 100 斤，用蜂蜜 20 斤。（1975）

【炮制目的】

蜜罂粟壳

蜜炙：增强润肺止咳。（1975）

【处方应付】

1. 不注明生者皆付炙米壳。（1964）

2. 不注明生者，付炙罂粟壳。（1975）

【应用】

炙罂粟壳

治百日咳方。《榆林中医》

辣椒
Lajiao

【来源】

本品为茄科植物辣椒 *Capsicum annuum* L. 或其栽培变种的干燥成熟果实。夏、秋二季果皮变红色时采收，除去枝梗，晒干。（2020）

【炮制方法】

常制成20%或50%乙醇中24小时使用。（1972西）

漏芦
Loulu

【来源】

1. 本品为菊科多年生草本植物祁州漏芦或禹州漏芦的干燥根部。均系野生。（1965）

2. 本品为菊科植物祁州漏芦 *Rhaponticum uniflorum*（L.）DC. 的干燥根。春、秋二季采挖，除去须根和泥沙，晒干。（2020，漏芦）

3. 本品为菊科植物驴欺口 *Echinops latifolius* Tausch. 或华东蓝刺头 *Echinops grijisii* Hance 的干燥根。春、秋二季采挖，除去须根和泥沙，晒干。（2020，禹州漏芦）

【炮制方法】

1. 清水洗后用麻袋盖渥1宿，润透，切普通片，晒干。（1957）

2. 拣净杂质，泡0.5～1小时，润透，切约1分片，晒干即成。（1964、1972中）

3. 拣净杂质，洗净，泡至0.5～1小时，捞出，润透后切约1分片，晒干即成。（1965）

4. 拣杂质，洗净，浸润透后切1分厚片即得。（1966）

5. 拣净杂质，清水泡至六成，洗净，捞出，润透，切薄片，晒干。（1975）

【注意】

1. 漏芦质松，须润透并切厚片，以免成碎末。（1964、1965、1972中）

2. 孕妇忌用。（1965）

3. 孕妇忌服。（1975）

熊胆

Xiongdan

【处方用名】熊胆，金胆。

【来源】

本品系熊科林栖脊椎动物黑熊或棕熊的干燥胆囊。均系野生。（1965）

【炮制方法】

1. 取鲜货挂通风处阴干，剥去囊皮，取胆汁（即干胆汁），用时研细粉即成。（1964、1972 中）

2. 去净皮膜即成。（1965）

3. 除净皮膜，用时研细粉。（1975）

赭石

Zheshi

【处方用名】赭石，南赭石，代赭石，生赭石，钉赭石，煅赭石。

【来源】

1. 本品系赤铁矿的矿石。（1965）

2. 本品为三方晶系赤铁矿矿石。（1987）

3. 本品为氧化物类矿物刚玉族赤铁矿，主含三氧化二铁（Fe_2O_3）。采挖后，除去杂石。（2020）

【炮制方法】

（一）赭石

1. 拣去杂质，捣碎末即成。（1964、1972 中，生用）

2. 刷净杂质，碾成碎末即成。（1965）

3. 拣净杂质，研碎成末即得。（1966）

4. 刷净泥土，碾成粗末。（1975，生赭石）

5. 取原药材，去净杂质，洗净，干燥，砸碎。（1987）

（二）煅赭石

1. 置火上煅透，入醋中淬碎（药 10 斤，醋 2 斤）。（1957）

2. 砸成小块，装入坩埚内，武火煅至红透为度；倒入醋盆内淬之（每 10 斤用醋 3 斤），如此再煅淬 1 次，晾干，捣碎即成。（1964、1972 中，煅用）

3. 取净赭石 10 斤，砸碎，置坩埚内，在无烟的炉火中煅红，取出，立即放入盛有米醋 5

斤的盆内淬酥，捣碎，再煅淬 1 次，取出，晒干，碾成粗末即成。（1965）

4. 取刷净的赭石，碎成小块装入坩埚内，在无烟炉火中煅红透时取出，即刻倒入醋盆内淬之，如此再煅淬 1 次，晾干，碾成粗末即得（醋之量为赭石 1/3～1/2 量）。（1966）

5. 取净赭石砸成小块，置坩埚内，放入无烟炉火中煅至红透，取出，倒入醋盆内淬之，取出，晾干，碾成粗末。每赭石 100 斤，用醋 40 斤。（1975）

6. 取赭石小块，置耐火容器内，于炉火中煅至红透，立即倒入醋内淬之，取出，如此反复煅淬至酥脆为度，粉碎。每 100 公斤赭石，用醋 40 公斤。（1987）

7. 煅制。（1991）

【炮制目的】

煅赭石

1. 醋淬引药入肝较快。（1964）

2. 醋淬引药入肝，增强收敛，便于应用。（1966）

3. 醋煅：增强降逆止血。（1975）

4. 生用重镇降逆，凉血止血。煅淬后增强平肝止血，易粉碎和煎出有效成分。（1987）

【处方应付】

1. 不注明生者，付煅代赭石。（1964、1972 中、1975）

2. 不注明生者，付煅赭石。（1987）

【注意】

1. 煎剂宜另外包先煎，散剂宜单独研极细粉。（1964、1972 中）

2. 孕妇内服宜慎。（1975）

【应用】

煅赭石

启膈散化裁，琥珀定惊散。《榆林中医》

【附注】

品名：代赭石。（1957、1964、1973）

蕤仁

Ruiren

【处方用名】蕤仁，蕤核仁，芮仁，萎蕤仁。

【来源】

1. 本品为蔷薇科落叶灌木植物扁核木的干燥成熟果核。均系野生。（1965）

2. 本品为蔷薇科植物蕤核 *Prinsepia uniflora* Batal. 或齿叶扁核木 *Prinsepia uniflora* Batal. var. *serrata* Rehd. 的干燥成熟果核。夏、秋间采摘成熟果实，除去果肉，洗净，晒干。（2020）

【炮制方法】

1. 拣净杂质，捣破连壳用。（1964）

2. 簸去杂质，洗净晒干，用时捣碎即成。（1965）

3. 拣净杂质，用时捣碎。（1975）

蕲蛇

Qishe

【处方用名】蕲蛇，祈蛇，五步蛇，大白花蛇，酒蕲蛇。

【来源】

1. 本品为蝮科陆栖卵生爬行动物五步蛇除去内脏的干燥全体。均系野生。（1965）

2. 本品为蝰科动物五步蛇的干燥体。（1987）

3. 本品为蝰科动物五步蛇 *Agkistrodon acutus*（Güenther）的干燥体。多于夏、秋二季捕捉，剖开蛇腹，除去内脏，洗净，用竹片撑开腹部，盘成圆盘状，干燥后拆除竹片。（2020）

【炮制方法】

（一）蕲蛇

1. 用温水刷洗净，剁去头尾，润透，剪段晾干即成。（1965）

2. 去头、鳞切段。（1975）

3. 去头、鳞，切成寸段。（1987）

（二）蕲蛇肉

1. 取净蕲蛇 10 斤，用黄酒 5 斤浸透，连盆放在笼屉内蒸约 1 小时，使骨肉分离，剥去皮骨，剪段，晒干即成。（1965，炙蕲蛇肉）

2. 取蕲蛇用黄酒浸透，连盆置笼内蒸约 1 小时，除去骨，切段，晒干。每蕲蛇 100 斤，用黄酒 30 斤。（1975，蕲蛇肉）

3. 取蕲蛇用黄酒浸透置锅内蒸 1 小时，去骨，切段。每 100 公斤蕲蛇，用黄酒 20 公斤。（1987）

（三）**酒蕲蛇**

1. 取净蕲蛇段 10 斤，加黄酒 2 斤，拌后稍润，置锅内微炒，取出，晾干即成。（1965，炙蕲蛇）

2. 取净蕲蛇段，黄酒拌匀，微润，置锅内文火微炒，取出，晾干。每蕲蛇 100 斤，用黄酒 15 斤。（1975，制蕲蛇）

3. 取净蕲蛇，黄酒拌匀，微润，置锅内文火微炒干。（1987，制蕲蛇）

【炮制目的】

（一）**蕲蛇**

去头、鳞：降低毒性。（1975、1987）

（二）**酒蕲蛇**

1. 酒制：增强活血祛风，并可矫味。（1975）

2. 酒制增强祛风除湿，通络止痛的作用，并可矫臭。（1987）

【处方应付】

注明制、肉者，按要求付给，余付蕲蛇。（1975、1987）

槲寄生

Hujisheng

【处方用名】槲寄生，寄生，北寄生。

【来源】

1. 本品系桑寄生科寄生性常绿小灌木植物槲寄生的干燥带叶茎枝。均系野生。（1965）

2. 本品为桑寄生科植物槲寄生 *Viscum coloratum*（Komar.）Nakai 的干燥带叶茎枝。冬季至次春采割，除去粗茎，切段，干燥，或蒸后干燥。（2020）

【炮制方法】

拣净杂质，用水浸泡 2～3 小时，捞出，润透后切片，晒干即成。（1965）

【附注】

品名：寄生。（1965）

樟脑

Zhangnao

【处方用名】樟脑，洋冰，潮脑。

【炮制方法】

原药应用。(1975)

蝼蛄
Lougu

【处方用名】蝼蛄，土狗。

【炮制方法】

(一) **蝼蛄**

去翅足，微火焙微黄。《榆林中医》

(二) **米炒蝼蛄**

将锅刷湿，撒入适量米，使锅底粘匀，置火上加热至冒烟时，倒入蝼蛄，徐徐摇动，炒至微黄色，倒出，晾凉，拣去米。(1975)

【炮制目的】

米炒蝼蛄

米炒：减轻寒性，并可矫味。(1975)

【应用】

蝼蛄（去翅足，微火焙微黄）

消水鱼。《榆林中医》

墨旱莲
Mohanlian

【处方用名】墨旱莲，旱莲草。

【来源】

1. 本品系菊科 1 年生草本植物鳢肠的干燥地上全草。均系野生。(1965)

2. 本品为菊科植物鳢肠 *Eclipta prostrata* L. 的干燥地上部分。花开时采割，晒干。(2020)

【炮制方法】

1. 清水洗后，取出，盖渥润透，切为咀，晒干。(1957)

2. 去根及杂质，清水喷匀，润透，切 4～5 分长节，晒干即成。(1964、1972 中)

3. 拣去杂质，喷润，切成 5 分长节。晾干即成。(1965)

4. 拣净杂质，除去残根，清水洗净，捞出，切段，晒干。(1975)

【附注】

品名：旱莲草。（1957、1964、1965、1972 中、1975）

稻芽

Daoya

【处方用名】稻芽，生稻芽，炒稻芽。

【来源】

本品为禾本科植物稻 *Oryza sativa* L. 的成熟果实经发芽干燥的炮制加工品。将稻谷用水浸泡后，保持适宜的温、湿度，待须根长至约 1 厘米时，干燥。（2020）

【炮制方法】

（一）稻芽

拣净杂质，簸去灰屑。（1975）

（二）炒稻芽

1. 取净稻芽，置锅内文火炒至带有焦斑，取出，晾凉，簸去灰屑。（1975）

2. 清炒。（1991）

【炮制目的】

炒稻芽

炒：增强开胃消食。（1975）

【处方应付】

不注明生者，付炒稻芽。（1975）

僵蚕

Jiangcan

【处方用名】天虫，江虫，僵虫，白僵蚕，直僵虫，生僵蚕，炒姜蚕，炒僵蚕。

【来源】

1. 本品系蚕蛾科蚕的幼虫因感染白僵菌而致死的干燥全体。（1965）

2. 本品为蚕蛾科昆虫家蚕的幼虫感染（或人工接种）白僵菌而致死的干燥虫体。（1987）

3. 本品为蚕蛾科昆虫家蚕 *Bombyx mori* Linnaeus 4～5 龄的幼虫感染（或人工接种）白僵菌 *Beauveria bassiana*（Bals.）Vuillant 而致死的干燥体。多于春、秋季生产，将感染白僵

菌病死的蚕干燥。(2020)

【炮制方法】

(一)僵蚕

1. 生用。(1957)

2. 拣净丝毛,洗去灰屑,晒干即成。(1965)

3. 拣净杂质,筛去灰屑。(1975、1987,生僵蚕)

(二)炒僵蚕

1. 一般常规微炒。(1957)

2. 将锅烧至微红后,撒入麸皮炒至冒烟时,再倒入净僵蚕炒至变黄色,筛去麸皮即成。(1964、1972 中)

3. 取净僵蚕 10 斤,用麸皮 1 斤撒于加热的锅内,俟冒烟时,加入净僵蚕炒至黄色,取出,筛去麸皮,晾凉即成。(1965)

4. 将锅烧热后,撒入麸皮,待烟冒出时,加入净僵蚕,炒至黄色,取出筛去麸皮,放凉即得。(1966)

5. 将锅加热至微红,撒入麸皮,倒入净僵蚕,炒至微黄色,取出,簸净麸皮。每僵蚕 100 斤,用麸皮 10 斤。(1975)

6. 将锅加热,撒入麸皮,待冒烟时倒入净僵蚕,炒至微黄色取出,筛去麸皮,放凉。(1987)

7. 麸炒。(1991)

【炮制目的】

炒僵蚕

1. 炒除腥臭味。(1966)

2. 麸炒:矫味。(1975)

3. 麸炒后除去其刺激性及腥臭气。(1987)

【处方应付】

1. 写白僵蚕、天虫、炒僵蚕皆付麸炒僵蚕。(1964、1972 中)

2. 不注明生者,付炒僵蚕。(1975、1987)

【应用】

(一)炒僵蚕

1. 千里追风丸,大活络丹,回天再造丸,回春丹(原名小儿万病回春丹或五粒回春丹),至圣保元丹,琥珀镇惊丸,牛黄抱龙丸,牛黄镇惊丸,太极丸,回生救急散,七珍丹,千金

散。《成方配本》

2. 金粟丹，补肾地黄散。《处方选》

3. 中风。《王新午》

4. 神仙双丢拐。《榆林中医》

（二）僵蚕（焙黄）

复方蝉蜕散。《榆林中医》

【附注】

品名：白僵蚕。（1964、1966、1973）

鹤虱

Heshi

【处方用名】鹤虱，天名精子。

【来源】

1. 本品为菊科 2 年生草本植物天名精的干燥成熟果实。均系野生。（1965）

2. 本品为菊科植物天名精 *Carpesium abrotanoides* L. 的干燥成熟果实。秋季果实成熟时采收，晒干，除去杂质。（2020）

【炮制方法】

1. 筛去土，拣净杂质用。（1957）

2. 拣净杂质，罗去浮土即成。（1964）

3. 拣净杂质，筛去浮土即成。（1965）

4. 拣净杂质，筛去灰屑。（1975）

燕窝

Yanwo

【处方用名】燕窝，燕菜，白燕，官燕。

【炮制方法】

1. 取原药刷去浮尘即成。（1964、1972 中，白燕）

2. 温水发开，用小镊子择净毛即成。（1964、1972 中，毛燕）

3. 原药应用。（1975）

【注意】

用时润透，用镊子拔净毛。（1975）

薤白

Xiebai

【处方用名】薤白，薤白头，野小蒜。

【来源】

1. 本品为百合科 Liliaceae 植物野薤 *Allium bakeri* Reg. 的鳞茎。（1962）

2. 本品为百合科多年生草本植物野薤或小根蒜的干燥鳞茎。多系野生。（1965）

3. 本品为百合科植物小根蒜 *Allium macrostemon* Bge. 或薤 *Allium chinense* G. Don 的干燥鳞茎。夏、秋二季采挖，洗净，除去须根，蒸透或置沸水中烫透，晒干。（2020）

【炮制方法】

（一）薤白

1. 清水洗净，剪去须根，蒸约 0.5 小时，晒干。（1957）

2. 生用。（1962、1970）

3. 鲜货除去须根及硬苗（地上部分），洗净，微蒸，晒干。干货只拣净杂质即成。（1964）

4. 拣净杂质，簸筛去须毛及膜皮即成。（1965）

5. 鲜品除去须根及地上部分，洗净微蒸，晒干，干品拣除杂质即成。（1966）

6. 拣净杂质，簸去膜皮。（1975）

（二）酒薤白

酒炒用。（1962、1970）

【炮制目的】

除杂质，易干燥、防止抽芽。（1966）

【注意】

不蒸难晒干，且易抽芽，过夏则层层剥落。（1964）

薏苡仁

Yiyiren

【处方用名】薏苡仁，薏米，生薏米，生苡仁，炒薏仁，炒苡仁，焦薏仁，焦苡仁。

【来源】

1. 本品系禾本科 1 年生草本植物薏苡的干燥成熟种仁。均系栽培。(1965)

2. 本品为禾本科植物薏苡的干燥成熟种仁。(1987)

3. 本品为禾本科植物薏米 *Coix lacryma-jobi* L. var. *mayuen*(Roman.)Stapf 的干燥成熟种仁。秋季果实成熟时采割植株，晒干，打下果实，再晒干，除去外壳、黄褐色种皮和杂质，收集种仁。(2020)

【炮制方法】

(一)薏苡仁

1. 生用。(1957)

2. 簸净杂质即成。(1964，生用)(1965)

3. 拣簸净杂质即成。(1966，生用)

4. 拣净杂质，筛去灰屑。(1975、1987，生薏苡仁)

(二)麸炒薏苡仁

1. 加麸子微炒(药 10 斤，麸子 20 两)。(1957)

2. 待麸皮炒热起烟后(每斤用麸皮 2 两)，倒入净薏米，文火炒至微黄色，簸去麸皮即成。(1964，麸炒)(1966，炒用)

3. 取净薏米 10 斤，用麸皮 1 斤撒于锅内，待烟冒出时倒入薏米，炒至微黄色，取出，簸去麸皮，放凉即成。(1965，炒薏米)

4. 将锅加热至微红，撒入麸皮，倒入净薏苡仁，武火炒至微黄，取出。簸净麸皮，晾凉。每薏苡仁 100 斤，用麸皮 15 斤。(1975，炒薏苡仁)

5. 将锅加热至微红，撒入麸皮，待冒烟时倒入净薏苡仁，不断翻动，炒至微黄色时，取出，筛或簸净麸皮，放凉。薏苡仁每 100 公斤，用麸皮 15 公斤。(1987)

6. 麸炒。(1991)

(三)焦薏苡仁

1. 炒焦用。(1964，炒焦)

2. 取净薏米用武火炒至焦黄色即成。(1966，炒焦)

3. 取净薏米，置锅内武火炒至焦褐色，取出，晾凉。(1975、1987)

【炮制目的】

(一)麸炒薏苡仁

1. 炒用健脾止泻。(1966)

2. 炒：减轻寒性。（1975）

3. 生用利水除湿；麸炒减轻寒性。（1987）

（二）焦薏苡仁

1. 炒焦：增强健脾止泻。（1975）

2. 炒焦增强醒脾健胃作用。（1987）

【处方应付】

1. 写生者付生薏米，焦者付焦薏米，其余皆付炒薏米。（1964）

2. 注明生、焦者，按要求付给，余付炒薏苡仁。（1975）

3. 注明生焦者，按要求付给，余付炒苡仁。（1987）

【应用】

炒苡仁

健脾化虫散。《榆林中医》

【附注】

品名：薏米仁。（1966）

薄荷
Bohe

【处方用名】薄荷，南薄荷，苏薄荷，薄荷梗，薄荷叶。

【来源】

1. 本品为唇形科多年生草本植物薄荷的干燥全草。均系栽培。（1965）

2. 本品为唇形科植物薄荷 *Mentha haplocalyx* Briq. 的干燥地上部分。夏、秋二季茎叶茂盛或花开至三轮时，选晴天，分次采割，晒干或阴干。（2020）

【炮制方法】

1. 去根，切为咀。（1957）

2. 去根，拣净杂质，抖出叶片，取茎切 2 分长节与叶掺匀用。（1964、1972 中）

3. 拣净杂质，除去残根，先抖下叶，另放，将茎喷淋少许清水，润透后切 2 分长节，晾干，再与叶和匀即成。（1965）

4. 拣去杂质，除去残根，抖下叶片另放，将茎喷淋少许清水。润透后切 2 分长段，晒干，再与叶掺匀。（1966）

5. 切碎，生用或炒用。（1972 西）

6. 拣净杂质，除去残根，清水喷润，切段，晒干。（1975）

【处方应付】

注明叶者付纯叶，梗者付纯梗，不注明者付茎叶混合之全草。（1964）

【注意】

本品为芳香物，忌用水洗，宜干切。（1964）

【应用】

（一）薄荷（酒炒）

乾清散。《榆林中医》

（二）薄荷霜

瓜子眼药。《成方配本》

薄荷脑

Bohenao

【处方用名】薄荷脑，薄荷冰。

【来源】

本品为唇形科植物薄荷 *Mentha haplocalyx* Briq. 的新鲜茎和叶经水蒸气蒸馏、冷冻、重结晶得到的一种饱和的环状醇，为 L–1– 甲基 –4– 异丙基环己醇 –3。（2020）

【炮制方法】

原药应用。（1975）

【应用】

薄荷冰

1. 三光眼药膏，牙痛一粒丹，乌金纸眼药，大众丹。《成方配本》

2. 止痛消炎膏。《处方选》

【附注】

品名：薄荷冰。（1975）

橘叶
Juye

【炮制方法】

拣净杂质，切宽丝，筛去灰屑。(1975)

橘白
Jubai

【处方用名】橘白，广橘白。

【炮制方法】

拣净杂质，筛去灰屑，切大方块。(1975)

橘红
Juhong

【处方用名】橘红，广橘红，云皮，橘皮去白。

【来源】

1. 本品为芸香科常绿乔木植物柑橘或柚的干燥未成熟或已成熟的外层果皮。均系栽培。橘类橘红：系将成熟果实用刀刨下外层果皮晒干或阴干即得。柚类橘红：约于10月间采摘未成熟的果实。先投入沸水中，即捞出，将果皮割成5～7瓣，除去白色的中果皮，晒干或阴干，再以水润透，对折以木板压平，再焙干即得。(1965)

2. 本品为芸香科植物橘 *Citrus reticulata* Blanco 及其栽培变种的干燥外层果皮。秋末冬初果实成熟后采收，用刀削下外果皮，晒干或阴干。(2020)

【炮制方法】

1. 刷净浮土，剪小块即成。(1964)
2. 拣净杂质，去净浮土，掰或剪成碎块即成。(1965)
3. 拣净杂质，切段，筛去灰屑。(1975，云皮)

【附注】

1. 品名：云皮。(1975)

2. 所引用文献中的品名均为“橘红”，但据原文献【处方常用名】和【产地加工】可知包含《中国药典》2020 年版收载的“化橘红”和“橘红”，此处仅记述与药典“橘红”来源相同者，“化橘红”另列。

橘络

Juluo

【处方用名】橘络，桔筋。

【来源】

系橘的中果皮及果肉之间的维管束群，撕下后晒干或烘干称散橘络，整理成条者称凤尾橘络。（1965）

【炮制方法】

1. 产地已加工，只拣去果柄等杂质即成。（1964）

2. 原药拣净杂质即成。（1965）

3. 拣净杂质。（1975）

橘核

Juhe

【处方用名】橘核，桔核。

【来源】

本品为芸香科植物橘 *Citrus reticulata* Blanco 及其栽培变种的干燥成熟种子。果实成熟后收集，洗净，晒干。（2020）

【炮制方法】

盐橘核

1. 盐水微炒（药 10 斤，用盐 5 两），捣碎备用。（1957）

2. 橘核 10 斤用盐 4 两化水拌匀，稍闷，文火炒至微黄色，取出，放凉，用时捣碎。（1965，盐炒）

【附注】

品名：桔核。（1957）

藁本
Gaoben

【处方用名】藁本，川藁本，香藁本。

【来源】

1. 本品为伞形科多年生草本植物藁本的干燥地下根状茎及根。均系野生。（1965）

2. 本品为伞形科植物藁本 *Ligusticum sinense* Oliv. 或辽藁本 *Ligusticum jeholense* Nakai et Kitag. 的干燥根茎和根。秋季茎叶枯萎或次春出苗时采挖，除去泥沙，晒干或烘干。（2020）

【炮制方法】

1. 清水洗净用麻袋盖渥 1 宿，润透，切普通片，晒干。（1957，藁本片）

2. 拣净杂质，清水淘洗，盖渥润透，切约 1 分片，晒干即成。（1964、1966、1972 中）

3. 拣去杂质，清水洗净，捞出，稍润，切片，晒干即成。（1965）

4. 拣净杂质，除去残茎，清水洗净，捞出，润透，切薄片，晒干。（1975）

檀香
Tanxiang

【处方用名】檀香，老山檀香，白桧香，白檀香，紫檀香。

【来源】

1. 本品为檀香科常绿乔木植物檀香的干燥心材。栽培或野生。（1965）

2. 本品为檀香科植物檀香 *Santalum album* L. 树干的干燥心材。（2020）

【炮制方法】

1. 刨为刨花。（1957）

2. 锯成长约 5～7 分的段，劈成细棒。（1965）

3. 锯成长约 5～7 分的段，镑成薄片。（1965）

4. 锯成长约 5～7 分的段，捣碎即成。（1965）

5. 取原药材，先锯成段，再劈成片或锉成粉。（1966，劈片）

6. 取原药材锯成尺段，加水浸泡，刨片晾干。（1966，刨片）

7. 刷净浮土，刨成片。（1975）

8. 刷净浮土，锯成 8 分段，劈成细棒。（1975）

藕节
Oujie

【处方用名】藕节，鲜藕节，干藕节，莲菜节，藕节炭。

【来源】

本品为睡莲科植物莲 *Nelumbo nucifera* Gaertn. 的干燥根茎节部。秋、冬二季采挖根茎（藕），切取节部，洗净，晒干，除去须根。（2020）

【炮制方法】

（一）鲜藕节

1. 取鲜藕节，除去须毛，洗净即成。（1964，鲜用）

2. 生用鲜品。（1972 西）

3. 除去须毛，清水洗净，切厚片。（1975，鲜藕节）

（二）藕节

1. 清水洗净泥沙，剪去须，晒干。（1957，藕节）

2. 拣净杂质，除去须毛，洗净，晒干用。（1964）

3. 切去两端藕头及须毛，洗净晒干，生用。（1965）

4. 生用干品。（1972 西）

5. 拣净杂质，清水泡至七成，洗净，捞出，润透，切厚片，晒干。（1975）

（三）藕节炭

1. 取净干藕节，武火炒至焦黑色为度，略喷清水，晾干即成。（1964，炒炭）

2. 切去两端藕头及须毛，洗净晒干，炒炭。（1965）

3. 取藕节片，置锅内武火炒至焦黑色，须存性，喷水少许，取出，晾干。（1975）

【炮制目的】

（一）鲜藕节

1. 生用化瘀力强。（1964）

2. 生用：凉血化瘀。（1975）

（二）藕节炭

1. 炒炭止血力强。（1964）

2. 炒炭：增强止血。（1975）

【处方应付】

注明鲜、炭者，按要求付给，余付藕节。（1975）

【应用】

藕节炭

加味圣愈汤。《榆林中医》

藜芦
Lilu

【处方用名】藜芦，山葱。

【炮制方法】

1. 拣净杂质，除去须毛，清水洗净，连根切 4～5 分长节，晒干即成。（1964、1972 中）

2. 去掉棕毛状叶脉，切成小段生用。（1970）

3. 拣净杂质，清水洗净，切段，晒干。（1975）

【注意】

孕妇忌服，反诸参、细辛、芍药。（1975）

藤黄
Tenghuang

【处方用名】藤黄，月黄，制藤黄。

【来源】

为藤黄科常绿乔木藤黄的胶状树脂。（1987）

【炮制方法】

（一）生藤黄

1. 原药研细粉作外用。（1964、1972 中，生用）

2. 用时研细粉。（1975）

3. 用时捣碎。（1987）

（二）制藤黄

1. 取优质豆腐一块，中间挖一方槽，填藤黄于其内，上再覆盖豆腐一片，置瓷盘内蒸约 2 小时，藤黄即融化（以融化为度），冷后复凝固，除净豆腐，晾干即成。（1964、1972 中，制用）

2. 取豆腐置盘内，中间挖成槽，放入藤黄，上覆盖豆腐，置笼内蒸 2 小时，取出，晾凉，除净豆腐，晾干。（1975、1987）

【炮制目的】

制藤黄

1. 本品有大毒，豆腐制为解毒。（1964、1972 中）

2. 豆腐制：降低毒性。（1975）

3. 生品有大毒，不能内服。经煮制后毒性降低，可供内服。（1987）

【处方应付】

内服药付制藤黄，外用付生藤黄。（1964、1972 中、1975、1987）

【注意】

内服宜慎，用过的豆腐应埋掉，以免发生事故。（1975）

覆盆子

Fupenzi

【处方用名】覆盆子，复盆子，复盆，端阳莓（陕南）。

【来源】

1. 本品为蔷薇科 Rosaceae 植物覆盆子 *Rubus coreanus Miq.*，R.Tokkura Sieb. 未成熟的果实。（1962）

2. 本品为蔷薇科多年生草本植物秦氏悬钩子的干燥未成熟果实。均系野生。（1965）

3. 本品为蔷薇科植物华东覆盆子 *Rubus chingii* Hu 的干燥果实。夏初果实由绿变绿黄时采收，除去梗、叶，置沸水中略烫或略蒸，取出，干燥。（2020）

【炮制方法】

（一）覆盆子

1. 原药生用。（1962）

2. 拣净果柄及杂质，筛去浮土即成。（1964）

3. 拣净杂质，筛去浮土即成。（1965）

4. 拣净杂质及果柄，筛去灰屑。（1975）

（二）酒覆盆子

1. 酒拌蒸后用。（1962）

2. 用黄酒拌匀（每斤用酒 4 两），蒸 20～30 分钟，晾干即成。（1964，酒蒸）

3. 取净覆盆子 10 斤用黄酒 2.5 斤拌匀，蒸 20～30 分钟取出晾干即成。（1965）

【炮制目的】

酒覆盆子

酒蒸增强温补之力。(1964、1965)

【处方应付】

不写蒸者付生复盆子。(1964)

【应用】

酒覆盆子

壮元丹(俗名打虎壮元丹),五子衍宗丸。《成方配本》

【附注】

品名:复盆子。(1964、1975)

瞿麦

Qumai

【处方用名】瞿麦,瞿麦草,瞿麦穗,巨麦。

【来源】

1. 本品系石竹科多年生草本植物瞿麦的干燥带花全草。野生或栽培。(1965)

2. 本品为石竹科植物瞿麦 *Dianthus superbus* L. 或石竹 *Dianthus chinensis* L. 的干燥地上部分。夏、秋二季花果期采割,除去杂质,干燥。(2020)

【炮制方法】

1. 清水洗后,切为咀,晒干。(1957)

2. 去根及杂质,清水洗净,润数小时至透,切 2 分长节,晒干即成。(1964、1972 中)

3. 拣净杂质,除去残根,用水淘洗,润透后,切 3 分长节,晒干即成。(1965)

4. 拣净杂质,除去残根,清水洗净,捞出,润透,切段,晒干。(1975)

【注意】

孕妇忌服。(1965、1975)

翻白草

Fanbaicao

【来源】

本品为蔷薇科植物翻白草 *Potentilla discolor* Bge. 的干燥全草。夏、秋二季开花前采挖,

除去泥沙和杂质，干燥。（2020）

【炮制方法】

1. 拣净杂质，洗净，切 2～3 分长节，晒干即成。（1964）

2. 拣净杂质，清水洗净，捞出，切段，晒干。（1975）

藿香

Huoxiang

【处方用名】藿香，广藿香，南藿香，藿香叶，藿香梗，土藿香。

【来源】

1. 本品为唇形科 Labiatae 植物藿香 *Agastache rugosa* O. Kuntz. 的全草。（1962）

2. 本品系唇形科多年生草本植物藿香的干燥茎叶。均系栽培。（1965）

【炮制方法】

1. 清水喷匀，用麻袋盖渥 1 宿，润透，切为咀，晒干。（1957）

2. 用水湿润后，切碎晒干用。（1962）

3. 去根及杂质，摘下叶片，取枝秆按粗细分类：取细秆摊于席上，经常洒水，润透，切 1 分长节，晒干，与切碎的叶片掺匀即成。（1964、1966、1972 中）

4. 除去杂质，拣去老梗，抖下叶另放，茎用水洗泡，润透，切段，即时晒干再与叶和匀即成。（1965）

5. 拣净杂质，除去残根，将叶抖下另切，筛去灰屑，取枝清水洗净，捞出，润透，切段，晒干，与叶掺匀。（1975）

【处方应付】

1. 注明叶者付叶，梗者付梗，写藿香付茎叶混用。（1972 中）

2. 注明叶、梗者按要求付给，余付藿香。（1975）

【附注】

1.《中国药典》2020 年版没有收载“藿香”，收载有“广藿香”，来源为“本品为唇形科植物广藿香 *Pogostemon cablin*（Blanco）Benth. 的干燥地上部分。枝叶茂盛时采割，日晒夜闷，反复至干”。而据所收录文献的处方用名中有广藿香和藿香 2 种，本书在此条仅保持文献原貌，请引起注意。

2. 为方便临床用药参考，特提供各文献“藿香”条目下【处方用名】内容：

（1）广藿香，南藿香。（1965）

（2）广藿香，藿香梗，藿香叶，南藿香。（1964、1966、1973）

（3）广藿香、藿香梗、藿香叶。（1975）

3.“藿香叶”“藿香梗”亦可参考上述内容。

藿香叶
Huoxiangye

【炮制方法】

1. 取叶片拣净杂质，筛去浮土即成。（1964、1972 中）

2. 取叶片拣净杂质，筛去浮土即得。（1966）

3. 拣净杂质，筛去灰屑。（1975）

藿香梗
Huoxianggeng

【炮制方法】

1. 清水喷 2～3 次，用麻袋盖渥 1 宿，润透，切斜片，晒干。（1957，藿香梗）

2. 取粗梗清水泡六至七成，润透，切斜片，晾干即成。（1964、1972 中，藿梗）

3. 取拣出的老梗，用水浸泡，润透后切斜片，晒干即成。（1965，藿香梗）

4. 取粗杆清水泡六至七成，润透切斜形片晒干即成。（1966，藿香梗）

5. 取粗梗，清水略泡，捞出，润透，切斜薄片，晒干。（1975，藿香梗）

蟾酥
Chansu

【处方用名】蟾酥，虫酥，明蟾酥，虫蜍，虫苏。

【来源】

1. 本品为蟾蜍科两栖动物中华大蟾蜍或黑眶蟾蜍的耳后腺及皮肤腺所分泌的白色浆液，经收集加工而成。均系野生。（1965）

2. 本品为蟾蜍科动物中华大蟾蜍 *Bufo bufo gargarizans* Cantor 或黑眶蟾蜍 *Bufo melanostictus* Schneider 的干燥分泌物。多于夏、秋二季捕捉蟾蜍，洗净，挤取耳后腺和皮肤腺的白色浆液，加工，干燥。（2020）

【炮制方法】

（一）蟾酥粉

煎剂剪碎块再研细粉即成。（1964、1972 中）

（二）蟾酥粉（酒蟾酥）

1. 配丸剂须剪成小块后，用白酒（每两用酒 2～3 两），溶化成团膏状即成。（1964、1972 中）

2. 取蟾酥块 10 斤，捣碎，置瓷盆中加入白酒 20 斤浸渍，时常搅动使酒浸入，至全部熔化成稠膏状，取出，置盘中在通风洁净处风干或晒干研末即成。（1965，酒蟾酥）

3. 取蟾酥块，捣碎，置瓷盆中加入白酒（药 10 斤用酒），浸渍，时常搅动，至全部溶化成稠膏状，取出，置盘中，在通风清净处，风干或晒干，研粉即得。（1966）

4. 取蟾酥捣碎，至瓷盆内。加入白酒浸渍，时常搅动，至全部溶化成稠膏状，移置盆中，用纸盖好，在通风处晾干，研成细粉。每蟾酥 100 斤，用白酒 200 斤。（1975）

（三）奶蟾酥

1. 配丸剂须剪成小块后，用鲜牛奶（每两用牛奶 4～5 两），溶化成团膏状即成。（1964、1972 中）

2. 取蟾酥块 10 斤，捣碎，置瓷盆中加入鲜牛乳 20 斤浸渍，时常搅动使鲜牛乳浸入，至全部熔化成稠膏状，取出，置盘中在通风洁净处风干或晒干研末即成。（1965，奶蟾酥）

3. 取蟾酥块，捣碎，置瓷盆中加入鲜牛乳（药 10 斤用酒或牛乳 20 斤）浸渍，时常搅动，至全部溶化成稠膏状，取出，置盘中，在通风清净处，风干或晒干，研粉即得。（1966）

4. 用鲜乳制。（1975）

【炮制目的】

（一）蟾酥粉（酒蟾酥）

1. 降低烈性。（1966）

2. 便于制剂。（1975）

（二）奶蟾酥

1. 降低烈性。（1966）

2. 便于制剂。（1975）

【注意】

1. 夏季鲜牛奶易腐臭，不宜使用。研细粉时刺激性大，应将脸部包严。（1964、1972 中）

2. 奶蟾酥。本法因易酸败，在夏季炎热时不宜采用。（1965）

3. ①夏日不宜乳制，易腐败。②研细粉时，注意保护面部，防刺激。（1966）

【附注】

蟾酥粉，《中国药典》2020 年版为酒制，与所收录文献记述有所不同，故【炮制方法】分列两项。

鳖甲

Biejia

【处方用名】鳖甲，生鳖甲，上甲，别甲，醋鳖甲，炙鳖甲，制鳖甲。

【来源】

1. 本品系鳖科水栖卵生动物鳖的干燥背甲。均系野生。（1965）

2. 本品为鳖科动物鳖的背甲。（1987）

3. 本品为鳖科动物鳖 *Trionyx sinensis* Wiegmann 的背甲。全年均可捕捉，以秋、冬二季为多，捕捉后杀死，置沸水中烫至背甲上的硬皮能剥落时，取出，剥取背甲，除去残肉，晒干。（2020）

【炮制方法】

（一）鳖甲

1. 取原药放容器内加水（或用面汤）盖紧，浸泡 10 余天左右，至皮肉脱落为度，清水洗净，晾干，打碎即成。（1964、1972 中，生用）

2. 用水浸泡，去净皮肉，洗净晒干即成。（1965）

3. 取原药材置容器内，加水（或用面汤）盖好，浸泡 10 余天，至皮肉脱落为度。清水洗净，晒干打碎即可。（1966）

4. 清水浸泡，去净皮肉，洗漂干净，捞出，晒干，碾碎。（1975、1987，生鳖甲）

（二）醋鳖甲

1. 打碎，放入加热有砂土的锅内，炒变黄色，再筛去砂土，趁热以醋淬后，研为粉末。（1957）

2. 取细净砂子炒烫后，倒入已洗净大小均匀之鳖甲片，文火炒至黄色，筛去砂子，趁热倒入醋盆中淬之（每斤用醋 4 两），晾干即成。（1964、1972 中，醋炙）

3. 取砂子置加热的锅内炒至轻松，加入净鳖甲 10 斤，炒至表面微黄色，取出筛去砂子，及时投入盛有米醋 3 斤的盆内略浸，取出用水漂洗，晒干即成。（1965，制鳖甲）

4. 砂子炒至热后，倒入净鳖甲块，炒至表面黄色，筛去砂子，趁热醋淬（每斤用醋 4 两），晾干即成。（1966，制鳖甲）

5. 将原药放在水中浸泡至无臭味取出捣碎，晒干，用砂炒到黄色发泡，趁热喷洒醋即得。（1970）

6. 取砂子置锅内加热，倒入净鳖甲块，武火炒至色黄质脆，用铁笊篱取出，趁热倒入醋盆内淬之，捞出，晒干，碾碎。每鳖甲 100 斤，用醋 25 斤。（1975）

7. 取砂子置锅内加热，倒入净鳖甲块，武火炒至色黄质脆，取出，醋淬，晒干，碾碎。每鳖甲 100 公斤，用醋 20 公斤。（1987）

8. 醋炙。（1991）

【炮制目的】

醋鳖甲

1. 泡除杂质，砂烫醋淬除腥味易碎。（1966）

2. 醋制：易煎出药效，并可矫味。（1975）

3. 制后质变酥脆，易于粉碎及煎出有效成分，并可矫臭，便于服用，增强入肝消积的作用。（1987）

【处方应付】

1. 不注明生者皆付醋炙鳖甲。（1964、1972 中）

2. 不注明生者，付制鳖甲。（1975、1987）

【注意】

浸泡为除去腥气，但过久影响质量。水量以淹没鳖甲为度。用砂子烫炒时，应将大小块分开，以求烫匀。（1964、1972 中）

【应用】

（一）炙鳖甲

亢阳。《王新午》

（二）醋炒鳖甲

鳖甲煎丸，圣济鳖甲丸。《成方配本》

（三）鳖甲（醋炙七次）

鳖甲化痞丸。《榆林中医》

麝香

Shexiang

【处方用名】麝香，原寸，寸香，当门子，元寸香。

【来源】

1. 本品系鹿科林栖动物雄麝的香囊内的分泌物干燥而成。野生或饲养。（1965）

2. 本品为鹿科动物林麝 *Moschus berezovskii* Flerov、马麝 *Moschus sifanicus* Przewalski 或原麝 *Moschus moschiferus* Linnaeus 成熟雄体香囊中的干燥分泌物。野麝多在冬季至次春猎取，猎获后，割取香囊，阴干，习称“毛壳麝香”；剖开香囊，除去囊壳，习称“麝香仁”。家麝直接从其香囊中取出麝香仁，阴干或用干燥器密闭干燥。（2020）

【炮制方法】

麝香仁

1. 取整麝香割开，去净膜皮及毛屑，取净仁（囊内物）装瓷瓶内密封，用时研细即成。（1964、1972 中）

2. 用温水浸润，割开香囊，除去皮毛及内膜杂质，用时研细即成。（1965）

3. 取整麝香割开，去净膜皮及毛屑，取净仁，用时研细即可。（1966）

4. 原药应用。（1975）

【处方应付】

写当门子付颗粒子，余皆付散香末。（1964、1972 中）

【注意】

孕妇忌用。（1975）

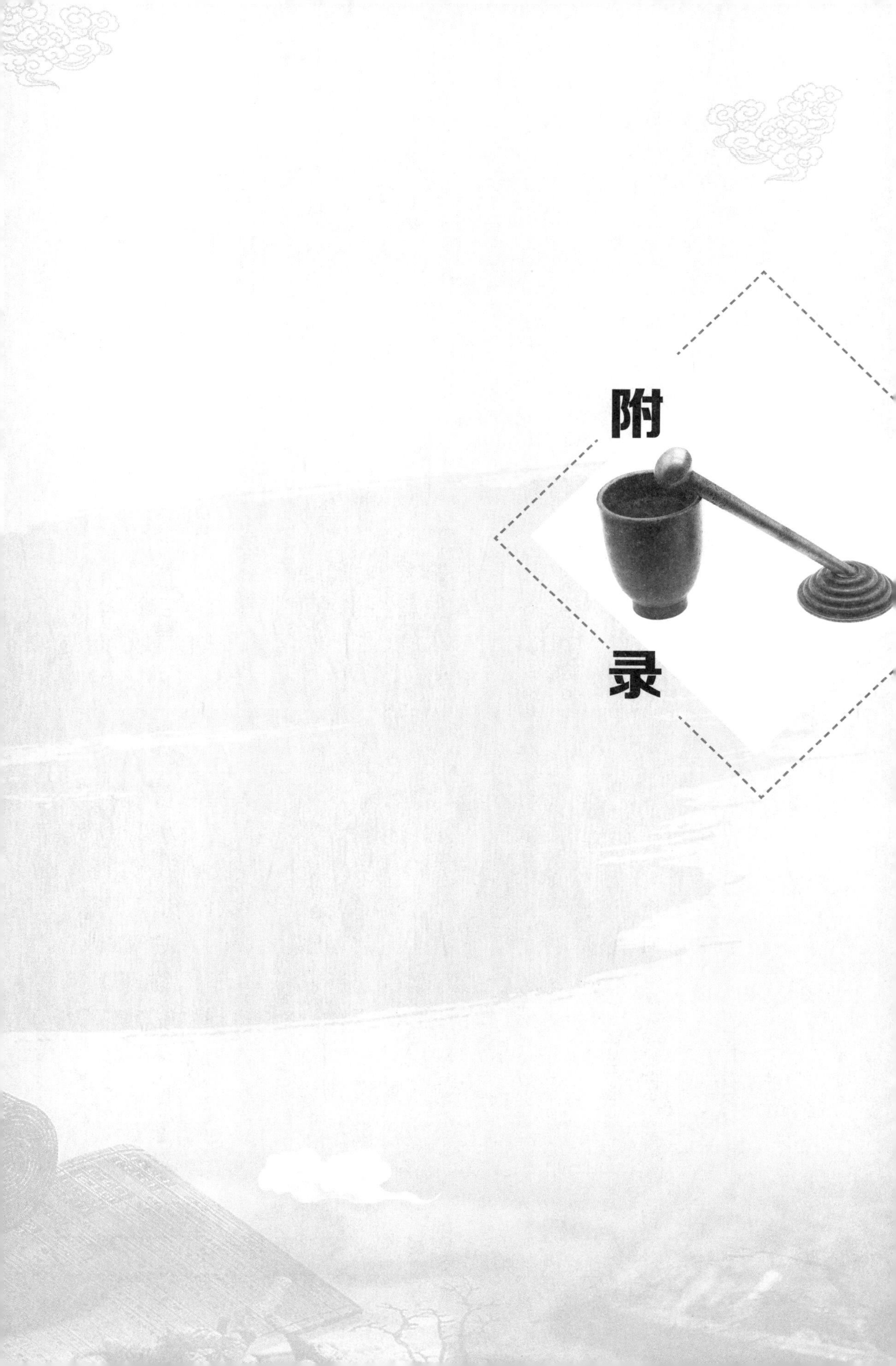

附录

附录一　收录文献及简写一览表

发布时间	文献名称	编写单位 / 发布单位	简写
1955	《西安市国药业中药成方暂行配本》	西安市卫生局审核，西安市国药业同业公会印	《成方配本》
1957	《中药炮制法》	西安市卫生局编	（1957）
1962	《陕西中药志》	中国医学科学院陕西分院中医研究所编	（1962）
1963	《王新午医话医案》	西安市卫生局，西安市医学科学研究所	《王新午》
1964	《中药饮片炮制规范》	西安市卫生局编	（1964）
1965	《中药材商品学讲义》	西安市商业局中药材教材编写组	（1965）
1966	《中药炮炙学讲义》	陕西省西安第一卫生学校	（1966）
1970	《太白中草药》	太白县革委会卫生局	（1970）
1972	《中药炮炙学》	西安市中医院	（1972 中）
1972	《西安民间常见中草药》（1）	西安市向阳区卫生科合作医疗办公室	（1972 西）
1975	《陕西省药品标准 3》（中药饮片炮制部分）	陕西省革命委员会科技局发布	（1975）
1976	《常用中医处方选》	西安市中医医院	《处方选》
1984	《榆林中医》医方选粹分册	《榆林中医》编辑委员会	《榆林中医》
1987	《中药炮制与养护》	南郑县药品检验所编	（1987）
1991	《西安中药志》	《西安中药志》编纂委员会	（1991）
2020	《中华人民共和国药典》2020 年版一部	国家药典委员会编	（2020）

附录二　收录文献的历史背景简介

（一）老药工炮制经验与中医临床使用类

1.《中药炮炙学》：

1972年，西安市中医院将内部资料手写油印成书，共12章，依次为：炮制概述、不水火制、水制、火制、水火共制、制霜法、发酵法、树脂类、动物类、矿物类、菌藻类、其他类。以上每种炮制类别项下均先概述后各论。

2.《西安市国药业中药成方暂行配本》：

1955年，西安市卫生局审核、西安市国药业同业公会（下简称“公会”）印。

针对药店成药方剂应用混乱的情况，公会发动全体会员普遍收集了全市成方，并在卫生局指导下选聘有经验的中医师组织审查委员会，优选出疗效较好的古方、验方及少数时方，制定了《西安市国药业中药成方暂行配本》，经试行、复审，确定方剂241种，编印成册，作为公会会员配制药品的依据。后经西安市人民政府卫生局批复为“西安市国药固有成方统一配本”，自1953年7月25日开始施行，后于1955年4月1日起按修正配本执行。

该书的中药成方，代表了中华人民共和国成立初期中药炮制在实际工作中的使用情况。

3.《王新午医话医案》：

1963年，西安市卫生局、西安市医学科学研究所编。为了总结和继承老中医王新午先生的学术经验，由西安市卫生局协助，王新午之子王伯武选择整理，中医讲师团参订，共辑医话30则，医案百余篇。

注：王新午（1901—1964），本名廷辅，又名华杰，字新午，山西汾阳人。幼年习医，中年行医于西安，治病多效，历任西安市中医医院医务部主任、西安市中医业余大学副校长、西安市中医学会会长等职。

4.《常用中医处方选》：

1976年，西安市中医医院内部资料。为了对蓬勃发展的农村合作医疗和中西医结合工作贡献力量，西安市中医医院将本院多年来，特别是“文革”以来经过临床实践证明确有疗效的部分中医常用处方汇编成册，献给广大赤脚医生和医务人员，旨在交流经验、共同提高。

本书主要包括内科、外科、妇科、儿科、痔瘘科、眼科。

医生临床处方中，炮制品的具体使用在本书中得以体现。

5.《榆林中医》医方选粹分册：

1984 年，《榆林中医》编辑委员会编写。在编排上分科列病计方，以病为纲，以方为目。全书分为内、妇、儿、外、皮肤、五官 6 科及肿瘤等 7 部分，共列病 137 个。

辑有清代以来榆林地区 12 县 174 位中医药人士所传、所献的医方共计 741 首，其中包括全区当年已故中医药界著名前辈 61 人的医方 237 首，著名中医、老中医、中医骨干 113 人的医方 429 首（其中学习、引进现代医籍中介绍的医方，且屡用屡验的 96 首）；从榆林、米脂等县的 16 所中药店堂的藏本中选方 75 首。

注：本书（《陕西传统中药炮制特色技艺》）选摘了其中具有特色的炮制内容。

（二）学术教材类

1.《中药材商品学讲义》：

1965 年，西安市商业局中药材教材编写组。根据中商部 1964 年全国九大城市第 1 次商业职工教育协作会议的决定，为了适应中级半工半读中药专业教学需要而编写。编写内容主要针对培养中药门市部营业人员，讲义资料来源主要参考《中华人民共和国药典》（1963）《全国中药志》《中药材手册》，同时注意吸收陕西省一些老药工、老药师的实际工作经验，编写过程中贯彻古代文献、现代论著、药工（师）经验三结合的原则。

2.《中药炮炙学讲义》（年限不详，据内容拟定为 1966 年）：

1966 年，陕西省西安第一卫生学校编写。收录文献因有残缺未见到编写背景，炮制内容与 1965 年《中药材商品学讲义》大致相同。

3.《中药炮制与养护》：

1987 年，南郑县药品检验所编，标识为“供基层中医中药人员用”。本教材是根据《中华人民共和国药典》（1985 年版）、陕西省药品标准（三），并参考了全国高等医药院校试用教材《中药炮制学》等资料，结合本县基层医、药单位中药药剂人员的技术水平和药品管理知识欠缺的问题，组织中药专业技术人员编写而成。

本教材主要采用炮制方法与辅料相结合的分类方法。全书共分 2 篇，第一篇 10 章，论述了中药炮制的基本理论，知识技能，并列举具有代表性的 122 种中药饮片的炮制方法、成品性状、炮制作用等内容；第二篇是中药的贮藏与养护。

（三）标准规范类

1.《中药炮制法》：

1957年版，西安市卫生局编。西安市卫生局于1956年四五月间组织对西安市医疗单位的中药调剂室及国药店等20余处的中药加工炮制情况进行了解，并收集资料整理成册，收载有常用药300种。包括总论和各论2部分，主要内容为西安市中药加工炮制的操作程序和方法，经西安市国药业公会、中医师学会组织有经验的人员讨论和修改。

2.《中药饮片炮制规范》：

1964年版，西安市卫生局编。为了保证药品质量、提高疗效、统一炮制方法，西安市卫生局于1959年按照中央卫生部的指示，由该局药品检验所对西安地区中药饮片加工及炮制方法进行了收集和整理，共收载中药441种，汇集了西安市传统的中药炮制操作方法，并经有经验的中医、药人员讨论审定，定名为“西安市中药饮片炮制规范”。该规范分概说与各论2部分，概说中简述了炮制的目的、方法及有关事项。

3.《陕西省药品标准3》（中药饮片炮制部分）：

1975年版，陕西省药品标准工作办公室提出，陕西省革命委员会卫生局批准，陕西省革命委员会科技局发布，1976年10月1日起实施。

陕西省药品标准工作办公室组织陕西省各级医疗卫生、生产、供应等单位，整理、总结了陕西省内传统和现行的中药饮片炮制方法，并经广泛征求有关单位的意见，汇编成《陕西省药品标准3》（中药饮片炮制部分）。本标准是陕西省中药饮片炮制加工技术和质量标准的规定，也是陕西省药品生产、供应、使用、检验与药政管理部门控制、监督药品质量的依据。

该标准由正文、通则、附录3部分组成。共收载中药饮片609种。

（四）相关文献类

1.《陕西中药志》：

1962年，中国医学科学院陕西分院中医研究所编。该所组织了中药调查采集组，深入产地进行药用植物资源调查和标本采集工作，同时邀请了西安市名老中药人员座谈对药材的鉴别、炮制和用药习惯的实践经验，相关内容收录于该书。

注：本书（《陕西传统中药炮制特色技艺》）选摘了其中具有特色的炮制内容。

2.《太白中草药》：

1970年，太白县革命委员会卫生局编。收集了太白山区中草药300余种，相关内容涉及地方中草药的炮制方法。

3.《西安民间常见中草药》（1）：

1972 年，西安市向阳区卫生科合作医疗办公室编。供赤脚医生参考，其中包含有相关炮制内容。

4.《西安中药志》：

1991 年，《西安中药志》编纂委员会编。由西安市药材公司组织人员编纂成志，是中华人民共和国成立 40 年来第一部比较全面系统地记述西安地区中药事业的发展历史和现状的册子。该书中炮制内容的记载较为简练，其中具有地方特色的内容被本书（《陕西传统中药炮制特色技艺》）选用。

拼音索引

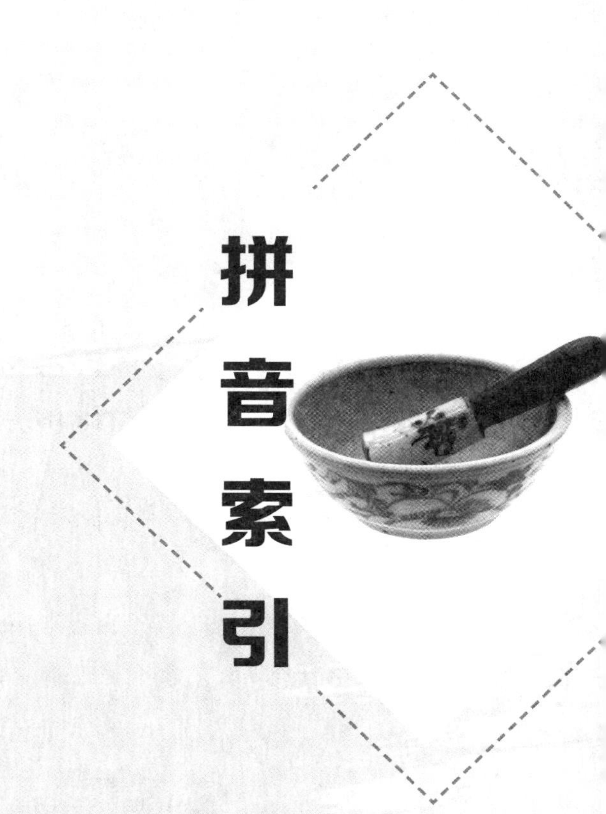

A

B

C

D

E

F

J

K

T

W

X

Y

Z